基于MDT下常见恶性肿瘤的综合治疗

总主编 刘宗文 刘剑波

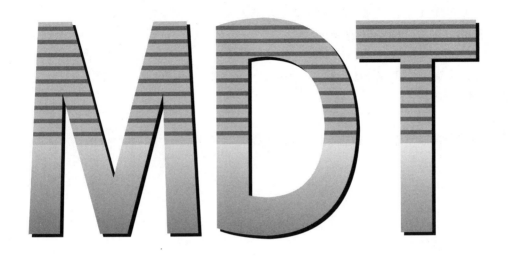

头颈部肿瘤

主编 宋 锐 柴 婷 楚阿兰

郑州大学出版社

图书在版编目(CIP)数据

头颈部肿瘤/宋锐，柴婷，楚阿兰主编. — 郑州：郑州大学出版社，2023.9
（基于 MDT 下常见恶性肿瘤的综合治疗/刘宗文，刘剑波总主编）
ISBN 978-7-5645-9660-6

Ⅰ.①头…　Ⅱ.①宋…②柴…③楚…　Ⅲ.①头颈部肿瘤-诊疗
Ⅳ.①R739.91

中国国家版本馆 CIP 数据核字(2023)第 059416 号

头颈部肿瘤
TOUJINGBU ZHONGLIU

策划编辑	陈文静	封面设计	苏永生
责任编辑	张彦勤	版式设计	苏永生
责任校对	薛 晗	责任监制	李瑞卿

出版发行	郑州大学出版社	地　　址	郑州市大学路 40 号(450052)
出 版 人	孙保营	网　　址	http://www.zzup.cn
经　　销	全国新华书店	发行电话	0371-66966070
印　　刷	河南瑞之光印刷股份有限公司		
开　　本	787 mm×1 092 mm　1/16		
本册印张	22.5	本册字数	522 千字
版　　次	2023 年 9 月第 1 版	印　　次	2023 年 9 月第 1 次印刷

书　　号	ISBN 978-7-5645-9660-6	总 定 价	1 288.00 元(全五册)

作者名单

主　编　宋　锐　柴　婷　楚阿兰

副主编　匡　青　祁　凯　端木艳丽

　　　　孙　佳　郭　幸

编　委　(按姓氏笔画排序)

　　　　乌日利嘎　刘　晓　刘国梁　杨景惠

　　　　范凤丽　周　青　高　柯　常亚茹

　　　　宿春茹　谢艳秋

前　言

随着社会经济的发展及生态环境的变化,我国人民群众的健康状况也在悄然发生改变。世界卫生组织(WHO)发布的《2022年世界卫生统计》报告,全球范围内,癌症(泛指恶性肿瘤)仍是导致人类死亡的主要原因之一。在健康人转变成肿瘤患者的过程中,通常会有多种影响因素,其中最主要的就是健康人体内的正常细胞受到内因或外因影响,转变为不受人体免疫系统控制的无限增殖的细胞,而这些无限增殖的细胞就是肿瘤细胞。

《"健康中国2030"规划纲要》强调以人民健康为中心,落实预防为主,强化早诊断、早治疗、早康复。虽然目前有关肿瘤的病因仍不清楚,但是,肿瘤的三级预防对降低肿瘤发生率、提高患者生存率至关重要。肿瘤三级预防中的一级预防,即病因预防。现代医学认为肿瘤是一种生活方式病,从衣、食、住、行等方面预防或者避免人们接触可引起肿瘤发病的原因,有利于降低肿瘤易感人群的发病率,但是这些预防手段并不能从根本上杜绝肿瘤的发生。

大多数早期肿瘤是可以治愈的,这就涉及肿瘤三级预防中的二级预防,即做到早发现、早诊断、早治疗。这不仅要求人们自身定期进行体检,以便早期发现疾病或疾病的潜在风险,进而做到早期干预;也要求医务人员对肿瘤高危或易感人群实施动态监测,发现可能存在的早期肿瘤,尽快治疗,提高治愈率。

然而在日常的临床工作中,很多患者就诊时已是中晚期,或者是经过一系列的治疗后出现复发和转移。这些患者通常症状重、治疗难、预后差。对于已经确诊恶性肿瘤的患者不得不提到肿瘤三级预防中的三级预防,即对已经患有恶性肿瘤的患者进行积极有效的治疗,一般采取多学科综合治疗的方法。实际上,综合治疗就是当下盛行的多学科综合治疗协作组(multidisciplinary team,MDT)。主要通过手术治疗、放射治疗、化学治疗、靶向治疗、免疫治疗等方法,预防肿瘤复发、进展,降低肿瘤致残率、致死率,延长患者的生存时间,提高患者的生存质量。但即使是综合治疗对于某些肿瘤,特别是中晚期肿瘤,效果也是非常有限,所以肿瘤的治疗任重而道远。

基于上述原因及目的,结合参编作者多年来治疗肿瘤的临床工作经验,我们组织编写了"基于MDT下常见恶性肿瘤的综合治疗"丛书。丛书规范了多学科治疗的流程,首先是从临床医生获取的患者实验室检查、影像学、病理检查等一线资料,通过这些检查结果判断出肿瘤准确的位置、大小、是否有转移,结合临床症状和体征,对患者病情进行系统的分析判断。接下来邀请相关科室专家从不同学科、多个角度为患者制订出使患者最

1

大程度受益的个性化治疗方案。

本套丛书共包含五个分册,即"头颈部肿瘤""胸部肿瘤""上腹部肿瘤""下腹部肿瘤""淋巴瘤、间叶组织肿瘤、癌痛",分别对各部位肿瘤的病因病理、临床表现、诊断等进行介绍,结合学科前沿动态,重点从 MDT 的角度对治疗手段进行讲解。本套丛书兼具科学性、系统性、实用性,对肿瘤科医生具有一定的指导作用,对肿瘤患者及其家属也具有参考价值。

第一分册:《头颈部肿瘤》。

本分册内容涵盖临床中常见的头颈部肿瘤,如鼻咽癌、口腔癌、口咽癌、喉癌等,同时包含常见的颅内恶性肿瘤,如胶质瘤、脑膜瘤、脑转移瘤等,对不同肿瘤的流行病学、检查项目、临床表现、分期及治疗选择等进行全面阐述,同时对近年来的应用热点如靶向、免疫治疗等做了详细介绍。本册结合头颈外科、放疗科、肿瘤内科、病理科、影像科等学科的不同特点,以 MDT 的形式为大家带来全面的诊疗思路,期待本分册能使我国头颈部肿瘤患者获益,以实现肿瘤控制与器官保留并举的目标。

第二分册:《胸部肿瘤》。

临床中最常见的胸部肿瘤包括肺癌、食管癌、乳腺癌和胸腺肿瘤。在多学科综合治疗的思维下,本分册主要对胸部肿瘤的临床表现、实验室检查、肿瘤分期及适宜的治疗方法等问题进行综述,并从放射治疗计划到化学治疗方案等方面进行详尽阐述。本分册以肿瘤的 MDT 为切入点,整合放疗科、肿瘤内科、肿瘤外科、影像科、病理科等学科的理论基础和临床实践经验,以及各个学科的前沿研究成果,内容由浅入深,适合各层次肿瘤相关的医务工作者阅读。

第三分册:《上腹部肿瘤》。

本分册主要讨论上腹部恶性肿瘤的综合治疗,重点总结临床及科研经验,对胃癌、肝癌、胰腺癌的流行病学、病因病理、临床表现、诊断等进行介绍,治疗方面重点论述了放射治疗、化学治疗、外科治疗及靶向治疗等,并从 MDT 的角度进行综述。此外,对上腹部肿瘤患者的护理和营养支持等研究进展进行了详细的讲解。

第四分册:《下腹部肿瘤》。

本分册主要介绍的是结直肠恶性肿瘤与泌尿生殖系统肿瘤的预防及诊疗手段,以实用性为出发点,详细介绍了结直肠癌、肾癌、上尿路上皮细胞癌、前列腺癌、膀胱肿瘤和膀胱癌、阴茎癌、宫颈癌、子宫内膜癌、卵巢癌等的预防、鉴别、诊治、相关并发症的治疗及护理,并从 MDT 的角度进行综述。本分册旨在让广大临床肿瘤科医生充分认识下腹部肿瘤,帮助患者了解下腹部肿瘤相关知识,具有较好的临床实用价值。

第五分册:《淋巴瘤、间叶组织肿瘤、癌痛》。

本分册全面阐述了淋巴瘤、软组织肉瘤、骨原发肿瘤、骨转移瘤以及癌痛的综合治疗,从流行病学、病因学、病理学、分子生物学、临床表现、诊断和治疗方法等方面介绍了各个疾病基础和临床研究的最新进展。本书内容丰富,参考美国国立综合癌症网络(NCCN)的最新治疗指南,依据循证医学的证据,结合本单位多年来综合治疗的体会和经验,重点论述放射治疗、化学治疗、外科治疗及靶向治疗等,并从 MDT 的角度进行综述。

该书是一本相关肿瘤疾病诊疗的临床指南,适合临床肿瘤医生阅读,也可供相关医学生、肿瘤患者及家属学习参考。

各位编者为本套丛书的编写付出了辛勤的努力,同时得到了郑州大学第二附属医院的大力支持,以及郑州大学出版社各位编辑的修改与建议,在此表示诚挚谢意。"基于MDT下常见恶性肿瘤的综合治疗"是目前比较系统、全面、规范的肿瘤治疗丛书,希望广大临床肿瘤科医生共同努力,给予患者合理和规范的治疗,使更多的肿瘤患者从中获益。我们坚信"道阻且长,行则将至;行而不辍,未来可期!"但由于编者水平有限,书中难免存在不足之处,期望广大读者给予批评指正。

编者

2023 年 8 月

目 录

第一章 绪论 …………………………………………………………………… 001

　一、肿瘤的基本定义 …………………………………………………… 001

　二、肿瘤的预防 ………………………………………………………… 002

　三、肿瘤的早期发现与诊断 …………………………………………… 004

　四、中晚期肿瘤的综合治疗 …………………………………………… 005

　五、基于 MDT 下的肿瘤综合治疗的基本原则 …………………… 008

　六、肿瘤综合治疗的基本思路 ………………………………………… 011

第二章 恶性肿瘤的治疗 ………………………………………………… 019

　第一节 外科手术治疗 ……………………………………………… 019

　　一、理论依据 ………………………………………………………… 019

　　二、适应证与禁忌证 ………………………………………………… 021

　　三、基本要点 ………………………………………………………… 022

　　四、基本原则和措施 ………………………………………………… 025

　　五、优缺点 …………………………………………………………… 027

　　六、注意事项 ………………………………………………………… 027

　　七、现状与展望 ……………………………………………………… 029

　第二节 化学治疗 …………………………………………………… 030

　　一、抗肿瘤药物的分类与作用机制 ………………………………… 030

　　二、适应证与禁忌证 ………………………………………………… 031

　　三、提高抗肿瘤疗效的措施 ………………………………………… 031

　　四、临床应用类别 …………………………………………………… 036

　　五、不良反应的处理 ………………………………………………… 037

　　六、注意事项 ………………………………………………………… 043

　　七、现状和展望 ……………………………………………………… 044

　第三节 放射治疗 …………………………………………………… 045

　　一、适应证与禁忌证 ………………………………………………… 046

　　二、基本原则 ………………………………………………………… 050

三、优缺点 ……………………………………………………………………… 050

四、注意事项 …………………………………………………………………… 051

五、现状与展望 ………………………………………………………………… 052

第四节　靶向治疗 ………………………………………………………………… 057

一、发展现状 …………………………………………………………………… 057

二、作用靶点及机制 …………………………………………………………… 057

三、存在的问题及展望 ………………………………………………………… 061

第五节　免疫治疗 ………………………………………………………………… 062

一、机制 ………………………………………………………………………… 062

二、分类 ………………………………………………………………………… 063

三、未来研究方向 ……………………………………………………………… 065

第三章　脑胶质瘤 …………………………………………………………………… 069

一、流行病学 …………………………………………………………………… 069

二、病理 ………………………………………………………………………… 069

三、临床表现 …………………………………………………………………… 073

四、影像学检查 ………………………………………………………………… 074

五、鉴别诊断 …………………………………………………………………… 079

六、手术治疗 …………………………………………………………………… 079

七、放射治疗 …………………………………………………………………… 082

八、化学治疗 …………………………………………………………………… 087

九、靶向及免疫治疗 …………………………………………………………… 089

十、电场治疗 …………………………………………………………………… 094

十一、特殊人群胶质瘤治疗原则 ……………………………………………… 095

十二、多学科综合治疗协作组诊疗 …………………………………………… 099

十三、预后 ……………………………………………………………………… 100

第四章　垂体瘤 ……………………………………………………………………… 103

一、流行病学 …………………………………………………………………… 103

二、病因 ………………………………………………………………………… 104

三、病理生理 …………………………………………………………………… 104

四、病史和体检 ………………………………………………………………… 104

五、诊断及鉴别诊断 …………………………………………………………… 105

六、分期 ………………………………………………………………………… 106

七、治疗 ………………………………………………………………………… 106

八、预后 ………………………………………………………………………… 108

九、并发症 ……………………………………………………………………… 108

十、健康宣教 ………………………………………………… 108

第五章　脑转移瘤 …………………………………………… 111

第一节　总论 ……………………………………………… 111

一、流行病学 ………………………………………………… 111

二、病理 ……………………………………………………… 112

三、诊断 ……………………………………………………… 113

四、治疗 ……………………………………………………… 115

第二节　肺癌脑转移 ……………………………………… 122

一、流行病学 ………………………………………………… 122

二、病理 ……………………………………………………… 122

三、临床表现 ………………………………………………… 123

四、辅助检查 ………………………………………………… 124

五、治疗 ……………………………………………………… 125

六、预后 ……………………………………………………… 133

第三节　乳腺癌脑转移 …………………………………… 134

一、病理 ……………………………………………………… 134

二、诊断 ……………………………………………………… 136

三、治疗 ……………………………………………………… 136

四、预后 ……………………………………………………… 143

第六章　鼻咽癌 …………………………………………… 146

一、流行病学 ………………………………………………… 146

二、病因 ……………………………………………………… 148

三、解剖 ……………………………………………………… 149

四、病理 ……………………………………………………… 156

五、临床表现 ………………………………………………… 158

六、体征 ……………………………………………………… 159

七、诊断 ……………………………………………………… 160

八、鉴别诊断 ………………………………………………… 162

九、分期 ……………………………………………………… 163

十、治疗 ……………………………………………………… 164

十一、全程管理 ……………………………………………… 197

十二、护理 …………………………………………………… 198

第七章　鼻腔与鼻窦肿瘤 ………………………………… 204

一、流行病学 ………………………………………………… 204

二、病因 ……………………………………………………… 204

三、解剖 …………………………………………………………………… 205

四、诊断 …………………………………………………………………… 209

五、分期 …………………………………………………………………… 212

六、治疗 …………………………………………………………………… 214

七、预后及影响因素 ……………………………………………………… 222

八、放疗并发症的预防和处理 …………………………………………… 224

九、鼻腔与鼻旁窦恶性肿瘤的护理 ……………………………………… 224

第八章 口腔癌 ……………………………………………………………… 229

第一节 总论 ……………………………………………………………… 229

一、流行病学 ……………………………………………………………… 229

二、病因 …………………………………………………………………… 229

三、解剖 …………………………………………………………………… 230

四、临床特点 ……………………………………………………………… 232

五、分期 …………………………………………………………………… 233

六、治疗 …………………………………………………………………… 235

七、预后与随访 …………………………………………………………… 245

八、护理 …………………………………………………………………… 246

第二节 唇癌 ……………………………………………………………… 247

一、临床特点 ……………………………………………………………… 247

二、淋巴引流 ……………………………………………………………… 247

三、治疗原则 ……………………………………………………………… 248

第三节 舌癌 ……………………………………………………………… 249

一、临床特点 ……………………………………………………………… 249

二、治疗 …………………………………………………………………… 249

第四节 口底癌 …………………………………………………………… 250

一、临床特点 ……………………………………………………………… 250

二、治疗原则 ……………………………………………………………… 251

第五节 齿龈癌 …………………………………………………………… 251

一、临床表现 ……………………………………………………………… 251

二、实验室检查 …………………………………………………………… 251

三、诊断与鉴别诊断 ……………………………………………………… 252

四、治疗 …………………………………………………………………… 252

五、预后 …………………………………………………………………… 257

第六节 颊黏膜癌和磨牙后区癌 ………………………………………… 257

一、临床表现 ……………………………………………………………… 257

二、实验室检查 ·· 258

三、诊断 ·· 258

四、治疗 ·· 258

五、预后 ·· 260

第七节 硬腭癌 ·· 260

一、病理 ·· 260

二、临床表现 ·· 261

三、实验室检查 ·· 261

四、诊断 ·· 261

五、治疗 ·· 262

六、预后 ·· 262

第九章 下咽癌 ·· 265

一、流行病学 ·· 265

二、病理 ·· 265

三、解剖 ·· 265

四、临床表现 ·· 268

五、体格检查及辅助检查 ································ 269

六、鉴别诊断 ·· 271

七、分期 ·· 271

八、治疗原则 ·· 273

九、手术治疗 ·· 275

十、放射治疗 ·· 277

十一、全身治疗原则 ······································ 283

十二、预后及随访 ·· 286

十三、护理 ·· 286

第十章 喉癌 ·· 290

一、流行病学 ·· 290

二、病因 ·· 290

三、病理 ·· 290

四、解剖 ·· 291

五、临床表现 ·· 292

六、辅助检查 ·· 293

七、诊断及鉴别诊断 ······································ 294

八、临床分期 ·· 294

九、治疗 ·· 296

十、预后及常见放疗后反应 ···················· 306

十一、随访 ······································ 308

十二、护理 ······································ 308

附录一　MDT 会诊实例分享 ······················ 313

案例一　脑胶质瘤多学科综合治疗会诊 ············ 313

一、MDT 会诊申请 ······························ 313

二、病例介绍 ···································· 313

三、辅助检查 ···································· 314

四、讨论内容 ···································· 315

五、新型辅助治疗策略 ···························· 315

六、最终确定的治疗方案 ·························· 316

七、疗效评价时间 ································ 316

案例二　鼻咽癌多学科综合治疗会诊 ·············· 316

一、MDT 会诊申请 ······························ 316

二、病例介绍 ···································· 317

三、入院检查 ···································· 317

四、鉴别诊断 ···································· 318

五、讨论内容 ···································· 318

六、内容扩展 ···································· 319

七、最终确定的治疗方案 ·························· 320

八、疗效评价时间 ································ 320

附录二　缩略词英汉对照表 ······················ 321

附录三　分级标准 ······························ 324

附录四　靶区实例分享 ·························· 330

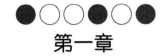

第一章

绪　论

　　肿瘤的发生、发展是一个长期的、多因素的、多阶段的过程,是人体细胞在外界因素长期作用下,基因损伤和改变长期积累的结果。从正常细胞发展到癌细胞通常需要几年甚至十几年的时间。恶性肿瘤是目前严重威胁人类生命健康且难以治愈的疾病。世界卫生组织(WHO)国际癌症研究机构(IARC)发布了2021年全球最新癌症预估数据,预估了全球185个国家36种癌症类型的最新发病率、死亡率情况,以及癌症发展趋势。这项最新预估数据显示,2021年全球新发癌症病例1 929万例,其中男性1 006万例,女性923万例;2021年全球癌症死亡病例996万例,其中男性553万例,女性443万例。恶性肿瘤目前归属于常见病、多发病、慢性病范畴。大部分恶性肿瘤正在以逐年递增的方式超越其他多种疾病而成为重要的致死因素,给全社会和许多家庭带来沉重的灾难性的负担,因此恶性肿瘤的预防和治疗已成为当今医学界有志之士日益关注的重要课题。

　　《黄帝内经》有云:"上医治未病,中医治欲病,下医治已病。"高明的大夫不是治病,而是预防。治未病包括三个方面:一是未病先防,二是既病防变,三是愈后防复。这也是我们对于肿瘤的治疗原则和指导思想。我们都知道,早期的肿瘤治疗效果好,治愈率高,但是,如何预防肿瘤的发生,即治未病;如何早期诊断肿瘤,减轻肿瘤患者的生理、心理以及经济等负担呢?这对我们提出了极高的要求。对于中晚期肿瘤,我们需要根据肿瘤患者的机体情况、肿瘤的病理类型、侵犯范围、病期和发展趋向,有计划、有目的、合理地应用现有的诊疗手段,提高诊断的正确率,并采取有效的综合治疗,以期较大幅度地提高肿瘤的治愈率,延长患者的生命,减轻患者的痛苦,提高患者的生活质量,而这些正是我们肿瘤治疗专业医务人员的神圣职责。

　　每年的4月15—21日是全国肿瘤防治宣传周,旨在积极倡导每个人做自己健康的第一责任人,正确认识癌症、积极防控癌症,树立癌症三级预防理念,践行健康文明的生活方式,人人参与、人人尽力、人人享有,广泛开展防癌科普宣传,提高全社会癌症防治意识和能力,人人都能主动参加防癌健康体检,做到早预防、早发现、早诊断、早治疗,降低癌症发病率和死亡率,提高癌症早诊率和生存率,切实遏制癌症危害。

一、肿瘤的基本定义

　　肿瘤是机体中生长或正在发育的正常细胞在不同的始动与促进因素长期作用下,所产生的过度增生和异常分化所形成的新生物。新生物一旦形成,便不随病因的消除而停止增生,它不受机体生理调节的影响,而是破坏正常的组织与器官,以达到自我不断增殖的目的。

根据肿瘤的形态学及肿瘤对机体的影响,即肿瘤的生物学行为,肿瘤可分为良性、恶性和交界性三大类。良性肿瘤,一般称为"瘤"。恶性肿瘤,来自上皮组织者称为"癌";来源于间叶组织者称为"肉瘤";胚胎性肿瘤常称母细胞瘤。但某些恶性肿瘤仍沿用传统名称"瘤"或"病",如恶性淋巴瘤、白血病、霍奇金病等。临床上除良性肿瘤与恶性肿瘤两大类以外,还有少数肿瘤的形态上属良性,但常呈浸润性生长,切除后易复发,多次复发后部分可出现转移,从生物学行为上介于良性与恶性之间的类型,故称交界性肿瘤,如包膜不完整的纤维瘤、黏膜乳头状瘤、唾液腺混合瘤等。有的肿瘤虽为良性,但由于其发病部位及器官特性所致的恶性后果,均在生物学行为上表现为恶性,如颅内良性肿瘤伴颅内高压、肾上腺髓质肿瘤伴恶性高血压、胰岛素瘤伴低血糖等。

二、肿瘤的预防

肿瘤的形成十分复杂,除了少数遗传和种族等因素外,主要的致癌因素来自周围环境。人类肿瘤是受环境因素(包括化学、物理和生物三大类)的影响而发生的,所以从理论上讲,肿瘤是可以预防的。世界卫生组织提出,三分之一的癌症完全可以预防;三分之一的癌症可以通过早期发现得到根治;三分之一的癌症可以运用现有的医疗延长生命、减轻痛苦、改善生活质量。医务人员作为健康知识的传播者,在肿瘤的防治宣传中起到了十分重要的作用。当然,肿瘤的预防涉及面非常广泛,单靠医务人员的力量是远远不够的,必须得到整个社会的重视,动员全社会的力量,才能有效进行这项工作。通过上千年的临床实践和几百年基础理论研究,人类同肿瘤的斗争,已经在肿瘤的预防上积累了大量科学依据。致癌因素是多元化的,所以对肿瘤的预防也必须从多方面着手。

(一)做好个人防护,减少易致肿瘤的环境因素

1. 预防"职业性"肿瘤 在工业生产中,职业人群长年累月地接触某些化学、物理或生物的物质后,可导致"职业性癌"。例如多环芳烃,它是最早被确认的化学致癌物。当年很多扫烟囱工人患阴囊癌,就是这类致癌物长期刺激阴囊皮肤所致;又比如长期接触石棉的工人,可能罹患胸膜间皮瘤等。职业性癌的病因比较明确,其预防措施也相对容易落实,如改变某些生产致癌物质的工艺过程,避免接触致癌物质,加强卫生监督,加强职业人群的个人防护等。

2. 预防环境污染 已知二苯蒽、3,4-苯并芘属于致癌物。多环芳烃等是煤焦油中的致癌物质,是分布最广的环境致癌物,常污染空气、水体和土壤。各种交通工具和工厂排出的废气也含有很多上述的致癌物质。所以对工业生产的废气、废水、废渣,要进行科学管理、综合利用。

3. 预防致癌物质的合成 有研究发现,在我国林县等食管癌高发区,水、土、粮食、蔬菜以及当地居民的尿液中,亚硝酸盐与二级胺的含量远高于食管癌低发区。亚硝酸盐与

二级胺在胃中合成亚硝胺类化合物,这是强致癌物。维生素 C 结合亚硝酸盐的能力比二级胺强,可还原亚硝酸盐,从而阻止二级胺的加氮作用和亚硝胺的合成。因此,服用维生素 C 后,当地居民尿液中的亚硝酸盐和硝酸盐含量明显降低。

4. 预防寄生虫　关于寄生虫和肿瘤间的关系,目前,人们了解最多的是埃及血吸虫和膀胱癌,日本血吸虫和直肠癌,华支睾吸虫和胆管癌。对寄生虫病的有力防治,也间接对上述肿瘤起到了积极的预防作用。

5. 预防摄入被真菌污染的食物　有些真菌具有致癌作用,如黄曲霉及寄生曲霉等。其产生的黄曲霉毒素早在 1993 年就被国际癌症研究机构划定为一类天然存在的致癌物,是毒性极强的剧毒物质。其毒性是砒霜的 68 倍,是氰化钾的 10 倍,对肝组织的破坏性极强。它还是我们所知的最强的生物致癌剂,1 mg 就是致癌剂量。长期接触浓度高的黄曲霉毒素是肝癌的主要诱发因素,国际癌症研究机构将其列为 1 类致癌物,这在动物实验已得到证实。广西等地肝癌流行病学调查显示黄曲霉毒素与人类肝癌的发生有密切的关系,重要的预防措施是防止粮食霉变,拒绝食用被黄曲霉毒素污染的食物。

6. 预防摄入有致癌性的食物添加剂　在食品加工过程中,为了增强食品的色泽及保存和防腐等需要,人们常在食品中添加某种物质。若经验证其有致癌性,则应予以取缔,并避免食用。

7. 预防过度的日光、紫外线和热辐射　人类和动物的皮肤长期暴露在阳光和紫外线下,可发生皮肤癌。所以长期在野外的工作人员,都应戴遮阳帽和穿长衣裤,尽量减少皮肤的过度暴晒。我国西北人民有睡火炕的习惯,其背部皮肤长期受热辐射的刺激,可诱发背部皮肤癌。

8. 预防电离辐射　长期接触 X 射线,镭、铀、钴等放射性核素,可以引起肿瘤。早年一些放射工作者未注意手部的防护,时间久后手指发生皮肤癌。所以,放射工作者必须加强自身的防护措施。

(二)加强机体免疫力,增强机体的抗癌能力

1. 禁烟限酒　烟草焦油中有大量致癌物质,已有大量资料证明,吸烟与肿瘤有极密切的关系。吸烟不但与肺癌发病率上升有直接关系,而且与其他肿瘤(如喉癌、食管癌、口腔癌等)的发病率上升也同样相关。所以在美国,40% 的男性癌已被认为可能是由吸烟导致。大量饮酒与口腔癌、咽喉癌、食管癌也有关系,大量的饮酒者往往也是吸烟者,这些人发生肿瘤的危险是加倍的。乙醇的致癌机制仍不清楚,可能是作为溶剂,在酒的制作过程中被黄曲霉毒素污染或溶入亚硝胺。嗜酒与食管癌、胃癌的发生有较密切的关系。

2. 注意饮食卫生　有刺激性和过烫的食物,可能会对消化道黏膜产生化学性、物理性刺激,导致食管炎和黏膜上皮增生,进而发生癌变。我国山西人有大量喝醋的习惯,该地区食管癌的发病率明显增高。某些食管癌高发区的居民爱食酸菜,经检验发现,那些酸菜中含有白地霉素。实验证明,白地霉素对亚硝胺诱发上皮瘤有促进作用。故提倡尽量食用新鲜蔬菜,也作为预防肿瘤的措施之一。

3. 注意性器官卫生 宫颈原位癌与宫颈撕裂、宫颈糜烂关系密切。复旦大学附属肿瘤医院收治的宫颈原位癌患者资料表明,伴有宫颈糜烂可能增加宫颈癌的发病率。阴茎癌的发生在犹太人中是很罕见的,犹太婴儿出生后第 8 天就实行"割礼",即包皮环切术,这提示阴茎癌的发生可能与改善性器官卫生和去除包皮垢有关。另外,犹太妇女患宫颈癌者也比较少见,这可能也要归功于犹太人中普遍实行的男性包皮环切术。另外,由于宗教的因素,犹太教女性严格奉行宗教法律规定的性生活规律,没有过早的性生活,不存在多位性伴侣,这些都大大降低了犹太教女性患宫颈癌的风险。

(三)加强防癌意识,提高认识肿瘤的能力

癌前期病变和癌前期状态本身不能归类为肿瘤,但在此基础上可以发展为瘤。因此积极治疗癌前病变和纠正癌前期状态,可以降低癌的发病率。常见的瘤前期病变和癌前期状态有以下几种。

1. 黏膜白斑 这是一种上皮增生、略高出皮肤或黏膜的病变,通常由长期刺激或慢性感染所致,好发于口腔、外阴等处。病变可分为三度,一度、二度白斑除有局部不适和发痒外,症状并不明显;三度白斑增厚质韧,表面粗糙,有沟裂和糜烂,常伴有溃疡,有灼痛感,可恶变为鳞状上皮癌。防治措施包括去除病因,保持局部清洁。治疗可用激光、冷冻或手术,除去局部病灶。

2. 黑痣 其是指位于手掌、足底、甲床和会阴等处的黑痣,大多是交界痣,但由于易受摩擦和外伤,恶变为黑色素瘤的可能性很大。据文献记载,约80%的黑色素瘤是由黑痣恶变而来的。防治措施为把上述部位的黑痣及早切除,送病理检查。

3. 皮肤慢性溃疡和烧伤瘢痕 小腿性溃疡和长期不愈的烧伤瘢痕会恶变为鳞癌,所以对于大隐静脉曲张,应及早手术;对于Ⅲ度烧伤的创面,应植皮修复。

4. 皮脂腺囊肿和表皮样囊肿 这些本是良性疾患,若突然增大、变硬、溃破、固定、经久不愈,要考虑可能癌变。其中约1%的囊肿可变为鳞癌。潜伏期较长,在 20 年以上。所以出现上述囊肿还是要及早切除。

5. 乳腺导管内乳头状瘤 对于乳腺大导管内乳头状瘤,往往在体表扪不到任何肿块,唯一的症状是乳头溢液或溢血,可以恶变为导管内乳头状癌。

6. 慢性溃疡 特别是胼胝型溃疡,其癌变率约为5%,但十二指肠溃疡却罕见癌变。积极治疗溃疡可以降低胃瘤的发病率。

7. 隐睾 大约12%的睾丸肿瘤发生在下降不全的睾丸或隐睾。积极治疗隐睾可降低睾丸肿瘤的发病率。

三、肿瘤的早期发现与诊断

肿瘤并非突然发病,动物实验和临床观察均提示,恶性肿瘤的发生和发展有一定的规律和进程。从接触致癌因子起,经过癌前病变到发病,从原位癌到早期浸润癌,由浸润癌到死亡,有一定的自然发展过程,这一过程有时可长达几年或十几年。肿瘤特别是恶性肿瘤的早期诊断十分重要。早期诊断不仅能为治愈肿瘤提供有利的时机,而且对延长肿瘤患者生存期有重要作用。

　　早期诊断,就是在肿瘤发生的早期阶段,运用各种检查方法确认肿瘤的生长部位、组织学类型、生长特点及其发展程度。就病理组织学来说,早期癌是指原位癌和早期浸润癌,临床上早期癌一般是指无远处转移、无区域淋巴结转移的微小癌。由于科学的发展和新技术的应用,当今的诊断水平已大有提高,电子计算机断层扫描(CT)、正电子发射断层与计算机断层成像(PET-CT)、磁共振成像(MRI)、纤维支气管镜、超声支气管镜能够检测肺癌,检测到细胞水平;胃镜、超声胃镜能够检出直径小到 0.5 cm 以下的微小癌,如微小胃癌、食管癌;肠镜能够检测微小结肠、直肠癌。

　　虽然目前我们有很好的医疗条件,但是由于诸多因素的影响,在临床上诊治的很多恶性肿瘤仍属于中晚期。因此,在深入研究和推广应用新诊断技术的同时,应大力开展防癌宣传,进行防癌普查和咨询,尤其是对高危人群的普查。只有依靠医务人员和社会各方面的通力协作,才能不断提高恶性肿瘤的早期诊断水平,以提高肿瘤的治愈率,延长患者的生命,减轻患者的痛苦,提高患者的生活质量。

四、中晚期肿瘤的综合治疗

　　肿瘤的治疗目前已处于多学科综合治疗协作组(multi disciplinary treatment,MDT)的个体化治疗时代。人们不再争论哪种治疗手段更高明,也不再听到"一把刀""大放射""药物万能"等。昔日互相排斥或贬低、互不合作的状况,已为多学科——病理、影像、手术、放射治疗(简称放疗)、化学治疗(即化学药物治疗,简称化疗)、靶向、免疫和中医互相学习、补充和共同配合,把患者治疗得更好的综合治疗所代替。综合治疗是根据患者的机体状况、肿瘤的病理类型、肿瘤的分期、肿瘤的生物学行为和发展趋向,有计划、合理地应用现有的治疗手段,以较大幅度地提高肿瘤的治愈率和带瘤生存率。

　　肿瘤治疗的发展方向是:尽快将基础研究成果转变为临床研究;将临床研究成果转变为广大医生的临床实践;组织协作研究,尽快得出有科学性的成果。肿瘤治疗目前有 5 种肯定的方法,即手术、放疗、化疗、靶向、免疫,还有中医药和辅助治疗方法。合理的、有计划的综合治疗已使多数肿瘤取得了较好的疗效。近来,综合治疗已经取代了传统的单一治疗,而且提高了多数肿瘤的治愈率。对肿瘤的全身性控制,使得某些患者即使出现肿瘤播散,也有治愈的可能。综合治疗也促进了肿瘤细胞生物学的发展,促使人们对肿瘤的基因调控、生长和播散规律、异质性或不均一性、增殖动力学、耐药性、代谢分布等都有了比较深入的认识。

　　在临床肿瘤学中,多数重大进展都和综合治疗分不开,最好的范例是鼻咽癌、乳腺癌、小细胞肺癌、食管癌、胃癌、结直肠癌、宫颈癌、睾丸肿瘤、骨肉癌等。但目前存在的一个常见但也十分可悲的现象是,一位肿瘤患者的治疗并不是完全依据临床诊疗指南的接诊及治疗流程,更多的时候其首治手段取决于首先接诊的医生的专业方向。先接诊患者的医生,就首先使用与自己专业相关和自己熟悉的治疗方法治疗,待治疗失败后再转给其他科室进行其他治疗,这不属于综合治疗。这种现象的存在是值得我们每一位肿瘤治疗从业人员深刻反思的。我们强调的是多学科合理、有计划的综合治疗,就是强调要事先多学科商量讨论,充分估计患者最大的风险是局部复发还是远处播散,辨证论治,最大限度地做到合理安排,给患者带来裨益。综合治疗的主要原则有如下几个。

(一)综合治疗目的要明确

综合治疗目的要明确,要根据肿瘤细胞生物学规律来进行治疗。肿瘤治疗失败的主要原因有三个方面:一是局部治疗不彻底;二是远处播散;三是机体免疫功能降低。为此,基于 MDT 下的综合治疗应明确以下几点。

1. 肿瘤患者的病情 第一是通过对患者的症状和体征的了解,获悉患者病情的一般状况;第二是通过对患者实验室的检查,获悉患者的机体一般情况;第三是通过影像学的检查,明确患者发病的部位及侵犯范围;第四是通过对患者病理的获取,最后对患者的疾病进行确诊。

2. 肿瘤的发展状况 肿瘤的局限性与播散性,要明确哪一个是主要威胁或首先需要解决的问题。很多肿瘤相对来说比较局限,播散趋向很小。在确定治疗时,一般应根据患者的病期(即侵犯范围)决定首先采取哪一种治疗手段。但是对于同一种或同一病期的患者,也应具体分析局限与播散的问题。肿瘤在某些患者中虽然表现为局限,但潜在播散的可能性很大。如年轻或妊娠、哺乳期乳腺癌患者,应考虑首先给予一定的全身和局部控制(如术前化疗或照射),然后再手术,术后再采取相应的辅助化疗和预防性照射,比较容易成功。

3. 综合治疗对患者的影响 综合治疗对患者的影响主要是免疫功能和骨髓功能状况。免疫功能低下有利于肿瘤发展,而肿瘤发展又会进一步抑制机体的免疫功能,对于患者来说是一个恶性循环。因此,肿瘤的治疗过程可归纳为:第 1 阶段,尽可能去除肿瘤;第 2 阶段,使患者的体力等方面得到恢复,特别是着重重建患者的免疫功能和骨髓功能,详细检查病情,确定机体状况后再进行强化治疗。治疗后同样需要不断提高患者的机体免疫状况。

现有的多数治疗(如手术、放疗、化疗、靶向和免疫)都具有一定的副作用,会给患者机体带来一定的负担。对于根治性肿瘤,目前已有明显趋向是充分考虑对患者的机体和精神上的影响,而要求尽可能保留患者的器官。这就要求临床医生在选择治疗手段时,不仅要对患者的病情及身体情况做出充分的评估,还要对其术后的生活质量、治疗利弊等进行全面权衡。例如,很多肿瘤治疗中心已愈来愈少做乳腺癌根治术,有很多单位已选用在保证根治乳腺瘤的同时重建乳腺,以保留好的外观;另外,保留乳房的乳腺癌根治术已在很多地区开展,并取得了可喜的结果;头颈部毁容的手术已逐渐被小手术加放疗取代;对于骨肉瘤,也很少做截肢术而采用植入义骨,以保留肢体功能。

(二)综合治疗安排要合理

如何制定合理、有计划的综合治疗方案,需要多学科的医生充分讨论协商。对于某些肿瘤,局部控制是要解决的主要问题。例如皮肤癌,局部治疗(包括手术切除、放疗)就可将其治愈,这样就没有必要再加用其他治疗。在另一些情况下,如绒毛膜上皮癌、骨肉瘤、小细胞肺癌等,虽尽量切除或照射,却不能消除远处播散的可能。因此,必须采取必要的化疗,才能达到治愈的目的。还有一些肿瘤,如多发性骨髓瘤、白血病和某些恶性淋巴瘤,多数在诊断时即属全身性肿瘤,所以化疗是首选的治疗方法。而一些以局部复发为主要问题的肿瘤,如中枢神经系统肿瘤、头颈部癌,辅助放疗可在一定程度上提高手术治疗的治愈率。

当然,即使是同一种肿瘤,也需要根据肿瘤的不同发展阶段和趋向,估计局部与播散哪一个可能最大,从而采取适当有效的治疗措施。例如进展期乳腺癌,在迅速发展阶段不宜贸然手术而首先选择放疗或化疗,待肿瘤相对稳定后再施行手术。对于多数早期癌,单独手术即可治愈,过分的化疗或放疗反而是利大于弊。另一方面,对于某些晚期直肠癌、卵巢癌,经化疗或放疗取得一定程度的控制后,若能手术切除,则可以提高治愈率。从免疫学角度来看,肿瘤发展迅速,说明机体免疫处于抑制或麻痹状态,手术后易发生播散。而若经过其他治疗措施,待肿瘤稳定后再手术,则播散机会就会明显下降。综合治疗目前有以下几种模式。

(1)局限的肿瘤,应先进行手术,例如食管癌、胃癌的原位癌患者单纯手术就能达到根治的目的。

(2)近处转移的肿瘤,要根据手术情况加用放疗和(或)化疗。乳腺癌就是成功的案例:对于有淋巴结转移的患者,应进行预防性照射。对于没有淋巴结转移的 T_1、T_2 期患者,如果有播散趋向(如年轻、发展快、病理检查低分化、淋巴管或血管有瘤栓、瘤细胞反应不佳等),也应给予术后化疗,以提高肿瘤的治愈率。正是由于有了综合治疗,Ⅱ、Ⅲ期乳腺癌的治愈率不但有了提高,而且患者术后的生活质量也有明显改善。

(3)对于远处转移的肿瘤患者,可先行化疗或放疗,再考虑手术。对于某些肿瘤局部病期较晚,但尚无远处转移的患者,一个较小的手术或放疗常可以取得良好疗效和比较好的生活质量;对于晚期乳腺癌患者,近年来有人尝试先进行新辅助化疗,肿瘤局限或达到降期目的后,考虑手术治疗,术后再根据患者情况进行放疗和(或)化疗。这样在相当程度上可以提高肿瘤的治愈率,而且可以降低对侧乳腺癌的发生机会。有的肺鳞癌患者可能伴有肺不张及感染,或者伴有肺门和(或)纵隔淋巴结增大,对于这样的患者,可先行局部放射治疗使支气管通畅,引流好转,肺炎消散后再考虑手术。需要注意的是,这类患者纵隔淋巴结肿大并不一定意味着转移,因为炎症同样可以引起淋巴结肿大,要综合患者的病情、肿大淋巴结的大小、是否成簇或融合、形态是否规则、与周围组织的关系、是否有液化坏死等综合判定。少数患者在手术后根据情况进行纵隔淋巴区照射及化疗,同样可获得治愈。

(4)通过化疗和(或)放疗使患者由不能手术变为可以手术。例如对于小细胞肺癌患者,在化疗后可以手术,从而提高肿瘤的治愈率。

(5)对于不能手术的患者放疗或化疗的安排,多数学者主张先进行化疗,或化疗与放疗同时进行。

(6)生物治疗、免疫治疗、基因治疗、激素治疗和中医治疗的应用。目前除个别病例外,尚无资料证明单独辅助治疗可以治愈晚期肿瘤,但有证据表明联合应用确实能够提高疗效。

(三)综合治疗要调动和保护机体的抗病能力

对于治疗恶性肿瘤而言,同治疗其他疾病一样,机体的基本状况及抗病能力是非常重要的。所以在拟定治疗方案时,要充分调动和保护机体重要脏器功能,同时考虑各种治疗手段的副作用,并尽最大可能避免副作用。例如对于早期乳腺瘤患者,施行改良根治手术配合放疗或化疗,疗效与根治术相同,对患者上臂活动能力无影响,甚至可以保存乳房良好的外形;对于上颌窦癌患者,可在动脉插管化疗的同时做放疗,随后进行较小的局部手术,不但提高了患者的生存率,而且避免了上颌骨广泛切除手术造成的缺陷;对于睾丸精原细胞肿瘤患者,在睾丸精索高位切除后并用放疗或 N-甲酰溶肉瘤素治疗,肿瘤的治愈率都超过 90%,从而避免了腹部手术;对于肢体的软组织肉瘤患者,施行局部切除加大剂量放疗和多程化疗,可以避免截肢。

总之,肿瘤的合理预防、早期诊断和综合治疗是互相联系的。加强癌前疾病的有效治疗,做好环境污染的治理,改善不合理的饮食习惯,对于中期肿瘤的综合治疗及晚期肿瘤的姑息性治疗和人文关怀都是十分重要的。我们相信,随着医学科学研究的进展,其他相关学科的发展和人们对肿瘤认识的提高,更多的肿瘤是可以预防和治愈的!

五、基于 MDT 下的肿瘤综合治疗的基本原则

随着恶性肿瘤的流行病学、临床医学、分子生物学、循证医学、精准医学和免疫生物医学的发展,目前认为恶性肿瘤的发生、发展是因为外界的致癌因素作用于易发的个体,使细胞发生了遗传性状方面的改变,自身免疫系统不能完全阻止或抑制发生异常增殖的变异细胞而形成的。因此,恶性肿瘤的治疗应达到以下目标:彻底治愈肿瘤;延长无病生存期;延长带瘤生存期和总生存期;治疗引起的不良反应尽可能小;生存质量提高;符合成本效益原则。肿瘤的综合治疗应遵循以下几个原则。

(一)早期预防、早期诊断、早期治疗

1. 肿瘤的早期预防 虽然我国古代就有治未病的思想,而且目前的科学发展到现如今的阶段,在很多方面,我们可以预测到这个因素可能是肿瘤的致病因素,但是在现实中早期预防还需要人们做出更大的努力和更有效的科学支撑,特别是在病因学上,我们还有很多工作需要做,肿瘤致病因素攻克,才可能会有真正的早期预防,使人们远离肿瘤。

2. 肿瘤的早期诊断 在理论上,大多数肿瘤都存在一个"可检出的临床前期",浸润生长虽可发生于临床前,但随着科学技术(如实验室检测、影像学检查、腔镜检查)的不断进步,有可能使更多的肿瘤在发生浸润前早期诊断,从而使更多的肿瘤患者获得根治。

肿瘤是一种进行性发展的疾病。对于恶性肿瘤而言,病期越晚,治疗越困难,预后也越差。就目前的治疗水平而言,手术治疗仍是大多数实体肿瘤最有希望获得根治的治疗方法,但手术治疗很大程度上取决于手术时肿瘤的早、晚病期,病期越早,手术成功率越高;病期越晚,可能失去手术机会。放疗同样要求病灶较局限,照射面积越大,放射反应

就越大,患者越难以耐受。如病灶已有转移和扩散,则不适合手术治疗和放疗等局部治疗手段。化疗同样以早期治疗为好,从细胞动力学的角度来看,早期病例细胞数目较少,细胞增殖比例高,对化疗药物敏感,晚期病例细胞增殖比例低,对化疗药物敏感性差。临床实践也证明,肿瘤的早期治疗效果好,例如食管、胃、子宫颈的原位癌能彻底治愈;Ⅰ期宫颈癌患者术后 5 年生存率高达 99.1%;Ⅰ期乳腺癌患者术后 5 年生存率为 92.5%;局限于胃黏膜层的早期胃癌手术后 5 年生存率达 90.9%。因此,早期发现、早期治疗是提高治愈率和挽救肿瘤患者生命的关键。早期治疗是肿瘤治疗的最基本原则。

(二)肿瘤局部、机体并重

虽然大部分恶性肿瘤均是由局部而起,但对机体的影响却是全面的。肿瘤的发生与患者的基因缺陷、全身疾病基础如内分泌功能失调和免疫功能的改变有密切的关系。同时,中、晚期的肿瘤可以累及全身各个器官,而目前由于科学的局限性,对体内微小病灶的诊断尚存在一定困难,所谓的早期与中晚期的区别只能是一个相对的概念。因此,设计肿瘤的治疗方案时,就要在重视局部治疗的同时,从机体整体上对病情进行分析,要兼顾肿瘤对全身的影响,并施以相应的治疗措施。以全身治疗为主,辅以局都治疗,往往能起到事半功倍的效果。在现代肿瘤外科治疗中,肿瘤的不完全切除是很常见的。作为一种局部治疗不彻底的情况,加用放疗处理局部病变和适当使用全身治疗同样是非常重要的。如何合理设计这类患者的综合治疗,做到局部与全身并重,是一个值得高度重视的问题。以早期乳腺癌保留乳房手术加化疗、放疗为例,在这一治疗模式中,目前主张小范围的肿瘤局部切除加腋窝淋巴结清扫术后放疗进一步巩固局部治疗的效果,可有效降低局都复发率。不过研究发现,局部复发率的降低并不意味着生存率的提高,只有同时配以化疗,在某些情况再加上内分泌治疗等全身治疗,才能有效防止乳腺癌的全身转移,提高生存率,并且减少不同分期乳腺癌的局部复发和死于肿瘤的危险。这一模式说明,采用多种学科、多种手段有机结合,形成局部与全身并重,综合治疗,才能够明显提高早期乳腺癌治疗的效果,因此基于 MDT 下多学科、多手段,使局部和整体治疗有机结合的综合治疗,在肿瘤治疗中显得尤为重要。

(三)肿瘤分型、分期治疗

肿瘤的病理类型、不同病期的肿瘤病变累及的范围、机体对疾病和治疗的反应及预后均存在巨大的差异,因此,将肿瘤进行分型、分期,并施以不同的治疗方案是非常必要的。国际抗癌联盟(UICC)制定的恶性肿瘤 TNM 分类法,经过半个世纪的不断修改和完善,已成为恶性肿瘤综合治疗方案设计和比较治疗效果的有力手段。TNM 的不同组合形成了恶性肿瘤的临床分期,不同的 TNM 分期,其综合治疗方案是不同的。同样的 TNM 分期和同样的临床分期,不同的恶性肿瘤其综合治疗方案也是不同的。如Ⅰ期乳腺癌,可采用单纯乳腺切除手术加放疗和化疗。肺癌分型,如Ⅰ期非小细胞肺癌,则以根治性的肺叶切除为主,术后辅以提高免疫力的全身治疗。而同是非小细胞肺癌,不同分期的治疗策略也完全不同。Ⅰ、Ⅱ期以手术为主,ⅢA 期推崇诱导化疗后手术或放疗的模式,

ⅢB和Ⅳ期则以非手术治疗为主。由于目前国内各个肿瘤治疗中心或科室条件千差万别,对肿瘤的治疗也无统一的方案,分型、分期治疗的原则还没有得到很好的贯彻,因此,每一种肿瘤各期最佳的综合治疗方案还是一个值得进行深入探索的领域。

目前的肿瘤分期还不能完全反映肿瘤所有的生物学特性,而肿瘤的不同分子生物学改变决定了肿瘤发生、发展的特异性。因此从分子生物学方面对肿瘤进一步分型、分期,并施以与之相适应的个体化综合治疗,是提高肿瘤治疗效果的有效途径,只是目前这方面的工作还有待肿瘤分子生物学的进一步发展以及临床实践的检验。

(四)肿瘤患者个体化治疗

在临床实践中,经常会碰到采用同一方案对同一分期、同一病理类型的肿瘤患者进行治疗,效果却明显不同的情况,这主要是每个肿瘤患者机体功能、心理状况以及个体对治疗的反应不同和肿瘤的异质性造成的。因此,治疗肿瘤时要考虑每个患者特殊的生理、心理状况,根据具体患者的预期寿命、治疗耐受性、期望的生活质量、肿瘤患者自己的愿望和肿瘤的异质性来设计个体化的综合治疗方案。为此,首先要对患者的伴随疾病、治疗耐受性和生存质量进行科学的评价。对恶性肿瘤患者治疗前的综合评价在目前日益受到重视,并逐渐建立起众多的评价体系,如评价患者的功能状态(performance status,PS)和日常生活能力(activities of daily living,ADL),评价伴随病情况的伴随病等级(comorbidtity scales),评价生存质量的QOL(qualiy of life)等。恶性肿瘤患者的预期寿命可由年龄、功能状态和伴随病来估计;对综合治疗的耐受性可由功能状态、伴随病情况、活动能力和社会支持的有效性来预测;生存质量是针对特定肿瘤用若干手段加以测量的;个人愿望则由患者自身来表达,当表达有障碍则由患者家属或其他受委托人来解释。

根据肿瘤的异质性、机体功能、心理状况、分型、分期制定个体化的治疗方案,是目前肿瘤治疗的研究重点之一。尽管在治疗前可以根据现有的知识设计好相对合适的治疗方案,但是在临床肿瘤治疗实践中,经常会发现恶性肿瘤患者对治疗的反应并不像预计的那么理想。这是因为目前还不能完全了解肿瘤所有方面的情况,机体对我们来说还有许多未知的领域,而且患者各方面的状况也在不断发生着变化。在治疗前为恶性肿瘤患者设计的所谓个体化综合方案也不可能涵盖肿瘤患者的所有方面,恶性肿瘤患者对治疗的反应更是千差万别。在综合治疗过程中,根据患者病情发生的新变化、对治疗的反应和耐受程度随时调整治疗方案是必不可少的。

(五)肿瘤患者生存期、生活质量并重治疗

生物-心理-社会医学模式的建立,要求在肿瘤治疗的过程中,除了不断提高疾病的生存率、延长患者的无瘤及带瘤生存期,同时还要在身体上和精神上改善患者的生活质量。为此,在设计肿瘤的个体化综合治疗方案时就要尽量减少破坏性治疗手段所致的毁容致残程度,如乳腺癌手术趋向保守及乳房再造,骨肉瘤的保留肢体术式等,以及近年来兴起的各种微创治疗手段;同时要重视姑息和支持治疗,尽可能减少晚期恶性肿瘤患者的痛苦,提高他们的生活质量,如近年来倡导的肿瘤三级阶梯镇痛法。生活质量是肿瘤

姑息治疗临床研究的一个独立的评价指标,目前还没有一个令人满意的肿瘤患者的生活质量评价量表。

(六)成本、效果并重

肿瘤的综合治疗比起单一手段治疗,其经济花费要大得多,如何用尽可能少的费用来取得肿瘤治疗的最好效果,是一个很现实的问题,特别是目前我国医保发展水平还较低,这一问题更突出。因此,在设计恶性肿瘤治疗方案时,要在对所采取的各种治疗方法的效果有充分了解的基础上遵循以下几个原则。

1. 成本最低原则　假设有多种治疗模式,其临床效果基本相同,那么,首选的是费用最低的方案。

2. 成本、效果并重原则　其基本含义是单位时间内付出的成本应获得一定量的健康效果。当两种方法比较时,以生存年为分母,以成本为分子,以标准方法和新方法成本的差异及标准方法和新方法生存年的差异之比来计算,结果优于标准方法的可选用。

3. 成本效用原则　以货币为单位进行计算,效益大的首选。这是一种同时考虑生存时间和生存质量的经济分析方法,其衡量单位是调整生存年。在成本同样的情况下,选择在预算内能达到最大质量调整生存年的治疗模式。在恶性肿瘤综合治疗方案的决策中,成本分析是最易被临床医生忽略的,这对于如何合理使用有限的卫生资源极为重要,需引起高度重视,同时应加以深入研究。

(七)中西医并重

中医对恶性肿瘤的治疗强调调节、平衡和整体的原则,通过双向调节、整体调节、自我调节和功能调节等方法恢复和增强机体内部的抗病能力,从而达到阴阳平衡、治疗疾病的目的。中医的辨证施治对减少化疗和放疗的副作用有相当大的治疗作用,可以巩固和加强肿瘤的治疗效果,延长患者的生存期和改善生活质量,这也是中西医结合治疗肿瘤的优越性。

六、肿瘤综合治疗的基本思路

(一)循证医学

循证医学是近年来在临床医学领域迅速发展起来的一门新兴学科,是一门遵循科学证据的医学,其核心思想是"任何医疗卫生方案、决策的确定都遵循客观的临床科学研究产生的最佳证据",从而制定出科学的预防对策和措施,达到预防疾病、促进健康和提高生命质量的目的。循证医学的主要创始人、国际著名临床流行病学家 David Sackert 曾将循证医学定义为:"慎重、准确和明智地应用所能获得的最好研究证据来确定患者治疗措施。"循证医学的核心思想是在医疗决策中将临床证据、个人经验与患者的实际状况和意愿三者相结合,临床证据主要来自大样本的随机对照临床试验(randomized controlled trial,RCT)和系统评价(systematic review,SR)或荟萃分析。荟萃分析,又称"Meta 分析",Meta 意指较晚出现的更为综合的事物,而且通常用于命名一个新的相关的并对原始学科进行评论的学问,不但包括数据结合,而且包括结果的流行病学探索和评价,以原始研究的发现取代个体作为分析实体。荟萃分析产生的主要理由是:对于多个单独进行的研究而言,许多观察组样本过小,难以产生任何明确意见。循证医学要依据个人经验、患者的实际状况和意愿。

循证医学与传统临床医学的区别在于前者是一种理性的医学,而后者是一种经验医学。经验医学的特点是:临床实践中医生多根据个人及高年资医生的经验、基础理论或动物实验的结果来处理患者。这种实践的结果是:一些真正有效的疗法,因不为公众所了解而长期未被临床采用,一些实际无效甚至有害的疗法因从理论上推断有效而长期、广泛被使用。循证医学的实践既重视个人临床经验,又强调采用现有的、最好的研究依据。这种现有的最好科研依据主要是指临床研究、基础理论和动物实验等依据。

1. 循证医学研究方法　循证医学是建立在现代临床流行病学基础上的临床医学,要完成对科学性证据的寻求并将其应用于指导临床实践,离不开临床流行病学的基本理论与方法。一个最佳的研究证据,并不由医生个人的临床经验或个人的感觉来确定,而是由客观可靠的数据和标准及具体的分析评估方法来确定。循证医学的主要研究方法有以下 3 个方面。

(1)随机对照临床试验:随机对照临床试验(RCT)是按随机对照的原则把研究对象分到研究组和对照组,然后分别接受相应的处理(治疗),在一致的条件及环境下同步进行研究和观察处理效应,按客观标准对结果进行分析,最后依据专业知识对试验结果进行统计分析和评价并得出结论。RCT 的最大特点在于通过随机的方法,使已知的和未知的可能影响结论可靠性的因素在各组的分布上大致相等,使潜在的各种混杂偏倚因素干扰减小到最低限度。RCT 的另一大特点是实验的同步性和一致性。研究组和对照组是在同一时期内比较,不是历史性对照,而且试验研究的条件和环境都保持一致,这样增加了试验的可比性,排除了干扰因素。目前医学界肯定的最大规模的多中心 RCT 是指由多个医疗中心参加的大样本临床试验。大规模的多中心临床研究包括新药临床试验和为评估某种治疗措施对患者生存率及重要临床事件的影响而进行的大样本随机临床研究。

(2)系统评价:所谓系统评价(SR),指的是全面收集所有相关 RCT 并进行科学的定量合成,从而得出综合可靠结论的过程。SR 的科学性体现在可用一些系统的方法来尽可能减少单个研究可能存在的偏差和随机误差。它有以下几个特点:首先,纳入研究的均是 RCT,样本数总量达数千例,保证了统计学处理的需要,更包括了未出版的资料,可纠正绝大部分公开发表的文献报道阳性结果所谓的出版偏见。其次,结论均是数量化且有统计学处理,能更直接地回答待解决问题的是与否。由于至今对肿瘤的生物学特性仍未明了,目前和在未来的一段时间内能用于肿瘤治疗的新治疗方法或药物研究仍无重大突破。在这种情况下,新的临床研究多数仅能轻微提高目前最佳治疗的效益,且名为小规模的 RCT 研究,因此 SR 的应用对于临床实践具有重要的意义。SR 最常用的方法是Meta 分析。Meta 分析是汇总各个研究结果而进行总体效应评估的一种分析方法。Meta分析是对传统综述的一种改进,通过回顾性和观察性对多个研究结果的效应合并,从而变相增大了样本含量,增大了检验效能。在现有资料基础上产生新知识的综合,从而解决研究结果的矛盾,改善效应估计值,对某一问题的综合研究提供系统的可接受的客观方法。由于进行大样本 RCT 存在费时、费钱等缺点,且大样本 RCT 不易得到,多数情况下得到的是小样本量的 RCT。有人建议进行较小样本量的 RCT,然后进行 Meta 分析以得出具有足够检验效能的结论,其效果类似于大样本多中心临床试验,也能得出较全面、真实的综合性结论,但这一点仍有争议。由于 Meta 分析是循证医学最常见的方法,有人认为 Meta 分析就是循证医学,这是错误的。

(3)临床指引:临床指引是使用系统方法建立起来的对某一特定临床问题处理过程的描述,其作用是帮助医患双方正确选择诊断和治疗决策,以让患者得到最适当的医疗照顾。临床指引的制定有 3 种方法:一是专家意见的临床指引,是针对某一临床问题征求这一领域专家的意见,然后制定出相应的指引以规范临床行为。由于专家的意见往往是经验性的而非分析性的,主观色彩比较浓,因此有其在临床决策上的局限性。二是基于一致性方法,通过邀请代表不同观点的专家参加专题会议,最终取得一致性意见,形成对所讨论问题医疗处理的推荐意见,供临床医生参照执行。因此基于一致性方法所产生的推荐意见是一种正式的、结构性的指引。当一项实验室研究已取得明显的证据在向临床实践过渡的阶段,特别是当研究结论用于临床尚觉不足或出现矛盾时,这种方法显得特别有用。三是基于证据的临床指引,是指汇总众多相关的系统评估结论,形成某一个特定的临床诊治规范,用于指导阶段性的临床行为。

2. 循证医学思路 循证医学将临床医学的实践过程分为 5 个步骤:一是提出临床需要解决的问题;二是寻找回答这些问题的最佳证据;三是评估证据的真实性,以了解临床意义和统计学估计的精确度;四是考虑患者的意愿,结合实际应用证据;五是疗效评价。

第一步是提出临床需要解决的问题。在临床实践中,每天都会面临许多临床问题,要想解决所有的问题是不可能的,应勤于思考,善于在临床实践中认真观察,发现问题和提出问题,选择急需解决的问题。

第二步是寻找回答这些问题的最佳证据。需要制定检索策略,进行全面、系统的检索和收集文献。检索资源包括各专业数据库、循证医学数据库和原始文献数据库等。

第三步是评估证据的真实性,以了解临床意义和统计学估计的精确度。通常需要评价文献结果的真实性,研究结果是什么,结果是否有助于处理手头的患者。评价可根据"国际临床流行病学的评价原则"。

第四步是考虑患者的意愿,结合实际应用证据。根据文献报告的患者情况与自己的患者是否相似,研究的干预方式、疗效、剂量是否在自己的临床可以实行,同时还要考虑证据的时效性、地区性等,再与患者或家属讨论,考虑患者的意愿,最后作出决策。

第五步是疗效评价,即评价循证实践和结果。评价应用当前最佳证据指导解决具体问题的效果如何,若成功,可用于指导进一步实践:反之,应具体分析原因,找出问题,再针对同题进行新的循证研究和实践,以不断去伪存真,止于至善。

(二)分类、分期综合治疗

肿瘤的分类如下。

1. 肿瘤的组织学分类 为了有利于世界各国肿瘤工作者交流,世界卫生组织(WHO)从 20 世纪 60 年代开始,历时 10 余年完成了 WHO 肿瘤组织学分类。肿瘤分类中每一个类型将尽可能用形态学、免疫类型、遗传学特征和临床待点予以确定,使肿瘤的每个类型成为一个独立的病种。同一类型肿瘤又有不同的亚型,这些不同亚型在临床、病理和遗传学方面均存在很大差异,因此应将不同类型肿瘤看成不同类型的独立病种。

2. 肿瘤分型 20 世纪 80 年代初,修订出版了 WHO 肿瘤组织学分类;2000 年起,WHO 肿瘤分类从以常规组织病理学为基础后组织学分型,引入了肿瘤的免疫组织化学、细胞和分子遗传学特征进行分型,并更加强调临床资料在肿瘤分类中的重要性。

3. 按肿瘤的发展阶段分类 肿瘤的发生和发展往往要经历漫长的演变过程。在恶性肿瘤形成之时,局部组织会出现不同的形态改变,包括癌前病变。研究表明:从癌前病变—原位癌—早期浸润癌—浸润癌—转移的逐步演变过程带有普遍规律。随着疾病的进展,有些癌前病变会进展为原位癌,最终发展成为具有转移能力的浸润癌。

(1)癌前病变:广义的癌前病变是指凡有可能发展为癌的病变。狭义的癌前病变是个组织病理学概念,指癌变倾向较大的病变。WHO 规定恶变可能性>20% 的病变才属癌前病变,但未加病变发展的时间限制。一般来说,癌前病变进展、稳定和消退约各占 1/3,结局随病变的轻重、范围、部位及致癌因子是否消除等因素而异。

常见的癌前病变有以下几种。①黏膜白斑:常发生于口腔、外阴等处黏膜,肉眼上呈白色斑块,镜下表现为鳞状上皮过度增生和过度角化,并出现一定的异型性。②慢性炎症及慢性溃疡,包括慢性宫颈炎、慢性萎缩性胃炎伴肠腺化生、慢性胃溃疡和皮肤溃疡、慢性胆囊炎伴胆石症和某些类型慢性膀胱炎,这些炎症改变有时可能发生癌变。③结肠多发性腺息肉病,本病有遗传性,约半数病例其息肉可恶变为腺瘤。④乳腺纤维囊性病、乳腺小叶导管、腺泡上皮增生和乳头状增生等,偶尔在此基础上发生乳腺瘤。⑤结节性肝硬化:在肝硬化增生结节基础上,增生的肝细胞可恶变为肝细胞肝瘤。⑥皮肤病:某些皮肤病,表皮细胞或黑色素细胞增生和异型增生,可恶变为鳞癌和黑色素瘤,如光化性角化病、色素痣等。⑦隐睾(又称睾丸未降):位于腹腔内或腹腔沟的未降睾丸易发生精原细胞瘤或其他睾丸肿瘤。

(2)异形增生:又称为非典型增生,主要指上皮细胞异常增生。根据细胞异形程度可分成轻、中和重度 3 级,表现为增生细胞大小不一,核大,深染或空淡,核仁可显著,核质比增大,核分裂象增多,细胞排列紊乱,极向消失。现已将异形增生和非典型增生相区别,前者被认为是以能进展为癌的细胞学和结构异常为特征的前期病变,而后者则为炎症、修复和肿瘤等引起的形态学改变。上皮来源的癌前病变大多通过异形增生而进展为癌。

(3)原位癌:指局限于皮肤和黏膜内、尚未突破基膜的最早期上皮性恶性肿瘤,又称为上皮内癌或浸润性前癌;若仅累及上皮的 2/3 以上,未累及全层,则称为重度异形增生。原位癌的结局与异形增生相似,对一些未经治疗的宫颈原位癌病例长期随访,结果显示,并非所有原位癌均发展为浸润癌,随访5年左右,仅少数病例进展为浸润癌,而多数可消退;但随访30年以上,则多数病例进展为浸润癌。因此,对原位癌应争取及早治疗。

(4)早期浸润癌:癌细胞突破黏膜腺体或皮肤鳞状上皮的基膜,但侵犯周围组织局限。在一定范围内,称为早期浸润癌。早期浸润癌的诊断标准一般以浸润深度为准,但不同器官或部位不完全一致,早期浸润癌转移危险性小,绝大多数能完全治愈。

(5)瘤样病交:指非肿瘤性增生所形成的肿块,如瘢痕疙瘩、男性乳腺增生、结节性肝细胞增生、各种囊肿、组织异位、错构瘤、疣、肉芽肿和炎性假瘤等。在临床上肉眼观察时类似肿瘤,但镜下通常易与真性肿瘤区别。有些病变在形态学上与肿瘤相似,尤其与恶性肿瘤非常相似,但其本质为完全良性的非肿瘤性病变。例如:淋巴滤泡反应性增生易与滤泡性淋巴瘤混淆,结节性肌炎和骨化性肌炎非常容易误诊为纤维肉瘤、横纹肌肉瘤和骨肉瘤。对于这种假恶性的瘤样病变,必须结合临床表现、X射线、光镜形态和特殊组织技术加以鉴别。

4. 恶性肿瘤的病理分期　恶性肿瘤病理分期系统一般指TNM系统,是由国际抗癌联盟(UICC)建立的一套国际上能普遍接受的分期标准(表1-1)。该系统的目的是:帮助临床医生制订治疗计划;在一定程度上提供预后指标;协助评价治疗结果;在肿瘤学专家之间易于交流信息。

表1-1　全身各个部位肿瘤的病理分期

PT	原发性肿瘤
PT_X	组织学上无法评价原发性肿瘤
PT_0	组织学上无原发性肿瘤的依据
PT_{is}	原位癌
PT_1、PT_2、PT_3、PT_4	组织学上原发性肿瘤体积增大和(或)局部范围扩大
PN_X	组织学上无法评价区域淋巴结
PN_0	组织学上无区域淋巴结转移
PN_1、PN_2、PN_3	组织学上区域淋巴结累及增多

注:原发性肿瘤直接侵犯到淋巴结,归入淋巴结转移;淋巴引流区域的结缔组织中肿瘤结节直径>3 mm而无残留淋巴结的组织学证据时,归入PN作为区域淋巴结转移;肿瘤结节直径≤3 mm则归入PT,即为不延续的浸润。

分期系统必须对所有不同部位的肿瘤都适用,并且在手术取得病理报告后给予补充。为此,针对每个部位均设立两种分期方法:临床分期(治疗前临床分期),又称为TNM(或CT-NM)分期;病理分期(手术后病理分期),又称为PTNM分期。PTNM分期是以治疗前获得的证据再加上手术和病理学检查获得新的证据给予补充和更正而成的分期。PT能更准确地确定原发性肿瘤的范围、浸润深度和局部扩散情况;PN能更准确地确定切除的淋巴结有无转移,以及淋巴结转移的数目和范围;PM 可在显微镜下确定有无远处转移。病理分期和临床分期对恶性肿瘤预后判断常比肿瘤的组织学分型和分级更有价值。

当肿瘤转移的大小作为 PN 分级中的一个标准,如在乳腺癌中,应测量转移灶的大小,而不是整个淋巴结的大小(表1-2)。在许多部位应记录有关原发性肿瘤组织学分级的信息(表1-3)。

表1-2　转移灶的大小分级

PM	远处转移
PM_X	镜下无法评价远处转移
PM_0	镜下无远处转移
PM_1	镜下有远处转移

表1-3　原发性肿瘤组织学分级

G	组织学分级
G_0	无法评价分化程度
G_1	分化好
G_2	中度分化
G_3	分化差
G_4	未分化
$G_{3\sim4}$	分化差或未分化

(5)治疗思路:对肿瘤进行分类与分期,是为了制定更正确、更合适的治疗方案,以达到最佳的预期疗效。

(三)多学科综合治疗

医学模式发生了根本性的改变,已由单纯的生物医学模式转为生物-心理-社会医学模式。此种改变给临床医学的变革,尤其是以细胞分子生物学和临床治疗学为基础的临床肿瘤学带来了深刻的影响。对于临床肿瘤学来说,极为重要的观念改变是认识到手术切除或放化疗等单一手段都有不足的地方,难以彻底治疗恶性肿瘤,必须合理利用现有的多种治疗手段,综合应用,方能达到较满意的效果。这一观念已得到临床肿瘤学界大多数学者的认可。

综合治疗恶性肿瘤患者不仅是临床肿瘤学专家如肿瘤外科专家、肿瘤内科专家、肿瘤放疗专家的工作,还需要肿瘤心理学家、肿瘤护理专家、肿瘤研究专家及非临床肿瘤专家(如病理学家、家庭医生、社会工作者等)密切配合,共同解决恶性肿瘤患者的每个细节问题,共同配合,以期在身体、心理、营养、社会生活等各方面都达到最佳的效果。这可能是广义上的肿瘤综合治疗的概念。

我国肿瘤学专家孙燕教授对恶性肿瘤的综合治疗提出了以下定义:根据患者的身体状况,肿瘤的病理类型、侵犯范围(病期)和发展趋向,有计划地、合理地应用现有的治疗手段,以期较大幅度地提高治愈率,并改善患者的生活质量。

恶性肿瘤多学科综合治疗,强调了应有计划合理地采用不同学科所有有效的治疗方法;强调了成本效益的社会医学观点;强调了不同学科从理论到实践对肿瘤治疗的参与,而并非不同治疗方法的简单相加;并且目的明确,最终的结果是达到治疗效果和生活质量的统一。当然,随着时代的发展和科技的进步,应当把合理应用现有技术方法,不断提高肿瘤治愈率作为临床工作者追求的目标,同时也要把人文精神体现在我们的工作中,并且制定适合国情的综合治疗方案,以适当的治疗费用,不断改善患者的生活质量,努力创造和谐的医患关系与和谐的社会。对恶性肿瘤患者实施多学科综合治疗有以下4步。

第一步是通过询问病史及相关检查,全面了解患者的身体状况和肿瘤的生物学行为及肿瘤的侵犯范围,还要了解患者的心理状况及治疗对患者带来的益处和负担,据此对患者的病情进行系统的评估。

第二步是根据评估的结果来明确对患者治疗的目标,是选择根治性治疗还是姑息性治疗。所谓根治性治疗是要求治疗者应尽最大的努力,以最大限度地杀灭肿瘤细胞为最终目的,并采取必要的巩固和强化治疗,以期达到治愈的目的。而姑息性治疗则要求在制定具体的方案时,全面权衡治疗可能带来的利弊,不给患者带来很大的风险和痛苦,将延长患者的生存期和提高生活质量相统一。

第三步是根据患者的病情及治疗目标制定个体化治疗方案,在制定治疗方案时尤其要重视患者的首程治疗,首程治疗的成败直接决定其后相关治疗是否能按计划完成,甚至直接决定整个治疗的成败。

第四步是每一阶段治疗完成后应按要求及时对患者进行疗效评估,根据患者的具体病情和不同的治疗反应及时调整治疗方案。全部治疗完成后应要求患者按时复诊或随访。

参考文献

[1]喻文菡,江恬雨,王曼丽.基于内容分析法的肿瘤MDT运行管理现状研究[J].中国医院管理,2020,40(1):4.

[2]高扬,邵雨辰,苏明珠,等.癌症患者的多学科团队协作诊疗模式研究进展[J].中国医院管理,2019,39(3):34-37.

[3]刘新亚,刘翔,王莹,等.恶性肿瘤多学科综合诊疗模式的探讨[J].中国医药导报,2013(27):160-162,166.

［4］DE MARTEL C,GEORGES D,BRAY F,et al. Global burden of cancer attributable to infections in 2018:a worldwide incidence analysis［J］. Lancet Glob Health,2020,8(2): e180-e190.

［5］ZHENG R,ZHANG S,ZENG H,et al. Cancer incidence and mortality in China,2016［J］. J Natl Cancer Center,2022(2):1-9.

［6］WEI W,ZENG H,ZHENG R,et al. Cancer registration in China and its role in cancer prevention and control［J］. Lancet Oncol,2020,2(1):1-9.

［7］SUN D,LI H,CAO M,et al. Cancer burden in China:trends,risk factors and prevention ［J］. Cancer Biol Med,2020,17(4):879-895.

［8］TONG H L. Mortality and constitution of the top 10 of most common cancers in China［J］. China Cancer,2010(19):801-802.

［9］ZENG H,CHEN W,ZHENG R,et al. Changing cancer survival in China during 2003-15: a pooled analysis of 17 population-based cancer registries［J］. Lancet Glob Health, 2018,6(5):e555-e567.

［10］LI R,DI L,LI J,et al. A body map of somatic mutagenesis in morphologically normal human tissues［J］. Nature,2021,597(7876):398-403.

［11］DONG L, LU D, CHEN R, et al. Proteogenomic characterization identifies clinically relevant subgroups of intrahepatic cholangiocarcinoma［J］. Cancer Cell,2022,40(1): 70-87.

［12］XIANG X,LIU Z,ZHANG C,et al. IDH Mutation Subgroup Status Associates with Intratumor Heterogeneity and the Tumor Microenvironment in Intrahepatic Cholangiocarcinoma［J］. Adv Sci (Weinh),2021,8(17):e2101230.

［13］ZHANG X,PENG L,LUO Y,et al. Dissecting esophageal squamous-cell carcinoma ecosystem by single-cell transcriptomic analysis［J］. Nat Commun,2021,12(1):5291.

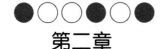

第二章

恶性肿瘤的治疗

第一节 外科手术治疗

一、理论依据

　　肿瘤的发生和发展是一个多因素、多阶段和多基因参与的复杂演进过程。其中的许多环节尚有待进一步研究。癌变的分子机制主要包括：癌基因激活、过度表达；抑癌基因突变、丢失；微卫星不稳定，出现核酸异常的串联重复分布于基因组；修复相关基因功能丧失，导致细胞遗传不稳定或致肿瘤易感性增加；凋亡机制障碍；端粒酶过度表达；信号传导调控紊乱；浸润转移相关分子机制等。机体细胞在各种始动与促进因素作用下产生的增生与异常分化所形成的新生物就称为肿瘤。由于肿瘤细胞的分裂生长失控，失去了接触抑制功能，是以持续的无限制的方式增殖，细胞的数量也不断地无限制地增加。所以新生物一旦形成，就不受正常机体生理调节，也不会因病因消除而停止生长，而表现为生长失控，破坏所在器官或其周围正常组织，并能通过淋巴、血行、种植、浸润等途径向局部或远处转移。虽然目前有很多治疗肿瘤的方法，包括手术、放疗、化疗、免疫治疗、基因治疗、生物治疗、激素治疗、中医中药治疗等，但对实体肿瘤，手术切除仍然是最有效的治疗方法之一。基因治疗可望修复突变基因而达到根本治疗目的，但目前仍处于基础研究阶段，临床效果仍不满意。肿瘤外科手术对于肿瘤的预防、诊断和分期、重建和康复都起着重要的且无可替代的作用，肿瘤的治疗仍然是以手术为主的综合治疗。肿瘤外科是用手术方法将肿瘤切除，良性肿瘤经完整切除可获治愈，即使恶性实体瘤，只要癌细胞尚未扩散，手术治疗仍有较大的治愈机会。肿瘤的发生是一个漫长的过程，外科手术可用于肿瘤发展过程中的各个阶段，但不同阶段的外科干预疗效不同（表2-1）。

表2-1 肿瘤发展过程与手术治疗效果的关系

病期	时间/年	手术治疗方法	手术治疗效果
诱导期	15～20	预防性手术	预防肿瘤发生
原位癌时期	5～10	局部切除	治愈
浸润癌时期	1～5	根治性手术	可望达到根治
播散期	1～5	丧失手术机会	失去根治可能

诱导期如果及时处理癌前病变可预防肿瘤的发生。原位癌时期如不及时处理,绝大多数将变成浸润癌,如及时手术可得到良好的效果,甚至达到治愈的效果。乳腺原位癌如做单纯乳房切除术后可获得彻底治愈。事实上,临床确诊的肿瘤绝大多数已是侵袭期或播散期,侵袭期时随着肿瘤的发展,癌细胞可蔓延到区域淋巴结,同时亦可以有血行播散,但此期的血行播散多为尚未有临床表现的亚临床期转移。淋巴结及血行转移的机会与临床病期及肿瘤性质有关,有些病例可以没有淋巴结转移而已有血行播散。因此,手术治疗在肿瘤的自然病程中可能有3种结果:①治疗后获得长期无瘤生存,即彻底治愈。治疗结果能消灭所有的癌细胞,即使有少量亚临床型转移的癌细胞亦能被机体的免疫功能所杀灭。②肿瘤未能控制,继续发展,机体死亡。③在一个明显的缓解期后出现新的病灶,亦表明机体的免疫功能不能持久,因而临床治愈的患者不一定是永久治愈。

在恶性肿瘤的发生、发展过程中,机体的免疫反应起了很大的作用,正常免疫机制的破坏可能是恶性肿瘤发生的一个重要因素。免疫功能一方面可以抵御病原的侵袭,同时可防止基因突变细胞向恶性转化。正常人 DNA 复制过程中每天有 $(1～100)\times10^7$ 个细胞发生突变,在机体免疫功能正常时,具有免疫活性的细胞能识别和消灭这些突变细胞以防止肿瘤的发生。机体免疫功能有缺陷或减弱时,免疫监视系统就不再发挥作用。如先天性免疫缺陷的患者易发生恶性淋巴瘤,脏器移植后用免疫抑制剂者恶性肿瘤发病率增高。肿瘤的逐步发展亦使机体的免疫功能降低。有人观察其皮肤迟缓变态反应,早期患者阳性率为93.7%,中期为65.4%,晚期仅为48.9%。有人应用流式细胞术测定大肠癌患者周围 T 淋巴细胞亚群,其中 T 细胞(OKT_3)略低于正常人,而 T 辅助细胞(OKT_4)因肿瘤的发展,随 Duke 分期而下降;T 抑制细胞(OKT_8)随病期而增高,使 T_4/T_8 值随病期的发展而明显下降。不少学者亦注意到肿瘤组织周围的淋巴细胞、浆细胞、巨噬细胞的浸润与预后有关,并认为此可能代表机体的免疫功能。而手术切除肿瘤或有效的放、化疗使病情得到缓解的病例,免疫功能常可获得不同程度的恢复。一定体积的恶性肿瘤是对机体免疫功能的负担,外科切除可以减轻这种负担,从而提高恶性肿瘤患者的抗病免疫力,外科治疗实际上是增强免疫的治疗。肿瘤手术切除的目的是提高机体的免疫功能。根治性手术只能清除原发及区域淋巴结的病灶,并不能完全清除体内所有的癌细胞;辅助化疗可提高生存率,但少量的癌细胞最终还是靠机体的免疫功能所杀伤。切除肿瘤改变了机体与肿瘤的比势,但只有在机体免疫功能恢复的情况下,才能将残留的瘤细胞杀灭。一般认为残留的癌细胞在 5×10^6 以下时可通过机体的免疫功能予以控制。

对区域淋巴结的手术治疗同样存在不同观点,手术切除临床已有明确转移的淋巴结是原发肿瘤治疗的一部分,而早期无明确转移的淋巴结是否要清除尚有争议。赞成者认为:手术切除无明确转移的淋巴结,可以切除已有的亚临床型的淋巴结转移,从而提高手术疗效。不赞成者则认为:清除尚未发生转移的区域淋巴结,可能使免疫系统遭受破坏而不利于提高疗效。浸润性乳腺癌不论淋巴结有无转移,其淋巴窦的网状细胞增生程度与预后有一定的关系,窦细胞明显增生者其生存率高于无增生者,因而有些学者认为淋巴窦细胞增生和癌周淋巴细胞浸润同样在一定程度上反映了机体的免疫功能。但也有认为窦细胞增生及淋巴细胞浸润等作为一个影响预后的指标,其价值很小,能否反映机体对肿瘤的免疫反应仍不清楚。

目前,肿瘤的外科治疗已从单纯解剖学模式逐步转化为与生物学相结合的概念,手术不单要去除肿瘤,还要重视综合治疗,注意保护机体的免疫功能,以达到满意的治疗效果。肿瘤外科手术在肿瘤治疗中占极其重要的地位,单靠手术治愈肿瘤的观念已过时了。肿瘤外科医生应掌握更多肿瘤生物学知识,熟悉机体免疫防御机制,了解其他学科的进展,结合恶性肿瘤患者具体情况,才能制定出合理的综合治疗方案,更好地发挥外科手术在肿瘤治疗中的作用。

二、适应证与禁忌证

肿瘤外科手术的适应证和禁忌证是相对的,对于恶性肿瘤患者,不应当划分严格的禁忌证,除了血液病、恶性淋巴瘤、生发性骨髓瘤等全身性恶性肿瘤外,只要是在能够保全生命安全的情况下都应争取手术切除原发癌和转移灶,手术切除比不切除或比其他治疗方法预后更好者,都应当争取手术切除。良性肿瘤及癌前病变更应该完整切除。

对于恶性肿瘤而言,不同临床分期恶性肿瘤的手术方式、疗效、预后不一致。而相同临床分期恶性肿瘤,相同手术方式,也有可能疗效、预后不一致。从手术治疗的效果来看,手术最适用于多数早期肿瘤,其次为虽然不属于早期,但范围尚局限,虽有淋巴结转移,但尚可以清除者,或邻近器官已受侵,但可以争取切除者等,包括头颈部癌、肺癌、纵隔肿瘤、食管癌、胃癌、肝癌、胆管癌、肠癌、胰腺瘤、肾癌、睾丸肿瘤、宫颈癌、子宫体癌、卵巢癌、乳腺癌等。

随着临床外科学的发展,手术的适应证和范围都在不断扩大。过去被视为禁区的如今早已打破。过去认为不能手术的部位,早已成功地实施了手术,如新辅助化疗及术前放疗的开展扩大了手术适应证。因此,只要有利于患者的预后,都应当积极创造条件手术。

当然也要实事求是,要考虑到肿瘤的部位、侵犯范围、临床分期及转移的程度。如果已发生血行转移,全身已经出现了明显的恶病质、严重贫血、胸腔积液、腹腔积液、营养代谢紊乱等,又在短时间内难以纠正者;或合并严重心、肺、肝、肾疾病,已不能耐受手术打击者;或肺部已有广泛转移者,勉强手术不利于预后和手术治疗的效果,就应当积极果断地放弃手术而选择其他治疗。强调积极的外科手术态度,但更要强调重视对手术危险性的估计。肿瘤患者的手术有一个重要的特点是:手术范围较广、创伤面积大,大部分恶性肿瘤的手术对患者的打击是全身性的。所以肿瘤的手术较其他外科手术有更大的危险性和难以预测性,这一点在选择手术时应当充分估计。另外,手术的适应证和禁忌证还与医院的设备条件、医生的技术水平有关。对具体的肿瘤患者是否可以手术,还是选择其他治疗方法,要根据具体情况而定。

三、基本要点

外科手术是治疗实体肿瘤最有效的方法,也是治愈肿瘤唯一可能的方法。肿瘤外科医生在进行肿瘤手术前应考虑许多因素的影响:①正确选择单纯手术治疗的恶性肿瘤患者;②正确判断恶性肿瘤患者的疗效、预后;③考虑手术后局部控制与功能损伤间的关系,最大限度地保留器官功能;④具体情况具体分析,选择最佳的综合治疗方案。肿瘤外科手术按其目的可以分为预防性手术、诊断性手术、探查性手术、根治性手术、姑息性手术、辅助性手术、重建与康复手术、远处转移癌和复发性癌切除术、减瘤手术等。术前要做好整体评估,根据不同的情况,考虑患者的生理状况、肿瘤的位置和分级、肿瘤治愈和缓解的可能性及肿瘤的病理组织学特征和分期,采取相应的手术方式,并且一定要和家属沟通好,说明病情及手术目的、手术方式、手术效果、术前术后所需的综合治疗、可能的并发症、费用及预后等,取得家属的理解和同意后再做手术,以避免误解和医疗纠纷。

(一)预防性手术

有些疾病或先天性病变在发展到一定程度时,可以引起恶变。白斑可能引起鳞状细胞瘤;黑痣可能引起黑色素瘤;家族性多发性结肠息肉瘤可能引起结肠癌;胃溃疡可能引起胃癌;子宫颈上皮不典型增生可能引起宫颈癌;乳头状瘤可能引起乳头状癌;皮肤慢性溃疡和烧伤瘢痕可能引起鳞癌;睾丸未降可能引起睾丸癌。

肿瘤外科医生有义务向患者说明其疾病发展规律,及时治疗一些有恶变可能的病变,以防止恶性肿瘤的发生。临床常采用的预防性手术有:先天性多发性结肠息肉瘤做全结肠切除术,因为到40岁时约有一半发展成结肠癌,70岁以后几乎100%发展成结肠癌;溃疡性结肠炎患者做结肠切除术;隐睾或睾丸下降不良做睾丸复位术或睾丸切除术;在幼年行睾丸复位术可使睾丸癌发生的可能性减少;口腔、外阴白斑患者做白斑切除术;易摩擦部位的黑痣做黑痣切除术;重度乳腺小叶增生伴有乳腺癌高危患者做乳腺病灶切除术等。

(二)诊断性手术

正确的诊断是治疗肿瘤的基础,而正确诊断必须依据组织学检查,需要有代表性的组织标本。诊断性手术能为正确的诊断、精确的分期,进而采取合理的治疗提供可靠的依据。获取组织标本的外科技术如下。

1. 细针吸取 通过用细针头对可疑肿块进行穿刺做细胞学检测。方法简单易行,诊断准确率因操作技术、病理科医生经验和肿块所在部位而异,一般在80%以上。本方法存在一定的假阴性和很阳性,偶见针道转移的病例。

2. 针穿活检 常在局部麻醉下应用较粗针头或特制的穿刺针头（如 Trie-Cur. Core-Cue）。对可疑肿块进行穿刺并获得少许组织做病理检查。如果取的足够组织，诊断准确率高；如果取的组织太少，诊断较困难。同时，由于针穿活检亦可造成创伤出血，甚至引起癌细胞播散、针道转移等，因此务必严格掌握适应证。

3. 切取活检 常在局部麻醉下，切取一小块肿瘤组织做病理检查以明确诊断。有时在探查术中，因肿块巨大或侵及周围器官无法切除，为了明确其病理性质，也常做切取活检。施行切取活检时必须注意手术切口及进入途径，要考虑活检切口及进入间隙必须在以后手术切除时能一并切除，不要造成肿瘤的播散。切取活检与第 2 次手术切除间隔的时间越短越好，最好是在准备彻底切除情况下行冰冻切片检查。

4. 切除活检 在可能的情况下，可以切除整个肿瘤送病理检查以明确诊断，这样诊断准确率最高。如果是良性肿瘤也就不必再做第 2 次手术，如果是恶性肿瘤也不至于引起太多播散。但是，切除活检常在麻醉下进行，切口较大，所以活检手术切口选择必须考虑第 2 次手术能否将其切除，同时也需要特别注意不要污染手术创面，以免造成肿瘤接种。

如果临床上拟诊为黑色素瘤，则不应做针穿、咬取或切取活检，应该在准备彻底切除时做切除活检。

（三）探查性手术

探查性手术目的：一是明确诊断；二是了解肿瘤范围并争取肿瘤切除；三是早期发现复发以便及时做切除术，即所谓二次探查术。它不同于上述的诊断性手术，探查性手术往往须做好大手术的准备，一旦探查明确诊断而又能彻底切除时，及时做肿瘤的根治性手术，所以术前准备要充分，备有术中冰冻切片检查。探查时动作轻柔，细致解剖。也应遵循由远及近和不接触隔离技术的原则。

（四）根治性手术

根治性手术指手术切除全部肿瘤组织及肿瘤可能累及的周围组织和区域淋巴结，以求达到彻底治愈的目的，是实体肿瘤治疗的关键。凡肿瘤局限于原发部位和邻近区域淋巴结，或肿瘤虽已侵犯邻近脏器但尚能与原发灶整块切除者皆应施行根治性手术。根治性手术最低要求是切缘在肉眼和显微镜下未见肿瘤，切除范围视肿瘤类型不同和具体侵犯情况而定。对恶性肿瘤而言，一般要求切除范围应尽可能大，在达到根治的前提下才考虑尽可能多地保留功能。

根治性手术对癌而言为根治术，对肉瘤而言为广泛切除术。根治术是指肿瘤所在器官的大部分或全部连同区域淋巴结做整块切除，如癌侵犯其他脏器，则被侵犯的器官亦做部分或全部切除，例如胃癌侵及胰腺尾部，除做胃次全或全胃切除及胃周围区域淋巴结清除外，尚须切除胰尾及脾脏。若切除的淋巴结扩大到习惯范围以外，则称为扩大根治术，如乳腺癌扩大根治术除根治术切除范围外，还包括胸骨旁淋巴结清扫。所谓广泛切除术，是指广泛整块切除肉瘤所在组织的全部或大部分及部分邻近深层软组织。例如肢体的横纹肌肉瘤应将受累肌肉的起止点及其深层筋膜一起切除,有时需将一组肌肉全部切除,因肉瘤易于沿肌间隙扩散,若为骨肉瘤,常需超关节截肢。

(五)姑息性手术

姑息性手术是相对于根治性手术而言的,适用于恶性肿瘤已超越根治性手术切除的范围,无法彻底清除体内全部病灶的患者。因此,姑息性手术的目的是缓解症状、减轻痛苦、改善生存质量、延长生存期、减少和防止并发症。姑息性手术适用于晚期恶性肿瘤已失去手术治愈的机会或由于其他原因不宜行根治性手术者。姑息性手术包括姑息性肿瘤切除术和减瘤手术。前者是指对原发灶或其转移灶部分或大部分切除,肉眼尚可见肿瘤残留;后者则根本未切除肿瘤而仅仅解除肿瘤引起的症状。常用的姑息性手术如下。

1. 癌姑息切除术 如晚期乳腺癌溃烂出血,行单纯乳腺切除术以解除症状。胃大部分切除或肠段切除术以解除晚期胃肠道癌瘤梗阻,防止出血、穿孔等,术后再配合其他治疗。肺癌、食管癌、上颌窦癌有时也做姑息性切除手术,术后再添加放疗或化疗。当转移癌引起致命的并发症时,可行转移癌切除以缓解症状

2. 空腔脏器梗阻时行捷径转流或造口术 为了解除消化道梗阻、胆道梗阻,临床上常需做食管胃吻合、胃空肠吻合、胆囊空肠吻合、小肠结肠侧侧吻合等内吻合转流术。有时为了解除食管梗阻、肠梗阻、尿道梗阻、喉梗阻,需做胃造口、肠造口、膀胱造口、气管造口等。利用手术或内镜在因肿瘤而发生梗阻的生理腔道内置入内支架也可解除梗阻。

3. 供应血管结扎或栓塞术 晚期肿瘤可引起大出血,临床常须结扎或栓塞供应肿瘤部位的动脉以达到止血目的。例如鼻咽癌、口腔癌合并大出血,若填塞无效,则须结扎或栓塞颈外动脉;恶性葡萄胎、绒毛膜上皮癌、宫体瘤、直肠癌合并大出血而肿瘤难以切除,常需做髂内动脉结扎或栓塞。

4. 内分泌腺切除术 对激素依赖性肿瘤,通过切除内分泌腺体,使肿瘤退缩缓解,如卵巢切除治疗绝经前晚期乳腺癌或复发病例,尤其是性激素受体阳性者;晚期男性乳腺癌、前列腺癌行双侧睾丸切除等。

(六)减瘤手术

当肿瘤体积较大,或累及邻近重要器官、结构,手术无法将其完全切除的恶性肿瘤,可做肿瘤大部切除,术后进行化疗、放疗、免疫治疗、激素治疗、中医中药治疗、逆转录治疗等综合治疗,以控制残留的瘤细胞,争取较好的姑息性治疗效果,称为减瘤手术或减量手术。但减瘤手术仅适用于原发病灶大部切除后,残余肿瘤能用其他治疗方法有效控制者;否则,单用减瘤手术对延长患者生命的作用不大,相反会增加患者的创伤和痛苦,加重患者及其家属的负担,浪费医疗资源。应该指出的是,经减瘤手术后,体内瘤负荷减少,大量 G_0 期细胞进入增殖期,有利于采用化疗或放疗等综合治疗措施杀伤残余的肿瘤细胞,这与常规的辅助性化疗或放疗有本质上的区别。

(七)远处转移癌和复发性瘤切除术

转移癌是指原发癌以外的部位出现的与其生物学类型相同的肿瘤。肿瘤术后复发

是指根治性手术后获临床治愈,经一段时间后又发生与原切除肿瘤生物学类型相同的肿瘤。临床所指的肿瘤复发多指局部复发,如残余器官、手术野、受累毗邻器官的复发。肿瘤术后复发的诊断需排除多中心起源和多原发恶性肿瘤。转移和复发肿瘤的治疗比原发肿瘤更困难,疗效也较差。但近年来复发和转移肿瘤的手术治疗已受到重视。不过,转移癌和复发癌手术效果总的来说较差,必须与其他治疗配合进行。

远处转移癌属于晚期癌瘤,难以手术治愈,但临床上确有部分转移癌患者手术后获得长期生存,故此对转移癌手术不能一概否定。转移癌手术适合于原发灶已得到较好的控制,而仅有单个转移性病灶者,如孤立性肺、脑、骨转移,施行切除术后再配合其他综合治疗可获得良好效果。肺转移癌术后 5 年生存率为 15%~44%;肝转移癌术后 5 年生存率为 20%~30%;肺癌脑转移术后 5 年生存率为 13%。有时多达 3 个转移灶,但局限于一肺叶或一肝叶,仍可施行切除术。若为皮下多个转移,则无手术指征。

复发性肿瘤应根据具体情况及手术、化疗、放疗对其疗效而定,凡能手术者应考虑再行手术,配合其他综合治疗,仍可获得一定疗效。例如皮肤隆突性纤维肉瘤,术后反复复发,但反复切除,也可获得延长寿命的效果;乳腺癌术后复发可再行局部切除术;组织肉瘤术后复发可再行扩大切除乃至关节离断术、截肢术;肢体黑色素瘤术后复发可以截肢以挽救部分患者生命;直肠癌保肛手术后复发可以再做 Miles 手术。

部分肿瘤在少数情况下切除原发瘤后转移瘤会自动消失,如切除原发性甲状腺腺癌或子宫绒毛膜细胞癌可导致肺部广泛血行转移的癌结节消退。临床医生应有这样的认知并努力争取这样的治疗。

(八)辅助性手术

为了配合其他治疗,需要做辅助性手术。例如喉癌放疗,为了防止放疗中呼吸困难,有时需做放疗前气管切开术;直肠癌放疗有时亦需先做人工肛门术,以免放疗中发生肠梗阻;乳腺癌和前列腺癌内分泌治疗常需做去势手术。此外,各部位晚期癌瘤局部灌注化疗时常需做动脉插管术等。

(九)重建与康复手术

为了提高肿瘤病患者的生存质量,重建和康复手术越来越受到重视。外科技术,特别是显微外科技术的进步,使肿瘤切除术后的器官重建有很大的进展。头面部肿瘤切除术后用带血管皮瓣进行修复取得成功。舌再造术、口颊和口底重建使患者生活质量大大提高。乳腺癌根治术后乳房重建、巨大肿瘤切除后胸壁重建、腹壁重建等已广泛开展。

四、基本原则和措施

实施肿瘤外科手术除遵循外科学一般原则(如无菌原则等)外,还应遵循肿瘤外科的基本原则。肿瘤手术必须遵循无瘤原则,采用无瘤技术。恶性肿瘤的生物学特性决定了肿瘤手术不同于一般外科手术,任何检查或不当的操作都有可能造成肿瘤的扩散。医源性肿瘤扩散和转移是造成手术失败的一个重要原因,如术前皮肤准备时的摩擦、手术时的挤压、触摸肿瘤均可以使肿瘤细胞转移和污染手术创面。因此,人们提出了无瘤技术的观念,自 1890 年 Halsted 发明经典的乳腺癌根治术以来就已奠定,逐渐发展为"无瘤原则"和"无瘤技术"。

1.肿瘤外科手术的基本原则

(1)不切割原则:手术中不直接切割肿瘤组织,由四周向中央解剖,一切操作均应在远离肿瘤的正常组织中进行,同时尽可能先结扎进出肿瘤组织的血管。

(2)整块切除原则:将原发病灶和所属区域淋巴结做连续性的整块切除,而不应将其分别切除。

(3)无瘤技术原则:目的是防止术前和术中肿瘤细胞的种植或转移,包括防止肿瘤细胞扩散和防止肿瘤细胞种植两个方面。

2.防止肿瘤细胞扩散的措施

(1)术前检查应轻柔,尽量减少检查次数。

(2)尽量缩短活检手术与根治手术之间的时间间隔;若能通过术中快速病理切片检查,将 2 次手术合并 1 次完成则更为理想。

(3)术前皮肤准备应轻柔,尽量减少局部摩擦,以防止癌细胞扩散。

(4)尽量不用局部麻醉药,因为局部麻醉药注射后导致组织水肿,造成解剖困难。局部麻醉药还可使局部压力增高,容易造成肿瘤细胞扩散,如乳房肿块的活检可以在肋间神经阻滞麻醉下进行。此外,除了抗肿瘤药物外,不应在肿瘤内注射任何药物。

(5)手术切口要充分,暴露要清楚,以利于手术操作。

(6)手术时应尽量采用锐性分离,少用钝性分离。用电刀切割不仅可以减少出血,还可以封闭小血管及淋巴管,而且高频电刀也有杀灭瘤细胞的作用,所以可以减少血行和淋巴途径的播散与局部种植。

(7)手术时先结扎静脉,再结扎动脉,可以减少癌细胞扩散。

(8)先处理区域引流淋巴结,再处理邻近淋巴结;先处理手术切除的周围部分,再处理肿瘤的邻近部分,一般与原发灶一齐做整体切除。

(9)手术操作要稳、准、轻、巧,避免挤、压、轧、损坏。

(10)需要截肢者不采用抬高患肢以减少出血的办法。

3.防止肿瘤细胞种植的措施

(1)活检后要重新消毒铺巾,更换手套和手术器械。

(2)应用纱布垫保护创面、切缘及正常脏器。

(3)肿瘤如果有溃疡和菜花样外翻时,可用手术巾保护,或者用塑料布、纱布将其包扎,使其与正常组织及创面隔离。

(4)切除的范围要充分,包括病变周围一定的正常组织。

(5)勤更换手术器械,用过的器械应用蒸馏水或 1∶1 000 的氯化汞溶液冲洗后再用。

(6)手术者手套不直接接触肿瘤,术中遇到肿瘤破裂或切开时,须彻底吸除干净,用纱布垫紧密遮盖或包裹,并更换手套和手术器械。

(7)探查胸、腹、盆腔时,应以肿瘤为中心,先远后近地探查。

（8）结肠癌、直肠癌术后局部复发，常常发生在吻合口及切口附近。因此，手术时在搬动肿瘤前先用纱布条结扎肿瘤的上、下端肠管，可于结扎间肠管内注入5－氟脲嘧啶（5－FU）等抗肿瘤药，防止癌细胞种植于创面及沿肠管播散。在吻合肠管前，先用1∶500的氯化汞或5－FU溶液冲洗两端肠管。

（9）手术结束时，可以用抗肿瘤药物如氮芥、塞替派、顺氯氨铂等冲洗创面，然后再依次缝合。

（10）结直肠癌手术前用泻药准备肠道而不用灌肠。

尽管严格遵循无瘤原则，但仍然会有肿瘤转移，这主要由肿瘤的扩散途径和生物学特性所决定，也与机体的免疫状况有关。

五、优缺点

1. 优点　肿瘤对外科切除没有生物抵抗性，外科手术没有潜在致癌作用，其治疗效果也不受肿瘤异质性的影响；大多数尚未扩散的实体瘤均可行外科治疗，而且手术可为肿瘤组织学检查和病理分期提供组织来源。

2. 缺点　切除术对肿瘤组织并无特异性，即正常组织和肿瘤组织同样受到破坏；外科治疗可能出现危及生命的并发症，并可造成畸形和功能丧失；如果肿瘤已超越局部及区域淋巴结时则不能用手术治愈。

六、注意事项

肿瘤外科是外科学的一个分支，既具有外科学的共同特点，如无菌操作、选择适应证、尽量少损伤正常组织等，也具有其特殊性，还要注意以下几点。

1. 正确的诊断对正确的治疗是非常必要的　对肿瘤患者获得有关病理组织并进行病理学检查，了解相关疾病信息（包括诊断、分期、病理类型、预后判断）是肿瘤外科医生的基本任务之一。肿瘤外科手术不同于一般手术，其手术单位广、创伤大、组织器官损伤多，不少情况下甚至终身残疾。假若不以准确的诊断为依据而草率地实施肿瘤根治切除术，有时会使患者丧失劳动能力及终身幸福甚至造成残疾，例如不该截肢的截了肢，不该肛门改道的做了肛门改道等。更多的情况则是实为肿瘤而未能正确确诊，未能获得正确恰当的外科手术治疗或其他治疗，给患者造成不应有的损失而过早地失去生命。术前要尽可能作出准确的诊断和正确的分期，选择恰当的治疗方法，要充分估计手术切除的可能性，是根治性切除还是姑息性切除，手术与其他治疗方法的配合等，注意手术后肿瘤的控制与功能损伤的关系。为了保证肿瘤诊治工作的准确性，肿瘤外科医生不仅要有丰富的病理学知识，尤其是肿瘤病理学知识，而且要与病理学医生保持密切联系，反复磋商，深入了解肿瘤性质、肿瘤细胞的生物学特性，联合有关科室会诊，共同制定合理治疗方案，以便更好地发挥外科手术在综合治疗中的重要作用，为患者实施合理治疗。

2. 恶性肿瘤发展较快　恶性肿瘤一旦进入进展期，往往发展很快，常在数月或一两年之内即可致患者死亡。所以要坚持早期发现、早期诊断、早期治疗的原则，对适合外科手术的肿瘤患者抓紧时机,赶在肿瘤尚未蔓延播散或尚未明显蔓延播散之前,及时进行外科手术,多能收到良好的效果。反之,如果错过良机,让肿瘤病灶超越了手术能够肃清的范围,手术治疗的效果就会大大降低。不少患者由于就诊不及时、延误诊断或其他原因,使手术不及时,造成本来能够外科治疗的病变失去了手术治疗机会,是十分令人惋惜的。

3. 外科手术治疗恶性肿瘤易有残留　肿瘤细胞易发生种植和播散,而一旦有残留、种植或播散,就极易复发和转移,其后果不堪设想。所以外科手术治疗肿瘤一定要坚持完全、彻底、全部、干净消灭之,除非某种肿瘤对放疗或化疗特别敏感且手术后有条件辅助进行放疗或化疗,不要实行"削切"手术。当然,彻底干净切除也是相对而言,不能要求外科医生的手术刀切净最后一个肿瘤细胞,也不能为了彻底干净切除而超越限制地扩大手术切除范围,造成组织器官和功能的过分损失。另外,不同期别的肿瘤对手术切除彻底性的要求也不尽相同:对早期和病变局限的肿瘤,应特别强调手术切除的彻底性,同时最大限度地保留组织器官功能,尽量做到器官功能保全性根治术;对较晚期的肿瘤,则不宜过分强调彻底性而片面扩大切除范围,而应把着眼点放在综合治疗上。此外,由于肿瘤的恶性程度不同和瘤细胞的生物学特性不同,对手术切除彻底性和切除的范围也不尽相同,应根据不同情况制定实施个体化的手术治疗方案。

4. 应重视和强调多学科治疗　目前已认识到恶性肿瘤是全身性疾病,外科手术属局部治疗,而局部治疗难以完全解决全身性问题,所以应重视和强调多学科治疗,恰当、合理、有计划地实施综合治疗已成为肿瘤学工作者的共识。肿瘤外科医生要正确认识肿瘤外科在综合治疗中的地位和作用,恰当运用外科手术这一重要而锐利的武器,发挥其优势与特点,辨清其局限与不足,积极参与肿瘤诊断、分期、制定治疗方案等工作,搞好外科手术与放疗、化疗、新辅助放疗、新辅助化疗、生物治疗、靶向治疗和免疫治疗的衔接与联合,多学科协作、联合作战,共同为恶性肿瘤患者提供最佳治疗,争取最佳治疗效果。其综合治疗的最终目的是:使原本不能手术的患者能接受手术,降低复发和播散,提高治愈率,提高疗效和生活质量。

5. 在长期随访结果出来之前,前哨淋巴结活检尚不能成为标准的治疗措施　前哨淋巴结和前哨淋巴结活检的概念必须符合以下条件:淋巴流向是有序和可预测的;癌细胞的淋巴结播散是渐进的;前哨淋巴结是最先遭受肿瘤细胞侵犯的淋巴结;前哨淋巴结活检的组织学检查结果应代表整个区域淋巴结的组织学状态。很显然,要全部满足这些条件是很难的,甚至是不可能的,所以要谨慎采用之。

6. 随着心身医学研究的进展,肿瘤患者心理状况已备受关注　人的精神因素与全身功能活动有密切关系。心理状况能影响免疫功能,如恐惧、悲观、失望、紧张可使机体免疫监视作用减轻,相反医务人员的鼓励、关心、尊重、信心有利于患者免疫功能的稳定,增强抗病能力,调动内在积极因素,配合治疗,提高生活质量。因此,科学地掌握肿瘤患者的心理状况,及时有效地给予其心理照顾,对患者的治疗、康复、预后能起积极作用。

七、现状与展望

肿瘤外科学是随着外科学的发展而发展的,经历了从根治术到扩大根治术,再到器官功能保全性根治术的发展历程。随着对肿瘤生物学认识的不断加深,人们认识到绝大多数肿瘤是全身性疾病,血行播散是常见的,也可能是无法避免的后果。在确诊时许多或大多数患者可能已存在微小转移,是否产生明显临床转移灶,取决于肿瘤细胞的生物学特性和肿瘤与宿主之间的相互作用;更广泛的区域性手术或两个区域手术叠加,或手术与放疗合用,均不能影响全身疾病,只有全身治疗才能影响转移性疾病。肿瘤外科学家遂通过辅助应用较强烈的化疗和(或)放疗,以达到缩小外科手术的范围,在保证治疗效果的前提下巧妙地保护器官的结构和功能,重建肿瘤手术造成的缺损,如将显微外科技术、人工器官和人工材料代用品、组织器官移植等应用于肿瘤外科手术。即所谓器官功能保全性根治术,既要彻底切除病变,又要最大可能保存器官和保证手术安全性,使患者术后有较好的生活质量。功能保全性肿瘤外科的发展要基于以下条件:对外科解剖学有深入了解;对肿瘤的生物学行为有深入研究;现代诊断学的发展;多学科、多手段综合治疗的确立;手术器械及技术改进,修复手段多样化;围手术期医护质量提高;康复治疗的应用。其中以综合治疗和手术改进更为重要。

大多数实体肿瘤细胞最少要进行 30 次以上细胞复制或分裂才可以长到 1 cm^3 大小的肿块,其中包括大约 10 亿个肿瘤细胞,到第 36 ~ 40 次细胞分裂时宿主就会很快死亡。从生物学角度讲,如果假定肿瘤起源于一个细胞的话,那么大多数的肿瘤细胞极有可能在人体中至少存在了 2 年,有的肿瘤细胞甚至在物理、放射学、生物化学或免疫学检查明确时,可能已经存在 10 年了。在未来的临床实践中,会有更多的先进技术应用于肿瘤的早期诊断,使肿瘤的诊断更加准确。只有在肿瘤的早期阶段,手术治疗才可以起到最大限度的根治作用,从而达到预期的治疗效果。通过开展新的检测方法,如通过放射影像学或手持放射性诊断探头,检测放射性单克隆标记以提高肿瘤诊断技术的准确性。可以预言,对肿瘤的早期诊断和治疗,必然会大大提高肿瘤患者的无瘤生存率及总体生存率。

20 世纪 80 年代以后,腔镜手术、机器人手术进入外科领域而形成微创手术,以前需要开胸开腹的手术,今天可以在微创下处理。并且腔镜或者机器人手术视野好、创伤小,在肿瘤外科领域发展很快,但在一些中晚期肿瘤患者中应用尚有一定的限制,在考虑应用时要谨慎,不能因为片面追求微创而影响肿瘤根治效果及根治率。然而,由于医学新技术、新方法的应用及普及,肿瘤的早期发现率明显增加,给腔镜下的微创治疗创造了更多机会,更因微创腔镜技术能减少手术创伤,减轻手术痛苦,加快术后恢复,减少手术创伤对机体免疫功能的影响,延长无瘤生存期,提高生活质量而备受关注。因此,有理由相信,肿瘤的微创外科治疗前景是十分乐观的。

第二节　化学治疗

一、抗肿瘤药物的分类与作用机制

据统计,全世界数十年来筛选过的化合物或植物提取物达五百多种,经广泛临床验证,目前常用的抗肿瘤药物有 70 余种。一般把抗肿瘤药物根据其性质和来源分为 6 类:烷化剂、抗代谢药物、抗肿瘤抗生素、植物类抗肿瘤药、激素类抗肿瘤药、杂类。由于以上分类不能代表药物的作用机制,来源相同的药物可能作用机制完全不同,所以目前多根据其作用机制分为以下 4 类。

1. 干扰核酸合成的药物　这类药物分别在不同环节阻止 DNA 的合成,抑制细胞分裂增殖,属于抗代谢物。根据药物主要干扰的生化步骤或所抑制的靶酶不同,可进一步分为以下几种。

(1)二氢叶酸还原酶抑制剂:过去称为抗叶酸制剂,如甲氨蝶呤(MTX)等。

(2)胸苷酸合成酶抑制剂:影响尿嘧啶核苷的甲基化,过去称为抗嘧啶制剂,如 5-氟尿嘧啶(5-FU)、呋喃氟尿嘧啶(FT-207)及优福定(UFT)等。

(3)嘌呤核苷酸互变抑制剂:过去称为抗嘌呤制剂,如巯嘌呤(6-MP)、6-硫鸟嘌呤(6-TG)等。

(4)核苷酸还原酶抑制剂:如羟基脲(HV)。

(5)DNA 聚合酶抑制剂:如阿糖胞苷(Ara-C)等。

2. 干扰蛋白质合成的药物

(1)影响微管蛋白装配的药物:干扰有丝分裂中纺锤体的形成,使细胞停止于分裂中期,如长春新碱(VCR)、长春花碱(VCB)、鬼臼乙叉苷(VP-16)、秋水仙碱和紫杉类等。

(2)干扰核蛋白体功能、阻止蛋白质合成的药物:如三尖杉酯碱。

(3)影响氨基酸供应、阻止蛋白质合成的药物:如 L-门冬酰胺酶,可降解血中的门冬酰胺,使肿瘤细胞缺乏此氨基酸,从而不能合成蛋白质。

3. 直接与 DNA 结合,影响其结构与功能的药物

(1)烷化剂:如氮芥(HN2)、环磷酰胺(CTX)和塞替派等,能与细胞中的亲核集团发生烷化反应。DNA 中的鸟嘌呤易被烷化,使 DNA 复制中发生碱基错误配对。受烷化的鸟嘌呤可以从 DNA 双链上脱失,引起密码解释错误。双功能基的烷化剂常可与 DNA 双链上任一鸟嘌呤结合形成交叉联结妨碍 DNA 复制,也可使染色体断裂。DNA 结构功能的破坏可导致细胞分裂、增殖停止或死亡。少数受损细胞的 DNA 可修复而存活下来,引起耐药。

(2)破坏 DNA 的金属化合物:如顺铂(DDP),亦可与 DNA 结合,破坏其结构与功能。

(3)DNA 嵌入剂:多为抗肿瘤抗生素,可嵌入 DNA 碱基对之间,干扰转录过程,防止 mRNA 的形成。柔红霉素、阿霉素(ADM)、表阿霉素(E-ADX)及米托蒽醌等都是临床上有效的蒽环类抗生素。放线菌素 D(ACD,更生霉素)也属此类药。

（4）破坏 DNA 的抗生素：如丝裂霉素（MMC），其作用机制与烷化剂相同。博来霉素（BLM）可使 DNA 单链断裂而抑制肿瘤的增殖。

（5）通过抑制拓扑异构酶使 DNA 不能修复的药物：如喜树碱类化合物。

4. 改变机体激素平衡而抑制肿瘤的药物　此类药物很多，与激素相关的肿瘤如乳腺癌、前列腺癌、子宫内膜腺癌、甲状腺癌和部分卵巢癌可通过激素治疗或内分泌腺的切除而使肿瘤缩小。说明这些起源于激素依赖性组织的肿瘤，仍部分保留了对激素的依赖性。通过内分泌或激素治疗，直接或间接通过垂体的反馈作用，改变原来机体的激素平衡和肿瘤生长的内环境，抑制肿瘤的生长。另一类药物如三苯氧胺则是通过竞争肿瘤表面的受体而干扰雌激素对乳腺癌的刺激。抗雄激素类药物主要用于治疗前列腺癌，而肾上腺皮质激素则可通过影响脂肪代谢而引起淋巴细胞溶解，因而对急性白血病和恶性淋巴瘤有效。

二、适应证与禁忌证

1. 适应证

（1）以内科治疗为主，疗效较好，有的可达根治的肿瘤，如乳腺癌、大肠癌、卵巢癌、头颈部肿瘤。

（2）癌性胸腹水和心包积液，采用腔内化疗或双路化疗的方法。

（3）肿瘤引起的上腔静脉压迫症、呼吸道梗阻、颅内压增高可行化疗缓解症状，以后再行放疗。

（4）先期化疗以后可手术的肿瘤。卵巢癌、骨及软组织肉瘤、小细胞肺癌、肛门癌、膀胱癌、睾丸肿瘤、Ⅲ期乳腺癌和ⅢA 期肺癌。

（5）根治术后辅助化疗，如乳腺癌、大肠癌、胃癌、肺癌、软组织肉瘤、肾母细胞瘤。

2. 禁忌证

（1）白细胞总数低于 $4.0×10^9/L$ 或血小板计数低于 $80×10^9/L$ 者。

（2）肝、肾功能严重异常者。

（3）心脏病心功能障碍者，不宜选用蒽环类药物。

（4）一般状况衰竭者。

（5）有严重感染的患者。

（6）精神病患者不能合作治疗者。

（7）食管、胃肠道有穿孔倾向的患者。

（8）孕妇，可先做人工流产或引产后再行化疗。

（9）过敏体质患者应慎用，对所用抗肿瘤药过敏者禁用。

三、提高抗肿瘤疗效的措施

1. 综合治疗　如上所述，肿瘤治疗目前已进入综合治疗时代。医生的任务是掌握和安排各种有效的治疗手段，提高疗效，治愈更多患者。内科治疗着眼于全身，通过药物治疗最大限度地杀伤肿瘤细胞和增强机体的免疫功能。内科治疗首先应遵循整个综合治疗的计划,有计划地、合理地在特定的阶段进行。对于早期病例,在手术治疗后辅以药物或免疫治疗,已有了一些比较重要的成果。中晚期和复发转移的患者可先做化疗,使肿瘤缩小。待到比较局限的时候应适当采用手术或放疗以进一步消灭残存的肿瘤,并积极扶正以争取治愈。

2. 细胞增殖动力学 近年来,对肿瘤细胞增殖动力学的知识结合对各种药物作用机制的认识,为制定安全有效的治疗方案提供了理论基础。目前已知细胞群中经常只有部分细胞处于增殖周期。增殖周期又分为:①合成前期(G_1期);②DNA合成期(S期),对干扰核酸合成的药物较敏感;③合成后期(G_2期);④有丝分裂期(M期),对长春新碱、秋水仙碱类及鬼臼碱类敏感。而直接作用于DNA的药物,如烷化剂、抗肿瘤抗生素及金属药对整个周期中的细胞均有杀灭作用。所以,有人把这类药物称为周期非特异性药物(CCNSC)。而把前述只作用于某一个时期的药物称为周期特异性药物(CCSC)。另一部分细胞处于静止期(G_0),对各类药物均不敏感,常是肿瘤复发的根源,是目前肿瘤化疗的难题之一。

周期非特异性药物对癌细胞的作用较强而快,能迅速杀死癌细胞;周期特异性药物的作用较弱而慢,需要一定时间才能发挥其杀伤作用。周期非特异性药物的剂量反应曲线接近直线,在机体能耐受的毒性范围内,其杀伤能力随剂量的增加而增加;剂量增加1倍,杀灭癌细胞的能力可增加数倍至数十倍。在浓度(C)和时限(T)的关系中,C是主要因素。周期特异性药物则不然,其剂量反应曲线是一条渐近线,即在小剂量时类似于直线,达到一定剂量后不再上升,出现平波。相对来说,在影响疗效的C与T的关系中,T是主要的因素。因此,为使化疗药物能发挥最大的作用,周期非特异性药物宜静脉一次注射,而周期特异性药物则宜缓慢静脉滴注、肌内注射或口服。

细胞增殖动力学对肿瘤的治疗具有重要的指导意义,为制定合理的治疗方案提供了理论基础,而且在治疗策略方面已有较大的更新,现从临床实用观点可归纳如下。

(1)数量概念:当机体内肿瘤细胞数量最少时,化疗的效果最好。化疗的效果与肿瘤细胞的数量成反比,因一定剂量的有效药物杀灭一定比例(而非一定数量)的肿瘤细胞。因此,在肿瘤细胞数量较低的条件下尽早开始化疗,并综合应用手术、放疗等治疗措施降低肿瘤数量,常可为化疗的成功提供条件。在化疗后,如能配合应用0级动力学(即一定剂量杀灭一定数量的细胞)的免疫治疗则可进一步提高疗效。

由白血病治疗所取得的经验和方法已有相当多的部分应用到实体瘤的治疗,数量概念就是其中之一。临床上一个肿瘤患者在开始治疗时肿瘤细胞数量往往可有 10^{10} ~ 10^{12}。如果能使细胞数减少2~3个对数级,就可达到完全缓解。但要消灭99.0%~99.9%的肿瘤细胞在临床上并非易事。而在完全缓解时残存的肿瘤细胞仍可能达 10^9 ~ 10^{10} (1~10 g)。如对这些亚临床的肿瘤不加妥善处理,在一定时间内必然要复发,因此在诱导阶段使患者达到完全缓解,只是取得根治的第一步。继续给予强化治疗,使残存细胞数量进一步降低到 10^6 以下,达到机体免疫可能消灭的数量,是十分必要的。人们正在寻找能促进、加强机体正常免疫功能的方法,从而使治疗水平达到 10^7 ~ 10^8,使更多患者得到根治。由此也可以理解既往免疫治疗的失败,很大程度上也是由于缺乏明确的数量概念。一个临床上的晚期肿瘤细胞数量往往超过 $10^{10} \sim 10^{11}$,从目前来看就是将全身所有活性的免疫细胞都调动起来也不可能将之消灭。现在应用 BRM 消灭不大的残存瘤细胞的策略是正确的,也符合中医扶正祛邪的原则。

20 世纪 50 年代末由于发现很多患者,甚至是早期病例血液和淋巴液中都可查到瘤细胞,因之辅助化疗受到重视。在根治术前后应用化疗以期消灭血液中的瘤细胞,降低转移的机会,提高早期患者的治愈率。近年来,随着对很多早期患者存在着微小转移灶的认识,辅助化疗已变得合理而有效,在乳腺癌、骨及软组织肉瘤和小细胞肺癌所取得的初步成功,已逐渐推广应用到很多早期肿瘤,成为综合治疗中受人重视的方向之一。

(2)化疗药物尤其是周期非特异性药物的应用方法:目前都主张在最大耐受量下采用间断大剂量给药,以期最大限度地杀伤肿瘤细胞而给骨髓及其他正常组织以恢复的机会。例如环磷酰胺每 9 d 给药 1 次,治疗指数比每天给药要高几倍;氟尿嘧啶剂量相同如每天给药分几天给完,会引起严重毒性;如 24 d 内给完,则毒性降低。过去应用的小剂量每日或隔日给药 1 次的"常规"方法,目前多数已被摒弃,因为只能诱导耐药。但对于周期特异性药物,尤其是治疗白血病,仍有很多人认为持续小剂量给药为好,这样当细胞进入敏感期时可以发挥作用。

(3)每个治疗周期长短的设计:一般主张至少应包括几个细胞增殖周期。对于增殖周期时间短的肿瘤(其生长比例均较大),如绒毛膜上皮癌、急性淋巴细胞白血病、非洲儿童白血病、部分小细胞肺癌及一些增殖周期相对较短的肿瘤,如恶性淋巴瘤和睾丸肿瘤一般在 6~8 周内给药 3~4 次比较合理。实验证明在一个增殖周期内反复应用抗肿瘤药物 2~3 次,疗效明显增强。利用这一类治疗,周期时间短的肿瘤可以大量杀伤肿瘤而相对来说对正常细胞毒性不大,因而可以达到完全缓解,甚至治愈。但对于增殖周期与正常细胞相近,疗程安排很难避免毒性,所以疗效也较差。

(4)联合化疗:联合化疗方案中一般都应包括两类以上作用机制不同的药物,而且常常将周期非特异性药物与作用于不同时相的周期特异性药物配合。选药时也要尽可能使各药的毒性不相重复,以提高正常细胞的耐受性。药物的数量目前一般多主张 3~4 种最好,太多了并不一定能提高疗效。临床上很多成功例子,如霍奇金病、急性淋巴细胞白血病等的治疗中,多交替应用两种互不交叉耐药的方案,这样可以更好地杀灭肿瘤细胞而达到根治。

在化疗药物的应用上,序贯应用比较合理。有效的周期非特异性药物常可使 G_0 期细胞进入增殖周期,为周期特异性药物创造发挥作用的条件。周期特异性药物在杀灭处于对此药敏感时相的肿瘤细胞的同时,能够延缓肿瘤细胞在周期的进程,阻止细胞从某一时相进入下一时相,导致细胞暂时性蓄积。此种阻滞一旦解除,细胞将同时进入周期的下一时相,此时如给予对这一时相具有杀伤作用的药物将能明显增效。例如长春新碱能使细胞阻滞在 M 期,此种阻滞作用于用药后 6~8 h 达最高峰,因此如在应用长春新碱后6~8 h 给予环磷酰胺或博来霉素等可显著增效。其他如甲氨蝶呤给药后 4~6 h 再给氟尿嘧啶也有增效作用,但如先给氟尿嘧啶以后再给甲氨蝶呤则会减效。这些都应注意。

（5）给药途径和治疗的时限：随着治愈率的不断提高，对于一些疗效较好的肿瘤，人们正在研究传统的给药方法和时限是否适当及必要的问题。对于每一种药的浓度×时间（C×T）应当如何考虑，过去大多基于经验，或第 1 位从事 I 期研究的学者所制定的方法，目前则大多通过实验研究，再在临床上探究。一般说来，多数周期非特异性药物瞬时高浓度是十分重要的，可以迅速与细胞的 DNA 结合而起作用；而对于多数周期特异性药物，则一定时间最重要，以抑制或阻断 DNA 的合成。以环磷酰胺为例，最初每日给药 1 次的方法已被摒弃，而代之以间断大量给药。对于阿霉素来说，虽然是否每周给药 1 次，还是必须 3 周给药 1 次尚有争论，但多数学者认为从疗效来看，无疑 3 周给药 1 次更合理。环磷酰胺只有在以抑制免疫为目的，用于器官移植或自身免疫性疾病时，才应用持续小剂量给药的方法。

目前已有资料说明，肾母细胞瘤在手术和放疗后化疗 6 周期的效果与传统的 12 周期相同；对于只有 1～3 个腋下淋巴结转移的乳腺癌患者，手术后辅助化疗也是如此，6 周期 CMF 化疗与 12 周期的远期结果相同。就是霍奇金病，连续给予 MOPP 或 MOPP/ABVD 6～8 周期也已足够。打破了过去辅助化疗或巩固治疗一般需要间断给药 2 年的规范。Onadonna 认为给药 6 周期已足够消灭可能存在的敏感肿瘤细胞，剩下不敏感的细胞给予再多周期也是无用的。实体瘤的治疗一般只有诱导缓解—清除残存—巩固治疗，不给维持治疗。Einhorn 等证明睾丸肿瘤治疗中的维持化疗是有害无益的。

3. 剂量强度　另一受到广泛重视的因素是在一定时间内抗肿瘤药物的剂量，称为剂量强度（dose intensity，DI）。例如在 1 周内 CHOP（环磷酰胺、阿霉素、长春新碱、泼尼松）按 mg/m^2 的剂量与疗效和远期结果相关。多数敏感的肿瘤如乳腺癌、小细胞肺癌、睾丸肿瘤都是如此。但对不敏感的肿瘤如大肠癌和非小细胞肺癌，剂量强度与疗效并无线性关系。

剂量强度的概念无疑是临床上应用高剂量化疗的基础。目前，骨髓和造血干细施移植、预防性造血因子的应用及获得成功也充分说明了剂量强度在提高肿瘤化疗疗效上的重要意义。实践证明，在小细胞肺癌、非霍奇金淋巴瘤、乳腺癌、某些睾丸肿瘤中通过提高剂量强度可在相应程度上提高近期疗效和治愈率。关于化疗强度敏感的肿瘤如急性白血病、高度恶性淋巴瘤、绒毛膜上皮癌等剂量强度也是成功的关键之一，但处理好其他问题，如中枢神经受侵、克服耐药和免疫功能的恢复等同样甚至有时更重要。

4. 根治　如前所述，在肿瘤的治疗中根治的概念十分重要。虽然目前的化疗除非洲儿童淋巴瘤外，很难在一个周期内治愈肿瘤。一般需要更多周期治疗才能使瘤细胞降低到 10^6 以下，而被机体的正常或强化了的免疫细胞消灭。所以，白血病和恶性淋巴瘤治疗中诱导缓解→强化治疗→巩固治疗的步骤已逐渐被应用于实体肿瘤，如小细胞肺癌。不言而喻，强化治疗在一定条件下可采用放疗和（或）手术。为了达到最大限度地清灭残存细胞的目的，在化疗药物的应用上，序贯应用比较合理。因有效的周期非特异药物常可促使 G_0 期细胞进入增殖周期，为周期特异性药物创造发挥作用的条件。而很多具有"同步化"作用的药物，在杀灭处于对此药敏感时相细胞的同时，又能延缓肿瘤细胞在周期中的进程，阻止细胞从某一时相进入另一时相，导致细胞在某一时相的暂时性蓄积。此种阻滞作用一旦解除,细胞将同步地进入周期的下一时相,此时若给予对这一时相具有杀灭作用的药物将能明显增效。例如,长春新碱能使细胞阻滞在 M 期,此种阻滞作用于给药后 $6 \sim 8$ h 达最高峰。因此,若在长春新碱给药后 $6 \sim 8$ h 再给其他药物如博来霉素和环磷酰胺等可明显增效。

不但如此,清除残存肿瘤细胞的治疗近年来已成为肿瘤治疗中的一个原则。例如睾丸肿瘤和小细胞肺癌内科治疗后再做手术,已成为很多医疗单位的常规方法。这样可以清除一些耐药的残存肿瘤细胞,而且对认识肿瘤的本质也有裨益。事实说明这 2 种肿瘤的混合成分远远高于以往的估计,如不做手术必将成为复发转移的根源。恶性淋巴的清除治疗也已受到重视。

Bonadonna 应用两组互不交叉耐药的化疗方案在霍奇金病所取得的成功受到广泛重视。在 7 例对 MOPP 治疗耐药的患者中应用 ABVD 作为清除治疗,治疗后 55% 完全缓解,14% 部分缓解,7 年无复发,生存率为 46%。对 MOPP 和 ABVD 耐药的患者则进一步用 CRP 方案(CCNU、鬼白乙叉苷、松龙芥)治疗,在 40 例中 35% 进一步达到完全缓解,25% 部分缓解,中位生存期为 30 个月。在此基础上发展的 MOP/ABVD 治疗,其结果优于单用 MOP 的结果。自 1982 年以来,他们将每月轮换 1 次改为每半月轮换 1 次,即第 1 天给氮芥和长春新碱,第 $1 \sim 7$ 天给甲基苄肼和泼尼松;第 15 天给阿霉素、博来霉素、长春花碱和氮烯咪胺(MA/MA)。其初步结果看来 MA/MA 至少在有全身症状和巨大肿块的患者效果优于常规的 MM/AA 顺序。但远期效果最佳的是 MOPP 或 ABDV 治疗后再予照射(受侵淋巴结 30 Gy,邻近淋巴结 15 Gy),放射治疗后再予 MOPP 或 ABDV 3 周期的患者。

对于肿瘤异质性或不均一性的认识提示我们,肿瘤数量愈多,出现变异、耐药的机会也愈大。所以,最大限度地消除巨大肿块,降低肿瘤负荷也逐渐成为肿瘤治疗中的原则之一。卵巢癌的治疗最为突出,目前已打破了只有能全部彻底切净才做手术的肿瘤外科基本原则,而代之以除去巨块—化疗一两次手术的方法治疗较晚期的患者,并已取得相当成功。前已指出,由于内科和放射治疗的发展,传统的肿瘤外科基本原则正在被打破。辅助手术在适当的时机可以帮助那些内科治疗控制很好但有个别残留转移灶的患者取得根治。

在具体治疗中区分根治性治疗和姑息性治疗十分重要。前者应十分重视剂量强度和足够的巩固治疗,目的是争取根治;后者应充分衡量可能取得的疗效和不良反应程度,相对说来更重视患者的生活质量。不顾患者生活质量的过分治疗显然是不适宜的。

5. 与生物反应调节剂并用或序贯应用　如前所述,当前对于患者在化疗期间和化疗后免疫功能的保护、恢复和重建十分重视,认为这可能是提高疗效的关键之一。Smalley 等将干扰素加入 CHOP 治疗每周期的后 5 d,共 $8 \sim 10$ 周期,治疗中、低度恶性的非霍奇金淋巴瘤。在 122 例治疗组中完全缓解率为 32%,2 年生存率为 87%;而单用 CHOP 的 127 例则分别为 32% 和 79%。应用扶正中药辅助放疗乳腺癌和宫颈癌的结果也是如此。

6. 克服耐药　多年来的经验表明,肿瘤的不同时期,特别是既往有无治疗对疗效有明显影响,而选择有利的治疗时机也是能否取得良好疗效的关键之一。

多药耐药（MDR）现象和多药耐药基因（mdr-1,mdrp）及 P 糖蛋白的发现和广泛研究正在促使人们寻找克服耐药的各种途径。实验研究已发现很多可以改善耐药的药物，但临床上取得成功的还不多。新作用机制的药物在一定程度上对复发的卵巢癌（紫杉类）、乳腺癌（紫杉类、新的芳香化酶抑制剂）、大肠癌（拓扑异构酶 1 抑制剂）和非小细胞肺癌等均有效。新的联合化疗方案对复发耐药肿瘤也有相当疗效。

7. 给药个体化　多年来，由于患者的集体状况不同，肿瘤的不均一性，个体化是临床治疗的基本原则之一。化疗的剂量主要靠医生的经验，参考患者的肿瘤负荷、骨髓和肝肾功能决定。最近已有人根据药物代谢曲线的曲线下面积（AUC）具体计算患者的合适剂量，从而达到 MTD 取得最大疗效并避免不可耐受的毒性。

四、临床应用类别

1. 根治性化疗　对化疗可能治愈的部分肿瘤，如急性淋巴细胞白血病、恶性淋巴瘤、睾丸癌和绒毛膜上皮癌等，采用积极的全身化疗，近期的目标是取得完全缓解。这种化疗又称为诱导治疗。根治性化疗最重要的观察指标是无复发生存率，表示患者获得治愈的潜在可能性。根治性化疗必须由作用机制不同、毒性反应各异且单药使用有效的药物所组成的联合化疗方案，运用足够的剂量及疗程，间歇期尽量缩短，以求完全杀灭体内的癌细胞。

应该注意的是，即使化疗效果很好的恶性肿瘤，也需要综合治疗，如睾丸癌需要将睾丸原发灶切除，小细胞肺癌需加用放疗甚至手术等，均是综合治疗很好的例子。

2. 辅助化疗　在有效的局部治疗（手术或放疗）后，针对可能存在的微转移病灶，为防止肿瘤的复发转移而采取的化疗称为辅助化疗。原发肿瘤切除后，残留的肿瘤生长迅速，生长比率增高，对药物的敏感性增加，且肿瘤体积小，更易杀灭。目前辅助化疗多用于头颈癌、乳腺癌、胃癌、大肠癌、骨肉瘤和软组织肉瘤的综合治疗。并不是所有这类肿瘤均需要行辅助化疗，每种肿瘤按病期的不同、预后因素各异决定其合适的治疗方案。完全缓解在评价辅助性化疗的疗效上意义不大，主要的观察指标也是无复发生存率。

3. 新辅助化疗　指临床表现为局限性肿瘤、可用局部治疗（手术或放疗）者，在手术或放疗前使用化疗，希望通过化疗使局部肿瘤缩小，减小手术或放疗造成的损伤，或使部分局部晚期的患者也可以手术切除。另外，新辅助化疗可清除或抑制可能存在的微小转移灶，从而改善预后。目前已证实，新辅助化疗可减少肛管癌、膀胱癌、乳腺癌、喉癌、骨肉瘤、软组织肉瘤等外科治疗引起的损伤，并提示以后可能在多种肿瘤（包括非小细胞肺癌、食管癌、宫颈癌、卵巢癌、鼻咽癌及其他头颈瘤）的综合治疗中产生很大的作用。

4. 姑息性化疗　对肿瘤晚期的病例，已失去手术治疗的价值，化疗也仅为姑息性。主要目的是减轻患者的痛苦，提高其生活质量，延长其寿命。应避免因治疗过度而使患者的生活质量下降。姑息性化疗除全身性化疗的途径外，经常还使用其他特殊途径的化疗，如胸腔内、腹腔内、心包内给药治疗癌性积液，经动脉介入化疗治疗晚期肝癌等。

五、不良反应的处理

(一)药物外渗

1. 临床表现　许多化疗药物可对组织产生化学性刺激(刺激剂),引起化学性炎症,有的药物还可使组织形成水疱(发疱剂如氮芥)。药物注入静脉可引起化学性静脉炎,漏出或外渗到血管外可表现为局部皮下或深部组织红肿、疼痛,甚至坏死、溃疡,可经久不愈。常见药物发疱剂为氮芥、放线菌素 D、丝裂霉素、蒽环类(如阿霉素等)及长春碱类药等。常见刺激剂为卡莫司汀、依托泊苷、替尼泊苷、达卡巴嗪及丙脒腙等。

2. 预防及处理

(1)预防:静脉注射应选择前臂近心侧静脉穿刺,避免手背及关节附近部位,并观察、证实静脉穿刺成功,输液流畅无外渗后方可静脉冲入或静脉滴注化疗药物。深静脉插管化疗则更有助于防止和减少化疗所致静脉炎,并减少反复长期化疗静脉穿刺的疼痛。此外,用药前医护人员应参阅药品说明书

(2)处理:①一旦发生上述化疗药外渗,局部皮下疼痛或肿胀一般可立即皮下注射生理盐水使药物稀释,并冷敷。②解毒剂的应用,氮芥应用 10% 硫代硫酸钠 4 mL 加注射用水 6 mL 浸润注射于外渗部位。丝裂霉素及蒽环类药物可用 50%～100% 的二甲亚砜 1～2 mL 涂敷外渗部位。亦有报告维生素 B_6 局部注射可用于丝裂霉素外渗。长春碱类药物及 VP-16、VM-26 可用透明质酸酶 300 U 加生理盐水 1～2 mL 局部注射并热敷(不宜冷敷)。③个别局部严重坏死、溃疡病变,经久不愈需考虑外科治疗。

(二)胃肠道反应

胃肠道反应是化疗最常见的早期毒性反应,主要表现为恶心呕吐、腹泻、便秘和黏膜炎。

1. 恶心呕吐

(1)临床表现:恶心呕吐可发生于化疗后数小时或数天,可导致患者水、电解质紊乱、脱水和衰弱,造成拒绝或恐惧化疗。除药物对胃肠道黏膜的直接刺激外,主要由于药物引起 5-羟色胺(5-HT)等物质释放,最后作用于大脑皮质,第四脑室化学感受区并激活延髓呕吐中枢引起呕吐。引起较重呕吐的药物为顺铂、氮芥、达卡巴嗪、放线菌素 D、环磷酰胺、六甲嘧胺、卡铂、CCNC、氯乙亚硝脲、阿霉素、阿糖胞苷、丙卡巴肼等。

(2)处理:目前对药物性呕吐的预防和治疗有很大的进展,取得了较好的疗效。其中以 5-HT 受体拮抗剂恩丹西酮(Ondansetron)类药物疗效最好,呕吐控制率在 40%～80%,加用地塞米松可提高疗效,本药无锥体外系反应,但价格较贵。甲氧氯普胺(胃复安)加地塞米松联合应用也可收到较好止吐效果,止吐率 22%～39%,其主要毒副作用为胃复安可引起锥体外系反应,苯海拉明可控制这一反应,且可提高止吐作用。胃复安肌内注射可减少胸闷不适毒副反应,本药价格低廉。对引起严重呕吐的药物如顺铂宜在用药前 30 min 应用止吐药,可收到更好的预防和止吐效果。

2. 腹泻与便秘

(1)临床表现:化疗药物如抗代谢药 5-FU、阿糖胞苷、放线菌素 D、甲氨蝶呤等常引起腹泻,严重可出现血性腹泻,引起脱水及水、电解质紊乱等。便秘、腹胀常见于长春碱类药物特别是长春新碱,老年人尤易发生,严重者可表现为麻痹性肠梗阻。

(2)处理:腹泻可服用颠茄类、复方樟脑酊及中药健脾利湿等对症治疗,并给予少渣易消化食物。补充水、电解质,维持水、电解质平衡。腹泻每天 5 次以上和出现血性腹泻时应停止化疗。便秘可采取对症治疗,服用液体石蜡等软化大便或酌情用缓泻剂。麻痹性肠梗阻经保守治疗常于数天内缓解。

3. 黏膜炎

(1)临床表现:迅速增殖的黏膜组织是最易受到化疗药物损伤的组织之一。临床表现为口腔炎、舌炎、食管炎、黏膜及胃肠道溃疡,引起进食疼痛,严重者可出现血性腹泻。黏膜屏障的损伤也可导致细菌的侵入和感染的发生。常见引起黏膜炎的药物为 MTX、5-FU、ACT-D 及丙脒腙等。黏膜炎的严重程度与药物的剂量及连续用药时间呈正相关。

(2)处理:应注意适当掌握用药的剂量及时间。黏膜炎的治疗主要是对症治疗,可用 20% 利多卡因液 15 mL 进食前含漱镇痛。外敷中药锡类散及治疗口腔溃疡的外用药。可服用维生素 B_2 等多种维生素。病情重时应予静脉营养支持治疗。

(三)骨髓抑制

1. 临床表现　骨髓抑制是化疗最常见的重要限制性毒副反应。白细胞半衰期最短 6~8 h,因此常最先表现为白细胞下降。血小板半衰期为 5~7 d,血小板下降出现较晚、较轻。红细胞半衰期为 120 d,化疗影响较小,下降通常不明显。

不同类型化疗药骨髓抑制的程度、出现及持续时间以及骨髓功能恢复的时间均有不同。氮芥类烷化剂、鬼臼毒类、蒽环类抗癌抗生素、MTX、Ara-C、亚硝脲类、卡铂、塞替派等药物骨髓抑制的程度较重。长春新碱、平阳霉素、门冬酰胺酶、光神霉素及顺铂骨髓抑制程度较轻。CTX、蒽环类抗癌抗生素、MTX、Ara-C、鬼臼毒类、羟基脲、长春新碱及顺铂等骨髓抑制出现快、恢复快,白细胞减少最低出现在用药后 1~2 周,2~3 周恢复。亚硝脲类、MMC、丙卡巴肼、白消安等白细胞减少最低值出现晚,3~8 周不等,恢复也较慢,1~2 个月。

白细胞 $<1.0\times10^9/L$,特别是粒细胞 $<0.5\times10^9/L$ 持续 5 d 以上,患者发生严重细菌、真菌或病毒感染率大大增加,可达 90% 以上,且病情危重。血小板 $<50.0\times10^9/L$ 特别是 $<20.0\times10^9/L$ 则处于出血危象,可发生脑出血、胃肠道及妇女月经期大出血等。

2. 处理

(1)通常白细胞 $<3.50\times10^9/L$、血小板 $<80.0\times10^9/L$ 不宜应用骨髓抑制的化疗药物(急性白血病例外),应参考骨髓造血功能状况(白细胞及血小板计数和骨髓象)调整化疗药物剂量,以免发生严重骨髓功能障碍(表 2-2)。

表2-2　实体瘤骨髓抑制抗肿瘤药的剂量调整(CTX、5-FU、MTX、ADM、EPI)

毒性分级	白细胞数/$(1\times10^9/L)$	血小板数/$(1\times10^9/L)$	剂量调整
0	≤4.0	≥120	各种药推荐剂量的100%
I	3.9~2.5	119~75	推荐剂量的50%
II	<2.5	<27	停药,待血象恢复正常后用药

(2)白细胞<$1.0\times10^9/L$、粒细胞<$0.5\times10^9/L$,可考虑适当应用抗菌药物预防感染。一旦出现发热,应立即做血培养及药敏试验,并给予广谱高效抗生素治疗。应酌情给予G-CSF或CM-CSF或输注粒细胞。

(3)血小板$50.0\times10^9/L$可酌情应用泼尼松或止血敏等止血药预防出血。血小板≤$20.0\times10^9/L$属血小板减少出血危象,应予输注血小板及较大剂量止血敏、泼尼松等治疗。

(四)肝毒性

1.临床表现

(1)肝细胞功能障碍:肝是机体代谢的枢纽,也是许多抗肿瘤药代谢的重要器官。抗肿瘤药物和其化谢产物可引起肝细胞变性,甚至坏死及胆汁淤积等改变。肝损害多见既往已有活动性肝炎等肝病患者,通常表现急性过程,多为一过性血清谷丙转氨酶升高、谷草转氨酶升高或血清胆红素升高(黄疸)。常见易于引起肝损害的药物为大剂量甲氨蝶呤,左旋门冬酰胺酶,阿糖胞苷,环磷酰胺、BCNU、阿霉素、长春新碱,依托泊苷等。此外,长期服用甲氨蝶呤可引起肝纤维化、肝硬化。

(2)肝静脉闭塞病:主要见于大剂量放疗、化疗,尤其是骨髓移植的大剂量放疗、化疗预处理。常规剂量化疗罕见。病理表现肝内小静脉中心性、非血栓性闭塞,小叶中心肝细胞坏死。临床表现为化疗后4~5周出现黄疸、肝区痛、肝大、腹胀、腹腔及原因不明体重增加,血清转氨酶及胆红素明显升高。轻型及中型可以恢复,重型病情进展快。多发展为多脏功能衰竭而死亡。

2.处理

(1)全面了解患者有无传染性肝炎等肝病史,进行肝功能及病毒性肝炎的血清学检查。对患者肝功能状况全面评估,正确选择化疗药物及剂量。

(2)通常可应用10%葡萄糖、维生素C及B族维生素、肝泰乐、联苯双酯等保肝药物治疗。

(3)肝静脉闭塞病目前尚乏特异有效治疗方法,主要为对症支持治疗,保持水、电解质平衡改善肾血流量,适当应用利尿剂,防治脑病等。近来试用皮质激素、前列腺素E_1及小剂量肝素治疗,疗效尚在观察中。

(五)心脏毒性

1.临床表现　引起心脏毒性的抗肿瘤药主要是蒽环类抗肿瘤药,大剂量环磷酰胺及胺苯吖啶也有心脏损害。蒽环类药物如阿霉素、柔红霉素、去甲氧柔红霉素、表阿霉素等的心脏毒性主要为心肌伤害,与剂量呈正相关。近期急性毒性主要表现为窦性心动过速、心律失常、传导阻滞、心电图 ST 段下降、T 波低平等。停药及对症处理后常可逆。迟发的心脏毒性表现为充血性心力衰竭,心脏组织学检查表现心肌细胞肿胀和变性。心肌纤维溶解、断裂。心力衰竭的发生与阿霉素累积总剂量有关:总剂量 400 mg/m^2 发生率为 30%,总剂量 550 mg/m^2 发生率为 70%。但是,阿霉素引起充血性心力衰竭可见于各种剂量水平,包括低于 20 mg/m^2。老年、儿童,有纵隔、心脏、左侧乳腺放疗史及心脏病病史,联合用环磷酰胺均为心脏毒性的高危因素。充血性心力衰竭可发生于用药结束后 9~280 d,中位数 34~63 d。

2. 处理

(1)化疗前应全面评估患者的心功能状况,以便决定化疗方案。

(2)可采用心电图、左心室射血分数(LVEF)和经皮心腔内心肌活检(这一方法最敏感、可靠)检测以早期发现心肌损害。但上述方法除心电图检查便于临床采用外,心肌活检难于推广。目前临床主要推荐正确掌握、控制用药总累积量,阿霉素目前总剂量以不超过 400~500 mg/m^2 较安全,并按照患者是否具有前述的高危因素适当调整剂量。

(3)患者发生心律失常、心动过速等可予抗心律失常药物对症治疗。急性毒性反应常常是可逆的。充血性心力衰竭应用洋地黄、利尿剂等治疗可减轻病情,但往往是不可逆的。

(六)肺毒性

1. 临床表现　常见引起肺毒性的抗肿瘤药为博来霉素、甲氨蝶呤、白消安、氯乙亚硝脲、环磷酰胺、丙巴肼、丝裂霉素等。肺毒性临床表现常呈隐匿,缓慢发展,有咳嗽、呼吸短促,早期肺部可闻及细湿啰音。血气分析动脉低氧血症,胸部 X 射线检查示弥漫性肺间质浸润和片状浸润,晚期可呈现不可逆肺纤维化改变。

(1)少数患者应用博来霉素或甲氨蝶呤可以发生急性肺炎性反应,发热,咳嗽,呼吸困难肺弥漫性浸润。应用皮质激素的效果与剂量有关,总量超过 450 mg 肺毒性发生率 10%~20% 病情严重可以致命。70 岁以上、纵隔及肺部放疗、慢性肺病病史均为高危因素。

(2)甲氨蝶呤的肺毒性与用药频率有关,连续用药较间歇用药易发生。

(3)白消安引起的肺毒性主要为肺纤维化,多发生于长期服药的慢性粒细胞白血患者,常见于用药 3~4 年。发病率约 4%。

(4)氯乙亚硝脲的肺毒性发生时间为用药后 5 d~5 年。发病与总剂量有关,总剂量超过 1 500 mg/m^2,发病率高达 30%~50%。总剂量低于 960 mg/m^2 发病极少。单次大剂量可引起肺毒性反应,900~1 050 mg/m^2 分 3 d 使用,可引起 22% 的使用者发生致命性肺炎性反应。

2. 处理

(1)注意控制药物的总剂量,博来霉素应用在 300 mg 以上,BCNU 总剂量低于

960 mg/m² 较安全,且单次用药剂量不宜过大。老年患者、胸部照射史、慢性肺病患者慎用或少量用药。甲氨蝶呤宜间歇用药。

(2)上述抗肿瘤药用药期间应密切观察患者有无呼吸道症状,定期进行胸部 X 射线检查及肺功能检查,发现异常应及时停药。

(3)出现肺毒性反应可试用泼尼松等皮质激素治疗,早期甲氨蝶呤或博来霉素肺毒性反应泼尼松治疗可能有效。发热宜加用抗感染治疗,并给予其他对症治疗。

(七)肾及膀胱毒性

1. 临床表现 许多抗肿瘤药物及其代谢产物经肾及膀胱排泄,并同时对肾或膀胱产生毒性而造成损害。轻度损害临床上可无明显症状,也可表现血清肌酐升高、轻度蛋白尿及镜下血尿,严重者可出现尿少、无尿、急性肾衰竭、尿毒症,甚至致命。常见可引起肾及膀胱毒性的药物有顺铂、甲氨蝶呤、链脲霉素、异环磷酰胺、丝裂霉素等。

(1)顺铂的主要限制性毒性是肾毒性,约 45% 于 4 d 内由尿排出。主要经肾小球滤过及肾小管排出,其毒性主要损害肾小管及其功能。

(2)甲氨蝶呤(MTX)以原形及代谢物经肾小球滤过及肾小管分泌。大剂量 MTX,特别是在 pH<7.5 的酸性环境下,MTX 溶解度降低可沉积于肾小管引起肾功能障碍。

(3)异环磷酰胺、链脲霉素等引起肾小球及肾小管损伤。异环磷酰胺及大剂量磷酰胺的 4-羟基代谢产物主要是丙烯醛,可损伤尿路上皮尤其是膀胱黏膜上皮,引起出血性膀胱炎,出现尿频、尿急、血尿症状。

2. 处理

(1)治疗前全面评估患者的肾功能,对肾功能不全者禁用有肾毒性的药物,老年患者及有肾病病史者慎用。

(2)顺铂单次剂量超过 40 mg/m 及大剂量 MTX 均应给予充分水化,碱化尿液(pH≥7),保持尿量在 100 mL/h 以上。监测血清肌酐水平。应用顺铂时还需给予甘露醇及呋塞米(速尿)利尿。大剂量 MTX 应给予甲酰四氢叶酸及监测血清 MTX 水平。

(3)应用异环磷酰胺及大剂量环磷酰除应注意适当水化、碱化尿液外,还需给予泌尿道保护剂巯乙磺酸钠(美司钠),该药可与丙烯醛结合成硫醇,并降低 4-羟基代谢物的降解速度,从而减低膀胱毒性。

(4)氨基糖苷类增加顺铂肾损害。头孢菌素类、水杨酸制剂、磺胺类可减慢肾对 MTX 的排泄而增加肾毒性。

(八)神经毒性

1. 临床表现 神经系统的损害也是化疗药物的常见毒性反应。常见引起神经毒性反应的抗肿瘤药物为长春花植物碱类、顺铂、氟尿嘧啶、甲氨蝶呤、丙卡巴肼、左旋门冬酰胺酶等。长春花植物碱类尤其是长春新碱及顺铂常引起末梢神经病变,临床表现为早期腱反射降低、消失、肢端麻木、疼痛、肌无力、肌萎缩,自主神经病变可发生便秘,甚至麻痹性肠梗阻、尿潴留、体位性低血压。脑神经损害可致复视,偶有面瘫。可有肌痉挛急性下颌或腿部肌肉疼痛。顺铂还易发生听神经毒性,耳鸣、听力下降或丧失。长春花植物碱类毒性与用药剂量有关。

(1)氟尿嘧啶可出现小脑共济失调。丙卡巴肼可引起抑郁、不安及末梢神经损害,左旋门冬酰胺酶可引起精神障碍、定向力障碍、昏睡等。

(2)鞘内注射甲氨蝶呤或阿糖胞苷偶可引起化学性脑炎、截瘫及器质性脑病。临床表现为鞘内注射后出现头痛、呕吐、嗜睡、脑膜刺激征,数小时或几周后出现截瘫,可有腰腿及腹部疼痛。少数患者偶见白质脑病而发生记忆丧失、痴呆、癫痫、语言障碍、共济失调等,严重者昏迷甚至死亡。病理表现为白质脱髓鞘及海绵样改变及多灶凝固性坏死的白质脑病。

2.处理

(1)患者对抗肿瘤药物神经毒性反应有较大个体差异,用药时应密切观察毒性反应,及时调整用药剂量。

(2)抗肿瘤药物:神经毒性缺乏有效的治疗方法,一旦出现毒性反应,应及时停药,防止严重毒性反应发生。及时停药后神经毒性常常是可逆的,经数天至数月可能恢复。

(3)鞘内用药:要正确掌握用药剂量,避免药物浓度过高,用药间隔不宜过短,谨防药物外漏至硬膜外,注意脑脊液循环有部分梗阻时可能造成药物局部浓度过高。

(九)皮肤毒性

1.临床表现 抗肿瘤药物引起的全身皮肤毒性反应为脱发、皮肤色素沉着、角化过度及皮疹。

(1)脱发:许多抗肿瘤药物如阿霉素等蒽环类药、环磷酰胺、放线菌素 D、MTX、5-FU等均可引起脱发。脱发通常是可逆的,停药 1~2 个月后毛发可再生、恢复。

(2)皮肤色素沉着:放线菌素 D、MTX、5-FU、博来霉素等药物有使皮肤对阳光增敏的作用,使皮肤易于晒黑。白消安则可使黑色素量增加,而使皮肤色素沉着。

(3)博来霉素可使皮肤增厚、角化、色素沉着。

2.处理

(1)脱发:目前还缺乏有效可行的方法,应向患者说明,停止化疗后毛发常可以再生、恢复。佩戴假发是可行的方法。

(2)化疗患者应避免日晒,停药后皮肤角化及色素沉着多可恢复。

(十)药物过敏反应

1.临床表现 许多抗肿瘤药物和其他药物一样可因药物过敏引起多种皮疹,停药后可消失。少数抗肿瘤药物如左旋门冬酰胺酶、紫杉醇、博来霉素(包括平阳霉素)、替尼泊苷可发生严重速发性过敏反应。临床表现:胸闷、呼吸困难、喘鸣、皮疹、血管水肿、发绀、低血压、休克,抢救不及时可致死。

2.处理

(1)应用上述可能发生严重速发过敏反应的抗肿瘤药应密切观察,特别在注药 2 h

内密切观察患者的反应、脉搏、呼吸及血压。

(2)左旋门冬酰胺酶用药前应做皮肤试验。左旋门冬酰胺酶及紫杉醇用药前常规应用地塞米松及抗组胺类药物。

(3)一旦发生过敏性休克,应立即给予肾上腺素、地塞米松、吸氧、升压药等进行抢救。

(十一)远期毒性

1. 临床表现 抗肿瘤药物还具有远期毒性,主要表现为性腺功能障碍、致畸胎作用及第二恶性肿瘤。

(1)性腺功能障碍:性腺功能障碍表现为不育和妇女闭经。已知引起性腺功能障碍的药物主要为烷化剂氮芥、环磷酰胺、瘤可宁、亚硝脲类、塞替派、白消安、美法仑等,其毒性与药物剂量相关。霍奇金病患者接受 MOPP 方案(HN2、VCR、PCZ、PDN)化疗男性80% 精子缺乏,女性40%~50% 发生卵巢功能障碍。长期大剂量应用烷化剂及含烷化剂的联合化疗常可造成永久性不育。

(2)第二肿瘤是重要的远期毒性并发症,发病率为 6%~15%,比一般人群高 20~30 倍。发病在停止治疗后 2~10 年,发病高峰在 5 年左右。常见引起第二肿瘤的抗肿瘤药主要为烷化剂和亚硝脲类及替尼泊苷、依托泊苷、丙卡巴肼等。引发第二肿瘤与用药总量及增加用药时间呈正相关。

化疗引起的第二肿瘤最常见的是急性非淋巴细胞白血病,其他如骨肉瘤、膀胱癌(常由环磷酰胺引起)、乳腺癌等也有报道,但较少见。据 1 507 例霍奇金病治疗缓解后随诊15 年,第二肿瘤发生率为 17.6%,其中化疗有关白血病为 11.5%。已知烷化剂有关的急性非淋巴细胞白血病(ANLL)常见于 30 岁以上患者,2/3 发现白血病前表现骨髓增生异常综合征,71%~94% 具有第 5 号及第 7 号染色体丢失或长臂缺失。临床治疗疗效差,平均生存 8 个月,预后不良。有报道药物作用靶点在拓扑异构酶Ⅱ引起的 ANLL 患者较年轻,发病潜伏期短(1~2 年)。罕见骨髓增生异常综合征,染色体异常表现常见为第Ⅱ号及第 21 号染色体移位 $t(11q^{23};21q^{22})$,治疗反应较好。

2. 处理 现代化疗及肿瘤综合治疗的发展使疗效不断提高,患者长期生存率、治愈率不断提高。化疗的远期毒性日益受到重视。远期毒性的处理主要在于预防。目前要重视正确掌握化疗包括辅助化疗的适应证,避免盲目扩大适应证,不适当地长期维持治疗。注意制定和选择化疗方案,例如霍奇金病的 ABVD 方案(ADM、BLM、VCR、DTIC)对性腺毒性较低,罕见引起第二肿瘤。医生在患者治疗初始阶段就应考虑到在保持和提高现有疗效的前提下选择远期毒性较小的方案。防止和减少远期毒性并发症已是临床和实验研究面临的重要课题之一。

六、注意事项

1. 开始治疗前诊断必须明确 白血病、多发性骨髓瘤与恶性组织细胞病必须得到血液学的确认。恶性淋巴瘤与其他各种实体瘤必须得到局部组织的病理诊断,脱落细胞学的检查不但能明确诊断,而且也能指导化疗药物的选择。化疗药物一般不用作诊断性治疗,更不应作为安慰剂来使用,以免给患者造成不必要的损失。

2. 患者一般状况较好 血象与肝、肾功能正常,才能耐受化疗。一般在化疗过程中,应按期检查血象变化,每周检查 1～2 次。如血象下降应更密切地进行观察,并采取一定的措施。

一般认为患者有以下情况时应谨慎使用或不用化疗:①年老体衰或恶病质者;②以往已进行多程放疗或化疗而血象长期很低或有出血倾向者;③有肝功能障碍及严重心血管疾病者;④贫血、营养障碍及血浆蛋白低下者;⑤有骨髓转移的患者;⑥肾上腺皮质功能不全者;⑦有感染、发热及其他并发症的患者;⑧有心肌病变的患者,应注意尽量不用阿霉素、柔红霉素及金属类抗肿瘤药;⑨患老年性慢性支气管炎的患者应禁用博来霉素。

3. 确定使用化疗后,应制订出具体的治疗计划 选用适合的药物、配伍、剂量、途径、方法与疗程。不可长期用药或盲目加大剂量。治疗中密切观察药物的效果与毒性,给予相应的处理。

4. 长期随访 疗程结束后进行长期随访,以观察缓解期的长短与远期毒性。

5. 及时停药 在化疗过程中,根据所用药物及患者情况可考虑以下几方面作为停药指标。①用药时间超过一般显效时间,或蓄积剂量超过可能显效的剂量,继续用药有效的机会不大者。②呕吐频繁影响患者进食或电解质紊乱时。③腹泻超过每日 5 次,或有血性腹泻时。④血象下降[如白细胞低于$(2～3)\times10^9/L$,血小板低于$(50～80)\times10^9/L$]时,有时发现血象锐降,虽未达此水平也应及时停药观察,以免发生严重骨髓抑制。⑤患者感染发热,体温超过 38 ℃以上(由肿瘤引起的发热不在此列)。⑥出现并发症。⑦出现重要脏器的毒性,如心肌损害、中毒性肝炎、中毒性肾炎或膀胱炎、化学性肺炎或纤维化等。发现上述情况,应及时停药并密切观察,根据情况及发展趋向给予适当治疗或进行抢救。

七、现状和展望

我国临床肿瘤学和内科肿瘤学起步较发达国家要晚。1959 年即中国医学科学院肿瘤医院(当时为日坛医院)成立的第 2 年,在我国肿瘤学元老金显宅、吴桓兴、李冰的倡导下成立了第一个专业科室(当时叫化学治疗组,1965 年改为肿瘤内科),以后各地肿瘤医院先后建立内科肿瘤专业。我国抗肿瘤药物的研究早在 20 世纪 50 年代中期就已在上海、北京开展,并在更生霉素(当时称为放线菌素 D)、N-甲酰溶肉瘤素的研究中取得成功。同时协和医院宋鸿钊教授等在绒毛膜癌的治疗上也取得突破性成果,此后,我国抗肿瘤药的创制、仿制、引进不断取得进展。

肿瘤是一类相当复杂的疾病,从以上的讨论不难看出制服肿瘤不是一件容易的事。在临床上通过诊断、治疗水平的提高,常见肿瘤的治愈率将会进一步提高。目前全世界学者正在从各方面进行探索,而且正在提倡"为制服肿瘤共同前进"(March, comming together to conquer canner)。

由于计算机的广泛应用,肿瘤学正在由经验医学向循证医学转变。也就是说以前和当前医生看病主要是凭借前人和自己的经验,但以后医生处理患者除经验以外,还要根据检查的数据和全世界处理这一疾病的种种实验和临床研究的结果,才能做到把对全人类最合适的方法给患者应用,以期取得最佳疗效,在综合治疗一章还会进一步讨论调控的概念给临床医学带来的重大变革。相信随着科学的发展和临床经验的积累,肿瘤的治疗效果会不断提高。

WHO(1998年)关于肿瘤研究方面提出10个要点,包括:①宣传戒烟;②控制感染;③根治肿瘤的方法;④有效控制肿瘤疼痛;⑤简化的肿瘤登记制度;⑥合理的健康饮食;⑦转院指导原则;⑧临床处理的指导原则;⑨护士教育;⑩全国性网络系统。不难看出其中的要点是通过各种可能的途径采取预防措施和最大限度地应用已有的条件开展合理的治疗。WHO认为肿瘤有1/3是可以预防的,1/3可通过早期发现早期治疗治愈,只有1/3目前治疗困难需采用姑息性治疗。通过各国专家的不断努力,在21世纪,肿瘤的诊断和防治会登上一个新的台阶。

内科肿瘤学是一门正在发展中的学科。肿瘤研究的各个领域所取得的进展如分子生物学研究、单克隆抗体、化学预防、抗肿瘤药的调节、基因治疗以及新药的研究都必然涉及和促进临床内科治疗的进展。而临床经验的积累、治疗策略和用药艺术的提高,必然会进一步提高疗效,给患者带来较大的裨益。

提高内科治疗效果的策略:①寻找新作用机制的新药,如紫杉类、拓扑异构酶Ⅰ抑制剂;②发展已知药物高效低毒的衍生物;③克服耐药基因(使多药耐药逆转);④增高剂量强度(dose intensity,DI);⑤针对新的靶点,癌基因、抑癌基因、细胞增殖周期中的蛋白质等;⑥改进给药途径,提高局部药物浓度;⑦通过生物反应调节剂重建患者的免疫功能;⑧通过造血干细胞移植重建正常的骨髓功能;⑨基因治疗;⑩化疗增敏剂。

第三节 放射治疗

放射治疗(简称放疗)是治疗恶性肿瘤的主要手段之一,它是采用放射线作用于人体治疗疾病的方法。放射治疗主要用于治疗恶性肿瘤,所以被称为放射肿瘤学。放射治疗和外科肿瘤治疗、内科肿瘤治疗、靶向治疗、免疫治疗组成了恶性肿瘤治疗的主要手段。放射治疗除用于恶性肿瘤外,还可用于治疗一些良性肿瘤(如垂体肿瘤)及多种良性疾病。国内外文献报道,所有恶性肿瘤患者的70%左右,在病程的不同时期都需要做放射治疗,有些肿瘤单纯放射治疗就能治愈,如早期鼻咽癌单纯放射治疗的5年生存率达到95%左右,局部晚期鼻咽癌选择以放射治疗为主的同步放化疗,5年生存率也能提高到60%~70%。早期声门型喉癌、口腔癌、宫颈癌可首选放射治疗。

一、适应证与禁忌证

(一)适应证

1. 头颈部肿瘤

(1)鼻咽癌:各期放疗为主,视情况行辅助手术或化疗。

(2)舌癌:Ⅰ、Ⅱ期,放疗或手术根治,但放疗可保存功能,应以放疗为主。Ⅲ、Ⅳ期,化疗、放疗和手术综合治疗。

(3)其他口腔癌(口底癌、颊黏膜癌、齿龈癌等):Ⅰ期,手术或放疗。Ⅱ期,手术和术前或术后放疗。Ⅲ、Ⅳ期,放疗、化疗和手术等综合治疗。

(4)鼻腔恶性肿瘤(未分化癌、鳞癌、腺癌、恶性淋巴瘤和恶性肉芽肿等):Ⅰ、Ⅱ期,手术或放疗。Ⅲ期,术前放疗+手术+术后放疗。Ⅳ期,姑息性放疗+化疗或手术+放疗+化疗(未分化癌、恶性淋巴瘤等可先行化疗)。

(5)筛窦癌:Ⅰ、Ⅱ期,放疗和手术疗效相近。Ⅲ期,术前放疗+手术+术后放疗、化疗。Ⅳ期,手术+放疗+化疗或姑息性放疗+化疗。

(6)上颌窦恶性肿瘤:术前放疗+手术+术后放化疗。

(7)扁桃体癌:以放疗为主,早期局限于扁桃体窝,可行手术+放疗。病理为放疗不敏感肿瘤,术前放疗+手术。

(8)腮腺癌:T_1单纯手术或放疗。T_2手术+术后放疗。T_3、T_4术前放疗+手术。晚期也可姑息性放疗。

(9)喉癌:T_1声门癌首选放疗(与手术效果相当)。Ⅱ、Ⅲ、Ⅳ期,手术、术前或术后放疗。

(10)涎腺恶性肿瘤:手术治疗为主,辅助应用放化疗。

(11)外耳及中耳癌:手术、放疗或综合治疗。

(12)眼部肿瘤:眼睑基底细胞癌。鳞癌:手术或放疗。睑板腺癌:手术为主,可行术前或术后放疗。眼球内肿瘤:X(γ)刀或三维适形放疗。

(13)甲状腺癌:甲状腺乳头状癌,手术为主,术后残留行放疗。甲状腺滤泡状癌,手术为主,残留或复发行^{131}I治疗或放疗。甲状腺未分化癌,放化疗为主,少数早期无转移者可行根治手术。

2. 胸部肿瘤

(1)肺部肿瘤

1)小细胞肺癌(SCLC):局限期诱导化疗+放疗+化疗(患者一般情况好可进行同步放疗)+手术。广泛期,诱导化疗后残存病灶放疗。化、放疗后完全缓解患者加全脑放疗。

2)非小细胞肺癌(NSCLC)手术治疗为主,辅助术前术中术后疗。拒绝或不能耐受手术的Ⅰ、Ⅱ、Ⅲ期均可行放疗。

3)肺转移瘤:三维适形放疗,根据原发病灶病理可酌情行全肺放疗。

(2)纵隔肿瘤:手术为主,不能手术者取得病理诊断,并标出肿瘤范围,以利术后放疗。

　　(3)胸壁和胸膜肿瘤:手术为主,或取得病理后放疗。

　　(4)食管癌、贲门癌:Ⅰ、Ⅱ期,根治手术为主。Ⅲ期 $T_3N_1M_0$,争取根治术,中下段首选手术,颈段和胸上段首选放疗。手术和放疗及化疗的综合治疗可提高疗效。

　　(5)乳腺癌:0、Ⅰ期,保留乳房的保守手术+术后根治性放疗或改良根治术。Ⅱ期早,同0、Ⅰ期,根据病理及受体情况加用化疗或内分泌治疗。Ⅱ期,改良根治术+放疗+化疗+内分泌治疗。Ⅲ期,新辅助化疗+放疗+改良根治术(或根治术)+术后放疗+化疗+内分泌治疗。Ⅳ期,化疗和内分泌治疗为主+局部放疗+局部手术。

　　3. 腹部恶性肿瘤

　　(1)胃癌:早期胃癌以手术为主,中晚期胃癌术前放疗和新辅助化疗可以提高手术切除率和患者生存率,术中和术后放疗也是常用的辅助治疗手段,采用三维形放疗可减轻放疗反应和保护周围正常组织。

　　(2)结肠癌:Ⅰ期,手术。Ⅱ、Ⅲ期,手术术中放疗+术前术后放疗+化疗可提高局部控制率和生存率。Ⅳ期,化疗、手术、姑息性放疗等综合治疗。

　　(3)直肠、肛管癌:早期,单纯手术或腔内放疗、三维适形放疗而保留肛门。Dukes B_2 和 C 期,术前放疗可提高手术切除率,为低位直肠癌创造保肛手术治疗机会。直肠癌术后证实肿瘤穿透肠壁,周围有淋巴结转移,有相邻脏器受累及术后有残留病灶者,均需采用术后放疗,术中瘤床最好留有标记,以便放疗缩野加量。

　　(4)胰腺癌:无手术禁忌证者应首选手术治疗。①根治放疗:肿瘤能手术切除,但由于其他原因患者不能耐受手术或拒绝手术者。②姑息性放疗:晚期患者已有远处转移,局部疼痛较重者,放疗有很好的镇痛效果。③术后残存可行术后放疗。

　　(5)肝癌:小肝癌,手术,不能完全切除者术后放疗。大肝癌,三维适形放疗配合介入放疗,肿瘤缩小后可再做手术。

　　(6)胆管癌:三维适形放疗主要应用于不宜手术的胆管癌,对术后残存或复发患者可起到姑息减症作用。

　　4. 泌尿系统肿瘤

　　(1)肾癌

　　1)术前放疗,恶性程度高或瘤体过大,估计手术有难度的病例。

　　2)术后放疗:①术后有肿瘤残存;②肿瘤较大或穿透肾包膜;③有区域淋巴结转移;④肾静脉受侵。

　　3)单纯放疗:①肿瘤局部晚期,手术无法切除;②患者因其他疾病不能耐受手术或拒绝手术。

　　(2)膀胱癌:表浅性膀胱癌手术治疗为主。浸润性膀胱癌需手术和放疗及化疗的综合治疗。术前、术中及术后放疗均取得了较好疗效。

　　(3)前列腺癌:由于三维适形放疗的进展,放疗已成为中晚期前列腺癌的主要治疗手段。①A_1、A_2、B_1期,前列腺癌根治术或放疗+内分泌治疗。②B_2期,前列腺癌根治术+盆腔淋巴结清扫术+内分泌治疗。若淋巴结阳性,加用术后放疗或放疗+内分泌治疗。

③C 期,放疗+内分泌治疗或内分泌治疗+前列腺癌根治术。④D 期,根治性放疗或姑息性放疗+内分泌治疗。

(4)睾丸恶性肿瘤:高位精索结扎、睾丸切除。

1)精源细胞瘤:Ⅰ期和ⅡA 期,手术后放疗。ⅡB、ⅡC 期,手术后化疗+放疗+化疗。Ⅲ期,手术后化疗为主+辅助性放疗。

2)非精源细胞:高位精索结扎、睾丸切除。Ⅰ期,腹主动脉淋巴结清扫术,若淋巴结阳性,加化疗。ⅡA、ⅡB 期,化疗+放疗。ⅡC 期,化疗+放疗+辅助性肿块切除术。

(5)阴茎癌:放疗为其主要治疗手段之一,早期可首选放疗,中晚期局部放疗+手术。

5. 女性生殖系统肿瘤

(1)宫颈癌各期均可放疗。

(2)子宫内膜癌:①术前放疗,用于Ⅰ期、宫腔大于 8 cm、细胞分化不良、Ⅱ期、Ⅲ期。②术后放疗,Ⅰ期侵犯肌层大于 1/2、细胞分化不良、腺鳞癌、透明细胞癌、乳头状腺癌、Ⅱ期、Ⅲ期。③综合治疗,Ⅳ期化疗,放疗,内分泌治疗及辅助性手术。

(3)卵巢恶性肿瘤:晚期或顽固病灶可行局部姑息性放疗。由于化疗的进展,全腹照射已很少应用。

(4)恶性滋养细胞肿瘤:对化疗的残留病灶及主要器官转移或转移灶大出血,急需缓解症状者可给予局部放疗。

(5)外阴、阴道癌:各期均可放疗。

6. 中枢神经系统肿瘤

(1)浸润性生长的恶性脑胶质瘤等应尽量切除肿瘤后给予放疗。

(2)髓母细胞瘤、生殖细胞瘤、恶性淋巴瘤等化疗敏感肿瘤放疗+化疗。

(3)深部肿瘤或主要功能区肿瘤手术难度大和危险性较大,或患者因其他原因不能耐受手术,肿瘤边界清晰的实体瘤(如颅咽管瘤、听神经瘤等)且直径小于 3 cm 以及垂体瘤,可行三维适形放疗、X 刀、γ 刀。

(4)脑转移瘤:全脑放疗+三维适形放疗、X 刀、γ 刀。

7. 造血系统恶性肿瘤

(1)霍奇金淋巴瘤:ⅠA、ⅡA 期,放疗+化疗。ⅠB、ⅡB、Ⅲ期,放疗+化疗。Ⅳ期,化疗为主+辅助性放疗。

(2)非霍奇金淋巴瘤。①低度恶性:Ⅰ、Ⅱ期,放疗+化疗。Ⅲ、Ⅳ期,化疗+局部放疗。②中度恶性:PSIA 期,单纯放疗;Ⅰ期以上化疗+局部放疗。③高度恶性:化疗为主+局部放疗。

(3)蕈样真菌病:全身电子线照射+化疗。

(4)恶性肉芽肿:放疗+化疗。

(5)多发性骨髓瘤:化疗为主。放疗用于:①病变局限的骨髓瘤;②病理性骨折固定术后;③脊髓压迫综合征;④难治性局部剧痛。

(6)白血病:放疗主要用于中枢神经系统白血病、睾丸白血病和慢性白血病的巨脾症。

8. 软组织肿瘤　软组织肉的治疗已从单一的外科治疗转变为手术为主的综合治疗。

(1)术前放疗:①肿瘤生长较快;②肿瘤较大,估计手术切除困难;③分化差的复发性肿瘤。

(2)术后放疗:①局部肿瘤切除术后,不准备再做更彻底的手术时;②手术切除的范围包括正常组织太少,估计手术切除可能不彻底者;③广泛性切除术后仍有残留病变者;④计划以广泛性切除代替截肢术或半骨盆切除术者;⑤多次术后复发。

(3)单纯放疗:①肿瘤较小,患者因其他原因不能手术或拒绝手术者;②术后复发但肿瘤较小者;③病变晚期,可行姑息性减症放疗。

9. 原发性骨恶性肿瘤

(1)骨肉瘤:术前放疗+化疗可提高手术切除率。术后放疗:术后局部有肿瘤残存者。

(2)软骨肉瘤:对于难于手术的部位可行放疗,晚期患者做姑息性放疗。

(3)尤文瘤:对放疗、化疗均敏感,治疗应以放疗、化疗为主。

(4)骨巨细胞瘤:以手术为主。Ⅲ期,手术+放疗。

(5)骨淋巴瘤:对放疗敏感,放疗+化疗。

(6)脊索瘤:手术为主,常需加用术后放疗。

(7)骨纤维肉瘤:无法手术时可放疗。

(8)脊椎血管瘤:单纯放疗可获较好疗效。

(9)嗜酸性肉芽肿:放疗应用于以下情况。①病变部位不宜手术;②骨外病变相对局限;③术后复发;④多发病灶伴疼痛部位。

10. 皮肤癌　多数皮肤癌对放疗敏感,放疗可以取得较高的治愈率,同时对美容和功能的影响较小。黑色素瘤对单纯放疗效果不理想,但与热疗配合可明显提高局部控制率。另外,快中子治疗也有较好的疗效。

11. 转移瘤的治疗

(1)骨转移瘤:对局部骨转移的放疗,80%~90%的患者可较快缓解疼痛,而且可不同程度地控制局部肿瘤,防止病理性骨折。

(2)脑转移瘤:只要病情允许,均需做全脑放疗,全脑放疗前后加用三维适形放疗、X刀、γ刀等局部治疗(一般不应单纯应用X刀或γ刀治疗)。

(3)肝转移、肺转移病灶:三维适形放疗可取得很好疗效。精原细胞瘤、肾母细胞瘤、尤文瘤、恶性淋巴瘤的双肺多发转移,可行全肺放疗。

12. 部分良性肿瘤或非肿瘤性疾病　部分良性肿瘤或非肿瘤性疾病亦可采用放疗或综合治疗的方法,如:①瘢痕增生(手术或瘢痕切除术后24 h内,外照射一次即可);②足底疣等;③血管瘤;④纤维瘤;⑤鼻咽纤维血管瘤;⑥腮腺术后瘘;⑦骨髓炎;⑧色素绒毛结节性滑膜炎;⑨嗜伊红肉芽肿;⑩部分突眼性甲状腺肿可行球后照射;⑪阴茎纤维性海绵体炎等。

(二)禁忌证

(1)肿瘤末期,恶病质、贫血、放疗加重病情者。

（2）急性炎症、败血症。

（3）严重并发症，心、肾功能衰竭等。

（4）曾行放射治疗，局部组织不能再承受照射者。

二、基本原则

1. 剂量与生物效应放射生物学"4R" 即损伤再修复、存活细胞再增殖、细胞周期再分布和肿瘤细胞再氧合。其中，再修复和再增殖是决定生物效应的重要因素。现在普遍公认的线性平方模型表明，每次分割剂量的大小对早期反应和晚期反应组织效应的强弱不同。晚期反应组织修复能力强，采取低的分割剂量照射有利于对它的保护，增大单次量照射必然加重后期放射损伤。晚反应组织对分次剂量的变化更敏感，加大分次剂量时，晚反应组织的损伤会加重。不同单次剂量产生不同生物效应的概念，在使用放射"刀"（X刀、γ刀或体部刀）时尤为重要。否则，就会滥用新技术，给患者造成严重后果。

2. 疗程与剂量 安排分割剂量、疗程及总剂量要符合放射生物学基本要求。

（1）常规分割放射治疗，每次量应在 1.8～2.1 Gy；超分割放射治疗时，2次照射之间至少间隔 6 h；每天照射量不宜超过 5 Gy。

（2）在减轻早期反应程度的同时，放射治疗疗程时间不宜延长。

（3）在避免严重晚期放射损伤的前提下，给予较高剂量。

（4）对 α/β 比值小、生长缓慢的肿瘤，可考虑少分割次数大剂量照射方案。

（5）对 α/β 比值大的肿瘤，如增殖迅速，宜采取超分割，尤其是加速超分割放射治疗。

（6）放射治疗尽可能不中断，总疗程时间不延长。因分割放射治疗中肿瘤干细胞的快速增殖，拖延的时间要补偿相当的剂量。可采用加速超分割照射，每天补偿 0.6 Gy 剂量。疗程安排上不能只考虑剂量而忽视时间因素的作用。延长总疗程时间也是放射治疗肿瘤局部失控或复发的主要原因之一。

3. 合理运用各种放射技术 包括外照射、近距离照射等。

4. 放疗实际操作中应注意的问题

（1）照射范围（靶区）：应包括原发肿瘤和邻近潜在扩展区以及淋巴引流区，以 95%～100% 等剂量线计算靶区剂量，误差不超过 ±5%。5 cm 直径肿瘤，若遗留 1 mm^3，则有 1.5×10^5 个瘤细胞存活。

（2）剂量：要达到基本消灭肿瘤的目的，但呈指数杀灭，总有一部分细胞残留。

（3）保护邻近正常组织和器官。

三、优缺点

1. 优点

（1）一些肿瘤患者通过放射治疗达到治愈，获得长期生存的效果，如早期鼻咽癌、淋巴瘤和皮肤癌。

（2）有些患者的放射治疗效果与手术效果不分伯仲，如早期的声带癌、皮肤癌、舌癌、食管癌、宫颈癌和前列腺癌等，而患者的发音讲话、咀嚼进食及排便等日常功能受到的影响不大。

（3）放射治疗的美观效果相对而言比较好。早期乳腺癌通过小手术、大放射治疗后，不仅治愈及成活时间都有满意的效果，而且乳房外观保存完好。放射治疗已经是大多数女性乳腺癌患者的治疗方法。

（4）对于不能进行手术治疗或手术切除有困难的肿瘤患者，经过手术前放射治疗后，多数患者的肿瘤会缩小，从而提高手术切除率。此外，术中肿瘤播散机会减少，术后生存率也会提高，如头颈部中晚期癌，较晚期的食管癌、乳腺癌和直肠癌等。

（5）术后放射治疗则起到既消灭残存病变细胞，又提高局部控制率和存活率的作用，如肺癌、食管癌、直肠癌、乳腺癌、软组织肉瘤、头颈部癌和脑瘤等。

（6）肿瘤患者由于体质差或患有并发症等原因不能手术或不愿受术者，单纯放射治疗效果也不错。

（7）对于那些病期较晚，或肿瘤引起骨痛、呼吸困难、颅内压增高、上腔静脉压迫和癌性出血等，放射治疗往往能很好地减轻以上这些症状，并达到延长患者生命、提高患者生活质量的目的。

2. 缺点

（1）放射治疗周期较长，一般需 1~2 个月，多为每周 5 次治疗（周一至周五）。

（2）放射治疗有一定的副作用和并发症，应用不当可能会引起机体部分功能丧失。

（3）有些肿瘤，尤其是晚期肿瘤患者，放射治疗效果并不理想。

四、注意事项

（1）放疗前：了解病情（病史、体检、影像学、实验室检查等），拔除龋齿，纠正贫血，向患者交代放疗反应等。

（2）放疗中：对症处理，支持疗法，反应处理，保护皮肤，定期检查，病历记录等。

（3）放疗后：交代病情，后续治疗，保护皮肤，警惕晚发性损伤，定期随访等。

（4）如果总疗程中最后一次分割照射需在下周一才能完成，那么就应该将下周一照射的那次分割剂量提前至本周五内的 1 d 内照射 2 次。

（5）如果由于假期或机器维修等原因，患者暂停治疗一段时间，最好在停止照射的最后一天和候复照射的第 1 天内各照射 2 次。

（6）患者在整个放疗过程中最好不间断治疗，如果因为各种原因致使放疗中断，则每停照 1 d，其治疗剂量就应增加 0.6 Gy，以弥补肿瘤细胞的再增殖。

（7）应当根据病情决定照射时间，而不应根据作息时间安排患者的照射时间。

五、现状与展望

(一)放射生物学中的细胞分子生物学研究

研究放射生物学的目的是了解放射线对肿瘤和正常组织的效应,与放射效应发生有关的因素及其规律,杀灭肿瘤和损伤正常组织的机制等。放射敏感性是肿瘤临床治疗的重要内容。采用各种药物和生物学的手段提高对放射不敏感肿瘤的放射敏感性是提高放疗疗效的方法之一。现代放射生物学已进入分子水平研究。

1. 放射敏感性的分子生物学 在肿瘤临床中,大量的遗传因素可以影响肿瘤和正常组织的放射敏感性。显然,对于肿瘤来说,原癌基因的状态是最重要的。当原癌基因突变或者错误表达,这些基因就可以促进肿瘤的发展。因此,这些基因称作癌基因。从功能上划分,主要有4组原癌基因:①自分泌生长因子 hst,int,sis;②生长因子受体 erb,fins,sea;③信号转录因子 ras,mos,src;④核转录因子 myc,fos,*Jun* 基因。大多数已知的原癌基因(大约100种)对细胞的增殖有一种肯定的刺激功能。因此,明显与其他正常的等位基因有关。另一种是肿瘤抑制基因。这种基因与正常的等位基因关系是隐性的,因为这种基因通过功能的丢失而促进肿瘤的产生。这种基因的典型例子是视网膜细胞瘤(retinoblastoma,RB)基因,这种基因是与本病的遗传和偶尔非遗传形式有关的。有证据表明,*RB* 基因也与乳腺癌、肺癌和骨肉瘤有关,它对调节细胞周期过程有重要的功能。人类肿瘤最常见的突变和丢失基因之一,*P53* 基因也属于肿瘤抑制基因。在临床与实验研究中,人们试图通过改变基因的功能提高放射敏感性。目前发现可以改变放射敏感性的基因有4组:①细胞周期控制基因 cyclinA-E,CDC2(CDK27),E2F,GADD45;②DNA 修复基因 XPAG,ERCC15,XRCC17,ATM,DNAPK,KU70,86,RADI-57,MUT,HEX,RECA,LEXA,UVRA;③DNA 处置(processing)与布局(topology)基因 TOP01,2A,2B;④解毒(detoxification)与强迫应答基因 GSH,MRP,HSP。

2. 癌基因与预测放射敏感性 众所周知,不同肿瘤有不同的放射敏感性,甚至同一部位的肿瘤在不同的患者身上出现不同的放射敏感性。目前常规的实验室和影像检查尚无法检测出每一个肿瘤患者对放射的敏感性。实验表明,人类肿瘤中常见的 *P53*、*BCL-2*、*ras*、*myc*、*raf* 基因的过度表达或激活,可能会诱导产生放射抵抗性。实验研究显示肿瘤的放射抵抗性可能与某些癌基因有关,人们试图用癌基因检测来预测人类肿瘤的放射敏感性。有人发现90%的胰腺癌、50%的结肠癌和30%的非小细胞肺癌中的 *s* 基因过度表达,显示出对放射不敏感。然而,临床研究结果与实验并不完全一致。有一组子宫强痛患者在放疗前和放疗后测量 *BCL-2* 和 *bax* 基因。结果表明,放疗前 *BCL-2* 和 *bax* 的比例不能预测放疗疗效,但在放疗后 *BCL-2* 和 *bax* 的比例与肿瘤局控率和生存率有关:*bax* 阳性者疗效好,*BCL-2* 阳性者预后差。

3. 基因治疗与放射敏感性 共济失调毛细血管扩张症(ataxia telengietasia,AT)是一种隐性遗传病,其临床表现特征为小脑退行性变、免疫缺陷、高肿瘤发生率和对放射线损害高度敏感。AT 患者有一种 *ATM* 基因,这种基因的氨基酸序列与 DNA 蛋白前(DNA-

PK)相类似。研究人员发现在对放疗高度敏感的肿瘤患者检测出 ATM 基因的高表达,认为 ATM 基因可以作为预测肿瘤患者放射敏感性的指标。

近年来,人们试用基因转染的方法,将提高放射敏感性的基因或抗放射保护的基因,如 ATM、KU80、XRCC2 等转染肿瘤细胞,从而提高其放射敏感性。有人用腺病毒为载体将有功能的野生型 P53 转染株抗放射的头颈部上皮癌细胞(JSQ-3),以代替 JSQ-3 中畸变的 P53。对被转染的细胞做放射后发现,细胞重新出现 G_1 阻滞和凋亡现象,提示肿瘤的放射敏感性提高,其增敏程度与转染 P53 的剂量有关。

4. 基因治疗与放疗的结合 基因治疗与放疗的结合有 3 种方式。

(1)转染外源性目的基因,以增加肿瘤细胞的放射敏感性,提高射线对肿瘤细胞的杀伤作用。

(2)对正常组织转染目的基因,以提高正常组织对射线的抗性,进而提高肿瘤放疗剂量,达到杀伤肿瘤的目的。

(3)外源性目的基因调控细胞周期,使肿瘤细胞集中在细胞敏感时相,提高射线对肿瘤细胞的杀伤作用。

在基因治疗的临床应用中,表皮生长因子受体(EGFR)可以成为治疗的靶。EGFR 在 95% 头颈癌和大约 70% 大肠癌、胰腺癌、肺癌中高表达。EGFR 是在细胞膜间传递生长信号的跨膜受体,例如,在血清和体内器官的细胞间。EGFR 激活可以促使肿瘤细胞增殖,使其侵袭性增加和产生血管生长因子,在临床上促进肿瘤的转移并抑制细胞凋亡途径。EGFR 作用可被单克隆抗体阻断,抗体在细胞外使配体不能与受体结合,阻止二聚体形成,或使受体在细胞内沉淀而不能进一步发生作用。这类抗体的其中之一就是静脉注射给药的 IMC-C225(其商品名是 Eribitux)),目前正在进行的多个 III 期研究旨在阐明 C-225 与 FOL-FOX4 或 FOXFIRI 联合一线或二线治疗晚期结肠癌的效果。在头颈部肿瘤中,C-225 联合顺铂二线治疗复发转移的患者获疾病进展(PR)率 23%,疾病稳定(SD)率 27%～61%。

(二)放射治疗与化疗增敏的联合应用

1. 放疗与常用化疗药物的相互作用机制 放化疗的增敏作用机制包括以下几种。①肿瘤细胞群同步化作用。如泰素能阻滞肿瘤细胞于 G_2/M 期,而 G_2/M 期是细胞各周期中对放射杀灭最敏感的时期。②再氧合作用。缺氧细胞具有抗放射性,DDP 通过对缺氧细胞再氧合作用提高放射敏感性。③缺氧细胞杀灭作用。丝裂霉素有直接杀灭缺氧细胞的效应。④阻止放射性损伤的修复。ADM、DDP、BLM 等能阻止分割放疗期间亚致死性和潜在致死性损伤的修复,从而加重了放射损伤。

(1)5-氟尿嘧啶(5-FU):1958 年人们就注意到 5-FU 具有放射增敏作用,其放射增敏作用的效果与 5-FU 和放射合用的时间有关。放射增敏效应最强的是在放疗后 5 min 到 8 h 给药。由于 5-FU 的生物半衰期仅 10 min,因而不宜一次大剂量给药。目前主张 96～120 h 持续静脉滴注给药。5-FU 的放射增敏机制可能与细胞生存曲线的斜率发生改变有关。

（2）顺铂（DDP）：20世纪70年代中期，动物实验和临床资料都提示，放疗前给DDP，可使照射后的细胞生存曲线斜率变小，同时能阻止亚致死性和致死性放射损伤的修复，使放射的效应增加。

（3）阿霉素（ADM）：临床应用发现，在放疗期间或放疗刚结束的时候使用ADM，有增加放射效应的现象。

（4）丝裂霉素（MMC）：具有烷化剂样作用，对缺氧细胞的毒性比富氧细胞更大。MMC在放疗前使用时有增敏作用，但在放疗后使用仅有相加的作用。动物实验和临床研究发现MMC加放射提高了肿瘤的局控率，但没有增加正常组织的放射反应。

（5）泰素（Taxol）：泰素具有抑制微管的作用，阻止细胞分裂，使细胞同步化，停滞在G_2/M期，以利放射线对肿瘤细胞的杀灭。在放疗前48 h使用泰素的放射增敏效力最强。

2. 放疗与化疗联合应用的方法

（1）同期使用：临床研究结果表明，放、化疗同期使用杀灭肿瘤的效应最强，但对正常组织的损害也最大，常常导致疗程中断或放疗剂量或化疗剂量减低。临床多以单一药物使用。目前该方案成为研究的最热门课题。不少肿瘤因此进一步提高了疗效，如鼻咽癌为主的头颈部肿瘤、肺癌、大肠癌、宫颈癌等。

（2）先后使用：即先用一种治疗方法，待治疗结束后再用第2种治疗方法。这种联合方法的毒副作用较小，但推迟了第2种方法的治疗时间，导致肿瘤细胞的加速再增殖。

（3）交替使用：每月的第1周用化疗（6 d），第2~4周用放疗，直至放疗总量结束。有人用这种方法治疗中晚期肺癌。

（4）减少放疗剂量的应用：化疗加放疗可以减少放疗剂量，以利减少放射并发症的发生。一般化疗后若肿瘤全消，放疗可以给45~55 Gy；如果化疗后肿瘤仍有残留，则需要给根治剂量了。但减少放疗剂量的化疗临床应用仍在试验中，应谨慎使用。

（三）放射治疗新技术

放射治疗的目标是努力提高放射治疗的治疗增益比，即最大限度地将剂量集中到病灶（靶区）内，杀灭肿瘤细胞，而使周围正常组织和器官少受或免受不必要的照射。适形治疗是一种提高治疗增益的较有效的物理措施。通常把利用适形治疗的技术，使得高剂量区分布的形状在三维方向上与病灶（靶区）的形状一致，称为三维适形放射治疗（3 dimensional conformal radiotherapy，3D-CRT）。实现三维适形放射治疗的条件：①在照射方向上，照射野的形状必须与病灶靶区投影的形状一致；②要使靶区内及表面的剂量处处相等，必须要求每个射野内诸点的输出剂量率能按要求的方式进行调整。

1. 三维放射治疗计划系统

（1）三维显示技术：①线束视观（beam eye view，BEV），使计划设计者可以沿射线束轴方向以透视的方式来照射，与在放射治疗模拟定位机上得到的图像一样；②数字重建影像（digital reconstructed radiograph，DRR），利用CT/MRI，通过计算机对靶器官进行图像的重建；③三维重建影像（3 dimensional reconstructed radiograpy，3DRR），可以实时以任意旋转视角观视经数字重建的靶器官影像，使计划设计者能采用非共面或非共轴线束作放射治疗设计。

（2）三维剂量分布计算：有 3 种计算方法。①水模参数化剂量分布修正计算；②第一物理原理计算；③蒙特卡罗（Monte-Carlo）模拟推算。其代表性的计算模型有 Mackie 的三维卷积分模型和 Mohan 的微分笔束模型。

（3）三维治疗计划的评价：过去对放射治疗计划的评价主要考虑靶区剂量和周围正常组织耐受剂量的限制。在三维适形放射治疗中应用的三维治疗计划通常采用剂量体积直方图进行评价。剂量体积直方图（dose-volume histograms，DVH）是 1979 年由 Shipley 提出评价三维放射治疗计划优劣的有效标准，它可以描述正常组织及肿瘤组织受特定剂量或百分剂量照射的体积百分比。DVH 仍存在一定的缺点：①DVH 属于一种统计学的图表，缺乏空间和解剖学的特点；②对于两个相互无交叉的曲线尚可以比较其优劣，但对于相互交叉的计划曲线则难以断定其优劣。

正常组织并发症概率（normal tissue complication probility，NTCP）和肿瘤控制概率（tumour control probility，TCP）是 1978 年由 Drisbilo 从放射生物学的角度预测治疗疗效及副作用的生物学指标。近年来，NTCP/TCP 结合 DVH 广泛应用于三维放射治疗计划优劣的评价。NTCP 计算分为两类：①平行结构组织器官，如肝、肾、肺，并发症的发生由照射体积百分比确定。②链式结构组织器官，如脊髓、食管、直肠，并发症的发生由照射最高剂量确定。

2. 立体定向放射治疗　立体定向放射治疗最早由 Leksell 于 1949 年报道。它是利用立体定向技术（立体定位和立体摆位）进行放射治疗，目的是提高定位和摆位的精度。开展 X(γ) 射线、电子束和质子束的三维适形放疗，必须要使用立体定向技术。临床按照大剂量照射的次数分为立体定向放射手术（stereotactics radiation surgery，SRS）、单次照射放疗和立体定向放射治疗（stereotactics radiation therapy，SRT）、分次照射放疗。

立体定向放射治疗技术的特点如下。①用于治疗小体积病灶。②通常采用单次大剂量照射，但目前也已开始采用分次照射技术。③需要格外精确定位的设施和固定患者体位的方法。④治疗野边缘剂量下降梯度非常陡峭，使靶区外的组织受照剂量很少。靶区和等剂量面的适形程度对靶区外组织受照的程度有极大的影响。⑤射线束在体内相交于同一点，三维分布的射线照射方式使正常组织免于接受较高剂量的照射。⑥可对计划进行评估和必要的修改。

3. 适形调强放射治疗　调强的原理最早由瑞典的放射物理学家 Brahme 提出。它启发于 CT 成像的逆原理，即当 CTX 球管发出强度均匀的 X 射线束穿过人体后，由于其组织厚度与组织密度不同，其强度分布就变成了不均匀的射线束，反向投影后形成了组织的影像。反之，如果放射治疗给予一个不均匀的射线束照射，则出来的射线束就变得均匀而投射到靶区中。适形调强放射治疗（intensity modulated radiation therapy，IMRT）是一种以各种物理手段的放射治疗技术，根据肿瘤靶区的形状，通过调节和控制射线在照射野内的强度分布产生不同剂量梯度来提高对肿瘤靶区给予致死性的高剂量照射，而对肿瘤周围正常组织控制在正常耐受剂量以下的放射治疗技术。其首先是对肿瘤靶区达到三维适形的照射，其次是使肿瘤靶区和邻近敏感器官可以获得照射剂量强度的调节。

（1）实现束流调强的方式有4种。①固定野物理方式调强：采用固定式楔形板、动态式楔形板（一维调强）、补偿器（二维调强）和IMRT调制器等方式。②断层（CT）式螺旋调强。③多叶准直器（multi-leave collimator，MLC）调强：在固定野或旋转照射过程中通过MLC叶片移动式调强。例如，用VARLAN的MLC作同中小照射，设计6~9个照射野。④束流调制式调强：用调节线束扫描的速度和能量而产生笔型束的射线强度，以达到调强。例如，NOMOS的PeacockSystem，通常在270°的弧度内，每5°设计1个照射野，照射时做弧形动态旋转放疗。

（2）适合适形调强放射治疗用的治疗计划系统必须具备以下条件。①不仅要采用精确的（正向）剂量算法，还必须有逆向的算法。②必须具有三维数字图像重建（DRR）的功能。③不仅有冠状、矢状、横断及任意斜切面图像及剂量分布显示的功能，还必须有截面剂量分布、积分和微分式剂量体积直方图（cDVH和dDVH）等进行定量评估计划优劣的手段。④安排和设计射野时，除有射野方向观视（BEV）功能外，还需要有模拟类似模拟定位机的射野选择功能。⑤治疗方案确认后，能够将射野条件送到CT模拟机进行治疗模拟。⑥治疗方案确认后，治疗条件能够传送到治疗机的计算机，包括机架、准直器、治疗床的转角与范围；射野大小、方向、MLC的叶片位置；照射过程中叶片移动范围及速度实用常见肿瘤的诊断与综合治疗等。⑦治疗方案确认后，治疗的辅助装置如射野挡块、组织补偿等的参数能传送到相应的装置制作器上。⑧能够接收和比较治疗机射野影像系统送来的射野确认图像。

4. 高能重粒子射线放射治疗

（1）高能重粒子射线：高能重粒子指质子、中子、π介子及低原子序数的高能重粒子等，称为高LET射线。

（2）高能重粒子射线的物理特性：带电重粒子射线共同的一个物理学特性就是它们在介质中都有一定的射程。这些粒子（中子除外）在介质中运动的开始阶段，能量损失较小，而在接近射程终末时，能量突然发生大量释放，在该处形成陡峭的电离吸收峰，称为Bragg峰，并在达到该电离吸收峰的最高值时，由于能量几乎全部损失而静止。

（3）质子放射治疗的临床应用：质子射线放疗始于20世纪50年代，由于高能加速器的发展，近年出现了医用的质子放疗系统，能量范围为70~250 MeV。质子射线Bragg峰的深度位置和宽度，可根据病灶靶区的位置和大小通过调节射线能量束进行调节。质子的单野照射可得到X(γ)射线多野共面或非共面照射一样的剂量分布和治疗增益；质子束的单平面旋转可得到X(γ)射线立体定向［即X(γ)刀］治疗一样的治疗增益很高的剂量分布，其适形效果好于至今所有的放疗方法。因质子射线在组织中引起的部分核反应会产生正电子发射，从而可以被正电子发射断层扫描（PET）所追踪，为放射治疗提供追踪射线在体内的穿透定位。质子治疗主要用于眼部肿瘤，其次是中枢神经系统肿瘤、头颈部肿瘤、前列腺癌和肺癌。由于治疗设备造价昂贵，目前我国只有极少数放疗中心开展。

第四节 靶向治疗

靶向治疗是在细胞分子水平上,针对已经明确的致癌位点(此位点可以是肿瘤细胞内部的一个蛋白分子,也可以是一个基因片段)来设计相应的治疗药物,药物进入体内会特异地选择致癌位点来相结合发生作用,使肿瘤细胞特异性死亡,而不会波及肿瘤周围的正常组织细胞;与化疗相比治疗肿瘤具有明确靶向性,更能提高疗效,相对减少毒副作用的一种方法。

一、发展现状

最近20年,针对肿瘤细胞的特异性受体、关键性基因及以调控分子通路为靶点的新型肿瘤治疗方案已从分子生物学实验室逐步走向临床一线,这更使肿瘤靶向治疗成为肿瘤生化领域,甚至整个肿瘤基础医学研究领域的热点。曾有专题报道称,肿瘤的靶向治疗、个体化治疗及肿瘤干细胞的研究将成为未来30年内肿瘤研究的热点。

分子靶向药物是针对影响肿瘤细胞内的信号传导、细胞周期的调控、细胞凋亡的诱导、血管生成以及细胞与细胞外基质的相互作用的某一个蛋白质的分子,一个核苷酸的片段或者是一个基因产物而设计的。这些物质与肿瘤的发生和发展明确相关,在正常组织不表达或低表达。分子靶向药物对肿瘤细胞有高度特异性,治疗时对正常组织无损伤或者损伤较轻。这种治疗的问世,使肿瘤的治疗模式有了根本性的改变,并且得到迅速发展。

靶向药物分为抗体药物(大分子)和激酶抑制剂(小分子)。靶向药物的抗肿瘤机制主要表现在两个方面:①阻止信号分子和受体的结合;②抑制激酶的催化过程。单抗类就是针对前者,而小分子类作用的即为后者。因此,小分子靶向药均称为激酶抑制剂。从相对分子质量上来说,抗体是一种蛋白质,而小分子药物是一种有机小分子。二者体积和相对分子质量有差别。

二、作用靶点及机制

(一)具有靶向性的酪氨酸激酶抑制剂

1. 靶向血小板衍生生长因子受体酪氨酸激酶抑制剂 血小板衍生生长因子(platelet-derived growth factor,PDGF)是从人的血小板中分离出来的促血管生成因子。血小板衍生生长因子受体(platelet-derived growth factor receptor,PDGFR)是一种酪氨酸蛋白激酶受体,具有蛋白质酪氨酸激酶活性,能够促进细胞的趋化、分裂与增殖,在机体的多方面发挥着积极的作用。研究表明,PDGF 及 PDGFR 的过度激活和异常表达可诱导肿瘤新生血管的形成,从而直接或间接地促进肿瘤细胞增殖与迁移。目前,以 PDGFR 为靶点的抗肿瘤药物在临床也取得了较好的疗效。

(1)伊马替尼(Imatinib)属于苯胺嘧啶衍生物,通过抑制 c-Kit 子集的突变和 PDGFRA 而产生抗肿瘤细胞增殖的效应,是第一个针对慢性髓系白血病(CML)致病原因的小分子靶向药物,在其他多种肿瘤的治疗中也取得了不少进展。局限性胃肠道间质瘤(GIST)通常采取外科手术治疗,但术后复发率却高达35%,且远期治疗效果不理想。伊马替尼的应用改变了 GIST 治疗的现状,成为不能切除或已发生转移的 GIST 患者的新的治疗手段。

(2)舒尼替尼(Sunitinib)是一类能够选择性地靶向多种受体酪氨酸激酶的新型药物,抑制受体酪氨酸激酶被认为可经阻断肿瘤生长所需的血液和营养物质供给而"饿死"肿瘤并具同时杀死肿瘤细胞活性,一方面通过抑制血小板衍生生长因子受体(PDGFR-α 和 PDGFR-β)和血管内皮细胞生长因子受体(VEGFR)抑制新生血管形成,另一方面又能通过抑制干细胞因子受体(KIT)和类 Fms 酪氨酸激酶-3(FLT3)直接抑制肿瘤细胞增殖,因而具有这两种抗肿瘤作用机制。舒尼替尼既能直接攻击肿瘤,又无常规化疗的毒副反应,其临床优势是显而易见的。有结果表明,在 II 期和 III 期临床研究中,舒尼替尼治疗晚期转移性肾癌的客观反应率(objective response rate,ORR)可达40%,疗效良好,并被推荐为一线治疗方案。因此,美国食品药品管理局(FDA)、欧盟和中国 SFDA 先后批准舒尼替尼用于治疗晚期肾细胞癌。

(3)索拉菲尼(Sorafenib)是一种口服的多靶点多激酶抑制剂,不仅可以作用于 C-raf 和 B-raf,直接抑制肿瘤细胞的生长,还可以作用于血管内皮细胞生长因子受体(VEGFR)和 PDGFR,阻断肿瘤血管的生成和转移,间接抑制肿瘤细胞的生长,并且已被 FDA 批准用于治疗晚期肾细胞癌。索拉菲尼对肝细胞癌的治疗也已取得重大突破,一方面通过抑制 VEGFR 和 PDGFR 的表达,阻断下游 Ras-Raf-MEK-ERK 的通路,抑制肿瘤血管生成;另一方面通过作用于 Raf 激酶,降低 Raf-MEK-ERK 通路的活性,抑制肿瘤细胞增殖,显示出抗肿瘤的活性。非小细胞肺癌的发病机制之一是由于 K-ras 突变的增加导致 Ras-Raf-MEK-ERK 旁路增殖信号的增加。有研究显示,索拉菲尼对这一信号传导途径有抑制作用,因而为非小细胞肺癌的治疗带来了新的契机。

2. 靶向表皮生长因子受体酪氨酸激酶抑制剂　表皮生长因子受体(epidermal growth factor receptor,EGFR)靶向治疗是指以 EGFR 为靶点,利用 EGFR 抑制剂特异性地阻断该分子的生物学功能,从而阻断恶性肿瘤细胞的生物学行为。以吉非替尼(Gefitinib)和厄洛替尼(Erlotinib)为代表的表皮生长因子受体-酪氨酸激酶抑制剂(EGFR-TKI)为肺癌的治疗开辟了蹊径,并且已被 FDA 批准用于治疗晚期非小细胞肺癌(NSCLC),Gefitinib 还获得包括日本、澳大利亚等 27 个国家的批准,我国也于 2005 年 2 月批准了 Gefitinib 进入临床。EGFR-TKI 无论作为一线还是二、三线治疗或维持治疗,对晚期 NSCLC 均有效,不仅具有高度的选择性,能够特异性地阻断 EGFR 核苷酸的结合,还能抑制酪氨酸激酶磷酸化,阻断大部分下游信号的转导,最终抑制肿瘤细胞的生长,从而发挥抗肿瘤效应。但是 EGFR-TKI 并非对所有患者都有效,一些患者经过一定时间的治疗后甚至出现了耐药现象,有研究显示这与 EGFR 基因的二次突变关系密切。因此探讨 EGFR 基因突变与 EGFR-TKI 获得性耐药的关系,有助了解肺癌靶向药物的耐药机制,从而为指导临床治疗提供更有效的方法。

(二)针对信号转导通路的靶向药物

蛋白酪氨酸激酶(PTK)及其相应受体(PTKR)在细胞的增殖、分化及抗凋亡过程中有重要作用,针对信号转导通路的靶向药物主要是通过抑制肿瘤细胞的损伤修复,使细胞停留于分裂间期,诱导或维持细胞凋亡,阻止血管生成。生长因子等细胞外界信号与其特异受体结合产生的刺激通过多条信号通路向细胞内传导,构成了细胞内纷繁复杂的信号转导系统,共同调控着细胞的增殖、分化。其中,由磷酯酰肌醇 3-激酶(PI3K)和其下游的蛋白激酶 B(PKB/Akt)、雷帕霉素靶体蛋白(mTOR)组成的 PI3K-AKT-mTOR 通路;丝苏氨酸蛋白激酶 Ras 和丝裂原活化蛋白激酶(MAPK)三级级联激酶组成的 Ras-MAPK 通路;下游信号转导与转录激活因子 STAT 家族与肿瘤发生、发展密切相关,已经成为抗肿瘤研究的重要靶点。目前,针对上下游不同分子已经涌现出多个反义核苷酸和小分子化合物,其中最引人瞩目的有影响 Ras 羧基末端功能的法尼酰基转移酶抑制剂 lonafarnib、tipifarnib(Zarnestra),以及 sorafenib。该化合物最初被认为是 Raf 的抑制剂,后来发现其对多个靶点包括 VEGFR-2、Flt-2 和 c-Kit 等都有作用。此外,靶向下游蛋白 MEK 的 PD0325901 和 ARRY-142886 也已进入黑色素瘤临床研究。

(三)针对细胞凋亡调节因子的靶向治疗

细胞凋亡是细胞在一定的生理或病理条件下,遵循自身程序,由基因控制的细胞自主性死亡方式。凋亡促进基因包括 P53 基因、*myc* 基因、*TRAIL* 基因等;凋亡抑制基因包括 *BCL-2* 基因、*IAP* 家族、*COX-2* 基因等。以细胞凋亡相关调控基因为靶点,诱导肿瘤细胞凋亡,是目前肿瘤分子靶向治疗的重要研究方向。如马帕木单抗(mapatumumab)是抗 TRAIL 受体 1 的单克隆抗体,可诱导表达 TRAL 受体 1 的肿瘤细胞发生凋亡。

(四)针对细胞表观遗传学的靶向治疗

肿瘤细胞还常常存在表观遗传学异常,包括 DNA 异常甲基化、组蛋白去乙酰化异常及其所致的染色质结构异常。异常的表观遗传学可影响许多基因转录,包括与细胞生长、分化、凋亡、转化和肿瘤发生、发展有关的基因。DNA 甲基化在 DNA 修复、基因稳定、分化及基因抑制方面起着重要的作用。在某些致癌因素作用下,细胞内甲基转移酶过度表达,使抑癌基因超甲基化,导致肿瘤发生。甲基转移酶抑制剂可以使抑癌基因的功能得到恢复,即去甲基化,从而达到治疗肿瘤的目的。例如地西他滨(decitabine)即是一种 DNA 去甲基化药物。

(五)针对肿瘤生长微环境的治疗

抗 VEGF 药物:在众多血管生成因子中,VEGF 作用最强,在血管生成过程中发挥着至关重要的调控作用。VEGF 和 VEGFR 在肿瘤细胞及肿瘤血管内皮中均呈高表达,是抗肿瘤血管生成最为理想的靶点。贝伐珠单抗(bevacizumab)是人源化的抗 VEGF 单克隆抗体,用于结直肠癌、乳腺癌和非小细胞肺癌的治疗。舒尼替尼(sunitinib)能与磷酸化的 VEGFR 酪氨酸残基结合从而抑制信号转导,它既能直接抑制肿瘤细胞增殖,又可抑制肿瘤血管生成。

(六)针对某些特定细胞标志物的单克隆抗体

单克隆抗体(monoclonal antibody)简称单抗(McAb),指由单一 B 细胞克隆产生的高度均一、仅针对某一特定抗原表位的特异性抗体。其作用机制一般是通过阻断免疫系统的一种重要的胞质或受体-配体相互作用,经抗体依赖的细胞介导的细胞毒性作用(ADCC)和补体依赖的细胞毒性作用(CDC)两种免疫机制实现杀灭肿瘤细胞的目的。研究显示,有些肿瘤细胞的生长、扩增和分化需要各种生长因子的刺激,而这些生长因子与肿瘤的浸润、转移和血管生成有关,单抗可与这些生长因子发生拮抗作用并与其受体结合,使得这些肿瘤细胞因得不到生长因子的刺激而死亡。用于治疗疾病的单抗制品统称为单抗药物,抗肿瘤单抗药物包括抗肿瘤单抗和抗肿瘤单抗偶联物或称免疫偶联物两大类。人鼠嵌合抗体及人源化抗体和人抗体相关技术的突破和成熟,成功克服了鼠源性抗体在人体中产生人抗鼠抗体(HAMA)的问题,从而使靶向肿瘤的单抗治疗能够广泛应用于临床,而抗体库的建立和筛选更是使人们可以直接获得特异性强和亲和力高的单克隆抗体。

在过去十年中,单克隆抗体已经实现临床应用并且成为肿瘤治疗的主要药物。达利珠单抗(Daclizumab)是一种靶向 CD25(IL-2Rα)的人源化 IgG1 单克隆抗体,能消耗转移性乳腺癌患者的调节性 T 细胞,用于治疗脑胶质瘤、乳腺癌、黑色素瘤、淋巴瘤和白血病。易普利姆玛(Ipilimumab)是一种靶向细胞毒性 T 淋巴细胞相关抗原-4(CTLA-4)拮抗性抗体,能有效阻滞 CTLA-4 分子。CTLA-4 会影响人体的免疫系统,削弱其杀死癌细胞的能力。易普利姆玛与 CTLA-4 结合并阻碍后者与其配体(CD80/CD86)的相互作用。阻断 CTLA-4 可增加 T 细胞的活化和增殖,从而能有效地激活机体的抗肿瘤免疫反应。FDA 已于 2011 年 3 月 25 日批准易普利姆玛(商标名称为 Yervoy)用于治疗晚期黑色素瘤,其临床研究结果显示,易普利姆玛能有效延长晚期黑色素瘤患者的生存时间。贝伐单抗(Bevacizumab)是一种抗 VEGFA 的抗体,通过阻止 VEGFA 结合到它的受体而隔离 VEGFA。Ramucirumab(IMC-1121B)是一种能阻断 VEGFR-2 的全人 IgG1 抗体,能够治疗转移性胃癌。研究显示其提高了患者的整体存活率,同时提高了无进展生存率。EM164 是人源化的抗类胰岛素生长因子受体(IGFIR)抗体,在体外通过 IGF-IR 抑制信号,延迟体内人胰腺癌和神经母细胞瘤异种移植物的增长。Dalotuzumab(MK-0646)是另一种人源化的 IGF-IR 抗体,对乳腺癌和肺移植瘤有抗肿瘤疗效,目前在临床试验中用于治疗乳腺癌、肺癌和结肠癌。

(七)针对某些原癌基因和抑癌基因的治疗

B 细胞特异性莫洛尼白血病毒插入位点 1(bmi-1)是多梳基因家族的一种转录抑制因子,目前是一种公认的原癌基因。研究表明,bmi-1 基因表达异常与人类多种肿瘤的发生、发展、侵袭、预后等多项病理指标有很高的相关性,不仅能够促进肿瘤细胞的耐药、增殖和克隆形成等恶性生物学行为,还可诱导细胞永生化,对肿瘤干细胞的功能和更新起着重要作用。因此,bmi-1 基因逐渐成为一种潜在的肿瘤治疗靶点。

RNA 干扰(RNA interference,RNAi)是指在进化过程中高度保守的、由双链 RNA 诱发的、同源 mRNA 高效特异性降解的现象。由于使用 RNAi 技术可以特异性剔除或关闭特定基因的表达(长度超过 30 的 dsRNA 会引起干扰素毒性),所以该技术已被广泛用于探索基因功能和恶性肿瘤的治疗领域。研究显示,通过 siRNA 技术降低 bmi-1 基因的表达后,肿瘤的分化、克隆、迁徙与转移能力随之减弱,并且能够导致肿瘤细胞的衰老和凋亡,增加其对细胞毒因子及放疗的敏感性。Cao 等采用 siRNA 技术减少 HT1080 纤维肉瘤中 bmi-1 的水平,结果不仅抑制了体外肿瘤细胞的增殖,还引起了肿瘤细胞的衰老;Xu等采用类似方法下调人乳腺癌细胞 MCF-7 中 bmi-1 的表达后,发现体内外细胞的增殖均受到抑制,细胞周期停滞在 G_0/G_1 期,同时还导致了细胞凋亡。maspin(mammary serpin)基因,又称为 serpinB5,是一种抑癌基因,属于丝氨酸蛋白酶抑制剂超家族成员,能抑制肿瘤细胞生长、侵袭和转移,促进肿瘤细胞凋亡,影响肿瘤血管生成及增加化疗敏感性,在多种肿瘤细胞中表达减少或缺失,对肿瘤的发生发展及预后有重要作用,可作为潜在的肿瘤治疗靶点。

maspin 蛋白表达定位及表达量的变化常作为肿瘤发展和预后的重要指标。maspin蛋白在正常前列腺组织中仅表达于细胞核;在癌前病变或早期前列腺癌组织中,细胞质和细胞核均有表达;在低分化或进展期前列腺癌组织中,则低表达甚至不表达。膀胱癌中 maspin 蛋白阴性表达的患者,其肿瘤进展率和复发率均比阳性表达的患者高,且总体生存时间短。因此,maspin 可以用来判断肿瘤的进展或复发。研究表明,maspin 可以抑制肿瘤细胞的活力和增殖,促进肿瘤细胞凋亡,阻碍肿瘤的发生发展。促进 maspin 内源性表达或者加入外源性 maspin 蛋白,均可抑制肿瘤细胞的侵袭和转移。有报道认为,maspin 表达和血管生成密切相关,其可以抑制新生血管形成。在 NSCLC 中,maspin的水平和微血管密度、血管生成拟态呈负相关,说明 maspin 具有明显抑制血管生成的作用。此外,maspin 还具有一定的协同化疗药物抗肿瘤的作用。

三、存在的问题及展望

肿瘤靶向治疗在短短几年内得到迅速发展,但从临床角度看,靶向治疗目前刚刚开始应用,还处于入门阶段。尽管它很有潜力,但并不能代替手术、化疗和放疗等传统的肿瘤治疗方法。虽然肿瘤靶向治疗已经取得了一定的突破,但仍面临许多问题。以单抗为例,尽管单抗药物在体内具有较好的靶向性,能与肿瘤细胞特异性结合,并显示出选择性杀伤作用,而且比相应的游离药物具有更高的疗效或较低的毒性,但是其临床应用结果却不理想。为解决单抗靶向药物应用中的问题和障碍,今后应在抗体的人源化、双特异性抗体、寻找新的分子靶点、偶联物分子的小型化、单抗药物的高效化等方面进行集中研究。又如磁性药物,尽管其靶向治疗肿瘤的安全性和有效性较好,但若要广泛应用于临床,也有很多问题尚需解决,比如:能否通过改善载体的表面性质以增强其主动靶向性;

怎样提高载体的携药率及安全性问题;进一步研究针对不同部位、组织或器官的最佳粒子大小和磁场强度,以及肿瘤靶区位置不同而引起的载体分布情况和药物控释的问题;如何降低载体的生产成本,简化生产步骤,为磁性药物的大规模临床应用做准备。

我们认为较理想的抗肿瘤药物应具有几点共同的特征:首先是特异性,最好可以主动寻找到原发灶及转移灶,有针对地杀灭肿瘤细胞而保全正常细胞。其次应具有可工业化大规模生产的能力,使之在成本与价格方面能让更多人受益。另外,如果在有效作用于实体肿瘤及克服免疫障碍方面也得到妥善解决,我们相信,在未来,对肿瘤细胞与组织的靶向治疗,对肿瘤患者的个性化治疗及对肿瘤干细胞的全面深入了解,一定能在攻克肿瘤的长期过程中起到一定的积极作用。

随着现代生物医学技术的发展,肿瘤靶向治疗的研究取得了多项突破,面临的问题也正逐步解决。靶向治疗药物发展迅速,尤其在纳米技术和纳米材料的推动之下更显示出光明的发展前景。相信在可以预见的未来,对肿瘤细胞与组织的靶向治疗,对肿瘤患者的个性化治疗及对肿瘤干细胞的全面深入了解,一定能为攻克肿瘤难题起到积极的作用。

第五节 免疫治疗

免疫治疗是指针对机体低下或亢进的免疫状态,人为地增强或抑制机体的免疫功能以达到治疗疾病目的的治疗方法。免疫治疗的方法有很多,适用于多种疾病的治疗。免疫治疗由于其非使用外力攻击癌细胞,而是通过培养和处理患者体内的免疫细胞来攻击肿瘤细胞,与传统疗法有很大的不同,并可迅速、持久清除大量的肿瘤细胞,降低体内肿瘤细胞负荷。

利用免疫系统治疗癌症的思路已有很长历史,早在1891年美国骨科医生威廉·科利(William Coley)发现,肉瘤患者术后感染链球菌后,患者恶性肿瘤消退。然而肿瘤细胞与免疫系统的互动关系近十余年才逐渐被理解,真正有效的免疫疗法也只在近几年才出现:2011年《自然》杂志发表文章《癌症免疫治疗的时代来临》;2013年度科学杂志发表十大科学突破,癌症免疫疗法位居首位;2018年诺贝尔生理学或医学奖授予发现"负性免疫调节治疗癌症"的两位科学家,他们创立了肿瘤治疗的全新理念,通过激发免疫系统内在能力攻击肿瘤细胞,这是人类抗癌道路的里程碑。

一、机制

肿瘤免疫治疗作为一种新型疗法已成为肿瘤治疗研究领域中的一大热点,它改变了以往对肿瘤治疗的看法及观念。肿瘤治疗传统方法是依靠外界力量杀死肿瘤细胞,作用靶点是肿瘤细胞,而目前新型肿瘤免疫治疗作用靶点是免疫细胞,即通过动员人体自身免疫系统,抑制或消灭肿瘤细胞。正常情况下,机体抗肿瘤免疫包括3个步骤。

第一步:免疫系统中抗原提呈细胞如树突状细胞(DC)识别、处理肿瘤抗原并呈递给T细胞。第二步:T细胞在淋巴结等外周免疫器官中被DC激活(为T细胞活化提供双信号）。第三步：效应性 T 细胞进入肿瘤微环境，并杀死癌细胞。肿瘤细胞会在每个环节设置障碍，从而防止被免疫细胞识别和清除，以达到免疫逃逸的目的。肿瘤免疫治疗的策略是阻止肿瘤细胞的免疫逃逸。针对第一步，提高 DC 细胞的抗原呈递效率（如过继细胞免疫治疗）；针对第二步，增强 T 细胞对肿瘤抗原的识别能力，同时弱化 Treg 细胞对 T 细胞的抑制作用（如肿瘤疫苗、过继细胞免疫治疗）；针对第三步，要解决癌细胞对 T 细胞的免疫抑制（如免疫检查点抑制剂）。

二、分类

提起免疫治疗，很多人认为免疫治疗就是提高免疫力的疗法，或是认为免疫治疗就是 PD-1（免疫检查点抑制剂）。实际上免疫治疗远不只这么简单。肿瘤免疫治疗的方法有免疫检查点抑制剂、过继性细胞免疫治疗、肿瘤疫苗、溶瘤免疫治疗与生物反应调节剂等。

（一）免疫检查点抑制剂（PD-1/PD-L1）

抗体类药物包括"被动免疫治疗"药物和"主动免疫治疗"药物两类。肿瘤靶向抗体药物属于"被动免疫治疗"药物，免疫刺激抗体和免疫检查点抑制剂等属于"主动免疫治疗"药物。

肿瘤靶向抗体药物的作用靶点是肿瘤细胞，通过多种抗体相关机制杀伤肿瘤细胞，阻止肿瘤细胞增殖和转移，从而杀灭肿瘤细胞，而不伤及肿瘤周围组织的正常细胞。截至目前，经美国 FDA 批准的肿瘤靶向抗体药物有西妥昔单抗、帕尼单抗、曲妥珠单抗、帕妥珠单抗、贝伐珠单抗等 13 种。

免疫调节性抗体通过调节免疫功能来活化免疫细胞，能够长期发挥抗肿瘤作用。目前临床取得较好疗效的免疫检查点抑制剂，解除 T 细胞的抑制状态，激活 T 细胞，从而有效杀伤肿瘤细胞。免疫检查点抑制剂的发现者获得 2018 年诺贝尔生理学或医学奖，美国 FDA 已批准针对 CTLA-4、PD-1 和 PD-L1 的单克隆抗体的应用。免疫检查点抑制剂的问世具有重大意义：①与以往肿瘤抗体药物不同，免疫检查点抑制剂作用靶点主要是 T 细胞（除 PD-L1 抗体外）；②检查点抑制剂作用方式不像化疗、靶向疗法那样直接杀死癌细胞，而是激活 T 细胞杀伤肿瘤细胞。免疫检验点抑制剂为恶性肿瘤的治疗开启了全新模式。

（二）过继性细胞免疫治疗

过继性细胞免疫治疗是基于多种淋巴细胞或抗原提呈细胞的免疫治疗方式，目前主要是过继性 T 细胞治疗，即通过向患者回输细胞因子刺激的或改造后的 T 细胞，有效杀伤肿瘤细胞；过继性 NK 细胞治疗也逐渐受到关注。过继性细胞免疫治疗经过以下几代发展：第一代是淋巴因子激活的杀伤细胞（即 LAK 细胞）疗法，利用外周血单个核细胞中加入 IL-2，进行体外培养，诱导出一种非特异性的杀伤细胞即 LAK 细胞，其可杀伤多种对 CTL、NK 细胞不敏感的肿瘤细胞。第二代是多种细胞因子诱导的杀伤细胞（即 CIK 细胞)疗法:CIK 细胞是将人外周血单个核细胞在体外与多种细胞因子(IL-2 和 IFN-γ 等)和刺激因子(如抗 CD3 单克隆抗体)共同培养后获得的活化异质细胞群。CIK 细胞又被称为 NK 样 T 淋巴细胞(因其同时表达两种膜蛋白分子即 CD3 和 CD56),它既有 T 淋巴细胞强大的特异性肿瘤细胞杀伤功能,又兼有 NK 细胞的非 MHC 限制性细胞杀伤功能。第三代是肿瘤浸润性淋巴细胞(即 TIL 细胞)疗法:TIL 细胞是从患者手术切除的肿瘤组织中分离到的淋巴细胞,经体外与 IL-2 共同培养大量扩增后得到,然后将其回输患者体内。因 TIL 细胞是特异性杀瘤细胞,故其具有的特异性杀瘤活性比 LAK 细胞要强 50～100 倍。第四代是细胞因子诱导的杀伤细胞(即 DC-CIK 细胞)疗法:第一步提取患者的 DC 细胞及淋巴细胞;第二步将 DC 细胞同患者手术切除的肿瘤组织在体外进行孵育,DC 细胞摄取肿瘤抗原,同时将提取的淋巴细胞在体外利用细胞因子激活成为 CIK 细胞;第三步在体外将诱导成熟的 DC 细胞和 CIK 细胞共同培养进行肿瘤抗原呈递,进而激活淋巴细胞,经此过程 DC 表面共刺激分子的表达及抗原提呈能力明显提高,同时也使 CIK 细胞的增殖能力及细胞毒作用增强,使两类细胞形成抗肿瘤活性大大提高的杀伤性细胞群体即 DC-CIK 细胞,再将 DC-CIK 细胞回输给患者。第五代是 T 细胞受体 T 细胞(T cell receptor-gene engineered T cell,TCR-T)疗法和 CAR-T 疗法,也是目前最有前景的两种细胞免疫疗法。TCR-T 疗法是通过基因工程技术中的转基因技术,改造 T 细胞受体(TCR)的 α 和 β 链基因,提高 T 细胞特异性识别肿瘤抗原的能力,经体外扩增后回输到患者体内。修改了 TCR 几个关键性氨基酸后,TCR 与常见肿瘤 TAA、NY-ESO-1 等的亲和力大大提高。TCR-T 疗法在黑色素瘤和滑膜肉瘤临床试验上取得了突破性进展,同时也在其他晚期实体瘤治疗中取得初步有效性,目前正处于研究阶段。CAR-T 疗法是通过基因工程技术,用嵌合抗原受体(CAR)代替 T 细胞表面的 TCR,直接识别肿瘤抗原并发挥其细胞毒作用。"CAR"结构能特异识别肿瘤抗原,使 T 细胞无须抗原提呈细胞的抗原提呈作用就能靶向识别并消灭表达特定抗原的肿瘤细胞。如在治疗 B 细胞白血病和淋巴瘤方面,靶向 CD19 的 CAR-T 已经表现出了良好疗效。CAR-T 细胞犹如装上了卫星导航定位系统,能准确识别并消灭肿瘤细胞,CAR-T 疗法已被应用于血液肿瘤领域,并取得了良好效果。CAR-T 疗法在实体瘤领域正在研究中,如局部瘤内注射或动脉给药,联合用药(如联用 PD-1 单抗)等。

(三)肿瘤疫苗

肿瘤疫苗分为肿瘤预防性疫苗和肿瘤治疗性疫苗两大类。肿瘤预防性疫苗是着眼于肿瘤的预防和控制,乙型肝炎病毒(HBV)疫苗和人乳头瘤病毒(HPV)疫苗通过诱导机体产生抗体预防肿瘤的形成、复发和转移,从而降低一种或多种肿瘤发病率;肿瘤治疗性疫苗主要针对自体或异体肿瘤细胞或其相关抗原,通过激发患者机体的特异性免疫功能,主要是激活 CTL 细胞来攻击癌细胞。肿瘤疫苗包括多肽疫苗、肿瘤细胞疫苗、基因疫苗、核酸疫苗、DC 疫苗、CTL 表位肽疫苗等。细胞癌变后产生的肿瘤抗原可作为适应性免疫应答靶点,是制备肿瘤疫苗的基础。进一步通过对突变基因测序、获得新抗原,是制备个体化肿瘤疫苗的方向,将个体化肿瘤疫苗与免疫检查点抑制剂或其他肿瘤治疗方法联合使用,可能会产生更好的临床疗效。目前已上市的治疗性肿瘤疫苗有 Provenge (Sipuleucel-T)和 M-vax。Sipuleucel-T 是 2010 年 FDA 批准的首个 DC 疫苗,它由自体 DC 与前列腺酸性磷酸酶(PAP)体外共孵化获得,促进 DC 对肿瘤抗原的识别和提呈,提高 T 细胞对前列腺癌免疫应答能力。

(四)溶瘤免疫治疗

溶瘤免疫治疗是溶瘤病毒介导的抗肿瘤免疫治疗,是将基因工程改造的溶瘤病毒输入患者体内,利用溶瘤病毒的自我复制能力和在肿瘤细胞内选择性复制的特性使肿瘤细胞裂解并死亡,同时溶瘤病毒破坏肿瘤细胞,导致释放的肿瘤抗原激活患者机体内特异性免疫应答,进一步攻击肿瘤细胞。基因改造后的溶瘤病毒已被赋予特殊基因表达功能,可具有三大功效:①直接杀伤肿瘤细胞;②作为外来入侵者激活机体免疫系统,打破机体免疫耐受微环境;③刺激免疫细胞产生多种细胞因子,参与机体的抗肿瘤免疫。最早报道溶瘤病毒的是发现一名宫颈癌患者感染狂犬病毒后肿瘤消退。能用来改造成溶瘤病毒的有单纯疱疹病毒、呼肠孤病毒、溶瘤腺病毒、新城疫病毒、腺病毒及痘病毒等,它们均有嗜肿瘤特性,能特异性识别并感染肿瘤细胞,最终导致肿瘤细胞裂解,但不感染正常机体细胞。目前上市的溶瘤药物有 T-VEC 和 H101 两种。T-VEC 是一个基因改造后的 HSV-1 溶瘤病毒,能够使感染的肿瘤细胞表达细胞因子 GM-CSF。GM-CSF 吸引 DC 达到病毒感染肿瘤细胞部位,使其捕获肿瘤抗原并加工提呈给 T 细胞,从而激活机体特异性免疫反应,提高抗肿瘤免疫。目前 T-VEC 在美国 FDA 的批准下用于治疗晚期黑色素瘤。H101 已在中国批准上市,用于治疗鼻咽癌等头颈部癌症。研究证实溶瘤免疫治疗联合免疫检查点抑制剂对多种癌症的治愈率达到 60% 以上。英美研究小组利用单次剂量静脉滴注呼肠孤病毒治疗侵袭性脑肿瘤患者,发现呼肠孤病毒不仅能够通过血脑屏障到达肿瘤,还能激活机体的免疫功能。

(五)生物反应调节剂

生物反应调节剂(biological response modifiers,BRM)也称免疫调节剂,主要通过促进抗原提呈细胞(APC)对抗原的摄取、加工和提呈或增强淋巴细胞的活性,能够非特异地提高机体免疫系统抗肿瘤效应。如 BCG、CpG 寡核苷酸(TLR9 激动剂)、香菇多糖等作为一类新型生物制剂,正逐步被用于增强肿瘤免疫疗效。

三、未来研究方向

目前肿瘤免疫治疗蓬勃发展,针对不同机制开展的临床研究众多,未来有几个主要的研究方向。

第一,优化临床研究方法和终点,为快速优先并加快免疫治疗方案的开发,需设计新的临床试验方法,试验"平台"包括伞式试验、篮子试验等。

第二,鉴于目前单药或联合免疫治疗方案的多样性和复杂性,以及随着多重免疫组化技术、高通量测序和微阵列技术的发展和不断完善,利用生物标志物筛选可能获益最大的患者群体,成为克服耐药、有效提高患者治疗效果的研究趋势。未来,通过提取大样本、多维特征,利用机器学习/大数据分析构建多变量评分模型,可能有望获得最有效、最全面的生物标志物或模型,并构建肿瘤精准治疗的新框架。

第三,在今后的研究中,治疗过程中需对肿瘤活检和外周血取样进行系列采样和纵向评价,结合多因素综合分析明确耐药的异质性机制,或采用新技术,如全基因组测序、单细胞测序或表观遗传学分析等鉴定出特征性耐药位点或亚克隆,有助于发现新靶点和研发新药物,使免疫治疗应用于更广泛的肿瘤治疗。此外,开发药物工艺改进和新型给药平台如生物膜纳米药物递送系统,可将不同免疫治疗药物如细胞因子、检查点抑制剂、激动抗体、肿瘤疫苗等递送到人体特定部位,通过多种不同药物递送方式发挥药效,如体内纳米颗粒转运到免疫细胞、利用纳米颗粒进行体外 T 细胞功能化、控释系统、生物材料植入支架、可注射生物材料支架、经皮给药系统等,从而增强治疗效果,减少不良事件的发生。

肿瘤治疗的研究方向是多种药物联合治疗、多学科交叉整合,以期为每一类患者制定最佳治疗方案。为应对这些挑战,基础研究人员和临床医生需要共同努力,集中资源加速理解肿瘤和免疫间复杂的相互作用,最终为肿瘤患者制定最优化治疗方案,推动肿瘤免疫治疗时代的进步。

参考文献

[1]王玮,王蓉,陈鸿,等.肿瘤综合治疗规范化管理的实践与探讨[J].中华肿瘤防治杂志,2019,26(5):327-331.

[2]李志奇,郑芳,罗锦蓉.肿瘤的综合治疗[J].中华内科杂志,2020,59(1):1-5.

[3]EDGE,S B,COMPTON,C C. The American Joint Committee on Cancer:the 7th edition of the AJCC cancer staging manual and the future of TNM[J]. Annals of Surgical Oncology,2010,17(6),1471-1474.

[4]CHEN,X,YU W,L I W. The role of surgery in the treatment of stage IV non-small cell lung cancer[J]. Journal of Thoracic Disease,2019,11(Suppl 8):S1098-S1104.

[5]AL SHAMSI H O,ALHAZZANI W. A primer on surgical oncology[J]. Current Oncology Reports,2019,21(7),58.

[6]LI X,ZHANG X. Surgical management of pancreatic cancer:a review[J]. Chinese Journal of Cancer Research,2020,32(5):563-574.

[7]LU X,LI H. Surgical treatment of liver metastasis from gastric cancer:a systematic review[J]. BMC Surgery,2019,19(1):6.

[8]HOSSAIN M A,KIM D H,JANG J G. Current status and future direction of anti-cancer drug development:a review[J]. Journal of Cancer Research and Clinical Oncology,2013,139(11):1781-1790.

[9]WINER E P,HUDIS C A. Breast cancer treatment:a review[J]. JAMA,2013,311(10):

1017-1025.

[10]VERMA V,SIMONE C B,KRISHNAN S. Linac—based stereotactic body radiation therapy for the treatment of prostate cancer[J]. American Journal of Clinical Oncology,2017, 40(3):305-311.

[11]ROOS D E,POTTER A E. Controversies and challenges in radiotherapy for breast cancer[J]. Journal of Medical Imaging and Radiation Oncology,2017,61(1):8-15.

[12]RODRIGUEZ B J,VARGAS C. Current status and future perspectives of radiotherapy for pancreatic cancer [J]. World Journal of Gastrointestinal Oncology, 2019, 11 (11): 1043-1060.

[13]MACDONALD S M,TROFIMOV A. Radiotherapy for pediatric central nervous system tumors[J]. Nature Reviews Neurology,2015,11(5):306-317.

[14]WELSH J S,PATEL R R. Management of brain metastases in the era of stereotactic radiosurgery[J]. Clinical Advances in Hematology & Oncology,2017,15(1):55-62.

[15]MCBRIDE S M,WONG R K. Radiation therapy for esophageal cancer[J]. Seminars in Radiation Oncology,2012,22(3):178-189.

[16]SAWYERS C. Targeted cancer therapy[J]. Nature,2004,432(7015):294-297.

[17]YAP T A,WORKMAN P. Exploiting the cancer genome:strategies for the discovery and clinical development of targeted molecular therapeutics [J]. Annual Review of Pharmacology and Toxicology,2012(52):549-573.

[18]HAHN W C,WEINBERG R A. Modelling the molecular circuitry of cancer[J]. Nature Reviews Cancer,2002,2(5):331-341.

[19]BASELG A J,SWAIN S M. Novel anticancer targets:revisiting ERBB2 and discovering ERBB3[J]. Nature Reviews Cancer,2009,9(7):463-475.

[20]FLAHERTY K T,PUZANOV I,KIM K B,et al. Inhibition of mutated,activated BRAF in metastatic melanoma exploiting the cancer genome:strategies for the discovery and clinical development of targeted molecular therapeutics[J]. New England Journal of Medicine,2010,363(9):809-819.

[21]IMIELINSKI M,GREULICH H,KAPLAN B. et al. Oncogenic and sorafenib-sensitive ARAF mutations in lung adenocarcinoma [J]. Journal of Clinical Investigation, 2012, 122(4):1474-1483.

[22]JÄNNE P A,SHAW A T,PEREIRA J R,et al. Selumetinib plus docetaxel for KRAS—mutant advanced non—small—cell lung cancer:a randomised,multicentre, placebo—controlled,phase 2 study[J]. The Lancet Oncology,2013,14(1):38-47.

[23]WEI S C,DUFFY C R,ALLISON J P. Fundamental mechanisms of immune checkpoint blockade therapy[J]. Cancer Discovery,2020,10(8):1069-1086.

[24]TENG M W,SMYTH M J. Fighting cancer with immunotherapy[J]. Nature Reviews Immunology,2021,21(1):37-56.

［25］RIBAS A, WOLCHOK J D. Cancer immunotherapy using checkpoint blockade［J］. Science,2021,359(6382):1350-1355.

［26］SHARMA P, HU-LIESKOVAN S, WARGO J A, et al. Primary, adaptive, and acquired resistance to cancer immunotherapy［J］. Cell,2021,184(3):707-723.

［27］LUKE J J, OTT P A. PD-1 pathway inhibitors:the next generation of immunotherapy for advanced melanoma［J］. Oncotarget,2020,8(23):9203-9213.

［28］GARON E B, HELLMANN M D, RIZVI N A, et al. Five-year overall survival for patients with advanced non-small-cell lung cancer treated with pembrolizumab:results from the phase I KEYNOTE-001 study［J］. Journal of Clinical Oncology, 2019, 37(28): 2518-2527.

［29］HODI F S, CHIARION-SILENI V, GONZALEZ R, et al. Nivolumab plus ipilimumab or nivolumab alone versus ipilimumab alone in advanced melanoma (CheckMate 067): 4-year outcomes of a multicentre, randomised, phase 3 trial［J］. The Lancet Oncology,2021,22(5):629-637.

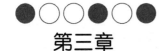

第三章

脑胶质瘤

一、流行病学

脑胶质瘤是指起源于脑神经胶质细胞的肿瘤,是最常见的原发性颅内肿瘤。2021 年版世界卫生组织(WHO)中枢神经系统肿瘤分类将脑胶质瘤分为 Ⅰ~Ⅳ级,Ⅰ、Ⅱ级为低级别脑胶质瘤,Ⅲ、Ⅳ级为高级别脑胶质瘤。脑胶质瘤根据其肿瘤细胞形态学与正常脑胶质细胞的相似程度分为星型细胞瘤、少突细胞瘤、室管膜瘤、混合胶质瘤。

脑胶质瘤占所有原发性中枢神经系统肿瘤的 32%,占中枢神经系统恶性肿瘤的 81%。恶性脑胶质瘤的发病率为(5~8)/100 万人,5 年死亡率在全身肿瘤中仅次于胰腺癌和肺癌,位列第 3 位。近 30 年,原发性恶性脑肿瘤发生率逐年递增,年增长率为 1%~2%,老年人群尤为明显。WHO 2020 年公布按肿瘤致死率排序,恶性脑胶质瘤是 34 岁以下肿瘤患者的第 2 位死亡原因,是 35~54 岁患者的第 3 位死亡原因。2016 年中国肿瘤登记报告指出中国脑及中枢神经系统恶性肿瘤死亡率为 3.87/10 万人,位列十大高病死率肿瘤之第 9 位。

二、病理

(一)2021 版 WHO 中枢神经系统肿瘤分类标准

脑胶质瘤是一组具有胶质细胞表型特征的神经上皮肿瘤的总称。随着病理学的发展和病理检测技术的进步,尤其是二代测序、DNA 甲基化谱等组学技术的提高,脑胶质瘤的遗传背景和发生发展机制逐渐清晰。越来越多的分子标志物被证明在胶质瘤的分类、分型、分级、预后和治疗方面发挥着重要的作用。2021 年发布的第 5 版《WHO 中枢神经系统肿瘤分类》整合了肿瘤的组织学特征和分子表型,提出了新的肿瘤分类标准,重点推进了分子诊断在中枢神经系统肿瘤分类中的应用。这一分类是目前脑胶质瘤诊断及分级的重要依据(表 3-1)。

表 3-1　2021 版 WHO 中枢神经系统胶质瘤分类标准

肿瘤类型	分类标准	
成人型弥漫性胶质瘤	星形细胞瘤,IDH 突变型	
	少突胶质细胞瘤,IDH 突变伴 1p/19q 联合缺失型	
	胶质母细胞,IDH 野生型	
儿童型弥漫性低级别胶质瘤	弥漫性星形细胞瘤,MYB 或 MYBL1 变异型	
	血管中心型胶质瘤	
	青少年多形性低级别神经上皮肿瘤	
	弥漫性低级别胶质瘤,MAPK 信号通路变异型	
儿童型弥漫性高级别胶质瘤	弥漫性中线胶质瘤,H3K27 变异型	
	弥漫性大脑半球胶质瘤,H3G34 突变型	
	弥漫性儿童型高级别胶质瘤,H3 野生和 IDH 野生型	
	婴儿型半球胶质瘤	
局限性星形细胞胶质瘤	毛细胞型星形细胞瘤	
	有毛细胞样特征的高级别星形细胞瘤	
	多形性黄色星形细胞瘤	
	室管膜下巨细胞星形细胞瘤	
	脊索样胶质瘤	
	星形母细胞瘤,伴 MN1 改变	
室管膜瘤	幕上室管膜瘤	幕上室管膜瘤,ZFTA 融合阳性型
		幕上室管膜瘤,YAP1 融合阳性型
	颅后窝室管膜瘤	颅后窝室管膜瘤,PFA 组
		颅后窝室管膜瘤,PFB 组
	脊髓室管膜瘤,MYCN 扩增型	
	黏液乳头型室管膜瘤	
	室管膜下瘤	

注:IDH. 异柠檬酸脱氢酶。

(二)脑胶质瘤分类及其分子变异

第 5 版《WHO 中枢神经系统肿瘤分类》根据组织学和分子病理学特点将胶质瘤分为 5 个组别:①成人型弥漫性胶质瘤;②儿童型弥漫性低级别胶质瘤;③儿童型弥漫性高级别胶质瘤;④局限性星形细胞胶质瘤;⑤室管膜肿瘤。

1. 成人型弥漫性胶质瘤　新版分类首次将弥漫性胶质瘤分为成人型和儿童型两大类。需要注意的是,这一诊断分类并非完全依据肿瘤发病年龄,而是依据主要分子变异及此类肿瘤在不同年龄段分布等临床特征。成人型弥漫性胶质瘤是成人胶质瘤的主要类型,但可发生于儿童;而儿童型弥漫性胶质瘤主要发生在儿童,亦可发生于成人,尤其是青年。

鉴于分子和遗传学诊断在中枢神经系统肿瘤诊断中的重要作用,下面简要介绍一下常见的脑瘤的分子指标和遗传学改变。

(1)异柠檬酸脱氢酶(isocitrate dehydrogenase,IDH)突变是成人型弥漫性胶质瘤重要的诊断标志物。IDH 突变的弥漫性胶质瘤,如伴有 1 号染色体短臂/19 号染色体长臂(1p/19q)联合缺失,可诊断为"少突胶质细胞瘤,IDH 突变和 1p/19q 联合缺失型";如无1p/19q 联合缺失,但有 ATRX 突变的弥漫性胶质瘤,可诊断为"星形细胞瘤,IDH 突变型",CDKN2A/B 纯合性缺失是此类型肿瘤分级标志物。IDH 野生且组蛋白 H3 野生的弥漫性胶质瘤,如出现坏死或微血管增生,或具有 EGFR 扩增、7 号染色体扩增/10 号染色体缺失(+7/-10)、端粒酶逆转录酶(TERT)启动子区突变三个分子变异之一,可诊断为"胶质母细胞瘤,IDH 野生型"。

(2)染色体 1p/19q 缺失:染色体 lp/19q 缺失是指 1 号染色体短臂和 19 号染色体长臂同时缺失。1p/19q 联合性缺失在少突胶质细胞瘤中的发生率为 80%~90%,在间变性少突胶质细胞瘤中发生率为 50%~70%,在弥漫性星形细胞瘤中发生率为 15%,而在胶质母细胞瘤中发生率仅为 5.0%。存在染色体 1p/19q 缺失的少突胶质细胞瘤生长速度较慢,并对化疗敏感。目前的治疗指南对少突胶质细胞瘤均推荐检测染色体 1p/19q 缺失的状态,用替莫唑胺或单纯放疗治疗染色体 1p/19q 缺失的少突胶质细胞瘤的患者均会延长无进展生存期。目前检测染色体 1p/19q 状态的方法包括荧光原位杂交、基于杂合性缺失分析的聚合酶链反应(PCR)和阵列比较基因组杂交(CGH),推荐采用荧光原位杂交技术。

(3)甲基转移酶(MGMT)是细胞中的一种蛋白,有助于修复受损的 DNA。在一些高级别脑胶质瘤中,有助于制造 MGMT 蛋白的基因被"关闭"(沉默)。当开启 MGMT 基因的 DNA 部分(称为启动子区域)被甲基化时,该基因就会关闭。"甲基化"意味着 DNA 中增加了一种称为甲基的化学物质。大约 40% 的胶质母细胞瘤患者的 MGMT 启动子区域发生甲基化。这意味着他们的肿瘤可能对替莫唑胺等化疗反应更佳。

MGMT 启动子甲基化检测包括 PCR 和 DNA 测序。检测结果用于治疗计划。值得注意的是,化疗药物替莫唑胺对具有甲基化 MGMT 启动子的胶质母细胞瘤的整体效果优于启动子未甲基化的胶质母细胞瘤。这对于年龄较大(70 岁以上),无论体能状态情况的胶质母细胞瘤患者而言意义重大。该人群可能很难同时接受化疗和放疗。因此,对于该人群而言,单用替莫唑胺化疗可能对 MGMT 启动子甲基化的人是更好的选择。对该人群中 MGMT 启动子未甲基化者,单用放射疗法可能是最佳选择。

(4)ATRX 基因与允许访问染色体中的 DNA 有关。可通过免疫组化检测 ATRX 基因。检查结果用于诊断。例如,Ⅱ级和Ⅲ级脑胶质瘤患者和继发性胶质母细胞瘤患者中更常发现该突变。同时,当 ATRX 与 IDH 突变同时出现时,这一组合很可能意味着星形细胞瘤。然而,ATRX 突变几乎从不与染色体 1p/19q 共缺失同时出现。染色体 1p/19q 缺失与少突胶质瘤相关。因此,当出现 ATRX 时,则表明不太可能是少突胶质瘤。

（5）*TERT* 基因有助于在细胞繁殖后维持细胞生存。但是 *TERT* 基因启动子区域的突变导致癌细胞不会死亡。这意味着癌细胞将继续繁殖而不会"耗尽"。这种突变可以通过 DNA 测序进行检测。该检测结果可用于诊断和预后。这种突变经常发生在胶质母细胞瘤和少突胶质瘤中。与 *MGMT* 基因一样，*TERT* 基因在其启动子区域甲基化时会被沉默。在少突胶质瘤中，经常发现 TERT 启动子突变及染色体 1p/19q 缺失和 IDH 突变。

（6）苏氨酸蛋白激酶（*BRAF*）基因突变：多种不同癌症中都会出现 *BRAF* 基因突变，不只脑胶质瘤。可通过 DNA 测序检测这类突变。该检测结果可用于诊断和治疗。例如，BRAF 突变通常表明是缓慢进展的毛细胞星形细胞瘤。但是，一种 *BRAF* 突变类型——BRAFV600E 突变可见于低级别和高级别肿瘤。重要的是，BRAFV600E 突变肿瘤可使用靶向疗法进行治疗（靶向疗法使用的药物专门攻击使癌细胞生存和生长的基因和蛋白）。在这种情况下，治疗计划可能需要 BRAF 抑制剂，这种药物能够靶向 BRAF 突变。使用靶向疗法治疗特定突变表明了生物标志物检测的重要性。生物标志物检测能改善治疗的准确性，并帮助缩小治疗选择的范围。如果检测出特定的突变，便可能可以接受更加精确靶向胶质瘤的治疗。

2. 儿童型弥漫性低级别胶质瘤　以 MYB/MYBL1 变异和丝裂原活化蛋白激酶（MAPK）信号通路变异为主要分子特征。其中，*MYB/MYBL*1 基因拷贝数变异和基因融合是诊断"弥漫性星形细胞瘤，MYB 或 MYBL1 变异型"和"血管中心型胶质瘤"的重要分子标志物；MAPK 信号通路相关的基因变异，包括 BRAF、FGFR1 等，是"青少年多形性低级别神经上皮肿瘤"和"弥漫性低级别胶质瘤，MAPK 通路变异型"的重要诊断标准。

3. 儿童型弥漫性高级别胶质瘤　以组蛋白 H3 变异为主要分子特征，包括发生在中线位置、H3 K27me3 核表达缺失的"弥漫性中线胶质瘤，H3 K27 变异型"和发生于半球、H3 G34R/V 突变的"弥漫性半球胶质瘤，H3 G34 突变型"。对于缺乏 IDH 突变和 H3 变异，常发生于婴幼儿、儿童和青年人，具备高级别组织学特征的弥漫性胶质瘤，根据其分子变异和甲基化特征可诊断为"弥漫性儿童型高级别胶质瘤，H3 野生和 IDH 野生型"或"婴儿型大脑半球胶质瘤"。

4. 局限性星形细胞胶质瘤　新版分类将毛细胞型星形细胞瘤、有毛细胞样特征的高级别星形细胞瘤、多形性黄色星形细胞瘤、室管膜下巨细胞型星形细胞瘤、脊索样胶质瘤，以及星形母细胞瘤，MN1 变异型 6 类胶质瘤归为局限性星形细胞胶质瘤。"局限性"是指它们相对可控的生长方式，与"弥漫性"肿瘤相对应，意味着此类胶质瘤的生长方式较局限，影像学可见肿瘤界限较清晰，但并不代表低级别，某些肿瘤存在侵袭甚至播散可能。此类肿瘤大部分具有典型的组织学特点，如星形母细胞性假菊形团、毛细胞型星形细胞瘤中的双相结构和毛样细胞等，同时还具备一些特征型的分子变异，如 KIAA1549：BRAF 融合、BRAF V600E 突变、TSC1/TSC2 突变、PRKCA D463H 突变等。其中，有毛细胞样特征的高级别星形细胞瘤是 WHO CNS5 中新定义的一类肿瘤，此类肿瘤的诊断需要依赖 DNA 甲基化谱；具有典型星形母细胞瘤形态的肿瘤，如果携带 MN1 变异，可以诊断为"星形母细胞,MN1 变异型"。

5.室管膜瘤　室管膜瘤的分子特征与其解剖位置、年龄等因素密切相关。幕上室管膜瘤以融合基因为主要特征,可分为 ZFTA 融合阳性型和 YAP1 融合阳性型。非 ZFT 非YAP1 融合的幕上室管膜瘤比例较低。颅后窝室管膜瘤表现为特征性的 DNA 甲基化谱改变,可分为 PFA 组和 PFB 组,PFA 组室管膜瘤主要发生在婴幼儿,多数具有间变性特征,预后差,组蛋白 H3K27me3 表达缺失,EZHIP 过表达,基因组较稳定;PFB 组室管膜瘤主要发生于大龄儿童或成人,后相对较好,H3K27me3 表达正常。脊髓室管膜瘤中有一类以 MYCN 基因扩增为特征,具有很强的侵袭性和转移能力,预后较差。

三、临床表现

脑胶质瘤临床表现主要包括颅内压增高、神经功能及认知功能障碍和癫痫发作三大类。

脑胶质瘤所导致的症状和体征,主要取决于其占位效应及所影响的脑区功能。脑胶质瘤由于其在空间的"占位"效应,可使患者产生头痛、恶心及呕吐、癫痫、视物模糊等症状。此外,由于其对局部脑组织功能的影响,脑胶质瘤还可以使患者产生其他症状。比如:视神经胶质瘤可以导致患者视觉丧失;脊髓胶质瘤可以使患者产生肢体的疼痛、麻木以及肌力弱等症状;中央区胶质瘤可以引起患者运动与感觉障碍;语言区胶质瘤可以引起患者语言表达和理解困难。胶质瘤由于恶性程度不同,其所产生症状的速度也不同。例如,低级别胶质瘤患者的病史往往在几个月甚至几年,而高级别胶质瘤患者的病史往往在几周至几个月。根据患者的病史、症状以及体征,可以初步推断出病变的部位以及恶性程度。

胶质瘤病例中 90% 出现颅内压增高的症状,临床表现主要为头痛、恶心、呕吐及视力障碍等。其他还可有癫痫、眩晕、外展神经麻痹及行为和性格改变等。其症状进展与肿瘤的部位、恶性程度、生长速度及患者年龄有关。应该注意 Ⅰ 级与 Ⅱ 级胶质瘤生长缓慢,大脑逐渐适应,出现癫痫小发作、性格改变、记忆与学习障碍等小的症状和体征时应尽早进行影像学检查。

(一)头痛

头痛常是早期症状之一,初期常为间歇性、搏动性钝痛或胀痛,以后随着肿瘤增大,头痛加剧,时间延长,可以变成持续性。头痛可以是局限性或全头痛,常发生于清晨或起床后空腹时,白天逐渐缓解,严重时可伴有恶心、呕吐,呕吐后头痛可减轻。任何引起颅内压增高的因素,如咳嗽、喷嚏、大便等均可使头痛加重。当肿瘤囊性变、肿瘤内出血或蛛网膜下腔出血时,头痛加剧。患者头痛突然加剧、坐卧不安、大声呼痛或两手抱头,甚至叩击头部,伴有喷射性呕吐,继之昏迷是畸形颅内压增高危象的先兆信号,必须采取紧急处理措施。

(二)呕吐

呕吐也经常是胶质瘤的首发症状,多发生在清晨空腹时,呕吐前可有或无恶心,且常伴有剧烈的头痛、头晕。有时呈喷射性,多因颅内压增高刺激呕吐中枢引起。小儿颅后窝肿瘤出现呕吐较早且频繁,常为唯一的早期症状,易误诊为胃肠道疾病,故小儿出现频繁呕吐时,应做详细的神经系统检查,以防漏诊。

(三)视神经盘水肿

视神经盘水肿是颅内压增高的重要客观体征,幕上肿瘤一般肿瘤侧较重,幕下肿瘤两侧大致相同。额叶底部肿瘤直接压迫同侧视神经引起原发性萎缩,对侧因颅内压增高引起视神经盘水肿。视神经盘水肿可在较长时间不影响视力,随着视神经盘水肿的加重,出现生理盲点扩大和视野向心性缩小及视神经盘继发性萎缩。一旦出现阵发性黑矇,视力将迅速下降,要警惕失明的危险,需及早处理。传统的体格检查同样适用于胶质瘤患者,查体时一定要进行眼底检查以确认有无视神经乳头水肿。

(四)癫痫

癫痫发作多由肿瘤的直接刺激或压迫引起,发生率约30%。一般生长缓慢的低级别胶质瘤如星形细胞瘤和少突胶质瘤以癫痫为首发或主要症状,生长快的恶性胶质母细胞瘤癫痫发生率低。癫痫发生率与肿瘤部位有关,额叶和颞叶肿瘤癫痫发生率最高,约80%,其次是额顶叶、顶叶、颞顶叶、颞枕叶等部位的肿瘤。

(五)其他症状

由于肿瘤刺激、压迫或破坏周围脑组织或脑神经引起的神经系统定位症状,如额叶胶质瘤引起运动区损害、书写及运动语言中枢损害等,顶叶胶质瘤引起皮质感觉障碍、失用症、失读症和计算力障碍等,颞叶胶质瘤引起耳鸣和幻听、感觉性或命名性失语、眩晕等。

四、影像学检查

目前,临床诊断主要依靠 CT 及 MRI 等影像学诊断,弥散加权成像(diffusionweighted imaging,DWI)、弥散张量成像(diffusiontensor imaging,DTI)、灌注加权成像(perfusión weighted imaging,PWI)、磁共振波谱成像(magnetic resonance spectroscopy,MRS)、功能磁共振成像(functional magnetic resonance imaging,fMRI)、正电子发射体层成像(positron emission tomography,PET)等对脑胶质瘤的鉴别诊断及治疗效果评价有重要意义。

(一)脑胶质瘤常规影像学特征

神经影像常规检查目前主要包括 CT 和 MRI。这两种成像方法可以相对清晰和精确地显示脑解剖结构特征及脑肿瘤病变形态学特征,如部位、大小、周边水肿状态、病变区域内组织均匀性、占位效应、血脑屏障破坏程度及病变造成的其他合并征象等。在图像信息上 MRI 优于 CT。CT 主要显示脑胶质瘤病变组织与正常脑组织的密度差值,特征性密度表现如钙化、出血及囊性变等,病变累及的部位,水肿状况及占位效应等;常规 MRI 主要显示脑胶质瘤出血、坏死、水肿组织等的不同信号强度差异及占位效应,并且可以显示病变的侵袭范围。多模态 MRI 不仅能反映脑胶质瘤的形态学特征,还可以体现肿瘤组织的功能及代谢状况。

常规 MRI 扫描,主要获取 T_1 加权像、T_2 加权像、液体抑制反转恢复(fluid attenuated inversion recovery,FLAIR)序列成像及进行磁共振对比剂的强化扫描。脑胶质瘤边界不清,表现为长 T_1、长 T_2 信号影,信号可以不均匀,周边水肿轻重不一(图3-1、图3-2)。因肿瘤对血脑屏障的破坏程度不同,增强扫描征象不一。脑胶质瘤可发生于脑内各部位。低级别脑胶质瘤常规 MRI 呈长 T_1、长 T_2 信号影,边界不清,周边轻度水肿影,局部轻度占位征象,如邻近脑室可致其轻度受压,中线移位不明显,脑池基本正常,病变区域内少见出血、坏死及囊变等表现;增强扫描显示病变极少数出现轻度异常强化影。高级别脑胶质瘤 MRI 信号明显不均匀,呈混杂 T_1、T_2 信号影,周边明显指状水肿影;占位征象明显,邻近脑室受压变形,中线结构移位,脑沟、脑池受压;增强扫描呈明显花环状及结节样异常强化影。脑胶质瘤影像学诊断要点见表3-2。

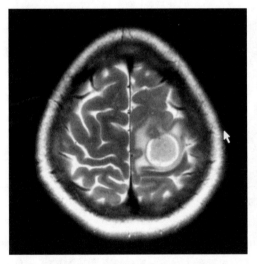 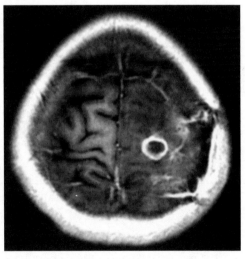

图3-1　胶质母细胞瘤 T_2WI 序列　　　　图3-2　胶质母细胞瘤 T_1WI 加强序列

表 3-2 脑胶质瘤影像学诊断要点

肿瘤类型	表现	影像学特征表现
低级别脑胶质瘤	主要指弥漫性星形胶质细胞瘤、少突胶质细胞瘤、少突星形胶质细胞瘤 3 种。特殊类型还包括 PXA、第三脑室脊索瘤样脑胶质瘤和毛细胞型星形细胞瘤等	弥漫性星形胶质细胞瘤 MRI 信号相对均匀，长 T_1、长 T_2 和 FLAIR 高信号，多无强化；少突胶质细胞瘤表现同弥漫性星形脑胶质瘤，常伴钙化。PXA 多见于颞叶，位置表浅，有囊变及壁结节。增强扫描，壁结节及邻近脑膜有强化。第三脑室脊索瘤样脑胶质瘤位于第三脑室内。毛细胞型星形细胞瘤以实性为主，常见于鞍上和脑半球
间变性脑胶质瘤（3 级）	主要包括间变性星形细胞瘤、间变性少突胶质细胞瘤	当 MRI/CT 表现似星形细胞瘤或少突胶质细胞瘤伴强化时，提示间变脑胶质瘤可能性大
4 级脑胶质瘤	胶质母细胞瘤；弥漫性中线胶质瘤	胶质母细胞瘤特征为不规则形周边强化和中央大量坏死，强化外可见水肿。弥漫中线胶质瘤常发生于丘脑、脑干等中线结构，MRI 表现为长 T_1 长 T_2 信号，增强扫描可有不同程度的强化
室管膜肿瘤	主要指 2 级和 3 级室管膜肿瘤。特殊类型：黏液乳头型室管膜瘤为 1 级	室管膜肿瘤边界清楚，多位于脑室内，信号混杂，出血、坏死、囊变和钙化可并存，瘤体强化常明显。黏液乳头型室管膜瘤好发于脊髓圆锥和马尾

注:PXA,多形性黄色瘤型星形细胞瘤;FLAIR,液体抑制反转恢复序列。

不同级别脑胶质瘤的 PET 特征各异。目前广泛使用的示踪剂为氟-18-氟代脱氧葡萄糖(^{18}F fluorodeoxyglucose，^{18}F-FDG)及碳-11 蛋氨酸(^{11}Cmethionine，^{11}C-MET)。低级别脑胶质瘤一般代谢活性低于正常脑灰质，高级别脑胶质瘤代谢活性可接近或高于正常脑灰质，但不同级别脑胶质瘤之间的 ^{18}F-FDG 代谢活性存在较大重叠(Ⅱ级证据)。氨基酸肿瘤显像具有良好的病变-本底对比度，对脑胶质瘤的分级评价优于 ^{18}F-FDG，但仍存在一定重叠。

临床诊断怀疑脑胶质瘤拟行活检时，可用 PET 确定病变代谢活性最高的区域。^{18}F-FET 和 ^{11}C-MET 比 ^{18}F-FDG 有更高的信噪比和病变对比度。PET 联合 MRI 检查比单独 MRI 检查更能准确界定放疗靶区。相对于常规 MRI 技术，氨基酸 PET 可以提高勾画肿瘤生物学容积的准确度，发现潜在的被肿瘤细胞浸润/侵袭的脑组织(在常规 MRI 图像上可无异常发现),并将其纳入患者的放疗靶区中。^{18}F-FDG PET 由于肿瘤/皮质对比度较低,因而不适用于辅助制定放疗靶区。

(二)脑胶质瘤影像学分级

1. 常规 MRI 检查　除部分Ⅱ级脑胶质瘤(如多形性黄色星形细胞瘤、第三脑室脊索瘤样脑胶质瘤和室管膜瘤等)外,高级别脑胶质瘤 MRI 常有强化伴卒中、坏死及囊变。MRI 有无强化及强化程度受到诸多因素影响,如使用激素、注射对比剂的量、机器型号及扫描技术等。

2. 多模态 MRI 检查　包括 DWI、PWI 及 MRS 等。DWI 高信号区域,提示细胞密度大,代表高级别病变区;PWI 高灌注区域,提示血容量增多,多为高级别病变区;MRS 中 Cho 和 Cho/NAA 比值升高,与肿瘤级别呈正相关。

3. PET　脑胶质瘤代谢成像的肿瘤-本底对比度偏低,而氨基酸肿瘤显像具有较好的组织对比度,因此建议采用氨基酸 PET 脑显像评价脑胶质瘤级别。^{11}C-MET PET 评估准确度高于 MRI,高级别脑胶质瘤的^{11}C-MET 代谢活性通常高于低级别脑胶质瘤,但高/低级别脑胶质瘤间仍存在一定的重叠。必要时建议使用^{18}F-FDG PET 动态成像分析,以提高对脑胶质瘤的影像学分级。

(三)脑胶质瘤治疗后影像学评估

脑胶质瘤术后 24~72 h 内需复查 MRI(平扫+增强),评估肿瘤切除程度,并以此作为脑胶质瘤术后基线影像学资料,用于后续比对。胶质瘤治疗效果的影像学评价参见 RANO 标准(表3-3)。

脑胶质瘤按照复发部位包括原位复发、远处复发和脊髓播散等特殊方式,其中以原位复发最多见。组织病理学诊断仍然是金标准。假性进展多见于放/化疗后 3 个月内,少数患者可见于 10~18 个月内。常表现为病变周边的环形强化,水肿明显,有占位征象,需要结合临床谨慎判断。对于高级别脑胶质瘤,氨基酸 PET 对鉴别治疗相关变化(假性进展、放射性坏死)和肿瘤复发/进展的准确度较高。放射性坏死多见于放疗 3 个月后,目前尚无特异性检查手段鉴别放射性坏死与肿瘤进展/复发。对于高级别胶质瘤,^{18}F-FDG PET 用于评价术后肿瘤复发和放射性坏死较 MRI 优势不明显,氨基酸 PET 用于鉴别肿瘤进展和治疗相关反应具有较高的敏感度和特异度。对于低级别胶质瘤,^{18}F-FDG PET 不适用于评价肿瘤治疗反应,而氨基酸 PET 的评价作用也有限。定期 MRI 或 PET 检查,有助于鉴别假性进展和肿瘤进展/复发(表3-4)。多模态 MRI 检查如 PWI 及 MRS 等也有一定的参考意义。

头颈部肿瘤

* *

表3-3　脑胶质瘤治疗效果评估 RANO 标准

项目	完全缓解	部分缓解	病情稳定	病情进展
T_1 增强	无	缩小≥50%	变化在−50%~+25%	增加≥25%
T_2-FLAIR	稳定或减小	稳定或减小	稳定或减小	增加
新发病变	无	无	无	有
激素使用	无	稳定或减小	稳定或减小	不适用
临床症状	稳定或改善	稳定或改善	稳定或改善	恶化
需满足条件	以上全部	以上全部	以上全部	任意一项

表3-4　脑胶质瘤复发、假性进展及放射性坏死的鉴别方法

项目	复发	假性进展	放射性坏死
发生时间	任何时间	多见于放/化疗后 3 个月内,少数患者可见于 10 个月内	治疗后数月至数年
临床症状	恶化	不变或恶化	不变或恶化
MRI 增强扫描	多病变和胼胝体受侵通常是复发	大片长 T_1 和 T_2 信号,内有不规则的强化,占位效应明显	MRI 增强扫描可见强化,晚期表现为高信号
PWI	通常高灌注	通常低灌注	通常低灌注
MRS	Cho/NAA,Cho/Cr 较高	Cho/NAA,Cho/Cr 较低	Cho/NAA,Cho/Cr 较低
DWI	弥散受限	比肿瘤信号低	比肿瘤信号低
葡萄糖 PET	通常高代谢	高代谢或低代谢	低代谢
氨基酸 PET 和 ^{18}F-FDG PET	高代谢	低代谢	低代谢
好发因素		放疗+替莫唑胺	放疗
与放疗关系	可在放疗野范围外	多在放疗野范围内	多在放疗野范围内
发生率	几乎全部	总 20%~30%,在同步放、化疗中常见,特别是 MGMT 启动子区甲基化者发生率更高	与剂量有关,在 2%~18%

五、鉴别诊断

(一)脑内转移性病变

脑内转移性病变以多发病变较常见,多位于脑皮质下,大小不等,水肿程度不一,表现多样,多数为环状或结节样强化影。脑内转移性病变的^{18}F-FDG代谢活性可低于、接近或高于脑灰质;氨基酸代谢活性一般高于脑灰质。单发转移癌需要与高级别脑胶质瘤鉴别,影像学上可以根据病变大小、病变累及部位、增强表现,结合病史、年龄及相关其他辅助检查结果综合鉴别。

(二)脑内感染性病变

脑内感染性病变,特别是脑脓肿,需与高级别脑胶质瘤鉴别。两者均有水肿及占位征象,强化呈环形。脑脓肿的壁常较光滑,无壁结节,而高级别脑胶质瘤多呈菜花样强化,囊内信号混杂,可伴肿瘤卒中。绝大部分高级别脑胶质瘤的氨基酸代谢活性明显高于正常脑组织,而脑脓肿一般呈低代谢。

(三)脑内脱髓鞘样病变

与脑胶质瘤易发生混淆的是肿瘤样脱髓鞘病变,增强扫描可见结节样强化影,诊断性治疗后复查,病变缩小明显,易复发,实验室检查有助于鉴别诊断。

(四)淋巴瘤

对于免疫功能正常的患者,淋巴瘤的MRI信号多较均匀,瘤内出血及坏死少见,增强呈明显均匀强化。^{18}F-FDG代谢活性一般较高级别脑胶质瘤高且代谢分布均匀。

(五)其他神经上皮来源肿瘤

其他神经上皮来源肿瘤包括中枢神经细胞瘤等。可以根据肿瘤发生部位、增强表现进行初步鉴别诊断。

六、手术治疗

脑胶质瘤手术的治疗原则是最大范围安全切除,其基本目的包括:解除占位征象和缓解颅内高压症状;解除或缓解因脑胶质瘤引发的相关症状,如继发性癫痫等;获得病理组织和分子病理,明确诊断;降低肿瘤负荷,为后续综合治疗提供条件。脑胶质瘤手术治疗方式主要分为肿瘤切除术和病理活检术。

1.肿瘤切除术适应证和禁忌证

(1)适应证:CT或MRI提示颅内占位;存在明显的颅内高压及脑疝征象;存在由肿瘤占位而引起的神经功能障碍;有明确癫痫发作史;患者自愿接受手术。

（2）禁忌证：严重心、肺、肝、肾功能障碍及复发患者，一般状况差不能耐受手术；其他不适合接受神经外科开颅手术的禁忌证。

2.病理活检术适应证和禁忌证

（1）适应证：肿瘤位于优势半球，广泛浸润性生长或侵及双侧半球；肿瘤位于功能区皮质、白质深部或脑干部位，且无法满意切除；需要鉴别病变性质。

（2）禁忌证：严重心、肺、肝、肾功能障碍及复发患者，一般状况差不能耐受手术；其他不适合接受神经外科手术的禁忌证。

3.病理活检手术方式　活检可分为立体定向或导航下活检和开颅手术活检两类。立体定向或导航下活检适用于位置更加深在的病变；而开颅活检适用于位置浅表或接近功能区皮质的病变。开颅活检比立体定向活检可以获得更多的肿瘤组织，有利于结果的判定。活检的诊断准确率高于影像学诊断，但是受肿瘤的异质性和靶区选择等因素影响仍存在误诊率。

4.围手术期处理

（1）术前处理：若术前出现明显的颅内高压症状，应及时给予脱水药物缓解颅内高压；若存在明显脑积水，可考虑先行脑室-腹腔分流术或脑室穿刺外引流术。

（2）术后处理：需根据颅内压情况选择是否使用脱水药物进行降颅内压治疗，并适当使用激素稳定患者神经功能状态；若术后出现发热，需及时进行腰椎穿刺采集脑脊液进行实验室检查，积极防治颅内感染；术后应常规监测电解质，积极纠正电解质紊乱；对幕上脑胶质瘤患者，术后应常规应用抗癫痫药物预防癫痫发作。

5.新型手术辅助技术的运用　新型手术辅助技术的应用有助于手术切除程度和肿瘤边界的判定及术中功能保护。

推荐：神经影像导航、功能神经影像导航、术中神经电生理监测技术（例如，皮质功能定位和皮质下神经传导束定位）和术中 MRI 实时影像神经导航。多模态神经导航联合术中皮质及皮质下定位，可进一步提高手术安全性，保护神经功能，有利于最大范围安全切除。可推荐：荧光引导的显微手术和术中 B 超影像实时定位。

6.脑胶质瘤手术切除程度的判定　强烈推荐脑胶质瘤术后 24～72 h 内复查 MRI，高级别脑胶质瘤以 MRI 增强、低级别脑胶质瘤以 T_2-FLAIR 的容积定量分析为标准，并以此影像作为判断后续治疗疗效或肿瘤进展的基线。以此将切除程度按切除肿瘤体积分为 4 个等级，即全切除、次全切除、部分切除、活检，目前具体标准尚不统一。

（一）高级别脑胶质瘤

高级别脑胶质瘤强烈推荐最大范围安全切除。手术目的：缓解由颅内压和压迫引起的症状；降低类固醇药物使用，维持较好的生存状态；降低肿瘤细胞负荷，为辅助放/化疗创造条件；延长生存期；获得精确病理诊断。与单纯活检相比，尽可能切除肿瘤是影响高级别脑胶质瘤患者预后的重要因素。但由于高级别脑胶质瘤的浸润特性，实现病理上完全切除肿瘤常较困难。新型手术辅助技术的运用有助于高级别脑胶质瘤的最大范围安全切除。肿瘤切除程度是高级别脑胶质瘤的独立预后因素之一，肿瘤全切可延长术后肿瘤复发时间和患者生存期。

(二)低级别脑胶质瘤

低级别脑胶质瘤约占脑胶质瘤的30%,患者的发病年龄比高级别脑胶质瘤年轻,常位于或靠近重要功能区,如运动、语言、视空间和记忆。对于弥漫性低级别脑胶质瘤,强烈推荐最大范围安全切除肿瘤。新型手术辅助技术可以有效提高患者影像学的肿瘤全切率,降低术后永久性神经功能障碍的发生率。唤醒手术技术扩大了在脑功能区实施手术的指征。针对非功能区或邻近功能区的低级别脑胶质瘤,脑功能定位技术可以识别与关键脑功能有关的皮质和皮质下结构,使手术切除范围扩大到重要功能结构的临界,以实现低级别脑胶质瘤的最大范围安全切除。

(三)复发脑胶质瘤

目前,复发脑胶质瘤的手术治疗获益尚缺乏高级别的循证医学证据。手术原则是最大范围安全切除。手术目的:获取组织学和生物学信息,确定是复发还是假性进展,减小肿瘤负荷,缓解症状,术后可进行其他治疗。新型手术辅助技术有助于实现最大范围安全切除复发脑胶质瘤。复发脑胶质瘤的手术治疗必须个体化,应该考虑患者年龄、临床功能状态、组织学类型、初始治疗反应、复发类型(局部还是弥漫性)、第一次手术和再次手术的时间间隔、既往治疗方式等。

(四)合并癫痫症状的脑胶质瘤

1. 手术治疗控制脑胶质瘤相关癫痫　脑胶质瘤全切除优于次全切除对术后癫痫的控制。脑胶质瘤全切除后大部分脑胶质瘤相关癫痫患者能达到无癫痫发作,在安全可行的情况下,尽可能做最大程度病变切除,以利于术后癫痫控制。术前有继发性癫痫大发作及肿瘤有钙化的胶质瘤患者,术后癫痫预后更好。与单纯病变切除相比,应用癫痫外科手术技术可提高术后癫痫控制率,特别是颞叶脑胶质瘤相关癫痫的患者,行肿瘤切除联合钩回、杏仁核选择性切除和(或)颞前部皮质切除后,更利于脑胶质瘤相关癫痫的控制。但是否保留海马结构,需结合患者对记忆及学习能力的实际需求酌情考量。

脑胶质瘤引起的癫痫发作风险与肿瘤累及的脑区有关。功能区脑胶质瘤的手术切除范围相对有限,术后癫痫发生率也相对较高,应充分利用现有技术,在保护脑功能的前提下,尽可能多地切除肿瘤,以减少术后癫痫发作。

对于伴发癫痫的脑胶质瘤患者,建议酌情采用术中皮质脑电图或深部脑电监测,指导癫痫灶切除范围,以改善患者癫痫预后,提高长期癫痫治愈率。

2. 术中癫痫的控制　累及脑功能区的脑胶质瘤,在术中电刺激功能区定位时,存在一定的癫痫发作风险,当术中脑电监测或症状观察提示患者出现癫痫发作时,用冰林格液或冰生理盐水冲洗局部可控制大部分癫痫发作。

3. 难治性脑胶质瘤相关癫痫的手术治疗　应用抗癫痫药物过程中出现癫痫复发或加重常提示肿瘤进展,脑胶质瘤术后无癫痫发作较长时间后再次出现癫发作,可能提示肿瘤复发。脑胶质瘤复发伴频繁的药物难治性癫痫发作时,综合患者情况,可以手术治疗。无复发的术后脑胶质瘤伴频繁癫痫发作,可按照难治性癫痫进行全面评价,对于药物难治性脑胶质瘤相关癫痫且明显影响生活质量,可考虑手术。

七、放射治疗

由于胶质瘤多呈浸润性生长,手术不易切净,多数脑胶质瘤术后均需要接受放射治疗。放射治疗通常是在明确肿瘤病理后,采用 6 ~ 10 MV 直线加速器,常规分次,择机进行,立体定向放射治疗不适用于脑胶质瘤的初治。

预后不良因素:年龄≥40 岁,肿瘤未完全切除,肿瘤体积大(最大径≥6 cm),术前有神经功能缺损,IDH 野生型等。凡具备以上任何一种不良因素,尤其是肿瘤未全切除或年龄≥40 岁的患者,应积极行早期放疗和(或)化疗。

对无以上不良因素者,尤其年龄<40 岁且肿瘤完成切除的患者,无明显神经功能症状者,可以选择密切观察,肿瘤进展后再治疗。其依据为国际上随机研究已经证实,对低级别胶质瘤术后即刻放疗(早期放疗)和术后延迟发放疗(复发后放疗)总生存率相似,唯一不同的是前者的无瘤生存好于后者。

放疗的适应证:手术未能彻底切除的胶质瘤;手术切除但恶性程度较高;肿瘤位置深或者位于重要功能区域,不适合手术切除者;不适合手术切除而放疗效果较好者,如松果体生殖细胞瘤;单纯活检术后。

放疗的禁忌证:肿瘤足量照射后短期内复发者;伴有严重颅内高压,且未采取有效减压措施者。

(一)高级别脑胶质瘤

手术是基础治疗,放化疗等是不可或缺的重要治疗手段,多个随机研究已证实术后放疗有生存获益。

1. 放射治疗

(1)放疗时机:关于手术至术后放疗开始时间的长短是否会影响高级别胶质瘤患者的生存期至今尚无定论。目前没有相关随机对照试验(RCT)结果发表。近年来几个大型回顾性研究结果显示术后放疗开始时间距手术>6 周会对抗肾小球基膜病(GBM)患者的总生存期(OS)或无进展生存期(PFS)产生负面影响。高级别胶质瘤生存时间与放疗开始时间密切相关,鉴于高级别胶质瘤尤其是胶质母细胞瘤的恶性程度高,增殖速度快,推荐术后应尽早(<6 周)进行放疗。

(2)放疗技术:推荐采用三维适形放疗或适形调强技术,常规分次,适形放疗技术可提高靶区剂量覆盖率适形度及对正常组织保护,缩小不必要照射体积,降低并发症,放疗前图像验证是放疗质控不可缺少的环节。

(3)放疗定位:患者仰卧位,垫枕头(根据情况选择不同的角度头枕),头颈肩热塑膜固定。CT 模拟定位机下增强扫描定位,扫描层厚 3 mm,范围包括颅顶至锁骨上。如条件允许,无明显 MRI 禁忌证,可做相同固定条件下的 MRI 定位扫描,将定位 CT 和定位 MRI

图像融合。

（4）放疗剂量：随机临床研究显示，与采用总剂量 45 Gy/20 次治疗高级别胶质瘤相比，采用总剂量 60 Gy/30 次的患者有明显生存获益（中位生存期 9 个月 vs 12 个月，$P=0.007$）；随后一系列随机对照研究发现提高总剂量>60 Gy 与 60 Gy 相比也无明显生存获益。RTOG9305 III 期 RCT 发现，在 60 Gy 常规分割放疗联合 BCNU 化疗基础上采用 SRS 推量（15~24 Gy/1 次）同样没有生存获益；相反，部分脑组织放疗 72 Gy 和 90 Gy 后，预计出现有症状的放射性脑坏死风险分别为 5% 和 10%。目前常规分割放疗的基础上联用替莫唑胺化疗是成人胶质母细胞瘤的普遍治疗模式，中位生存时间达到 14.6 个月。

推荐放疗照射总剂量为 54~60 Gy，常规分次，肿瘤体积较大和（或）位于重要功能区及 3 级胶质瘤，可适当降低照射总剂量。尽管三维适形放疗或适形调强技术能提高靶区适形度、减少正常组织受量、最大限度缩小照射体积，能够给予靶区更高的放疗剂量，但提高剂量后的疗效尚未得到证实，盲目提高照射总剂量或分次量应慎重。

（5）靶区勾画：无论采用何种靶区勾画建议，安全照射是治疗原则。目前常用放射治疗协作组（RTOG）或欧洲癌症治疗研究组织（EORTC）勾画原则。有一些证据表明水肿带也包含了肿瘤细胞，但如果肿瘤旁水肿体积巨大，RTOG 靶区勾画方案会显著增加正常脑组织的受照射体积，从而可能增加放射性脑损伤的风险。对于瘤旁水肿>75 cm^3 的病例，使用 2 cm 边界与 RTOG 计划相比可以显著减少正常脑组织受 30 Gy、46 Gy、50 Gy 照射的中位体积。目前，对于 2 个勾画原则，并没有头对头 RCT。但运用这 2 个勾画原则的大型多中心临床研究（Centric 和 RTOG0525）没有发现 PFS 和 OS 的差异。EORTC 和 RTOG 胶质瘤靶勾画比较见表 3-5。

表 3-5 EORTC 和 RTOG 胶质瘤靶勾画

类别		WHO III~IV级
EORTC	1 个计划（60 Gy/30 f）	GTV = 术腔+MRIT1 强化组织
		CTV = GTV+2 cm
RTOG	2 个计划	P1：46 Gy/23 f
		GTV = 术腔+MRIT1 强化组织+T₂
		FLAIR 像水肿区
		CTV = GTV+2 cm
		P2：14 Gy/7 f
		GTV = 术腔+MRIT1 强化组织
		CTV = GTV+2.5 cm

注：GTV. 肿瘤区；CTV. 临床靶区。

1）RTOG 勾画原则：第一阶段照射 46 Gy/23 次。GTV1 的照射范围包括术后 MRI T_1 增强区、术腔和 MRI T_2/FLAIR 相的异常信号区。CTV1 为 GTV1 外扩 2 cm，如果周围没有水肿区域,则外扩 25 cm。对于颅骨、脑室、大脑镰等天然屏障区域外扩 0.5 cm。计划靶区(PTV)根据各中心的规定,外放 0.3~0.5 cm。第二阶段照射 14 Gy/7 次。GTV2 的照射范围包括术后 MRI T_1 增强区和术腔。CTV2 为 GTV2 外扩 2 cm,同时尽量保护视神经、海马等正常器官。天然屏障区域及 PTV2 外放同第一阶段。

2)EORTC 勾画原则:1 个靶区照射 60 Gy/30 次。GTV 包括 MRI T_1 增强区和术腔,不包括瘤周水肿区。CTV 为 GTV 外扩 2 cm,对于颅骨、脑室、大脑镰、小脑幕、视器、脑干等一些天然屏障区域外扩 0~0.5 cm。计划靶区(PTV)根据各中心的规定,外放 0.3~0.5。

2021 年 NCCN 指南推荐 MRI T_1 增强或 T_2-FLAIR 异常信号为 GTV,外扩 1~2 cm 形成 CTV;如果考虑水肿区,建议包括在一程 CTV1 中(46 Gy/23 f),二程增量区(14 Gy/7 f)CTV2 仅包括残余肿瘤和/或术后瘤腔并适当外扩。Ⅱ期临床试验证实:靶区是否包括水肿区,在肿瘤控制和生存期上无明显差异,EORTC 推荐的 CTV 设定并不强调一定要包括所有瘤周水肿区。

靶区勾画原则是在安全的前提下,尽可能保证肿瘤照射剂量 60 Gy,靶区勾画应参考术前/后 MRI,正确区分术后肿瘤残存与术后改变,预判肿瘤侵袭路径,在临床实践中,医生应根据靶区位置、体积、患者年龄、卡氏(KPS)评分等因素综合考虑,灵活运用以上关于靶区设定的建议,平衡照射剂量、体积与放射性损伤之间的关系。左侧颞叶胶质母细胞瘤靶区勾画展示见附图 1。

2. 联合放、化疗 EORTC/NCIC26981-22981 共入组 573 例确诊的 GBM 患者,放疗同步替莫唑胺化疗和放疗后 1 个月行替莫唑胺辅助化疗 6 周期,对照组为单纯放疗,2 年 OS 率分别为 27.2% 和 10.9%,5 年 OS 率分别为 98% 和 19%。延长替莫唑胺辅助化疗周期(>6 个周期)是提高 PFS 和 OS 的独立预后因素。RTOG0825 和 AVAGLIGO 均提示在标准替莫唑胺化放疗基础上增加贝伐珠单抗有延长 PFS 的趋势(RTOG0825 10.6 个月 vs 6.2 个月,$P < 0.0001$);AVAGLIGO 7.4 个月 vs 4.1 个月,$P < 0.0001$),但未能改善 OS,贝伐单抗组有更多的临床症状,伴有生活质量下降及神经认知功能下降。

(1)GBM:强烈推荐成人初治者放疗联合替莫唑胺(75 mg/m^2)同步化疗,并随后 6 周期替莫唑胺(150~200 mg/m^2)辅助化疗,在放疗中和放疗后应用替莫唑胺,显著延长患者生存期,这一协同作用在 MGMT 启动子区甲基化患者中最为明显。

(2)Ⅲ级胶质瘤:对于存在染色体 1p/19q 缺失的患者对化/放疗更敏感,放疗联合 PCV(甲基苄肼+洛莫司汀+长春新碱)化疗是一线治疗方案,目前替莫唑胺对 3 级胶质瘤的治疗初步显示疗效,且毒副作用更少。研究替莫唑胺、放疗、染色体 1p/19q 缺失三者关系的 2 项大型临床随机试验正在进行,中期结果显示:对于无染色体 1p/19q 缺失者,放疗联合 12 个周期替莫唑胺化疗,显著改善患者生存期。IDH 野生型伴或不伴 TERT 启动子区突变患者,临床预后最差,应提高放化疗强度,在 2 级胶质瘤中也同样存在这样的现象。

Ⅲ级胶质瘤放疗应根据患者具体情况,包括一般状态、分子病理和治疗需求等采用个体化治疗策略,治疗选择包括放疗联合 PCV 方案/替莫唑胺多种治疗模式,以及参加临床试验等。

(二)低级别脑胶质瘤

低级别胶质瘤术后放疗适应证、最佳时机、放疗剂量等存在争议,目前通常根据患者预后风险高低来制定治疗策略。

1. 危险因素 年龄≥40岁、肿瘤未全切除、肿瘤体积大、术前神经功能缺损、IDH野生型等是预后不良因素。对于肿瘤未全切除或年龄≥40岁的患者,推荐积极行早期治疗。年龄小于40岁且肿瘤全切除的患者,可选择密切观察,但应综合考虑患者病情和分子病理后慎重决定。

2. 放疗的时机和剂量 为了研究低分级脑胶质瘤术后是否需要放疗、放疗最佳时机以及合适的放疗剂量,国际上开展了几个临床研究,EORTC 22845入组314例低级别胶质瘤,随机分为术后辅助放疗或挽救放疗,放疗剂量54 Gy/1.8 Gy,结果显示术后辅助放疗的中位无疾病进展生存要优于挽救放疗(5.3年 vs 3.4年,$P<0.000\ 1$),但两组总生存期之间无差异(7.4年 vs 7.2年,$P=0.872$)。辅助放疗组的癫痫控制好,挽救放疗组中有65%的患者接受了化疗;65%~72%的患者出现了恶化,两组间无差异。研究结论提示术后辅助放疗适合有症状患者,但挽救放疗并不影响生存。对于术后放疗剂量,EORTC 22844和NCCTG/RTOG/ECOG开展了2个亚期研究。EORTC 22844研究入组379例术后患者,随机分为45 Gy/5周和59.4 Gx/6.6周,中位随访74个月,两组总生存率(58% vs 59%)和无进展生存率(42% vs 50%)均无差异。NCCTG/RTOG/ECOG研究入组203例术后患者,随机分为低剂量组50.4 Gy/28次(101例)和高剂量组64.8 Gy/36次(102例),两组总生存和无进展生存无差异,2年和5年低剂量组分别是94%和72%,高剂量组分别是85%和64%,高剂量组神经毒性发生率是低剂量组的2倍。

推荐低级别胶质瘤放疗总剂量为45~54 Gy,分次剂量为1.8~2.0 Gy,残留病灶的放疗剂量>50 Gy;提高残留病灶区的剂量需要开展进一步临床研究。分次剂量超过2 Gy会增加发生远期认知障碍的风险。

3. 勾画原则 建议靶区勾画采用CT与MR图像融合的方式确定。2021年NCCN指南中建议,对于低级别胶质瘤术后的靶区界定依据术前和术后的MR影像。依据术前和术后的MR影像,采用FLAIR序列和T_2序列中高信号的区域定义为GTV;在GTV外放1~2 cm作为CTV;超出解剖屏障的部分可仅包括0.5 cm的解剖屏障外的结构;对于弥漫多病灶的低级别脑胶质瘤建议在放疗45 Gy左右时复查MRI,残留病灶周围外放1 cm,加量至54 Gy。放射治疗肿瘤区(GTV)低级别脑胶质瘤在MRIT,WI上表现为等信号或低信号,无强化或轻度强化。因此,GTV为MRIFLAIR/T,加权像上的高信号区域。GTV剂量在50~54 Gy水平。临床靶区(CTV):目前推荐GTV和(或)术腔边缘外扩1~2 cm,剂量为45~50 Gy。计划靶区(PTV):推荐各家单位实际测量每个治疗机器的PTV,三维适形或调强放疗技术时,推荐3~5 mm的边界。

4. 放疗技术 三维适形或调强放疗技术。低级别胶质瘤术后较大残腔的靶区勾画推荐整个残腔作为GTV的一部分。囊性肿瘤占位效应较大,常挤压周围脑组织,行手术切除后形成较小残腔,强调根据术后放疗前MRI和CT模拟显示的残腔勾画GTV,不需要包全术前囊腔的范围。

(三)室管膜肿瘤

室管膜瘤为少见的生长缓慢的肿瘤,肿瘤大多位于脑室内,少数瘤主体在脑组织内,影响室管膜瘤预后的因素包括肿瘤的部位、组织学类型、复发的速度和年龄等,另外一个潜在的重要预后因素是手术切除程度。

手术是室管膜肿瘤首选治疗方法,肿瘤全切后多数学者主张无须辅助治疗,室管膜瘤部分切除和间变性室管膜瘤是放疗适应证。对放疗后短期复发或年幼不宜行放疗者,可以选择化疗作为辅助治疗,但疗效并不确定。

WHO Ⅲ级间变性室管膜瘤无论是否手术全切,均需行术后放疗;成人 WHO Ⅱ级室管膜瘤未能手术全切者,需行术后放疗,对于手术完全切除者,可选择观察(肿瘤位于幕上或脊髓)或术后放疗(肿瘤位于后颅窝或黏液乳头性);原发于脊髓的成人室管膜瘤(WHO Ⅱ级)手术全切后无须补充放疗;儿童 WHO Ⅱ级室管膜瘤未能手术全切者,需行术后放疗,但对于手术完全切除者,术后行放疗尚有争议。

室管膜肿瘤术后 3 周,需行全脑全脊髓 MRI 和脑脊液脱落细胞学检查,无脑和脊髓肿瘤播散证据者,选择局部放疗,反之则推荐全脑全脊髓放疗。

局部放疗:根据手术前/后 MRI 确定肿瘤局部照射范围,通常采用增强 T_1 或 T_2-FLAIR 异常信号为 GTV,CTV 为 GTV 外扩 1~2 cm,分次剂量为 1.8~2.0 Gy/次,颅内肿瘤总剂量为 54~59.4 Gy,脊髓区肿瘤剂量为 45 Gy;如果肿瘤位于脊髓圆锥以下,总剂量可以提高至 60 Gy。

全脑全脊髓放疗:全脑包括硬脑膜以内的区域,全脊髓上起第一颈髓、下至尾椎硬膜囊,全脑全脊髓照射总剂量 36 Gy,每次 1.8~2.0 Gy,后续颅内病灶区缩野局部追加剂量至 54~59.4 Gy,脊髓病灶区追加剂量至 45 Gy。

(四)复发脑胶质瘤

评估复发脑胶质瘤再次放疗的安全性时,应充分考虑肿瘤位置及大小。对于较小的复发病灶,回顾性研究多采用立体定向放射外科治疗或低分次立体定向放射治疗技术,传统的常规分次放疗研究多集中在体积相对较大的复发病灶,由于复发前多接受过放疗,再次放疗剂量的叠加可能会造成脑组织的严重损伤,应充分考虑脑组织耐受性和放射性脑坏死的发生风险。研究显示:放疗联合贝伐珠单抗及替莫唑胺,能延长部分患者的无进展生存期和总生存期。

(五)放射性脑损伤

放疗对脑组织损伤依据发生的时间和临床表现划分为 3 种不同类型:急性(放疗中或放疗后 6 周内)、亚急性(放疗后 6 周至 6 个月)和晚期(放疗后数月至数年)。

1. 急性和亚急性放射损伤 急性和亚急性放射损伤可能为血管扩张、血脑屏障受损和水肿所致。急性损伤表现为颅高压征象,如恶心、呕吐、头痛和嗜睡等。通常是短暂且可逆,应用皮质类固醇可缓解症状,在 MRI 上有时表现出弥漫性水肿;亚急性放射性脑损伤表现为嗜睡和疲劳,通常可在数周内自愈,必要时予以皮质类固醇类药物以控制症状。

2. 晚期放射损伤　晚期放射反应常常是进行性和不可逆的,包括白质脑病、放射性坏死和其他各种病变(多为血管性病变)。放疗总剂量、分次剂量等与白质脑病的发生直接相关。非治疗相关因素包括一些使血管性损伤易感性增加的伴随疾病,如糖尿病、高血压及高龄等,均可使白质脑病的发生率增加。同步化疗也是另外一个危险因素。脑胶质瘤替莫唑胺同步放化疗后假性进展发生率明显增高,其本质就是早期放射性坏死。放疗最严重的晚期反应是放射性坏死,发生率为 3%~24%。放疗后 3 年是出现高峰。放射性坏死的临床表现与肿瘤复发相似,如初始症状的再次出现,原有的神经功能障碍恶化和影像学上出现进展且不可逆的强化病灶,其周围有相关水肿。减少放射损伤的根本在于预防,合理规划照射总剂量,分次量及合适的靶区体积可有效降低放射性坏死发生率。

八、化学治疗

化学治疗(简称化疗)是通过使用化学药物杀灭肿瘤细胞的治疗方法,可以延长脑胶质瘤患者的无进展生存期及总生存期。高级别胶质瘤生长及复发迅速,进行积极有效的个体化化疗更有价值。

(一)基本原则

(1)肿瘤切除程度影响化疗效果。推荐在最大范围安全切除肿瘤的基础上进行化疗。

(2)术后应尽早开始足量化疗。在保证安全的基础上,完成既定方案,可获得最佳治疗效果,同时应注意药物毒性并监测免疫功能。

(3)选择作用机制不同及毒性不重叠的药物进行联合化疗,降低毒性和耐药发生率。

(4)根据组织病理和分子病理,针对性选择合适化疗方案。

(5)某些抗肿瘤和抗癫痫药物会相互影响,同时使用时应酌情选择。

(6)积极参与有效可行的药物临床试验。

(二)高级别脑胶质瘤

1. 经典化疗方案

(1)Stupp 方案:放疗期间同步口服替莫唑胺 75 mg/(m²·d),连服 42 d;同步放化疗结束 4 周,进入辅助化疗阶段,口服替莫唑胺 150~200 mg/(m²·d),连用 5 d,每 28 d 重复,共 6 个周期。

(2)PCV 方案:甲基苄肼 60 mg/(m²·d)第 8~21 天,洛莫司汀 110 mg/(m²·d)第 1 天,长春新碱 1.4 mg/m² 第 8、29 天,8 周为 1 个周期。

应用于胶质瘤治疗的药物还有卡莫司汀、伊立替康、依托泊苷、顺铂、卡铂等。

2. 3 级胶质瘤化疗　3 级胶质瘤化疗,目前没有标准方案,推荐在分子病理指导下选择放疗联合 PCV/替莫唑胺的多种化疗方案,或参加临床试验。具有染色体 1p/19q 缺失的 3 级少突胶质细胞瘤,推荐放疗加 PCV 化疗方案,放疗加同步和(或)辅助替莫唑胺化疗;对于无染色体 1p/19q 缺失者推荐放疗加辅助替莫唑胺化疗。KPS<60 的 3 级胶质瘤,推荐短程或常规放疗联合替莫唑胺化疗。

3. GBM 化疗(年龄≤70 岁)   KPS≥60 分患者,若存在 MGMT 启动子区甲基化,推荐常规放疗加同步和辅助替莫唑胺化疗加或不加电场治疗,还可推荐常规放疗加同步和辅助替莫唑胺联合洛莫司汀化疗或临床试验;对于 MGMT 启动子区非甲基化或甲基化情况不明确者,推荐放疗加同步和辅助替莫唑胺化疗,加或不加电场治疗,或参加临床试验。

KPS<60 分患者,推荐短程放疗,加或不加同步和辅助替莫唑胺化疗;存在 MGMT 启动子区甲基化者,也可单独替莫唑胺化疗。

4. 间变性室管膜瘤化疗   化疗通常在肿瘤复发或出现全脑全脊髓播散时进行,常用药物有铂剂、依托泊苷、洛莫司汀、卡莫司汀及替莫唑胺等,或参加临床试验。

(三)低级别脑胶质瘤

目前低级别胶质瘤化疗争议较大,主要包括化疗时机、化疗方案、化疗与放疗次序等。根据目前循证医学证据,对于高危低级别胶质瘤患者,应积极考虑放疗联合化疗。推荐化疗方案:PCV 方案;替莫唑胺化疗;替莫唑胺同步和(或)辅助化疗。对于有 BRAFV600E 激活突变或 NTRK 融合的低级别胶质瘤患者,可推荐合适的靶向药物。

SWO 研究未全切除的低分级胶质瘤分别接受单纯放疗[55 Gy/(6.5~7.0)周]或者放疗联合 CCNU。研究由于入组缓慢,提前终止,共 60 例患者入组,单纯放疗组中位生存 4.5 年,联合治疗组 7.4 年($P=0.7$),尽管统计学上无差异,但两组之间生存绝对相差很大。RTOG 9802 研究中联合治疗并不优于单纯放疗,该亚期研究中 251 例预后不良患者(年龄≥40 岁,次全切或者活检),随机分为单纯放疗组(54 Gv/30 次)和放疗序贯 6 周期 PCV,中位随访 12 年后,联合化疗组中位生存时间明显高于单纯放疗组(13.3 年 vs 7.8 年)。但两组 5 年无进展生存之间有差异的趋势(46% vs 63%,$P=0.06$)。PCV 的获益主要体现在 2 年之后。联合治疗组 67% 的患者出现 3、4 级急性毒性,而单纯放疗组仅 9% 的患者。RTOG0402 研究是在高危低级别胶质瘤中,比较 TMZ 同期放化疗联合辅助化疗的疗效,初步结果显示联合化疗组 3 年总生存率为 73.1%,与预先设定的对照组(Pignatti 研究)单纯放疗的结果相比,生存率明显提高($P=0.001$)。Ⅱ期研究显示 TMZ 在初治和复发低级别胶质瘤患者显示一定疗效。已完成入组的Ⅲ期研究(EORTC22041),根据 1p/19q 状态随机分为放疗 50.4 Gy 和单药 TMZ 组。另一个北美协作组的研究比较单纯放疗与放疗联合 TMZ 正在进行。少突胶质细胞瘤对化疗敏感,对年龄小的患者可以先选择化疗。

(四)复发脑胶质瘤

目前尚无针对标准治疗后复发胶质瘤的标准化疗方案。如为高级别复发胶质瘤,强烈建议优先选择临床试验。如果无合适临床试验,可采用以下方案。

1. 低级别胶质瘤复发后可选方案   ①放疗加辅助 PCV 化疗;②放疗加辅助替莫唑胺

化疗;③放疗同步和辅助替莫唑胺化疗;④既往没有替莫唑胺治疗史的患者使用替莫唑胺;⑤洛莫司汀或卡莫司汀;⑥PCV 方案;⑦以卡铂或顺铂为基础的化疗方案;⑧如有 BRAFV600E 激活突变或 NTRK 融合者,可推荐相应的靶向药物。

2. Ⅲ级胶质瘤复发后可选方案 ①替莫唑胺;②洛莫司汀或卡莫司汀;③PCV 方案;④贝伐珠单抗;⑤贝伐珠单抗加化疗(卡莫司汀/洛莫司汀,替莫唑胺);⑥依托泊;⑦以卡铂或顺铂为基础的化疗方案;⑧如有 BRAFV600E 激活突变或 NTRK 融合者,可推荐相应的靶向药物。

3. GBM 复发后可选方案 ①贝伐珠单抗;②替莫唑胺;③洛莫司汀或卡莫司汀;④PCV方案;⑤瑞戈非尼;⑥贝伐珠单抗加化疗(卡莫司汀/洛莫司汀,替莫唑胺);⑦依托泊苷;⑧以卡铂或顺铂为基础的化疗方案;⑨如有 BRAF V600E 激活突变或 NTRK 融合者可推荐相应的靶向药物。

九、靶向及免疫治疗

目前,恶性脑胶质瘤免疫治疗的研究热点主要包括疫苗治疗、免疫检查点抑制剂治疗、CAR-T 治疗和溶瘤病毒治疗。

(一)疫苗治疗

Rindopepimut(又名 CDX-110)疫苗可用以诱导针对表达在胶质瘤细胞上高度免疫原性的表皮生长因子受体变体Ⅲ(EGFRvⅢ)表位的免疫应答,已获得美国 FDA 的突破性药物认证,用于治疗 EGFRvⅢ 阳性的成年胶质瘤患者。德国的海德堡大学将 IDH1 肽疫苗用于Ⅰ期临床试验,有望为胶质瘤的治疗提供新策略。ICT-107 疫苗可使机体产生与胶质瘤有关的多种抗原,Ⅰ期临床试验证明了其安全可行,Ⅱ期临床试验证明其对 HLA-A2 阳性的患者有效,其Ⅲ期临床试验由于资金问题被迫终止。DCVax-L 是用患者全肿瘤裂解物刺激 DC,目前有 20 项Ⅰ期临床研究、16 项Ⅱ期临床研究、2 项Ⅲ期临床研究正在开展。

(二)免疫检查点抑制剂治疗

目前,应用于临床的主要靶点包括 PD1/PD-L1 及 CTLA-4。在一项针对复发性胶质瘤的Ⅲ期临床试验 Checkmate143 中,受试者被随机分为 PD1 单抗纳武单抗组、PD1 单抗联合 CTLA-4 单抗伊匹单抗组和贝伐单抗组,其结果尚未正式发表,但于 2017 年 5 月的世界神经肿瘤联盟年会中初步结果显示,复发胶质瘤中,纳武单抗组中位生存期为 9.8 个月,贝伐单抗组为 10.0 个月,PD1 单抗联合 CTLA-4 单抗伊匹单抗组出现了严重的副作用进而终止实验。在目前正在进行的另外两项Ⅲ期临床试验 Checkmate498 和 Checkmate548 中,研究者试图探索将纳武单抗作为 MGMT 启动子未甲基化胶质瘤患者中 TMZ 的替代药物,并作为 MGMT 启动子甲基化胶质瘤患者 TMZ/RT 治疗中的标准用药。另一项研究表明,针对复发性胶质瘤,PD1 单抗派姆单抗(pembrolizumab)可作为新的辅助治疗,即术前予派姆单抗、术后继续应用派姆单抗。结果显示,新辅助治疗患者总生存期较辅助治疗(即仅术后应用派姆单抗治疗)显著延长。

(三) CAR-T 治疗

目前,CAT-T 疗法已进入恶性脑胶质瘤治疗的临床试验阶段。研究表明,在 10 例接受针对胶质母细胞瘤 EGFRvⅢ的 CAT-T 治疗的复发胶质瘤患者中,CAR-T 可以透过血脑屏障到达颅内肿瘤,安全性良好,治疗后胶质母细胞瘤细胞 EGFRvⅢ 水平降低。但是,除 1 例患者生存期大于 18 个月外,其余患者未见生存期明显延长,其中 5 人发生免疫抑制因子如 IDO1 及 PD-L1 的上调,说明肿瘤细胞的免疫逃逸机制是我们要攻克的一个问题,通常需要将 CAR-T 与其他疗法联合应用。因此,后续试验将采用嵌合抗原受体 T 细胞联合 PD1 抑制剂,目前正在进行中。另一项研究对 1 例复发胶质瘤患者进行 IL-13Rα2 靶向 CAR-T 治疗,Ⅰ期临床研究证明其安全可行,应用途径包括直接肿瘤切除灶内应用及鞘内注射,初步结果良好,所有病灶缩小 77% ~ 100%,然而,7.5 个月后该患者出现了肿瘤复发。

由于胶质母细胞瘤存在异质性,且肿瘤微环境对 CAR-T 呈现免疫抑制,因此,提高 CAR-T 细胞覆盖抗原的数量及联合疗法(与免疫检查点分子抑制剂、IDO 抑制剂或 CSF1R 抑制剂等药物联用)是提高 CAR-T 疗效的关键。

(四)溶瘤病毒治疗

根据 T 细胞及其他免疫细胞的浸润程度,肿瘤可分为"热"肿瘤和"冷"肿瘤,胶质瘤浸润的 T 细胞较少而被认为是"冷"肿瘤。溶瘤病毒治疗可以使"冷"肿瘤转变为"热"肿瘤,从而使 PD1/PD-L1 和 CTLA-4 抑制剂更好地发挥作用。目前,正在研究的溶瘤病毒包括脊髓灰质炎病毒、腺病毒、麻疹病毒、单纯疱疹病毒、Toca511/TocaFC 联合治疗等。重组脊髓灰质炎病毒是一种重组病毒,将Ⅰ型脊髓灰质炎病毒的核糖体进入位点替换为人类Ⅱ型鼻病毒,称为重组非致病性脊髓灰质炎鼻病毒嵌合体(PVSRIPO)。Ⅰ期临床研究证明接受 PVSRIPO 治疗的 24 名复发胶质瘤患者,2 年生存期达 24%,中位生存期为 12.5 个月,3 例患者生存期超过 3 年。腺病毒联合派姆单抗治疗复发性脑胶质瘤的Ⅱ期临床试验正在进行中,尚未获得阶段性结果。

(五)脑胶质瘤免疫治疗的挑战

目前,脑胶质瘤免疫治疗仍面临一些挑战,主要包括以下几种。

1. 免疫抑制　脑胶质瘤的免疫抑制微环境来自多种成分。首先,肿瘤细胞高表达某些免疫抑制因子,如 PD-L1,同时下调主要组织相容性复合物,进而减少自身抗原提呈。其次,肿瘤微环境中的细胞,如小胶质细胞、肿瘤相关巨噬细胞、骨髓来源的抑制性细胞等均可诱导 T 细胞活性下降,抑制 T 细胞增殖并导致 T 细胞耗竭。此外,胶质瘤微环境中调节性 T 细胞能够调节免疫反应,表达有免疫抑制性的细胞因子,从而加剧肿瘤部位的免疫抑制。最后,研究表明,脑胶质瘤微环境中存在浸润性淋巴细胞(TIL),但这些 TIL 也表达 T 细胞免疫球蛋白域、黏蛋白域蛋白-3 和淋巴细胞活化基因-3 等高度耗竭相关分子标记物，或受到脑胶质瘤微环境中其他细胞的调节失去增殖和效应能力。此外，脑胶质瘤的某些物理特征在免疫抑制反应中也起着重要作用。脑胶质瘤内血管紊乱引起的组织缺氧诱发肿瘤坏死，坏死的肿瘤组织使肿瘤微环境内钾离子浓度升高，进而导致浸润在肿瘤部位的 T 细胞失活，限制免疫治疗的作用。

2.T 细胞招募困难　脑胶质瘤患者血脑屏障往往受损，且随着脑胶质瘤恶性程度增高，其血脑屏障损伤范围越大，因而 T 细胞通过受损的血脑屏障进入大脑相比正常脑组织更易进行，但脑胶质瘤周围仍存在大片完整的血脑屏障。此时，T 细胞抵达毛细血管微静脉后，先穿过血管内皮细胞，然后在血管周围间隙识别与它同源的 APC 后，穿过胶质界膜进入大脑。T 细胞还可从血管进入脉络膜丛，然后穿透脉络膜丛上皮进入脑室中脑脊液，并可能在识别与它同源的 APC 后通过软脑膜和胶质界膜进入大脑实质。因此，在脑胶质瘤内大量快速募集 T 细胞仍存在困难。

3.递药困难　现有的针对胶质瘤的给药途径多为口服与静脉注射，传统化疗药物如替莫唑胺多通过口服途径给药，运用的是其小分子亲脂性烷化剂的性质。贝伐单抗、纳武单抗等抗体类药物多通过静脉给药，但由于其蛋白质的理化特性，较难透过血脑屏障，给药效率低。

靶向治疗是在分子水平上，应用针对明确的生物标志物设计的药物，瞄准和杀伤肿瘤细胞。这种治疗方式是识别是否存在某种疾病特定的控制肿瘤生长的基因、基因谱或蛋白，以此确定针对特异性靶点的一种治疗方法。在胶质瘤综合治疗过程中，分子靶向治疗是临床研究的热点。这些分子靶向通路主要涉及肿瘤细胞的生长、抗凋亡、促侵袭等重要的生物行为。通过研究证实分子通路中与肿瘤进展有关的核心基因，进而设计对应的靶向抑制分子药物，是实现抗肿瘤的有效方法。目前，被应用的分子通路主要包括 P13K/AKT/mTOR、RAS/MAPK、Notch、Rb 和脱乙酰化等。用的分子靶向药物有血管内皮生长因子（VEGF）抑制剂（贝伐单抗）、酪氨酸激酶抑制剂、细胞表面受体抑制剂、组蛋白脱乙酰酶抑制剂等。

贝伐珠单抗是一种重组人源化免疫球蛋白 G1（IgG1）单克隆抗体，可结合 VEGF-A 抑制其与 VEGF 受体-2（VEGFR-2）结合，继而抑制 VEGF 的生物学作用，包括影响血管的渗透性、增生以及内皮细胞迁移与存活，达到抑制肿瘤血管生成、生长以及转移的效果。GBM 组织学来看是一种血管源性肿瘤，以坏死和微血管增生为特征，新生血管生成是 GBM 生长及预后不良的关键因素。因此，抑制新生血管生成作为 GBM 的一个重要的潜在治疗靶点而逐渐受到研究者关注。

研究发现，GBM 患者脑脊液中的 VEGF 水平比低级别脑胶质瘤患者明显升高，而且 GBM 患者术后瘤床残腔内的 VEGF 水平也明显高于间变性星形细胞瘤或健康对照者。体外研究表明，通过病毒介导的针对内源性 VEGF 的反义方法能够抑制人胶质瘤生长。

贝伐单抗能够特异性地与 VEGF 结合（主要与 VFGF-A 结合），减弱或阻止 VEGF 与血管内皮细胞表面的 VEGFR-1、VEGFR-2 结合，并阻断 VEGFR 介导的下游信号转导通路，抑制其生物学活性，减少肿瘤新生血管的形成，使肿瘤生长受限。此外，VEGF 诱导生成的肿瘤血管存在结构和功能的异常，血管渗透性增加，组织间压力增高，影响抗肿瘤药物到达肿瘤组织,导致放化疗的疗效降低。而贝伐单抗可使肿瘤血管正常化,改善血管通透性,增加肿瘤组织有效药物浓度,发挥其抗肿瘤作用。国外大型机构做的贝伐单抗治疗 GBM 的临床研究为胶质瘤的综合治疗提供了较多思路。一线治疗后一旦出现疾病进展,绝大部分 GBM 患者预后较差,且有相当比例(40%)的患者因无法生存至接受二线治疗或不符合二线治疗条件而未接受后续治疗。因此提高一线治疗的获益对于改善 GBM 患者预后至为关键。相对较早期的多项 II 期研究为含贝伐珠单抗方案用于 GBM 一线治疗的效果提供了证据支持,其后开展的两项 III 期研究(AVAglio 和 RTOG0825)进一步评价了贝伐珠单抗用于新诊断 GBM 患者一线治疗的临床获益。AVAglio 研究和 RTOG0825 研究均为前瞻性、双盲、安慰剂对照的随机临床研究,主要终点都是 OS 和 PFS。

从 PFS 结果来看,两项研究均显示新诊断 GBM 患者使用含贝伐珠单抗治疗方案可达到有统计学意义或接近统计学意义的 PFS 获益:AVAglio 研究中贝伐珠单抗组的中位 PFS 为 10.6 个月,安慰剂组为 6.2 个月,HR=0.64,$P<0.001$。RTOG0825 研究中贝伐珠单抗组的 PFS 为 10.7 个月,安慰剂组为 7.3 个月(HR 0.79,$P=0.007$,预设的显著性阈值为 0.004)。但这两项研究均未显示出贝伐珠单抗用于新诊断 GBM 患者可达到显著的 OS 获益。虽然从生存数据来看,一线治疗中使用贝伐珠单抗并未明显延长新诊断 GBM 患者的存活时间。但 AVAglio 研究的纵向分析结果显示,贝伐珠单抗治疗可改善 GBM 患者的生活质量,由此凸显了贝伐珠单抗治疗延长新诊断 GBM 患者无疾病进展期的价值。

对 AVAglio 研究的无疾病进展期间 HRQoL 进行评估后发现,标准方案加用贝伐珠单抗治疗可延长新诊断 GBM 患者 HRQoL 稳定或改善的时间。基于总体健康状况量表分析发现,贝伐珠单抗治疗可明显改善无恶化生存时间($P<0.001$),并延缓至疾病恶化时间($P=0.004\,1$)。AVAglio 研究还发现,标准方案加用贝伐珠单抗可改善新诊断患者日常生活活动能力的功能独立性,PFS 期间 KPS 评分≥70 分的中位持续时间在贝伐珠单抗组为 9 个月,安慰剂组仅为 6 个月。

此外,一线加用贝伐珠单抗治疗可减少患者对糖皮质激素的需求。数据显示,在 AVAglio 研究的无疾病进展期间,贝伐珠单抗组基线时接受糖皮质激素治疗患者停用激素治疗的比例为 66%,安慰剂组为 47%;基线时未接受糖皮质激素治疗的患者至开始激素治疗的时间在贝伐珠单抗组为 12.3 个月,明显长于安慰剂组的 3.7 个月,$P=0.001\,8$。RTOG 0825 研究则发现,相比安慰剂组,贝伐珠单抗治疗对无进展治疗期间的患者生活治疗无明显影响。线性模型显示,与安慰剂组相比,贝伐珠单抗组至神经认知功能下降的时间无明显差异。针对复发性 GBM 的 BRAIN 研究和 BELOB 研究也观察到了类似的结果。

因此综合来看,贝伐珠单抗用于新诊断 GBM 患者一线治疗有一定临床获益。贝伐珠单抗显著延长了确诊后至首次疾病进展的时间,GBM 疾病进展延迟出现与患者临床获益的关键指标如 HRQoL 和 KPS 保持稳定或改善强烈相关。也就是说,在肿瘤复发前延长疾病控制时间对尽可能长时间地保护 GBM 患者的生活质量,降低家庭和社会陪护负担至关重要。

2005 年,Stark Vance 首次报告了贝伐珠单抗用于复发性 GBM 的临床试验结果。这项包括了 21 例复发性 GBM 患者的 I 期临床研究显示,贝伐珠单抗联合伊立替康方案用于这一人群的安全性良好,疗效可靠,缓解率为 42%,6 个月无进展生存率改善(从 30% 提高至 46%)。2009 年 5 月,基于两项 II 期临床研究(AVF3708g 和 NCI 06-C-0064E)结果,贝伐珠单抗通过了美国 FDA 的加速审批,单药用于既往治疗失败的复发性 GBM 患者。AVF3708g(BRAIN 研究)是一项多中心、开放性、非比较性的随机对照 II 期临床研究。研究纳入了 167 例既往受过放疗或 TMZ 治疗的复发性 GBM 患者,受试者随机分配接受贝伐珠单抗单药或贝伐珠单抗联合伊立替康治疗,治疗持续至出现疾病进展或无法耐受的毒副反应,贝伐珠单抗单药组患者可交叉至联合治疗组。这项研究的主要终点是 6 个月 PFS 和客观缓解率(ORR,由盲态独立评审机构评估);次要终点包括 PFS、总生存期(OS)和缓解持续时间(DOR)。值得注意的是,这项研究是非比较性的,研究者将两个试验组的数据与假设的历史对照组和其他 GBM 挽救性治疗数据进行了对比。结果显示,相比历史对照组,贝伐珠单抗单药治疗就可达到有临床意义的获益。贝伐珠单抗单药组的 6 个月 PFS 为 42.6%,明显高于历史对照组的 15%(P<0.000 1);贝伐珠单抗单药治疗的 ORR 为 28.2%,而历史对照组的 ORR 仅为 5%(P<0.000 1)。贝伐珠单抗单药治疗的中位缓解持续时间为 5.6 个月。NCI 06-C-0064E 是一项单臂单中心 II 期研究。48 例既往接受过重度治疗的患者接受贝伐珠单抗单药治疗,疾病进展后则加用伊立替康。结果显示,贝伐珠单抗单药治疗的 6 个月 PFS 率达到 29%,6 个月 OS 率为 57%,中位 OS 为 31 周。

近 5 年发表的多项贝伐珠单抗治疗复发性 GBM 的随机对照研究主要评价了贝伐珠单抗联合细胞毒性药物用于复发性 GBM 患者的治疗结局。2014 年发表的 BELOB 研究旨在评估贝伐珠单抗单药、洛莫司汀(LOM)单药和贝伐珠单抗联合 LOM 治疗复发性 GBM 患者的疗效和安全性。这项 II 期随机对照研究纳入了 153 例接受放疗或 TMZ 治疗后首次出现复发的 GBM 患者。结果显示,贝伐珠单抗联合 LOM 治疗相比两个单药治疗组,PFS(9 个月 PFS:BEV+LOM 63% vs BEV 38% vs LOM 43%)和 OS(12 个月 OS:BEV+LOM 48% vs BEV 26% vs LOM 30%)均改善,且无预计外的安全性事件发生。

贝伐单抗联合替莫唑胺并不能延长 II/III 级胶质瘤患者的 PFS。基于这些数据,研究者认为值得进一步开展研究来证实该研究的结果,而不必一味追求单药治疗。由此促成了 EORTC 26101(MO22968)III 期随机对照研究的开展。该研究纳入 437 例复发性 GBM 患者,以 2:1 随机分配进入 LOM 联合贝伐珠单抗组或 LOM 单药组,主要研究终点是 OS。结果显示,相比 LOM 单药治疗,联合贝伐珠单抗方案组的 PFS 延长了 2.7 个月(LOM 单药 1.5 个月 vs BEV+LOM 4.2 个月,P<0.001),ORR 也明显提高(LOM 14% vs BEV+LOM 41.5%,P<0.000 1)。但遗憾的是,贝伐珠单抗联合治疗方案并未获得明显的 OS 获益。因此,未来的挑战在于确定哪些患者可从这种治疗中获益。

贝伐珠单抗常用于治疗复发性 WHO II 和 III 级的胶质瘤,但缺乏随机临床研究证实其疗效,近期 *Lancet Oncolgy* 杂志发表一项研究,为进一步确认贝伐珠单抗的治疗疗效,研究者进行了一项 II 期随机对照研究,评估贝伐珠单抗联合替莫唑胺治疗首次复发的未携带 1p/19q 缺失的Ⅱ或Ⅲ级胶质瘤患者的疗效和安全性。研究结果显示在未携带 1p/19q 缺失的 WHO Ⅱ和Ⅲ级复发性胶质瘤患者中,替莫唑胺联合贝伐珠单抗并不能改善患者的生存期和生活质量。后续关于 1p/19q 完整的Ⅱ或Ⅲ级脑胶质瘤患者的研究,应该进一步区分 IDH 突变状态

2020 年 11 月出版的《中华医学杂志》《中国中枢神经系统胶质瘤免疫和靶向治疗专家共识(第二版)》明确指出:①对于新诊断 GBM(nGBM)患者,除有明确分子标志物等检测结果指导的情况外,在使用标准治疗方案基础上,不推荐联合贝伐单抗,因为该药物仅延长无进展生存期,不延长总生存期。对于复发 GBM(rGBM)患者,推荐使用贝伐单抗,特别是水肿范围大的患者。②不推荐 nGBM 和 rGBM 患者常规使用抗表皮生长因子受体药物治疗。该类药物的使用需进一步结合分子标志物的筛选,从中找出可能的受益者。③在 rGBM 中,存在相应靶点的患者可推荐尝试相关靶点的临床试验。

免疫联合抗血管生成靶向治疗,抗血管生成靶向治疗联合电场治疗以及 Stupp 方案基础上电场治疗联合免疫治疗目前尚在临床试验,尚无明确证据推荐。

十、电场治疗

肿瘤治疗电场的原理是通过中频低场强的交变电场持续影响肿瘤细胞内极性分子的排列,从而干扰肿瘤细胞有丝分裂,发挥抗肿瘤作用。用于脑胶质瘤治疗的电场治疗系统是一种无创便携式设备,通过贴敷于头皮的电场贴片发挥作用,目前研究显示电场治疗安全且有效,推荐用于新诊断 GBM 和复发高级别脑胶质瘤的治疗。2020 年 5 月,国家药品监督管理局通过了电场治疗的上市申请,并批准将其与替莫唑胺联合用于新诊断 GBM 患者的治疗,以及作为单一疗法用于复发 GBM 患者的治疗。

具体而言,电场治疗是一种通过便携式、无创的医疗器械实施的疗法,其原理是通过低强度、中频交流电场,作用于增殖癌细胞的微管蛋白,干扰肿瘤细胞有丝分裂,使受影响的癌细胞凋亡并抑制肿瘤生长,而对于静止期的人体正常细胞无明显影响。

2006—2009 年,针对复发性和新诊断 GBM 患者的国际Ⅲ期多中心临床研究 EF-11 和 EF-14 相继启动。虽然 EF-11 研究并未达到主要终点,结果显示电场治疗复发性 GBM 与化疗等效,TTFields 治疗组的客观缓解率(ORR)在数值上高于化疗仍值得关注;此外,化疗组的胃肠道、血液学和感染不良事件显著多于 TTFields 治疗组,后者未观察到全身不良事件,生活质量相对更高。

另一项研究 EF-14 则显示,与单用替莫唑胺(TMZ)化疗相比,TTFields 与 TMZ 联合治疗显著延长了新诊断 GBM 患者的无进展生存期(6.7 个月 vs 4 个月)和总生存期(OS:20.9 个月 vs 16 个月),降低了患者死亡风险达 37%,且亚组分析均显示出一致的生存获益。

电场治疗的独特原理赋予其特殊的抗肿瘤效果,然而相关研究结果在临床推广过程中仍然面临诸多质疑,包括可穿戴设备获得更多照料、EF-14 入组筛选标准以及对照组未设置安慰剂/假设备等。Stupp 教授对此一一做出回应。

(1)大多数接受 TTFields 治疗的患者在入组 2 周内可以做到自我照料,而接受化疗

的患者通常数月或数年间每周两次前往医生办公室，由此可得随访密度与患者选择有关，而非治疗方式。

（2）RTOG0525 研究是比较 TMZ 剂量密集方案与标准剂量治疗新诊断 GBM 疗效的Ⅲ期临床试验，EF-14 研究和 RTOG0525 研究对比发现，两者对照组的临床结局并无显著差异。

（3）安慰剂对照在研究设计中发挥重要作用，然而采取积极治疗时患者的依从性更高，这一点同样非常重要。

根据美国脑肿瘤注册中心的报告，GBM 的发生率在中枢神经系统恶性肿瘤中最高（3.201 0 万），且与其他原发性脑肿瘤相比，1 年生存率（35.7%）和 5 年生存率（5.1%）均最低。即使进行最大范围地安全切除肿瘤，并结合放疗和化疗，临床试验 EORTC6981 中新诊断 GBM 患者的中位生存期仍为 14.6 个月，而因不良反应无法耐受或经济条件等原因未接受标准治疗方案的 GBM 患者的中位 OS 仅为 10～11 个月。根据《脑胶质瘤诊疗规范（2018 年版）》中的数据，我国脑胶质瘤的年发病率为 5/10 万～8/10 万。国内一项纳入 1 285 例脑胶质瘤患者的单中心回顾性研究显示，其中 254 例 GBM 患者的 5 年生存率仅为 9%。此外，另一项基于中国脑胶质瘤基因组图谱计划数据库的回顾性分析数据显示，成人原发大脑半球胶质瘤的病理学分级（WHO 分级）为Ⅲ、Ⅳ级患者的中位 OS 分别为 82.43 个月和 16.47 个月。

近 20 年来，随着基础和临床研究的进步，新技术、新药物和新疗法不断涌现。其中，肿瘤电场治疗是一种新型物理治疗方式，其通过干扰肿瘤细胞有丝分裂等机制发挥作用，目前已在 GBM 的治疗中取得疗效，并得到国内外众多专家共识、指南的推荐。为了规范 Ttfields 在 GBM 临床治疗中的应用，中国抗癌协会脑胶质瘤专业委员会组织全国神经外科、放疗科、神经肿瘤科、病理科等专家编写《胶质母细胞瘤的肿瘤电场治疗专家共识》，针对 TTfields 在 GBM 治疗中的作用机制、影响因素、临床评估、使用方案及患者管理等方面做了详细梳理，以期为临床实践提供规范指导。

十一、特殊人群胶质瘤治疗原则

（一）老年脑胶质瘤

目前对老年的定义尚没有统一标准，本指南所指老年是指年龄>70 周岁者。GBM 是老年胶质瘤最常见的病理类型，老年 GBM 具有独特的分子遗传学特征，主要包括 *ATRX*、*BRAF*、*IDH* 和 *TP53* 突变率明显下降，*PTEN* 突变率明显增加，*TP53* 突变和 EGFR 扩增可能与患者预后相关。老年 GBM 患者的治疗方案主要包括手术切除、放疗及替莫唑胺化疗。对于 KPS≥60 分的老年 GBM 患者，美国 2021 年 NCCN 指南还推荐电场治疗（Ⅰ级证据）。

近些年来，脑胶质瘤也像身体的其他肿瘤一样，发病率有逐年升高的趋势，在老年人群当中表现得更突出。按照国际上的统一标准，65 岁及以上年龄的人被统称为老年人。欧美国家的流行病学调查结果显示，低级别胶质瘤主要发生在青壮年，而高级别的恶性胶质瘤则主要发生在老年人。美国的研究资料显示有大约一半的胶质瘤母细胞瘤发生在老年人，并且认为老年人的胶质瘤几乎都是高级别的，也就是高度恶性的，而发生低级别胶质瘤的可能性几乎不存在。但是在多年的临床工作中，我也遇到了一些老年人患上了低级别胶质瘤，只是相对于青壮年来说，确实是发生率较低，这也可能与人种有一定的关系。

现在的研究已经证实在恶性胶质瘤中，年龄是影响预后的重要因素，也就是老年人的预后要比青壮年差，老年人中年龄越大的，预后会更差。另外，患者治疗前的生活质量也是影响预后的重要因素，通常认为 KPS 评分<70 分的，也就是生活需要他人照顾的，预后会更差些。

一般认为胶质母细胞瘤患者的中位生存期在 9～14 个月，美国的统计学资料显示老年人胶质母细胞瘤的中位生存期仅为 6 个月左右。下面的资料是美国专家统计不同年龄段胶质瘤母细胞瘤患者生存期的情况。我们从中确实感受到了这种肿瘤的威胁程度，但我们也看到了生命的奇迹和希望。

虽然当前国际上大多数的临床试验都将老年人排除在外，但通过总结多年的研究结果和临床经验，并参考国际上的先进理论和观点，我们逐渐总结出一套老年人恶性胶质瘤的治疗策略，下面就与广大同行和感兴趣的人进行分享。

1. 手术切除肿瘤依然是老年胶质瘤患者治疗的首选　目前已经证实手术能够缓解老年恶性胶质瘤患者的神经系统症状、延长生存期，是患者获得较佳预后的独立因素，单纯手术的效果能够使中位生存期达到 5.70～6.75 个月。

手术切除肿瘤可以使老年 GBM 患者得到肯定的生存获益，全切肿瘤更有利于术后功能的恢复。综合老年状态评估评价较好者，手术切除具有良好的安全性和临床获益。因此，老年胶质瘤患者同样优先推荐手术治疗，而 80 岁以上老年患者需要慎重考虑手术，术前评分较差的老年患者不推荐手术治疗。

但是需要注意的是：对于老年患者，除要评估一般恶性胶质瘤的影像学表现及手术的风险外，还要全面分析患者的生活质量和身体状况，特别是心、肝、肺和肾的功能，以及高血压和糖尿病等全身疾病的严重程度。对于生活能够自理，又没有严重的器质性疾病，估计能够耐受全身麻醉和一般开颅手术打击的老年患者，并且术后偏瘫的发生率较低的情况下，手术是完全可以进行的，而年龄并不是决定是否手术的绝对因素。

老年人手术需要注意的是：手术中要加快操作，尽量缩短手术时间，这样就会减少因麻醉和手术暴露时间过长而对患者造成的伤害。另外，手术后还要加强监测和护理，鼓励患者尽早进行下床活动。因为手术容易引起老年患者的血糖升高、血压升高、肺部感染，以及下肢深静脉血栓等，特别是深静脉血栓极易发生致命性的肺栓塞。

2. 放疗是老年恶性脑胶质瘤患者治疗的另一项重要选择　研究已经证实放疗可以延长老年患者的生存期，对认知功能和生活质量影响较小，目前已成为患者的标准治疗方法，如果与手术配合使用，效果会更好，能够延长中位生存期 6～10 个月。但是在实际工作中，还要根据病变的情况以及患者的身体状况，适当调整放疗的剂量和时间，尽量减少放疗的副作用。放疗和化疗可以明确延长患者总生存期。老年 GBM 患者，如 KPS≥60

分推荐应用短程或常规放疗联合替莫唑胺化疗;如 KPS<60 分者则推荐短程放疗或替莫唑胺化疗。

3. 化疗也是老年患者恶性胶质瘤治疗的一项重要选择　特别是替莫唑胺化疗药物的出现,为老年患者胶质瘤的治疗带来新的选择。由于该药的疗效和安全性良好,特别是对骨髓的蓄积性毒性作用较小,目前已成为老年恶性胶质瘤患者治疗的一线化疗药物。资料显示替莫唑胺单药化疗的中位生存期为 6.4 个月。对于 70 岁以上的患者,应该密切注意患者的血象检查。

4. 替莫唑胺同步放化疗后继续服用的辅助治疗方案　对于身体状况良好的老年恶性胶质瘤患者也是一种合理且可耐受的治疗方法。资料显示在手术后辅助同步放化疗方案,能够使患者的中位生存期达到 9.3～13.7 个月。

5. 姑息性治疗是老年恶性胶质瘤患者的最后选择　对于肿瘤位置深在,估计手术风险极高,或者身体状况较差,又患有心脏病、糖尿病等严重身体疾病的患者,如果手术、放疗和化疗都无法进行了,则营养支持和精神安慰等则可能要成为主要的治疗内容了。对于这样的情况,首先要尽量减少患者的痛苦,其次是要给予精神和心理方面的安慰,再次就是要加强营养和护理,尽量减少肺部感染、静脉血栓和压疮等的发生。

总之,对于老年的恶性胶质瘤患者,在各方面条件允许的情况下,手术+放疗+化疗依然是主要的治疗策略,不能因为年龄较大就轻易放弃治疗,因为恶性胶质瘤的整体治疗效果虽然还不是很理想,但放弃治疗就等于放弃了一切希望。一般来说,没有接受这些治疗的患者,即使给予最好的营养支持治疗,其中位生存期也就在 4 个月左右。

(二)弥漫性中线胶质瘤

弥漫性中线胶质瘤是指发生于丘脑、脑干和脊髓的中线结构胶质瘤。国内目前尚无确切的流行病学数据。国外报道:儿童发病高峰为 6～7 岁,成人为 20～50 岁,没有明显性别差异,治疗困难,预后极差。2021 年 WHO 中枢神经系统肿瘤分类将弥漫性中线胶质瘤定为 4 级。临床和影像怀疑弥漫性中线胶质瘤患者建议检测 H3 K27M 变异情况,主要包括 *H3.3 K27* 突变、*H3.1/2K27* 突变、H3 野生伴 *EZHI* 过表达、*EGFR* 突变,其中 *H3K27M* 突变是小儿弥漫内生性脑桥胶质瘤最常见的改变,患者预后更差。

在全球范围内,各国成人弥漫性胶质瘤的发病率差别很大。40 岁以上的人群中,经年龄调整的星形细胞瘤的年发病率为 6.8 例/10 万人。以北欧为主的国家人口比例,从美国的 7.8 到澳大利亚和新西兰的 9.6,高于以亚洲或非洲为主的国家人口比例,从东南亚的 1.9 到印度的 3.3。未来的研究将比较国家内部和国家之间的遗传、环境和区域生活方式的风险因素,有助于理解上述差异。大多数以人群为基础的研究表明,除地理差异外,胶质瘤的发病率因年龄、性别、种族和肿瘤组织学(或 WHO 2016 亚型)而不同;而且胶质瘤患者的生存率也因年龄、性别和肿瘤亚型不同而不同。星形细胞瘤的发病率随着年龄的增长而增加,在 75～84 岁达到高峰。在所有年龄段,男性的发病率均比女性高 40%～50%。2000—2014 年,成人胶质母细胞瘤的 1 年和 5 年相对存活率分别为 41% 和 5%,非胶质母细胞瘤的星形细胞瘤患者的 1 年和 5 年相对存活率分别为 72% 和 44%。

该年龄模式可能与获得恶性转化所需的多重基因改变时间有关。与存活率相关的其他因素有肿瘤切除程度、KPS评分和治疗方法。

无癌症综合征家族史的胶质瘤患者中,5%~10%有胶质瘤家族史。与无一级亲属的胶质瘤患者相比,有一级亲属的胶质瘤患者患原发性脑肿瘤的风险增加2倍。有关连锁分析、全外显子测序和全基因组关联研究(GWAS)正在进行,目的是提高认识怎样的种系变异可能增加胶质瘤的风险。曾有一项大型GWAS研究验证25个单核苷酸多态性(SNP)与成人胶质瘤风险密切相关。其中,11个SNP与胶质母细胞瘤发生风险相关,19个SNP与非胶质母细胞瘤的发生风险相关,最强的相对风险是8q24.21处的变异,可使星形细胞瘤、*IDH*突变型或少突胶质瘤发生的相对风险增加6倍以上。

对于成人弥漫性胶质瘤的发生,几乎没有确定的非遗传危险因素。仅认为电离辐射是造成神经胶质瘤的原因,但只有少数病例。电离辐射损伤DNA,在暴露后的7~9年内出现肿瘤。电离辐射对弥漫性胶质瘤的风险具剂量依赖性,低剂量电离辐射(如原子弹幸存者)和高剂量电离辐射(如用于儿童癌症的放疗)都会增加胶质瘤发生的风险。

许多研究表明,过敏史或其他特应性疾病,如花粉热、湿疹和哮喘等,与胶质瘤发病率较低有关;有过敏史的人患胶质瘤的风险显著降低的原因是特应性状态可转化加强免疫监视,从而早期抑制肿瘤生长。也有人认为,过度活跃的免疫系统能清除潜在的环境毒素。有关免疫细胞的变化影响肿瘤患者预后的重要性正在研究之中,将对免疫疗法的发展有重要意义。

1. 手术治疗　肿瘤位置险要且呈浸润性生长,手术难以做到肿瘤全切除,通常不被常规优先推荐。多数情况下肿瘤活检可行并被推荐,目的是明确病理和分子病理,指导综合治疗。

2. 放疗和化疗　目前尚无成熟的放疗和化疗方案。放疗可提高部分患者肿瘤客观反应率,可参考GBM治疗方案,根据具体情况适当调整放疗剂量。放疗联合替莫唑胺化疗或靶向治疗也是治疗选择,推荐合适的患者参加临床试验。

(三)胶质瘤相关癫痫

脑胶质瘤是常见的颅内恶性肿瘤,约占中枢神经系统原发恶性肿瘤的81%,同时也是致痫性最强的脑肿瘤类型之一。胶质瘤相关癫痫(glioma related epilepsy,GRE)即继发于胶质瘤的症状性癫痫,其具有发作普遍、控制困难及与胶质瘤的复发或进展相关等特点,严重影响患者的生命质量。由于该病属于交叉学科,以往很长一段时期未能获得相关领域的足够关注,神经肿瘤医生的关注点侧重于GRE患者生存期的延长;而癫痫领域的医生则多认为GRE应属于神经肿瘤医生的治疗范畴。近年来,随着对患者生命质量重视程度的提高以及对GRE认识程度的加深,GRE的关注度有所提升,但在其临床诊疗方面仍存在很多问题悬而未决。

目前,GRE的发病机制尚不明确,总体来看其形成受多种因素的影响,包括肿瘤组织学、肿瘤位置、遗传因素、血脑屏障的完整性以及肿瘤周围微环境(神经递质、离子浓度、缺氧)的改变。LGG与HGG在发病机制上可能存在一定的差异。一般认为,LGG的癫痫发生主要源于瘤周微环境的变化;而 HGG 则多与组织损伤介导的直接物理效应有关。发病机制的不同可能导致了两者流行病学的差异:LGG 生长缓慢,致痫性强,癫痫发作是其患者最常见的首发症状,此外还有一部分患者在病程后期发作,整体癫痫发病率高达65%~90%;而 HGG 患者中 GRE 的发病率为 40%~64%。常规抗癫痫药物(antiepileptic drug,AED)和抗肿瘤治疗对 GRE 的疗效较差,有 20%~40% 患者的癫痫发作难以有效控制。此外,有研究发现胶质瘤特异性分子病理改变与 GRE 的关系:IDHl 突变的弥漫性胶质瘤患者具有更高的 GRE 发病率;而 Ki-67 低表达患者的 GRE 症状相对容易获得有效控制。最后,流行病学方面还有三点需要注意:①肿瘤全切除是有益于 GRE 患者术后癫痫控制的重要因素。②术后癫痫的加重或复发往往提示胶质瘤的进展或复发。③存在术前 GRE 的胶质瘤患者的生存期相对较长。

1.手术治疗控制脑胶质瘤相关癫痫　脑胶质瘤全切除优于次全切除对术后癫痫的控制。脑胶质瘤全切除后大部分脑胶质瘤相关癫痫患者能达到无癫痫发作,在安全可行的情况下,尽可能做最大程度病变切除,以利于术后癫痫控制。术前有继发性癫痫大发作及肿瘤有钙化的胶质瘤患者,术后癫痫预后更好。与单纯病变切除相比,应用癫痫外科手术技术可以提高术后癫痫控制率,特别是颞叶脑胶质瘤相关癫痫的患者,行肿瘤切除联合钩回、杏仁核选择性切除和(或)颞叶前部皮质切除后,更利于脑胶质瘤相关癫痫的控制。但是否保留海马结构,需结合患者对记忆及学习能力的实际需求酌情考量。

脑胶质瘤引起的癫痫发作风险与肿瘤累及的脑区有关。功能区脑胶质瘤的手术切除范围相对有限,术后癫痫发生率也相对较高,应充分利用现有技术,在保护脑功能的前提下,尽可能多地切除肿瘤,以减少术后癫痫发作。

对于慢性癫痫相关性脑胶质瘤患者,建议酌情采用术中皮质脑电图(ECoG)或深部脑电(SEEG)监测,指导癫痫灶切除范围,以改善患者癫痫预后,提高长期癫痫治愈率。

2.术中癫痫的控制　累及脑功能区的脑胶质瘤,在术中电刺激功能区定位时,存在一定的癫痫发作风险。当术中脑电监测或症状观察提示患者出现癫痫发作时,用冰林格液或冰生理盐水冲洗局部可控制大部分癫痫发作。仍有癫痫持续发作者可以应用抗癫痫药物、镇静药物或者肌松药物终止发作(Ⅳ级证据)。

3.难治性脑胶质瘤相关癫痫的手术治疗　应用抗癫痫药物过程中出现癫痫复发或加重常提示肿瘤进展,脑胶质瘤术后无癫痫发作较长时间后再次出现癫痫发作,可能提示肿瘤复发。脑胶质瘤复发伴频繁的药物难治性癫痫发作时,综合患者情况,可以手术治疗。无复发的术后脑胶质瘤伴频繁癫痫发作,可按照难治性癫痫进行全面评价,对于药物难治性脑胶质瘤相关癫痫且明显影响生活质量,可考虑手术。

十二、多学科综合治疗协作组诊疗

胶质瘤的多学科综合治疗协作组会诊(multi-disciplinary treatment,MDT)是根据不同胶质瘤患者的疾病状况和各方面的实际情况,由多个相关学科专业人员共同讨论,综合不同学科的专业意见,做出诊断并制定治疗方案,定期进行疗效评估,根据评估结果不断调整诊疗方案,以期取得最佳疗效的一种诊疗模式,旨在为胶质瘤患者提供个体化、综合性的诊疗服务。脑胶质瘤 MDT 的目标是整合神经肿瘤相关多学科优势,以患者为中心,提供一站式医疗服务,实现最佳序贯治疗。

MDT 组织形式包括 MDT 病例讨论会和 MDT 联合门诊等。MDT 可为脑胶质瘤患者带来诸多获益:①方便患者就医的同时提高了患者对既定诊治方案的依从性;②MDT 的实施可提高患者进入临床试验的可能性;③实施 MDT 可改善患者预后;④MDT 有助于临床试验和科研的开展。MDT 同时也为医疗团队带来诸多益处:①提高了医疗团队成员之间的沟通,增加了团队成员的学习和受教育机会;②实施 MDT 时团队成员共享决策,更易获得最佳实践和循证医学建议;③MDT 临床决策制定和治疗实施责任由成员们共同承担,可降低团队成员工作压力,减少医疗纠纷;④MDT 还有利于科研工作的开展,提高医疗单位的学术水平。

MDT 由相关专科医生和专业人员组成。推荐根据疾病诊治的不同阶段,以关键临床问题为导向,组织脑胶质瘤 MDT 成员实施。核心临床专业包括神经外科、医学影像、神经病理和分子病理、放射肿瘤学、神经肿瘤、神经内科。其他可选专业包括感染科、血液科、内分泌科、神经心理、神经康复、临床护理、生物样本库、姑息性治疗等。MDT 的组织机构包括:①召集人(首席专家),由权威专家担任,对 MDT 项目全权负责。②各科专家,专家一般应具有副高职称或高年资主治医生以上资格,有良好的神经肿瘤诊治基础并热心从事该事业;专家定期参与 MDT 讨论,并负责提供病例、准备资料等。③记录员,全程记录 MDT,统计 MDT 病例的临床资料。④秘书(协调员),协助召集人进行 MDT 的全程组织。⑤MDT 委员会,可考虑成立 MDT 委员会,制定 MDT 制度并监督 MDT 执行。MDT 应根据亟待解决关键临床问题,设定每一期病例讨论会的召集人(首席专家)。召集人一般由患者的临床主诊科室的权威专家担任,主持并全程参与讨论。

对初次诊治患者,MDT 实施路径包括讨论诊断及鉴别诊断,拟诊脑胶质瘤后决策是否手术及手术方式。对术后患者,获取组织标本,经过组织病理诊断和分子检测最终获得准确的整合病理报告,明确诊断脑胶质瘤,则讨论下一步的治疗方案。如病理存疑,则讨论下一步措施(如转入其他相关科室治疗或观察)。在治疗及随访过程中,如有需要可再次提请 MDT 讨论,调整治疗方案,对可疑复发患者,需要讨论病变性质(如治疗反应、肿瘤进展)及下一步治疗措施。复发脑胶质瘤常规治疗无效且需要纳入新型药物临床试验的病例,建议进行 MDT 讨论。MDT 应得到所属医院管理部门支持,并建立临床数据管理和疗效反馈制度。

十三、预后

经过综合治疗后,低级别胶质瘤(WHO Ⅰ～Ⅱ级)患者的中位生存期在 8～10 年;间变胶质瘤(WHO Ⅲ级)患者的中位生存期在 3～4 年;胶质母细胞瘤(WHO Ⅳ级)患者的中位生存期在 14.6～17.0 个月。值得注意的是,对于胶质母细胞瘤患者,新出现的放疗与替莫唑胺化疗方案,可以使近 10% 的患者存活至 5 年以上;而在替莫唑胺出现之前,单独使用放疗,仅有不足 1% 的患者可以存活 5 年。

胶质瘤很难根治,往往会复发。在肿瘤复发后,根据患者的功能状况,可以考虑再次手术、放疗、化疗等。

参考文献

[1]MUIR C S,STORM H H,POLEDNAK A. Brain and other nervous system tumors [J]. Cancer Sur,1994（19-20）:369-392.

[2]WALKER M D,GREEN S B,BYAR D P,et al. Randomized comparisons of radiotherapy andnitrosoureas for the treatment of malignant glioma after surgery[J]. N Engl J Med,1980,303:1323-1329.

[3]VALDUVIECO I,VERGER E,BRUNA J,et al. Impact of radiotherapy delay on survival in glioblastoma [J]. Clin Transl Oncol,2013,15（4）:278-282.

[4]GRAUS F,BRUNA J,PARDO J,et al. Patterns of care and outcome for patients with glioblastoma diagnosed during 2008-2010 in Spain [J]. Neuro-Oncol,2013,15（6）:797-805.

[5]SUN M Z,OH T,IVAN M E,et al. Survival impact of time to initiation of chemotherapy after reaction of newly diagnosed glioblastoma [J]. J Neurosurg,2015,122（5）:1144-1150.

[6]LEEHEN N M,STENNING S P. A medical research council trial of two radiotherapy doses in the treatment of grades 3 and 4 astrocytoma. The medical research council brain tumor working party [J]. Br J Cancer,1991,64（4）:769-774.

[7]CHANG C H,HORTON J,SCHOENFELD D,et al. A joint radiation therapy oncology group and eastern cooperative oncology group study[J]. Cancer,1983,52（6）:997-1007.

[8]MONJAZEB A M,AYALA D,JENSEN C,et al. A phase i dose escalation study of hypo-fractionated imrt field-in-field boost for newly diagnosed glioblastoma multiforme [J]Int J Radiat Oncol Biol Phys,2012,82（2）:743-748.

[9]LAPERRIERE N J,LEUNG P M,MCKENZIE S,et al. Randomized study of brachytherapy in the initial management of patients with malignant astrocytoma [J]. Int J Radiat Oncol Biol Phys,1998,41（5）:1005-1011.

[10]LAWRENCE Y R,LI X A,ELNAQA I,et al. Radiation dose-volume effects in the brain [J]. Int J Radiat Oncol Biol Phys,2010,76（Suppl3）:S20-S27.

[11]STUPP R,MASON W P,VAN DEN BENT M J,et al. Radiotherapy plus concomitant and adjuvant temozolomide for glioblastoma [J]. New Engl J Med,2005,352（10）:987-996.

[12]CHANG E L,AKYUREK S,AVALOS T,et al. Evaluation of peritumoral edema in the delineation of radiotherapy clinical target volumes for glioblastoma [J]. Int J Radiat Oncol Biol Phys,2007,68（1）:144-150.

[13]GILBERT M R,WANG M,ALDAPE K D,et al. Dose-dense temozolomide for newly diagnosed glioblastoma:a randomized phase iii clinical trial [J]. J Clin Oncol,2013,31（32）:

4085-4091.

[14] NIYAZI M,BRADA M,CHALMERS A J,et al. Estro-acrop guideline "target delineation of glioblastomas" [J]. Radiother Oncol,2016,118(1):35-42.

[15] HAU P, KOCH D, HUNDSBERGER T, et al. Safety and feasibility of long – term temozolomide treatment in patients with high-grade glioma[J]. Neurology,2007,68 (9): 688-690.

[16] ROLDAN-URGOITI G B,SINGH A D,EASAW J C. Extended adjuvant temozolomide for treatment of newly diagnosed glioblastoma multiforme[J]. J Neuro-Oncol,2012,108 (1): 173-177.

[17] GILBERT M R,DIGNAM J J,ARMSTRONG T S,et al. A randomized trial of bevacizumab for newly diagnosed glioblastoma [J]. New Engl J Med,2014,370(8):699-708.

[18] KARIM A B,MAAT B,HATLEVOLL R,et al. A randomized trial on dose-response in radiation therapy of low – grade cerebral glioma: European organization for research (EORTC) study 22844 [J]. Int J Radiat Oncol Biol Phys,1996,36(3):549-556.

[19] ASAID M,PREECE P D,ROSENTHAL M A,et al. Dependymoma in adults:Local experience with an uncommon tumor [J]. J Clin Neuroscience,2015,22 (9):1392-1396.

[20] ACQUAYE A A, VERA E, GILBERT M R, et al. Clinical presentation andoutcomes for adult dependentmoma patients [J]. Cancer,2017,123(3):494-501.

[21] LIN Y,JEA A,MELKONIAN S C,et al. Treatment of pediatric grade ii spinal dependence momas:a population-based study [J]. J Neurosurg Pediat,2015,15(3):243-249.

[22] ACQUAYE A A, VERA E, GILBERT M R, et al. Clinical presentation and outcomes for adult dependentmoma patients [J]. Cancer,2017,123(3):494-501.

[23] LIN Y,JEA A,MELKONIAN S C,et al. Treatment of pediatric grade ii spinal dependence momas:a population-based study [J]. J Neurosurg Pediat,2015,15(3):243-249.

[24] CAGE T A,CLARK A J,ARANDA D,et al. A systematic review of treatment outcomes inpediatric patients with intracranial dependent momas [J]. J Neurosurg Pediat,2013, 11(6):673-681.

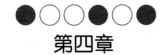

第四章

垂体瘤

神经系统肿瘤中,垂体瘤发病率由第 3 位升至第 2 位,神经系统肿瘤前 3 位分别是胶质瘤、垂体瘤和脑膜瘤。因为垂体调节激素平衡,其也被称为身体的主要腺体。垂体的位置在蝶窦后的蝶鞍。垂体分为垂体前叶和垂体后叶,垂体前叶由腺体组织构成,垂体后叶由神经组织构成。垂体通过垂体柄与下丘脑相连,包括垂体前叶的门静脉循环和垂体后叶的神经元连接。垂体前叶腺体由下丘脑分泌的激素调节,垂体后叶激素由下丘脑自身产生,储存在垂体后叶中释放。

垂体前叶产生和分泌 6 种激素,包括促黄体素(LH)、卵泡刺激素(FSH)、促肾上腺皮质激素(ACTH)、催乳素、促甲状腺激素(TSH)和生长激素(GH)。储存在垂体后叶的激素有催产素(oxytocin)和抗利尿激素(ADH)。

LH 和 FSH 的释放受下丘脑促性腺激素释放激素(GnRH)控制,ACTH 激素的分泌受下丘脑促肾上腺皮质激素释放激素(CRH)的释放控制。TSH 由下丘脑的促甲状腺激素释放激素(TRH)刺激后释放,而控制生长激素释放的下丘脑激素由两种激素调节,分别是刺激生长激素释放的生长激素释放激素(GHRH)和抑制生长激素释放的生长抑素。催乳素的释放被下丘脑释放的多巴胺所抑制。

垂体瘤极少癌变,多数为良性。垂体瘤可能有分泌激素的功能,也可能没有分泌激素的功能。根据它们分泌的激素不同,功能性肿瘤会引起不同类型的症状。根据病因、表现和症状,垂体瘤有多种治疗方式,包括化疗、放疗和外科治疗。

一、流行病学

垂体瘤的发病率主要是基于人口研究,这在本质上是相互矛盾的。最近一项长达 15 年的研究发现垂体瘤的发生率存在差异。在 1992—2007 年间确诊的 10 万例病例中,所有垂体腺瘤的发生率为 4.0,催乳素细胞腺瘤为 2.2,无功能腺瘤为 1.0,生长激素细胞腺瘤为 0.34,促肾上腺皮质激素腺瘤为 0.17。这存在一个直接的争议,因为之前的患病率研究被这种疾病患病率的至少 4 倍的差异所削弱。年龄和性别似乎与垂体瘤的发病率和患病率在统计学上无显著相关性。

二、病因

垂体瘤的确切原因尚不清楚，但最有可能是由于基因的异常和改变。一些遗传情况也与垂体瘤风险增加有关。例如，多发性内分泌肿瘤（MEN）-1综合征常与包括垂体腺瘤的垂体腺异常相关。其他原因可能包括非遗传性获得性基因突变，如 *AIP* 和 *GNAS1* 基因突变。没有环境或生活方式的改变被认为是导致这种罕见肿瘤的原因，所以目前没有关于预防的建议。

三、病理生理

垂体瘤的病理生理与基因有关，但大多数突变是未知的，需要继续进一步研究。目前正在努力确定与特定基因突变如 *MEN1*、*Gs-alpha* 和 *AIP* 的关系。这些研究尚未确定这些基因突变的因果关系，而非相关性。

四、病史和体检

垂体瘤又称垂体腺瘤，是典型的良性肿瘤，主要分为3种。其中包括神经系统症状，影像学上偶然发现，或激素失衡。在影像学或大体病理上，根据其大小可分为大于1 cm 的大腺瘤和小于1 cm 的微腺瘤。

垂体瘤的症状因肿瘤的大小和位置而异。此外，与无功能性肿瘤相比，有功能的分泌性肿瘤可能有不同程度的症状。相比之下，较小型的肿瘤，如果它们都是分泌性肿瘤，就不会像较大的肿瘤那样引起那么多的症状。无论分泌何种激素，所有大腺瘤都有视野缺损。当腺瘤变大时，它会侵及视交叉并导致致病性视野缺损。视觉减退可为单侧或双侧，最常见的表现为双侧视野缺损。其他常见的神经系统症状还包括头痛、Parinaud 现象、脑脊液漏、复视或垂体卒中。神经系统症状很少单独出现。仔细获取病史不仅有助于诊断，而且有助于病理诊断。

最常见的激素缺乏是促性腺激素缺乏。GnRH 的缺乏会导致性腺功能低下。相反，最常见的分泌过度的垂体瘤是催乳素瘤。催乳素瘤的具体症状是闭经，女性溢乳，男性勃起功能障碍。肢端肥大症是一种与生长激素过量有关的病理状态。与肢端肥大症相关的症状包括巨人症、出汗增多和频繁头痛。儿童生长激素缺乏可导致侏儒症，成人则可引起疲劳和肌肉萎缩等症状。常规的健康儿童随诊检查能够检测出适当年龄的儿童缺乏进行性生长，这通常会引发这种疾病的早期诊断。过量的抗利尿激素（ADH）会导致抗利尿激素不当分泌综合征（SIADH），在大多数患者中引起全身无力和头晕的症状，可严重到导致癫痫持续状态。而缺乏抗利尿激素会导致中枢性尿崩症的症状，包括多尿和口干。库欣综合征是由 ACTH 过多引起的，导致几种不同的表现。容易瘀伤，肌肉无力，体重迅速增加，痤疮是这种情况的常见早期特征。与甲状腺相关的病理表现非常罕见，但可包括甲状腺功能减退或甲状腺功能亢进的症状。目前还没有足够的研究数据来了解其患病率或垂体瘤的特定病程及其相关性。

ACTH 缺乏通常表现为无力、恶心、呕吐和体重减轻。然而,体内 ACTH 可以影响许多其他的神经激素调节系统,并可以出现一系列各种形式的症状。GnRH 缺乏可导致女性闭经,成年男性阳痿和性欲减退。由于缺乏可转诊给医生的症状,GnRH 缺乏症常常在儿童时期被忽略。他们在青春期变得更加明显,随后几年缺乏适当的发育。

五、诊断及鉴别诊断

在仔细回顾病史和体格检查后,临床医生通常可以指导诊断和鉴别诊断。

(一)实验室检查

化验包括血液化验和尿液化验。特定的激素水平测试通常由相关症状决定。然而,更常见的是,当偶发或发生无功能性肿瘤时,需要进行一组激素测试。进行激素测试主要是为了排除高分泌性肿瘤。常规水平检测是必须的,包括催乳素、胰岛素样生长因子(IGF-1)。清晨的皮质醇水平是保留针对有库欣综合征症状表现的患者的。

分泌低下的腺瘤是一种引起垂体激素分泌不足的肿瘤,可涉及一种或多种激素。垂体分泌低下的肿瘤需要测量多种激素的水平,如促甲状腺激素(TSH)、卵泡刺激素(FSH)、促黄体素(LH)、游离 T_4、(男性)总睾酮和皮质醇。促性腺功能低下症需要在诊断时进行 MRI 检查,以排除垂体肿瘤的病因。在基础实验室测试之后进行兴奋测试的确认性测试,这些测试是针对相关激素的。

(二)影像学检查

影像是垂体肿瘤完整检查的必要组成部分。它决定了微腺瘤和大腺瘤的分类,从而指导进一步的治疗和处理。最初的计算机断层扫描(CT)可以确定肿块占位效应。然而,这对于疑似垂体瘤的检查是不够的。有或没有对比的垂体的磁共振成像(MRI)是最重要的。

MRI 发现的大腺瘤在诊断时不需要手术干预,重复激素测试,并在最初测试期的 6 个月后进行 MRI 检查。无功能的微腺瘤需要在诊断后 1 年进行 MRI 检查,然后每 1~2 年定期进行 MRI 检查,以监测大小的增加或与视交叉和视神经的毗邻。在没有新的微腺瘤症状学的情况下,没有关于重复激素测试的指南,就由临床医生自行决定。

无论大小分型,无论是微腺瘤还是大腺瘤,都需要至少 3 年的随访。这包括(如果必要的话)对新出现症状的患者进行进一步的 MRI 和(或)实验室检测。

(三)鉴别诊断

垂体瘤的鉴别诊断由于其表现的性质而受到限制。差异包括在蝶鞍附近发现的其他肿瘤。这些通常是良性肿瘤,如颅咽管瘤、脑膜瘤和垂体细胞瘤。也有一些恶性肿瘤可以占据相同的解剖空间,如生殖细胞瘤、软骨瘤和原发性淋巴瘤。

六、分期

垂体瘤几乎都是良性的,很少是恶性的,因此在分期方法上没有广泛的共识。罕见形式的恶性垂体肿瘤患者可以向专家咨询分期和进一步治疗的建议。

七、治疗

垂体瘤有多种治疗选项。这些选项随风险程度的增加而变化。处理中采取观察等待外科和放射治疗干预是成功处理垂体肿瘤选择的方法。大多数情况下,垂体瘤不需要任何治疗。在病灶大小、视交叉受累、症状和患者的愿望的基础上考虑治疗。根据症状确定有无必要进行全身药物治疗以补充或调节激素。手术选择一般是治疗性的,但患者必须满足一定的要求。单独讨论的放疗仍然是一种辅助治疗方法。对出现视野缺损或视神经或出现视交叉受压的垂体瘤,需要进行神经外科评估,因为手术干预是治疗的金标准。没有视野病理发现的肿瘤,定期监测其大小的增加或其向视交叉和视神经的生长。

非手术治疗方式仅限于药物管理。典型的分泌不足和分泌过度的肿瘤分别通过补充激素或拮抗剂处理。针对特定激素过量的具体治疗方法如下:①分泌催乳素的腺瘤可用多巴胺激动剂如卡麦角林治疗。卡麦角林比溴隐亭更安全。②SIADH 的治疗是通过治疗肿瘤的起因,液体限制和血管生压素拮抗剂。

分泌 GH 的肿瘤、分泌 TSH 的肿瘤、引起库欣综合征的肿瘤均采用经蝶窦手术(TSS)、特定的经蝶窦腺瘤切除术治疗。针对分泌 GH 的肿瘤,如果仅通过手术治疗不能达到缓解,这些患者可以进一步使用生长抑素类似物或放疗。

(一)手术治疗

经蝶窦手术(TSS)通常是首选的手术方式。术者偏好使用内镜或显微镜进行手术,两者均无优劣之处。有严重的副作用,包括部分或完全视力丧失、出血和脑膜炎,尽管它们发生的频率较低。经验丰富的外科医生成功率更高,并发症发生率更低。因此,在切除垂体瘤方面最有经验的最熟练的外科医生应该参与对这些患者的治疗。

分泌性腺瘤建议在手术治疗之前进行激素治疗。如果所有的腺组织没有被成功切除,手术后激素管理可能是必要的。特别是对于催乳素细胞腺瘤,无论大小,都需要在切除前使用多巴胺激动剂进行治疗。影响视力的大腺瘤经蝶窦切除,可不再使用多巴胺激动剂治疗。对于体积较大且(或)损害视力的生长激素细胞腺瘤,手术切除是首选治疗方法。即便无法切除整个肿瘤,手术切除也是增加药物反应的首选。

分泌促肾上腺皮质激素的肿瘤,同样无论大小,经蝶窦切除术是一线治疗。对于未完全切除的患者,建议在切除后的临床过程中尽早复查。70% 的接受完全切除有再次或无再次探查的患者可以得到缓解。对分泌性肿瘤和其他无功能性肿瘤进行连续成像。侵及视交叉或迅速扩张的肿瘤也建议手术切除。

(二)放射治疗

放射治疗在垂体腺瘤的治疗中具有重要的价值。放射治疗可以用直线加速器的 X 射线、伽马射线或质子来完成。单次大剂量照射被称为立体定向放射外科(SRS)。多次进行的放射治疗被称为分割放射治疗。放射治疗可减少 90% 以上患者的肿瘤体积,但对过多分泌的激素有不同的影响。10 年后放射治疗可导致 80% 的患者垂体功能低下,但对视交叉的风险非常低。

放射治疗仍然是药物或外科治疗的辅助治疗,既不是一线也不是单一的治疗方式。对于距离视交叉至少 3 mm 且直径小于 3 cm 的腺瘤,推荐使用 SRS 治疗。相反,对于大于 3 cm 且靠近视交叉的腺瘤,可以进行分割放射治疗。

放射剂量的管理取决于腺瘤的类型、其功能状态、其距离视交叉和辐射方式。患者在接受药物治疗以降低内源性激素水平时,需要提前 1 个月和放疗后至少 1 个月停止用药。

1. 放射治疗指征

(1)不适合药物治疗及手术治疗的患者。

(2)有手术指征但因合并的疾病不能手术或拒绝手术者。

(3)侵袭性垂体瘤术后(单纯手术后局部复发率高达 40%)。

对于无功能的垂体微腺,允许临床观察,进展或出现症状时再治疗。

2. 放射治疗技术的选择

(1)立体定向放疗:如临床上的 γ 刀、赛博刀、X 射线刀技术。要求肿瘤直径小于 3 cm 且与视神经有一定距离。如肿瘤直径 ≥3 cm 与视神经粘连或视力受损的肿瘤可先行手术治疗,手术必须达到视神经充分减压,术后再行 SRS。

(2)适形放疗技术:多野适形放疗技术,应用指征同分次立体定向放疗。

3. 靶区设计

(1)定位技术:要求同时有 MRI 薄层扫描,与定位 CT 融合后进行靶区勾画,主要参考 MRI T_1 增强图像显示的病灶为准。

(2)靶区勾画:MRI/CT 融合图像上显示的强化两灶为 GTV,一般不考虑 CTV,如采用 SRS,直接将 GTV+0 ~ 1 mm=PTV 给量;如采用 IMRT,则 GTV+3 ~ 5 mm−PTV,但具体要结合各中心的放疗设备和摆位误差综合考虑。但是对于侵袭性腺瘤侵犯到海绵窦时,GTV 可能需要适当外扩来包括可能的显微镜下肿瘤浸润区域而形成 CTV,然后外扩 0 ~ 1 mm 形成 PTV 给量。

(3)照射剂量

1)立体定向放射外科治疗。①单次治疗:无功能腺瘤 12 ~ 16 Gy。②分次治疗:当单次 SBRT 超过视神经的耐受剂量(比如肿瘤毗邻视交叉)时,可采用分次 25 Gg/5 次。③分次立体定向放疗:当肿瘤较大,如直径 ≥3 cm,与视神经、视交叉关系密切时,采用常规分割(45 ~ 54)Gy/(25 ~ 30)次。

2)常规分割照射技术:(50. 4 ~ 54)Gy/(28 ~ 30)次。

4.放疗并发症　最常见的晚期放疗并发症为垂体功能减退。其他并发症:如肿瘤内出血或囊变、空蝶鞍综合征、视神经损害等。

(三)全身治疗

全身治疗包括激素替代治疗(HRT)和药物治疗。这些治疗方式可以单独使用,但更多的是与手术和(或)放射治疗结合使用。如上所述,某些激素分泌低下的患者通常需要激素替代治疗。这种激素是外源性产生的,并作为缺乏的激素的替代。例如外源性甲状腺激素、外源性生长激素和外源性睾酮。

高分泌肿瘤有各种其他药物来控制循环激素的数量。溴隐亭和卡麦角林用于催乳素过多的患者。奥曲肽和培维索孟(pegvisomant)用于治疗肢端肥大症。奥曲肽也可用于分泌 TSH 的肿瘤的特殊情况下。

八、预后

与其他神经激素肿瘤相比,垂体肿瘤的总体预后在死亡率方面仍然是公平的。诊断后 5 年生存率约为82%。根据其表现进行治疗的肿瘤几乎都是治愈性治疗。虽然激素调节引起的并发症发生率仍然是一个问题,但它对生存或生活质量没有影响。高分泌腺瘤的病程往往较长,需要终生仔细监测症状和复查成像。它们从以上讨论的治疗模式中受益。在分泌低下的肿瘤中,18% 的腺瘤和25% 的催乳素瘤由于初始治疗的不完全反应而需要进一步治疗。腺瘤切除后激素替代治疗可能会持续一生。

九、并发症

对于任何类型的垂体瘤,最糟糕的和最严重的并发症之一就是失明。肿瘤侵及视交叉或视神经可导致部分或完全失明。一些没有视觉障碍的肿瘤可能发展迅速,导致视力丧失。如前所述,其他并发症是由所涉及的激素决定的。尿崩症可发生在大腺瘤中,大腺瘤导致垂体后叶升压素缺乏,进而导致口渴和多尿。垂体卒中或垂体出血,需要急诊就诊,起病时可立即引起严重头痛和视力障碍。外科和放射治疗有其自身的相关医源性并发症,将在适当的部分加以讨论。

十、健康宣教

垂体位于大脑的底部,参与激素调节。表现的症状取决于肿瘤的大小。需要监测的症状包括月经周期紊乱、女性乳房中有溢乳,这些症状会导致男性勃起问题或性欲低下。如果类固醇激素过量,患者通常会出现体重增加、骨骼虚弱和高血压等症状。如果患者或父母在童年时注意到,其他类型的激素可能会导致一些其他相关的情况或症状,如手大、头大。患者还会经历慢性头痛和视力变化。有不同的诊断模式,通常包括实验室测试和成像的结合。这将由医生根据具体情况确定。所有肿瘤预后良好,生存率良好,超过80%。专家及时参与医疗可以降低患者的致死致残率,提升医疗团队的疗效。

垂体瘤是一种罕见的肿瘤,需要敏锐的关注和受益于专家在该领域的知识。改善疗效需要跨学科团队之间的勤勉关怀和沟通。对患者需要进行彻底的检查,包括多重内分泌检查、影像学检查和手术干预,并可能进行早期放射治疗。

参考文献

[1] MOLITCH M E. Diagnosis and treatment of pituitary adenomas:a review[J]. JAMA, 2017,317(5):516-524.

[2] RAVEROT G, BURMAN P, MCCORMACK A, et al. European Society of Endocrinology Clinical Practice Guidelines for the management of aggressive pituitary tumours and carcinomas[J]. Eur J Endocrinol,2018,178(1):1-24.

[3] SHAID M, KORBONITS M. Genetics of pituitary adenomas[J]. Neurol India,2017,65(3): 577-587.

[4] CHINEZU L, VASILJEVIC A, JOUANNEAU E, et al. Expression of somato statin receptors, SSTR2A and SSTR5, in 108 endocrine pituitary tumors using immunohistochemical detection with new specific monoclonal an-tibodies[J]. Hum Pathol,2014,45(1):71-77.

[5] BUSH Z M, LONGTINE J A, CUNNINGHAM T, et al. Temozolomide treat-ment for aggressive pituitary tumors:correlation of clinical outcome with O(6)-methylguanine methyltransferase(MGMT) promoter methylation and expression[J]. J Clin Endocrinol Metab,2010,95(11):E280-290.

[6] ALSHAIKH O M, ASA S L, METE O, et al. An institutional experience of tumor progression to pituitary carcinoma in a 15-year cohort of 1055 consecutive pituitary neuro-endocrine tumors[J]. Endocr Pathol,2019,30(2):118-127

[7] THEODROS D, PATEL M, RUZEVICK J, et al. Pituitary adenomas:historical perspective,surgical management and future directions[J]. CNS Oncol,2015,4(6): 411-429.

[8] BRUE T, CASTINETTI F. The risks of overlooking the diagnosis of secreting pituitary adenomas[J]. Orphanet J Rare Dis,2016,11(1):135.

[9] MAITER D, DELGRANGE E. Therapy of endocrine disease:the challenges in managing giant prolactinomas[J]. Eur J Endocrinol,2014,170(6):R213-R227.

[10] WONG A, ELOY J A, COULDWELL W T, et al. Update on prolactinomas. Part 1:clinical manifestations and diagnostic challenges[J]. J Clin Neurosci, 2015, 22(10): 1562-1567.

[11] CAPATINA C, WASS J A. 60 years of neuroendocrinology:a cromegaly[J]. J Endocrinol, 2015,226(2):T141-T160.

[12] PENG L, DOU J T, LI L L, et al. A retrospective study on the clinical characteristics of

patients with growth-hormone adenoma[J]. Med J Chin PLA,2017,42(7):619-624.

[13]CHENG X,MA Y R,LIU Y M,et al. Application of 18 FDG PET/CT in diagnosis of ectopic ACTH syndrome induced by lung cancer[J]. J Jilin Univ(Med Ed),2015, 41(6):1275-1278.

[14]FARRELL C J,NYQUIST G G,FARAG A A,et al. Principles of pituitary surgery[J]. Otolaryngol Clin North Am,2016,49(1):95-106.

[15]CAPPABIANCA P,CAVALLO L M,SOLARI D,et al. Endoscopic endonasal surgery for pituitary adenomas[J]. World Neurosurg,2014,82(6 Suppl):S3-S11.

[16]JURASCHKA K,KHAN O H,GODOY B L,et al. Endoscopic endonasal transsphenoidal approach to large and giant pituitary adenomas:institutional experience and predictors of extent of resection[J]. J Neurosurg,2014,121(1):75-83.

[17]CAPPABIANCA P, CAVALLO L M, DE DIVITIIS O, et al. Endoscopic endonasal extended approaches for the management of large pituitary adenomas[J]. Neurosurg Clin N Am,2015,26(3):323-331.

[18]DI MAIO S, CAVALLO L M, ESPOSITO F, et al. Extended endoscopic endonasal approach for selected pituitary adenomas:early experience[J]. J Neurosurg,2011,114 (2):345-353.

[19]KALININ P L,SHARIPOV O I,PRONIN I N,et al. Endoscopic transsphenoidal resection of pituitary adenomas invading the cavernous sinus [J]. ZhVoprNeirokhirIm N NBurdenko,2016,80(4):63-74.

[20]MOONEY M A,SIMON E D,LITTLE A S. Advancing treatment of pituitary adenomas through targeted molecular therapies:the acromegaly and Cushing disease paradigms[J]. Front Surg,2016(3):45.

[21]GADELHA M R, BRONSTEIN M D, BRUE T, et al. Pasireotide versus continued treatment with octreotide or lanreotide in patients with inadequately controlled acromegaly (PAOLA):a randomised,phase 3 trial[J]. Lancet Diabetes Endocrinol,2014,2(11): 875-884.

[22]VAN DER LELY A J,BILLER BM,BRUE T,et al. Long-term safety of pegvisomant in patients with acromegaly:comprehensive review of 1288 subjects in ACROSTUDY[J]. J Clin Endocrinol Metab,2012,97(5):1589-1597.

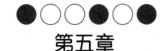

第五章

脑转移瘤

第一节 总 论

一、流行病学

脑转移瘤可发生于任何年龄,但80%发生于40~60岁,男性发病率稍高于女性。大约25%的转移性癌症患者发生脑转移,其发生率是原发性恶性脑肿瘤的10倍。特别是由于磁共振成像(MRI)的可用性和脑转移筛查的应用增加以及可能在大脑中部分失活的全身治疗所带来的生存率提高,无症状或少症状脑转移患者的比例可能正在上升。脑转移发展的风险在不同原发性肿瘤之间存在显著差异。肺癌、乳腺癌和黑色素瘤是脑转移最常见的原发性肿瘤。黑色素瘤(40%~60%)发生脑转移的风险最高,其次是肺癌(20%~45%)和乳腺癌(5%~30%)。其他肿瘤类型包括肾细胞癌(2%~16%)、结直肠癌(1%~4%)和上消化道癌(1%~3%)中脑转移的发生率总体较低。脑转移的风险也受分子亚型的影响。转移性三阴性(30.8%)或人表皮生长因子受体-2(HER-2/EGFR-2)过度表达(28.0%)的乳腺癌患者比激素受体(HR)过度表达(HER-2 阴性/HR 阳性;19.6%)更常发生脑转移。具有驱动基因突变的肺癌患者,例如 EGFR 突变、间变性淋巴瘤激酶(ALK)易位或 c-ROS 癌基因1(ROS1)易位可能比没有驱动基因的肺癌患者具有更高的脑转移风险。与 BRAF 野生型黑色素瘤相比,具有 BRAF V600 突变的黑色素瘤可能更容易出现脑转移。在2%~15%的脑转移患者中,即使在包括正电子发射断层扫描计算机断层扫描(PET-CT)在内的强化成像后也没有发现潜在的原发性肿瘤。

从癌症诊断到发生脑转移的中位时间总共为24个月,但因组织学不同而中位时间各异。三阴性乳腺癌和 HER-2 阳性/HR 阴性乳腺癌患者在其病程中比 HR 过表达乳腺癌患者更早发生脑转移。肺癌患者在诊断原发肿瘤的同时具有特别高的脑转移风险。脑转移患者的预后在过去十年中有所改善。

流行病学和最终结果(SEER)数据报告的中位生存期为2~21个月。在这些系列中,较高的年龄、较低的体能状态和较高的全身肿瘤负荷是主要的负面预后因素。最初用于基于这三个因素评估预后的递归分区分析（RPA）发现个体肿瘤类型之间几乎没有差异。对预后的进一步改进来自大量脑转移患者，观察到不同肿瘤类型之间存在明显差异，并注意到在不同的原发性肿瘤中，不同的因素与结果相关。这些研究产生了疾病特异性分级预后评估（GPA），从而为脑转移患者提供了更量身定制的方法。他们还指出，脑转移的数量与预后结果有关。立体定向放射治疗（SRT）的研究发现，个体脑转移的体积可预测局部控制。新的全身治疗方案进一步改善了脑转移患者亚群的预后。更新的 GPA 包括乳腺癌（HER-2 状态、激素状态）、肺腺癌（ALK、EGFR 和 ROS 突变）和黑色素瘤（BRAF 突变）的分子状态。据报道，更好的全身治疗选择，特别是靶向治疗和免疫治疗，以及通过改进的手术技术和更频繁地使用 SRT，能够更好地改善局部控制，提高生存率。

二、病理

脑转移瘤呈膨胀性生长，表现形式多样，可分为 3 种形式：囊实性、囊性、实性。实性和囊性病灶多为圆形、类圆形；囊实性病灶多以不规则形为主。而单发脑转移瘤无包膜，外缘较光整，病灶多数有不同程度坏死，病灶越大坏死越明显，甚至呈薄壁囊样改变。

从大体观，脑转移瘤与正常脑组织分界清楚，肿瘤常发生坏死、囊变和出血，少数肿瘤内可见钙化。肿瘤周边水肿明显，水肿程度与肿瘤类型有关，水肿范围与肿瘤大小不成比例。有文献报道，直径<1.0 cm 的病灶，周围水肿多表现无和轻度；直径>1.0 cm 的病灶，多表现为中到重度水肿。

脑转移通常形成边界清楚、圆形、灰白色或棕褐色肿块，伴有不同程度的中央坏死和瘤周水肿。大脑动脉和灰白质交界处的分水岭区域是转移性沉积物的有利部位。黑色素瘤脑转移黑色素丰富，呈棕色至黑色。腺癌的转移可能包含黏液物质的集合。出血在绒毛膜癌、黑色素瘤和肾细胞癌的转移中相对常见。尸检研究表明，大约一半的脑转移轮廓清晰，但有部分脑转移通过血管共同选择或弥漫性"假性胶质瘤"浸润侵入中枢神经系统，而浸润模式与原发肿瘤类型之间没有明确的关联。脑转移通常存在广泛的坏死，在坏死区域内的血管周围残留有活的肿瘤细胞。一些转移显示结缔组织增生并形成丰富的结缔组织。脑转移的组织学和免疫组化特征通常与原发性肿瘤一致，但脑转移的分化也可能较低。苏木精-伊红染色切片的组织学评估通常能够识别脑肿瘤转移性癌、黑色素瘤或肉瘤。

在没有特定原发性肿瘤的影像学或其他临床适应证的情况下，免疫组织化学分析对于准确诊断脑转移的性质和起源至关重要。对于肿瘤来源的脑转移组织通常对细胞角蛋白（CK）呈阳性。CK 表达模式有助于区分不同来源的癌，例如：非小细胞肺癌（NSCLC）通常是 CK7 阳性和 CK20 阴性，而胃肠道腺癌通常是 CK7 和 CK20 阳性。GATA3、乳房珠蛋白、CK7 以及雌激素受体（ER）和（或）孕激素受体（PR）的表达可能有助于识别转移性乳腺癌。其他有助于阐明脑转移起源的标志物包括用于肺或甲状腺原发性癌症的甲状腺转录因子 1、用于胃肠道癌的 CDX-2、用于前列腺癌的前列腺特异性抗原 PSA、用于肝细胞癌的 HepPar、用于甲状腺癌的甲状腺球蛋白及用于肾细胞癌的

PAX8。具有神经内分泌分化的癌通常对突触素和嗜铬粒蛋白 A 呈阳性。肾细胞癌对 EMA、RCC、CD10 和 PAX8 呈阳性。黑色素瘤转移大多显示黑色素细胞标志物如 S-100、HMB-45、Melan-A 和 MITF 阳性。免疫组织化学还有助于进一步将 NSCLC 定性为腺癌，其通常对 TTF1 和 napsin-A 呈阳性，或鳞状细胞癌，对 P40、P63 和 CK5/6 呈阳性。

在没有特定原发肿瘤的影像学或其他临床适应证的情况下，首先确认上皮起源（AE1/3 CK 混合，特异性 CK），然后检测最常见的上皮脑转移是一种有效方法。分子检测越来越多地用于识别不明来源肿瘤的起源部位。然而，许多突变对不同癌症实体的低特异性限制了突变分析对单一改变或其组合的价值。基于 RNA 表达谱与这些位点潜在原发组织或肿瘤的相似性来识别起源位点也已得到开发，但很少用于日常诊疗工作。在固定之前，甚至在使用福尔马林固定期间，RNA 的降解是一个主要限制。尽管如此，最近将人工智能应用于靶向 DNA 测序或 RNA 表达数据的研究取得了可喜的成果。DNA 甲基化谱已成为区分原发性脑肿瘤的有力方法，并且也越来越多地探索其在识别不明来源肿瘤患者肿瘤起源方面的诊断价值。

转移性乳腺癌患者的治疗以 ERα、PR 和 HER-2 状态的免疫组织化学评估为指导。分子技术如二代测序（NGS），常用于识别预测对特定靶向治疗反应的标志物，例如 EGFR 突变和 ALK、ROS、RET 或 NTRK1 对 NSCLC 的重排，HER-2 在乳腺癌中的扩增和过表达，BRAF 黑色素瘤中的 V600 突变，结直肠癌中的 RAS 突变和胃食管癌中的 ERBB2 扩增。对于某些标志物，原发性肿瘤与其脑转移之间的显著不一致已被报道，例如乳腺癌中的 ERα、PR 和 HER-2，这表明可能需要对来自脑转移的材料进行生物标志物分析以制订最佳靶向治疗计划。

鉴定可从脑转移患者的免疫治疗中获益的生物标志物是一个新兴领域。程序性死亡配体 1（PD-L1）的表达经常被用作选择晚期 NSCLC 和其他癌症患者接受程序性细胞死亡蛋白 1（PD-1）和 PD-L1 抑制剂治疗的标志物。然而，PD-L1 免疫组织化学的充分实施和明确解释仍然具有挑战性。此外，肿瘤细胞上的 PD-L1 表达可能是一种动态的、可诱导的生物标志物，而不是对免疫检查点阻断的临床反应的明确预测指标。高肿瘤突变负荷（TMB），例如定义为 NSCLC 每百万个碱基中 ≥10 个突变，可以预测免疫检查点阻断的功效。然而，TMB 最佳评估的技术和阈值尚未标准化。DNA 错配修复（MMR）缺陷和高微卫星不稳定性（MSI-H）可预测免疫检查点阻断对许多实体瘤患者的疗效，但并非所有实体瘤患者。MMR 基因（MLH1、MSH2、MSH6 或 PMS2）中的功能缺失突变通常但并不总是导致相应蛋白质缺乏核染色，并且并非这些基因中的每个突变都会导致功能丧失。

鉴于分子技术和癌症靶向治疗的快速发展，建议保留冷冻组织以供将来分析。

三、诊断

（一）临床表现

脑转移肿瘤的转移途径以血行最多见，也可为直接侵犯或经脑脊液循环种植转移。

临床表现主要与占位效应有关,主要有头痛、恶心、呕吐、共济失调、视神经盘水肿等,有时表现似脑卒中,极少患者表现为痴呆,5%~12%患者无神经系统症状。

临床病史通常较短,数周内出现神经系统症状和体征。脑转移可能导致头痛、癫痫发作或运动障碍,例如偏瘫、偏瘫、人格改变、失语、视觉障碍或颅内压升高的症状和体征。癫痫的风险可能取决于靠近皮质和肿瘤出血的存在。局部症状和体征取决于脑转移位置。出血,通常是黑色素瘤或绒毛膜癌引起的脑水肿,或阻塞性脑积水,尤其是小脑脑水肿,可导致神经功能快速恶化。使用标准评估表进行详细的神经系统检查,例如:神经肿瘤学组(RANO)的反应评估所建议的,应在诊断脑转移时和随访期间进行并记录。

(二)影像学特点

脑转移瘤的影像评价与其他肿瘤有些不同,主要包含两个部分,一是首诊灶检测,二是病灶治疗后反应评价。2006年前,脑转移瘤的影像评价大部分依据CT。随着MRI的普及应用,NCCN指南已明确要求,把MRI作为脑肿瘤治疗前、后评价的首选影像学检查方法,并建议标准化MRI扫描。

1. 脑转移瘤的MRI表现　肿瘤在T_1WI上呈低、等信号,在T_2WI及FLAIR上呈高信号(黑色素瘤,出血表现为低信号)。增强扫描,肿块呈明显块状、结节状或环形强化,且强化环通常呈圆形或类圆形,厚薄不均匀,强化不均匀,内壁不光整而外壁光滑。大约75%的脑转移瘤位于大脑半球,21%位于小脑,高达3%位于脑干。不到一半的脑转移瘤是单一的,即只有一个脑损伤,脑转移瘤很少是孤立的。颅脑MRI,无论是否使用造影剂,场强至少为1.5 T,是疑似脑转移患者神经放射学评估的金标准。疑似脑转移患者的诊断检查应至少包括具有增强前后T_1加权、T_2加权和(或)T_2流体衰减反转恢复(FLAIR)和扩散加权成像(DWI)序列的头颅MRI。特征性MRI表现包括实性或环状增强、病灶周围水肿以及灰白质交界处和血管边界区的偏好。

目前使用的磁共振对比剂均为钆的螯合物。不同厂家造影剂有弛豫率方面的差异,但不影响诊断效能。双倍或者三倍剂量可以提高病灶显示程度,但考想到可能的钆在体内沉积和肾纤维化风险,推荐单倍剂量。注射造影剂后扫描DSC PWI和T_2,然后再扫描增强T_1,相当于一定程度的延迟扫描,可以使病灶显示得更明显。

2. 脑转移瘤的CT表现　平扫时肿瘤位于灰白质交界区,呈低或等密度肿块,坏死密度更低,内可见出血,出血密度稍高;70%~80%的病例为多发,肿瘤小者为实性结节,大者中间多有坏死,呈不规则环状。"小病灶,大水肿"为转移瘤的特征。增强扫描,肿块呈块状、结节状或环形强化。

男性脑转移瘤多来自肺癌,女性则为乳腺癌。来自肺癌的转移瘤常为环形强化,乳腺癌多为结节状强化,黑色素瘤通常为实性强化且1/3有出血。

3. 脑转移瘤的MRS表现　无NAA峰或NAA峰极低,转移瘤为脑外肿瘤,无神经元,可由于部分容积或肿瘤在生长过程中包裹了神经元,会出现较低的NAA峰;Cho升高,肿瘤细胞增殖活性和有丝分裂增加有关;出现Lip、Lac峰,是由于肿瘤生长旺盛,有氧代谢能量供应不足,无氧糖酵解增加,可出现肿瘤液化、坏死。

四、治疗

对于大多数患者而言,脑转移瘤的治疗目标是预防或延缓神经功能恶化,并以可接受的生活质量延长生存期。少数患者,尤其是病灶小且很少的患者,可能会经历长期生存甚至治愈。几种肿瘤特异性治疗方案通常组合使用。

(一)手术治疗

随着神经外科手术安全性的提高,手术在脑转移瘤治疗中的应用越来越广泛;手术治疗是脑转移瘤治疗的主要方法之一。相对于其他治疗方式,手术具有多种优势。首先,它是唯一能够提供病理诊断的治疗方法,这也为其他治疗策略的制定提供了必要的基础。其次,直接切除病变,重建脑脊液循环;缓解颅内高压症状,并减少激素依赖性。此外,对于伴有癫痫发作的患者,手术可以直接移除癫痫灶。最后,在某些急诊情况下,手术能够迅速缓解病情,挽救生命。

20世纪90年代,Patchell等通过前瞻性随机对照研究证实,切除单一脑转移并在术后进行全脑放疗(WBRT)优于单独进行WBRT,并且能够显著延长总体生存期;同时,患者的生活功能在手术组明显改善。随后,Vecht等的研究进一步证实了上述研究结果。与仅进行放疗相比,神经外科切除加放疗后,功能状态的改善更迅速,疗效更持久。这两项研究都得出结论:与仅放疗的患者相比,单一脑转移癌症患者经手术切除加放疗治疗后能存活更久,并且脑转移复发率更低,生活质量更好。通过大宗病例回顾性分析,我们的结果显示手术可以明显提高包括肺癌、结肠癌和肝癌脑转移瘤患者的总体生存时间;手术治疗是患者独立的预后因素。然而,并不是所有的患者都能够从手术中获益,手术需要严格把握手术指征。

目前,尚无明确的关于脑转移瘤手术指征的阐述。一般来说,脑转移瘤手术决策需要综合评估患者的身体状态、原发病灶的性质和状态以及脑转移瘤的数目、部位和大小等。患者的身体综合状态是决定手术的重要因素。术前需要综合评估患者的心肺功能,排除明显的手术和麻醉禁忌,如心肺功能不全、出凝血功能障碍等。回顾性研究显示,患者年龄<65岁、全身情况较好(KPS评分>70分)、稳定或无颅外转移的患者可以明显从手术中获益。

转移瘤的数目和大小是选择手术治疗的主要因素。占位效应明显的单发病变,是手术治疗的最佳指征。但是,对于存在多个脑转移瘤的手术治疗仍需要更多的研究进行评估。有研究发现,当所有病变都可进行手术且被完全切除时,多个转移病变(<4个)的切除与单一脑转移的切除一样有效。因此,多发性脑转移瘤不应该完全排除手术治疗的可能。手术对于多发脑转移患者的作用在于明确病理和缓解颅内压。如为明确病理,应该尽量选在手术容易获得组织的病变手术;如为减压手术,则尽量切除1个或多个颅高压主导病灶,为后续综合治疗赢得时间。

病变部位也是影响手术决策的重要因素。尽管目前对于不可切除病变没有严格的外科标准,但大多数认为,由于系统性癌症患者生存期有限,手术切除应尽量避免新的神经功能缺失或需要较长时间康复的结果出现。因此,对脑干、丘脑等手术风险高的部位的病变,需慎重考虑手术。小脑转移瘤是一类较为特殊的病例,因为患者容易继发急性梗阻性脑积水和脑干受压,病情变化快,预后不佳。也正因为如此,手术切除病变减压,可以迅速缓解病情,明显改善患者预后。

有文献报道,小脑转移瘤患者手术切除的患者预后明显好于单纯 WBRT 或者 SRS 患者。此外,部分患者可能从姑息性手术中获益。如对于脑膜转移者,可考虑 Ommaya 囊的植入,脑室-腹腔分流术和腰大池引流术等;对于存在中脑导水管或脑干转移瘤患者继发急性梗阻性脑积水,可考虑三脑室底造瘘和脑室-腹腔分流术。

原发病变的性质也是选择手术的主要因素。如肾癌、骨肉瘤及黑色素瘤来源的脑转移瘤对放疗欠敏感,手术指征更加强烈。而对于原发病变为小细胞肺癌和淋巴瘤等对放化疗敏感的脑转移瘤患者,选择手术更为慎重。在非小细胞肺癌中,近年来,多种表皮生长因子受体(EGFR)酪氨酸激酶小分子抑制剂(TKI)用于非小细胞癌的治疗取得了突破性的效果。最新的研究显示,相对于第一代 TKI 或传统的化疗,具有更好的血脑屏障通过率的第三代 TKI 奥希替尼对伴有脑转移的患者具有更好的中枢神经系统客观缓解率。因此,伴有 EGFR 突变的非小细胞肺癌来源的脑转移瘤患者,如无明显的颅内高压症状,奥希替尼是一种较好的选择。

脑转移瘤通常是实性肿块,挤压而非侵入周围脑组织,其通常在脑实质内不超过 5 mm。由于脑转移瘤往往生长迅速,通常在肿瘤周围形成胶质细胞假性包膜,将其与水肿脑相区分。手术中要充分利用此“包膜”,仔细限定瘤-脑界面,减少对周围脑组织的损伤。脑转移瘤手术应尽可能整块切除。

已有文献报道,整块切除可以明显减少肿瘤残留和局部播散的风险,从而减少肿瘤的复发。但是,对于一些重要功能和神经结构区域,可考虑在尽量控制肿瘤血供的前提下,先行瘤内减压,再沿着肿瘤“假包膜”分离。此外,手术过程中一定要注意避开穿过或邻近肿瘤以及可能灌注正常脑实质的动脉和引流静脉。相反地,仅为肿瘤组织供血的血管可以适当凝结或分离。在手术过程中,规划最短距离,同时充分利用脑沟和自然间隙进行分离;对于非功能区病变,可考虑移除病变上方的大脑皮质,帮助切除肿瘤。

(二)放射治疗

放射治疗是多发脑转移常用的治疗方法,包括立体定向放射外科(stereotactic radiosurgery,SRS)、全脑放疗(whole brain radio therapy,WBRT)、适形调强放射治疗(intensity-modulated radiation therapy,IMRT)。

1. 立体定向放射外科治疗　立体定向放射外科治疗具有定位准确、剂量集中、损伤相对较小、治疗时间短等优势,多项随机对照Ⅲ期试验已经证实了 SRS 在治疗多发性脑转移瘤中的重要作用。SRS 的适应证包括:①单发直径5 cm 以下的转移瘤(SCLC 除外)的初始治疗;②转移灶数目不超过4 个的初程治疗;③WBRT 失败后的挽救治疗;④对颅内转移灶切除术后的辅助治疗;⑤既往接受 SRS 治疗的患者疗效持续时间超过6 个月,且影像学认为肿瘤复发而不是坏死,再次考虑 SRS;⑥局限的脑膜转移灶在以 WBRT

治疗基础上的局部加量。

美国肿瘤放射治疗协作组（RTOG）进行了一项前瞻性随机研究（RTOG-9508），Andrews 等共纳入 333 例新诊断的 1~3 个脑转移瘤患者，最大转移灶不超过 4 cm，其中肺癌来源的患者占 63%，评价 WBRT 后给予 SRS 能否给治疗带来更多收益。结果显示，采用 WBRT+SRS 的 BM 患者与单纯 WBRT 相比，中位总生存期分别为 6.5 个月和 4.9 个月（$P=0.04$），差异有统计学意义。

无论脑转移瘤数目的多少，在 6 个月的随访中，相比于单纯 WBRT 组，使用 SRS+WBRT 组均有更稳定或得到改善的 KPS 评分。结论是 WBRT+SRS 对所有患者的功能状态均有所改善，同时能够提高单个脑转移瘤患者的总生存率。SRS 能使治疗剂量精准地聚集在同一焦点，对周围正常组织的照射剂量很低，从而能够更好地保护正常组织，以降低对神经认知功能的影响。目前已有几个结果分析着重于对生存情况及神经认知功能的影响，III 期随机对照试验对比了 SRS 与 WBRT 在 BM 患者应用中的疗效。

一项来自日本的多中心、前瞻性研究关于 SRS 治疗多发脑转移的报告（JLGK0901），共收纳 2009—2012 年 194 例新诊断 1~10 个脑转移瘤患者，入组的所有患者都符合：①颅内转移灶总体积≤15 mL；②最大的脑转移灶体积≤10 mL 或其最长径≤3 cm。根据转移灶的数目分为 3 组：1 个、2~4 个及 5~10 个转移灶，结果显示 5~10 个脑转移瘤患者的总生存率并不低于 2~4 个脑转移瘤患者，且治疗相关的副作用无统计学意义。因此，该研究指出影响预后的重要因素可能是颅内转移灶的总体积而非转移灶数目，对 5~10 个脑转移瘤患者治疗也可以考虑应用 SRS。

Sahgal 等于 2015 年发表了一篇关于 SRS 治疗 1~4 个脑转移瘤患者的 III 期试验患者数据荟萃分析，在联合或不联合 WBRT 的试验过程中共收录 3 个随机对照试验中 364 例脑转移患者的数据资料，结果显示单独 SRS 与 SRS 联合 WBRT 相比，总生存率无统计学意义，但前者可以更好地保护神经功能；转移灶数目仅为 1 个的 BM 患者总生存率更高，远处脑转移失败率更低。该研究同时指出，对于年龄小于 50 岁的患者，SRS 基础上联合 WBRT 可能对总生存率产生不利影响。

鉴于上述观察，在临床实践中对于年轻（年龄≤50 岁）的脑转移患者接受积极的全身抗癌治疗时，在医疗条件较好、随诊便捷的情况下，尽可能避免常规使用 WBRT。2016 年肿瘤科临床试验联盟（the Alliance for Clinical Trials in Oncology group）发布的一份 SRS（联合或不联合 WBRT）III 期随机对照试验（NCCTGN0574），将 1~3 个脑转移瘤患者随机分为单纯 SRS 组和 SRS 联合 WBRT 组，将治疗 3 个月后认知功能的下降情况作为本次研究的主要终点，发现与单纯 SRS 组相比，SRS 联合 WBRT 组的脑转移患者出现认知功能恶化的次数更频繁，尤其是在即时回忆、记忆与语言流畅度方面。

近年来，多项研究中均显示出 SRS 在治疗脑转移瘤中的作用显著，能够获得较好的肿瘤局部控制率，同时减少正常组织辐射剂量，尽可能避免神经认知功能下降，但随着时间的推移，它的风险主要体现在颅内疾病进展可能性大，可能需要再次 SRS 或是 WBRT 等挽救治疗。脑转移瘤患者 SRS 治疗的剂量主要取决于病灶的大小、位置和邻近危及器官等因素。

SRS 的推荐剂量主要由 SRS 剂量爬坡试验美国肿瘤放射治疗协作组(RTOG)90-05 的结果决定。该研究推荐病灶为大脑或小脑(非脑干)的孤立性肿瘤,最大直径≤ 40 mm。初始剂量:直径≤20 mm 的肿瘤为 18 Gy,可耐受剂量为 24 Gy;21~30 mm 者为 15 Gy,可耐受剂量为 18 Gy;31~40 mm 者为 12 Gy,可耐受剂量为 15 Gy。处方剂量以 50%~90% 等剂量曲线覆盖靶区。剂量以 3 Gy 为梯度递增,只要 RTOG3 级及以上中枢 神经系统毒性保持在 20% 以下,就可以提高放射剂量。对于既往未接受过放疗的脑转移 瘤患者的最大耐受剂量可能会更高。目前有 Ⅰ 期临床研究正在进行剂量爬坡试验,试图 解决既往未接受放疗的患者 SRS 的最大耐受剂量问题。术后 SRS 手术完全切除的瘤床 剂量 16 Gy,未完全切除者剂量 18 Gy;也有研究推荐根据术后残腔体积给予照射剂量,残 腔体积<4.2 cm^3 者 20 Gy;4.2~7.9 cm^3 者 18 Gy;8.0~14.3 cm^3 者 17 Gy;14.4~ 19.9 cm^3 者 15 Gy,20.0~29.9 cm^3;14 Gy,体积≥30.0 cm^3 或直径>5 cm 者 12 Gy。

单个病灶>40 mm 或多发病灶体积较大时,需要进行 FSRT 照射。FSRT 分割剂量仍 在探索中,有专家推荐分割模式为 9 Gy/f×3 f;也有研究报道,采用 5 Gy/f×7 f、4 Gy×10 f 的分割方式也有较好的局部控制率,并提出生物有效剂量(BED10)≥50 Gy 与局部控制 呈正相关。实际工作中需结合本单位和患者情况,选择不同分割及次数。

2. 全脑放疗　全脑放疗是脑转移瘤的主要局部治疗措施之一,能够缓解晚期 BM 患 者的神经系统症状,延长患者的生存时间,中位生存时间可延长至 4~6 个月。2017 版 《中国肺癌脑转移诊治专家共识》中指出,WBRT 仅仅能够将颅内新发灶的出现延迟半年 到一年,而立体定向放射治疗(stereotactic radio therapy,SRT)及分子靶向治疗等治疗手段 的快速发展使得脑转移进展时间延迟,即使脑转移数目较多,近半数的患者也可能避免 接受 WBRT。因此,对于随诊方便、就医条件许可的患者,可以通过定期复查将 WBRT 尽 可能推迟,将其作为挽救手段。

WBRT 的适应证主要包括:①BM 患者 SRS 失败后的挽救治疗;②用于 3 个病灶的 BM 患者的初始治疗,联合局部 SRS 加量;③BM 患者行外科手术切除转移灶后的辅助治 疗;④转移灶侵及脑室、小脑及脑膜等。目前,大多数观点认为 WBRT 应以 40 Gy/20 f 或 30 Gy/10 f 为宜,美国国立综合癌症网络(National Comprehensive Cancer Network,NCCN) 指南中推荐 37.5 Gy/15 f 的分割方式,同时还提出短疗程分割方案,即 20 Gy/5 f,主要应 用于多发脑转移、高龄等预后不佳的 BM 患者。申东星等对肺癌 BM 患者是否应用全脑 放疗及其剂量进行了一项回顾性研究,该研究表明 WBRT 剂量≥30 Gy 可能是局部控制 率的有利因素,当剂量超过 40 Gy 时并未提供更好的疗效。

Mulvenna P 等报道的一项晚期非小细胞肺癌合并多发脑转移患者的非劣效性、Ⅲ期 随机对照试验,收集 2007—2014 年不适合行转移灶切除术或 SRS 的 538 例 BM 患者,随 机将其划分为给予最佳支持治疗(optimal supportive care,OSC)组以及 OSC 联合 WBRT (20 Gy/5 次)组,最佳支持治疗包括口服地塞米松和质子泵抑制剂,剂量根据患者的症状 轻重决定(具体用量调整有赖于专业医疗团队)。结果显示,两组患者在严重不良事件发 生率、总生存期(overall survival,OS)、生活质量调整年限(quality-adjusted life years, QALYs)、生存质量(quality of life,QoL)等指标上差异均无统计学意义,然而研究也表明可能存在一些亚群应用 WBRT 总生存率有所提升,如年龄≤60 岁的患者通过 WBRT 提高了总生存率,而 KPS 评分及分级预后评估(graded prognostic assessment,GPA)与总生存率无显著相关性。因此,对于预后极差、高龄的晚期肺癌脑转移患者,在最佳支持治疗基础上是否联合 WBRT 仍有待进一步临床试验考证。

随着脑转移患者生存时间的延长,放射损伤引起的认知功能障碍必须引起重视。患者发生认知功能损伤时最明显的症状即短期及晚期记忆力下降,这对患者的生活构成明显的负面影响。而研究表明造成认知损伤的主要相关因素可能为照射诱导海马结构损伤。海马体是学习和记忆重要结构,它对电离辐射损伤尤为敏感,电离辐射损伤抑制海马神经干细胞从而导致 WBRT 后神经认知功能恶化。

2014 年发表的 RTOG0933 研究项目提出了对施行 WBRT 的 BM 患者勾画海马区域,这项增加了海马保护性设计的方案较常规 WBRT 能够明显减少认知功能障碍。Gondi V 等将 371 例患者共计 1 133 个脑转移灶进行分析后发现,仅有 8.6% 的患者病灶是在海马外扩 5 mm 的 PTV 内,而海马区更是无一例脑转移灶的出现。这一研究为 WBRT 治疗过程中尽可能保护海马区域以降低认知障碍提供了数据支持。

王聪等研究了 110 例脑转移的 SCLC 患者,共有 424 个颅内转移瘤,其中 96.7% 的转移瘤都位于距海马 5 mm 外的区域,仅有 3.7% 转移瘤出现在海马 5 mm 内的区域,所有被观察的脑转移灶均未出现在海马解剖区域内,由此认为避开海马区的 WBRT 是可行的,即使海马区出现了转移瘤也可采用定向放疗补救。中国台湾的另一项前瞻性研究重现了 RTOG0933 的发现,在招募的 40 名患者中 24 名符合条件用于治疗后评估,发现患者的言语记忆评分可能与海马剂量学参数相关。上述结果均表明,海马保护性全脑放疗(hippocampal-avoidance whole brain radiation therapy,HA-WBRT)在临床试验中是可行的。然而,将 HA-WBRT 推广至进一步实施需要前瞻性随机研究的证据。同时,由于各个地区经济水平差异,成本效益分析是不能忽视的问题。

3.调强放射治疗　同步加量调强放射治疗(simultaneous integrated boost intensity-modulated radiation therapy,SIB-IMRT)作为当代放射治疗技术研究的主流,能够在完成全脑照射的同时实现脑转移灶的剂量追加,达到提升放射治疗的治疗增益比的理想效果。肿瘤致死剂量与正常组织耐受剂量这两者的剂量差一般差距不大,而且正常组织尤其是所谓"并行"组织的耐受剂量的大小取决于受照射组织的范围,范围越大,组织耐受能力越小。因此对于靠近脑干、脊髓等重要部位的深部肿瘤,SIB-IMRT 显得尤为重要。

Ferro 等报道了 1 例已接受新辅助化疗的 $T_3N_1M_0$ 期乳腺癌患者的个案分析,该患者在术后 2 年复查新发现 8 个脑转移灶,随之给予 SIB-IMRT 治疗。随访 40 个月,在头颅 MRI 观察到肿瘤达完全缓解,且无明显晚期放射治疗相关不良反应及神经系统症状的发生。何君等将 98 例肺癌 BM 患者均分为 WBRT 同步瘤床推量及序贯推量组,研究发现同步组在总有效率、肿瘤局控率及 1 年生存率上均较优于序贯组($P<0.05$),同时全部入组患者均未出现Ⅲ级以上放射不良反应。

任媛媛等 2018 年发表了一项关于调强放疗+瘤床加量治疗多发性脑转移的临床研究,收集了 2015—2018 年 57 例 3 ~ 5 个转移灶 BM 患者,观察组给予调强放疗+瘤床加量治疗,对照组给予 WBRT,观察的主要终点采用 RECIST 标准评价近期疗效,次要终点参照美国 CTC3.0 不良反应评价标准进行。结果显示:放疗结束 3 个月后观察组的完全缓解(CR)率和部分缓解(PR)率明显高于对照组,具有统计学意义($P<0.05$),同时观察组不良反应的发生率(17.9%)明显低于 WBRT 组(64.3%),主要表现在眩晕、癫痫及脑功能障碍等方面。该研究表明 IMRT+瘤床加量治疗对于多发性脑转移瘤患者值得向临床推广。

这与 2016 年程学斌等报道的一项应用适形调强放疗技术叠加同期瘤床推量治疗肺癌脑转移的前瞻性研究结果基本一致,但研究病例数较少,仍需进一步大样本研究及长期随访观察疗效及放疗相关不良反应。2010 年有报道对 1~3 个 BM 患者给予海马保护性同步推量容积调强治疗,在保证脑转移灶受到照射的同时充分保护海马区域,结果发现 HA-WBRT+SIB 不仅治疗剂量分布合理,甚至达到类似 SRS 效果。之后 Awad 等也得出相似的结论,同时随访中暂时没有发现治疗有关的不良反应增加。综上所述,在数量有限的脑转移瘤患者中实施同步瘤床推量的调强放射治疗方案是可行的,能够在获得良好靶区剂量的同时减少对周围正常组织的影响,但晚期不良反应的评价仍需继续观察。

4. 放疗联合化疗在脑转移瘤中的应用　替莫唑胺(Temozolomide,TMZ)是目前临床中常用于脑转移瘤患者的药物。因为血脑屏障限制了大多数化疗药物进入大脑,无法达到血药浓度,而 TMZ 易穿透血脑屏障,且口服安全,毒性低,除本身的细胞毒作用外还可以增加放疗敏感性。Jinli L 等 2018 年发表了一项 IMRT 联合 TMZ 治疗肺腺癌脑转移瘤患者的研究,纳入 18 例不超过 4 个脑转移灶的患者,其中 9 例接受 IMRT 联合 TMZ 治疗组为试验组,接受全脑 30 Gy/10 f 同步病灶加量调强放疗 9 Gy/3 f,此外同期连续口服 14 d 75 mg/(m^2·d)的 TMZ 辅助治疗,结果显示 3 个月后接受 IMRT 联合 TMZ 的患者的总生存率为 77.8%,明显高于仅接受 IMRT 组(44.4%),同时局部控制率达到 100%,常见的治疗相关不良反应发生率无明显差异。Zhu Y 等 78 例报道了一项应用 WBRT 联合 TMZ 治疗 NSCLC 脑转移瘤患者的研究,得出类似结论:联合 TMZ 可使 PFS 的中位数增加,但 OS 无差异。

崔毓辉等 2016 年报道的另一项全脑放疗联合 TMZ 治疗 120 例非小细胞肺癌脑转移患者的研究,观察患者的近期疗效,结果发现联合 TMZ 组相比对照组(仅行放疗)1 年生存率稍高($P<0.05$)。该研究结论是放疗联合 TMZ 治疗脑转移患者具有更好的疗效,且在并未增加不良反应的情况下获得较高的生存率,值得临床推广。

5. 放疗联合靶向治疗在脑转移瘤中的应用　有研究显示,多种肿瘤因子具有表皮生长因子受体(epidermal growth factor receptor,EGFR)的过度表达,这种过度表达可能主要表现在肿瘤细胞的无限增殖、非停泊依赖性生长以及自分泌生长调节等方面。应用免疫学的方法研究显示 2/3 以上的非小细胞肺癌有 EGFR 高表达。因此,破坏 EGFR 酪氨酸激酶活性应该有益于降低肿瘤细胞的增殖潜能,同时增加肿瘤细胞的放射敏感性。有研究涵盖 15 项研究的 1 500 多名受试者,结果表明,放疗加 EGFR 酪氨酸激酶抑制剂(tyrosine kinase inhibitor,TKI)治疗非小细胞肺癌 BM 患者的有效率较高($P=0.005$),总生存率也较高($P<0.001$);但是联合用药组总体不良反应发生率较高,尤其是皮疹和皮

肤干燥。

目前有研究指出,大部分关于靶向治疗的前瞻性Ⅱ期临床研究筛选的入组患者为 *EGFR* 基因敏感突变高发的人群,据统计给予 EGFR-TKI 治疗后,脑转移病灶的有效率 (overall response rate,ORR) 可以达到 32%~38%,与此同时中位 OS 达到 12.9~21.9 个月,中位无进展生存期(progression-free survival,PFS)为 6.6~23.2 个月。2018 年中国临床肿瘤学会发布的肺癌脑转移诊断治疗共识中指出,基于大样本Ⅲ期随机对照临床试验数据,对于携带 *EGFR*、*ALK* 敏感突变的脑多发脑转移患者,可以先予以 TKI 治疗干预,而后选择脑部放疗,以进一步提高患者的临床生存获益。关于 TKI 联合 WBRT 或 SRT 等放疗技术能否获益以及毒性耐受情况,目前的前瞻性研究结论仍无统一的看法,但靶向治疗联合放疗的深入研究可能将为 *EGFR* 基因突变的肺癌脑转移患者的治疗带来全新的突破。

6. 放疗联合免疫治疗在脑转移瘤中的应用 局部肿瘤辐射引发远处未治疗病变的消退,如今这种神秘的边界效应被归因于辐射诱导的全身免疫活化,有学者认为这种现象的基础是辐射能够引发细胞免疫原性死亡。程序化死亡配体 1(program death-ligand 1,PD-L1)是一种通过传递抑制信号来减弱免疫细胞的增殖和活化的免疫检查点配体,在肿瘤微环境(tumor micro environment,TME)中调节肿瘤和免疫细胞的表达。有证据表明,PD-L1/PD-1 可能是抗肿瘤免疫激活的生物标志物。癌细胞常过度表达 PD-1,癌细胞通过与在 T 细胞上表达的受体 PD-1 相互作用,达到诱发 T 细胞刺激以诱导肿瘤细胞凋亡的目的。近期的一项回顾性研究显示,在局部转移的 NSCLC 患者中使用抗 PD-1 治疗,显示先前接受放疗的患者生存率提高。

目前放疗联合免疫治疗的研究多在黑色素瘤脑转移中进行,免疫治疗药物与放疗联合的疗效及时机暂时没有一致的结论,我们需要更多的临床研究以确定联合治疗在脑转移瘤治疗中的可行性、安全性及有效性。

7. 放疗并发症的防治 放射性脑损伤是一种剂量限制的放疗不良反应,与放疗方式、总剂量、分割剂量具有明显相关性。在放疗过程中发生的为急性反应,发生在放疗后数周到数月之间的为早期迟发性反应,晚期迟发性反应可发生在接受放疗后的数月到数年。

放射性脑损伤的诊断:在脑放射性坏死的背景下,常规 MRI 表现为在治疗后的肿瘤瘤床的环形强化病变及周围区域水肿。据报道,单纯基于常规放射影像学发现的脑放射性坏死的诊断不确定性达 15%。因为免疫应答反应相关的假性进展倾向于引起类似的病灶。随着免疫治疗的日益广泛使用,这种不确定性预期还会增加。

放射性脑损伤的治疗:皮质类固醇是放射性脑坏死的一线治疗药物,可改善促炎症反应导致的脑辐射坏死,包括减少放射诱导的细胞因子反应,改善血脑屏障功能,减轻水肿程度。通常使用的地塞米松剂量为 4~8 mg/d,分 1 或 2 次,如果症状改善不明显,建议考虑更高剂量,如 16 mg/d 或更高,4~6 周后逐渐减量,注意皮质类固醇药物的不良反应。血管内皮生长因子抑制剂贝伐珠单抗已被证实是治疗症状性脑坏死的一种可行的治疗选择。推荐剂量为 7.5 mg/kg,每 3 周一次,或 5 mg/kg,每 2 周一次,如果药物控制不佳,如颅内压升高或坏死灶压迫周围重要结构出现相应临床症状,神经外科认为可以手术切除者,可选择手术切除。其他还包括高压氧治疗等。

8.放疗后随访及疗效评估　脑转移瘤 SRT 治疗后 1 个月复查头颅 MRI,了解局部情况。以后如无临床症状,建议 2～3 个月复查一次头颅增强 MRI。

脑转移瘤 SRS 治疗后的疗效评价以影像学评估为主。RTOG 疗效评价标准如下,完全缓解:影像学检查所有病变消失,停用激素后神经系统检查稳定。部分缓解:影像学检查所有病变缩小≥50%,服用稳定剂量激素时神经系统检查改善或稳定。疾病稳定:病变缩小<50%,神经系统检查改善或稳定。疾病进展:任一病变增大、出现新病灶、病变稳定但神经功能检查恶化。

第二节　肺癌脑转移

一、流行病学

脑转移性肿瘤包括脑实质转移和脑膜转移。脑实质转移瘤最常见的发生部位为大脑半球,其次为小脑和脑干。脑膜转移较脑实质转移少见,但预后更差。近年来,随着肺癌发病率的上升,诊疗技术不断发展,使患者生存时间延长,肺癌脑转移的发生和诊断率也逐年升高。肺癌脑转移发生率明显高于黑色素瘤、乳腺癌、肾癌和结直肠癌,20%～65% 的肺癌患者在病程中会发生脑转移,是脑转移性肿瘤中最常见的类型。各组织学类型肺癌脑转移的发生率存在差异,美国国立癌症研究所监测、流行病学和最终结果(Surveillance,Epidemiology and Final Results,SEER)数据库的一项长期随访调查显示,在非转移性非小细胞肺癌(NSCLC)患者中,肺腺癌、鳞癌和大细胞癌发生脑转移的风险分别为 11%、6% 和 12%。小细胞肺癌(SCLC)患者首次就诊时脑转移的发生率为 10%,诊疗过程中为 40%～50%,生存 2 年以上的患者脑转移达 60%～80%,是影响 SCLC 患者生存和生活质量的重要因素之一。

二、病理

1.组织形态学(HE 染色)　腰椎穿刺脑脊液细胞病理学检查发现肿瘤细胞可明确诊断;在有明确适应证的前提下行脑活检术或病灶切除术,经组织病理明确诊断。

2.免疫组化检测

(1)免疫组化检测 CK、Ki-67、TTF-1、NapsinA、P40、CK5/6、CD56、Syn、CgA 等抗体,必要时需通过黏液染色(PAS 或黏液卡红)鉴别腺癌、鳞癌或小细胞癌,诊疗原则遵循《WHO 胸部肿瘤分类(2021 版)》。

(2)检测 ALK(D5F3)时,应遵循《中国非小细胞肺癌 ALK 检测临床实践专家共识(2019 版)》的检测和判读原则,对转移灶中包括含腺癌成分的肿瘤组织或非腺癌的非小细胞肺癌进行检测。

（3）对组织标本行 PD-L1 检测。由于绝大多数肺癌免疫治疗的前瞻性临床研究均排除了脑转移患者，目前 PD-1/PD-L1 单抗治疗肺癌脑转移的研究多为回顾性分析显示出一定的疗效。采用帕博利珠单抗对 PD-L1 TPS 评分≥50% 的非小细胞脑转移有抑制作用。但 PD-L1 在转移癌中表达是否能够作为用药指标尚不明确，也未建立权威机构认证的伴随诊断判读标准。建议检测时采用 FDA/NMPA 认证的检测抗体和平台进行检测，并与原发灶的 PD-L1 表达水平进行对比。

三、临床表现

肺癌脑实质转移和脑膜转移临床表现有共性，又各有特点。

（一）脑实质转移

脑实质转移瘤的临床表现主要包括共性的颅内压增高、特异性的局灶性症状和体征。

1. 颅内压增高　颅内压增高的症状和体征主要表现为头痛、呕吐和视神经盘水肿。除这 3 个主要症状外，还可出现复视、黑矇、视力减退、头晕、淡漠、意识障碍、二便失禁、脉搏徐缓和血压增高等征象。症状常常呈进行性加重，当转移瘤囊性变或瘤内卒中时可出现急性颅内压增高症状。

2. 局灶性症状和体征　大脑半球功能区附近的转移瘤早期可出现局部刺激症状，晚期则出现神经功能破坏性症状，且不同部位肿瘤可产生不同的定位症状和体征，包括以下几种。①精神症状：常见于额叶肿瘤，可表现为性情改变、反应迟钝、痴呆等。②癫痫发作：额叶肿瘤较多见，其次为颞叶、顶叶肿瘤。可为全身阵挛性大发作或局限性发作。③感觉障碍：为顶叶转移瘤的常见症状，表现为两点辨别觉、实体觉和对侧肢体的位置觉障碍。④运动障碍：表现为肿瘤对侧肢体或肌力减弱或完全性上运动神经元瘫痪。⑤失语症：见于优势大脑半球语言中枢区转移瘤，可表现为运动性失语、感觉性失语、混合性失语和命名性失语等。⑥视野损害：枕叶和顶叶、颞叶深部肿瘤因累及视辐射，而引起对侧同象限性视野缺损或对侧同向性偏盲。丘脑转移瘤可产生丘脑综合征，主要表现为：对侧的感觉缺失和（或）刺激症状，对侧不自主运动，并可有情感和记忆障碍。

小脑转移瘤的临床表现：①小脑半球肿瘤，可出现爆破性语言、眼球震颤、患侧肢体协调动作障碍、同侧肌张力减低、腱反射迟钝、易向患侧倾倒等。②小脑蚓部肿瘤，主要表现为步态不稳、行走困难、站立时向后倾倒。③肿瘤阻塞第四脑室的早期即出现脑积水和颅内压增高表现。

脑干转移瘤大都出现交叉性瘫痪，即病灶侧脑神经周围性瘫痪和对侧肢体中枢性瘫痪和感觉障碍。根据受损脑神经可定位转移瘤的位置，如第 III 对脑神经麻痹则肿瘤位于中脑；第 V、VI、VII、VIII 对脑神经麻痹则肿瘤位居脑桥；第 IX、X、XI、XII 对脑神经麻痹则肿瘤侵犯延髓。

（二）脑膜转移

脑膜转移的临床表现常因肿瘤细胞侵犯部位不同而复杂多样,缺乏特异性,有时很难与脑实质转移引起的症状和治疗原发肿瘤出现的毒副反应相鉴别;部分患者因颈肩部疼痛进行性加重而被确诊为脑膜转移。

脑膜转移的主要临床表现如下。①脑实质受累和脑膜刺激表现:头痛、呕吐、颈项强直、脑膜刺激征、精神状态改变、意识蒙眬、认知障碍、癫痫发作和肢体活动障碍等。②脑神经受累表现:常见的受累脑神经有视神经、动眼神经、滑车神经、外展神经、面神经、听神经等,表现为视力下降、复视、面部麻木、味觉和听觉异常、吞咽和发音困难等。③颅内压增高表现(头痛、呕吐、视神经盘水肿)和脑积水压迫脑组织引起的进行性脑功能障碍表现(智力障碍、步态障碍、尿失禁)等。④如同时伴有脊膜播散,则还可出现脊髓和脊神经根刺激表现,这些也有助于脑膜转移的诊断,如神经根性疼痛、节段性感觉缺损、肢体麻木、感觉性共济失调、腱反射减弱或消失、括约肌功能障碍等。

四、辅助检查

1. 头颅磁共振成像(MRI) 头颅平扫 MRI 典型脑转移瘤可见 T_1 中低、T_2 中高异常信号,病灶周围水肿,增强扫描后可见较明显强化。增强 MRI 对微小病灶、水肿和脑膜转移较增强 CT 敏感,在肺癌脑转移的诊断、疗效评价和治疗后随访中均具有重要作用,应作为首选的影像学检查方法。

2. 头颅计算机断层扫描(CT) CT 平扫时脑转移瘤多表现为等密度或低密度,少数为高密度灶。典型脑转移瘤在增强 CT 上强化明显,周围可见水肿。CT 对于肺癌脑转移的诊断、疗效评价和治疗后随访具有重要意义,有头颅 MRI 检查禁忌证的患者应行 CT 检查。

3. 正电子发射计算机断层扫描(PET-CT) PET-CT 能够评价肿瘤和正常组织的代谢差异,有助于肿瘤的定性诊断,同时可寻找原发肿瘤。由于正常脑组织对 ^{18}F-脱氧葡萄糖(^{18}F-fluorodeoxyglutose,^{18}F-FDG,简称为 FDG)呈高摄取,故 FDG PET-CT 对脑转移瘤,尤其是小的脑转移灶不敏感,应结合头颅 MRI 或增强 CT 扫描增加检出率。

4. 腰椎穿刺和脑脊液检查 腰椎穿刺可测量脑脊液压力,收集脑脊液并进行脑脊液常规、生化和细胞病理学检查,脑转移尤其是脑膜转移的患者可出现脑脊液压力增高、蛋白含量增高,如细胞学检查发现肿瘤细胞可明确诊断。

5. 血清肿瘤标志物 肺癌相关的血清肿瘤标志物包括癌胚抗原(CEA)、细胞角蛋白片段 19(cytokeratin fragment,CYFRA21-1)、鳞状上皮细胞癌抗原(squamous cell carcinoma antigen,SCC)等。SCLC 具有神经内分泌特征,可有促胃泌素释放肽前体(progastrin-releasing peptide,ProGRP)、神经元特异性烯醇化酶(neuron-specialization,NSE)、肌酸激酶 BB(creatine kinase MB,CK-BB)以及嗜铬蛋白 A(chromogranin A,CgA)等异常升高。上述肺癌相关的血清肿瘤标志物可作为监测疗效和病情变化的辅助指标。

6.分子检测

（1）对于腺癌或含腺癌成分的其他类型肺癌,应在进行病理诊断的同时常规进行 *EGFR* 基因突变、*ALK* 和 *ROS*1 融合基因检测。无组织标本或量少不能行基因检测时,可通过外周血游离/肿瘤 *DNA*(*cf/CTDNA*)进行 *EGFR* 突变检测。必要可进行 *RET* 融合基因,*KRAS*、*BRAF V*60*OE*、*HER*-2 基因突变,*NTRK* 融合基因,*MET* 基因扩增及 *MET* 基因14 号外显子跳跃缺失突变等分子检测。

（2）小细胞癌行 MGMT 甲基化检测:目前针对小细胞癌尚无批准的靶向药物或指导治疗的标志物。替莫唑胺（temozolomide）在复发性 SCLC 中有一定的疗效,脑转移、MGMT（O6-甲基鸟嘌呤-DNA-甲基转移酶）基因甲基化阳性患者可能疗效更好。可采用荧光 PCR 法检测 *MGMT* 基因甲基化水平。脑脊液标本经细胞病理学诊断后,如发现肿瘤细胞,可以应用脑脊液标本中肿瘤细胞和（或）无细胞脑脊液上清作为基因检测的标本。

（3）肿瘤突变负荷（tumor mutational burden,TMB）:可能预测免疫检查点抑制剂疗效。利用 NGS 多基因组合估测 TMB 是临床可行的方法。在组织标本不足时,利用 CTDNA 进行 TMB 估测是潜在可行的技术手段。

7.脑脊液及血清学检查　脑脊液及血清学的癌胚抗原（CEA）、细胞角蛋白片段 19（CYFRA21-1）、鳞状上皮细胞癌抗原（SCC）、神经元特异性烯醇化酶（NSE）、促胃泌素释放肽前体（ProGRP）、肌酸激酶 BB（CK-BB）、嗜铬蛋白 A（CgA）;CTDNA 检测脑脊液中查找脱落肿瘤细胞。

五、治疗

（一）治疗原则

肺癌脑转移患者的治疗应该在全身治疗的基础上进行针对脑转移的治疗,包括外科手术、全脑放疗、立体定向放疗、内科治疗在内的多学科综合治疗,其目的是治疗转移病灶、改善患者症状和生活质量,最大限度地延长患者的生存时间。

1.NSCLC 患者脑转移的治疗　对于无症状的 NSCLC 脑转移患者,可先行全身治疗。①*EGFR* 基因敏感突变阳性的患者优先推荐第三代和第一代表皮生长因子受体酪氨酸激酶抑制剂（epidermal growth factor receiver-tyrosine kinase inhibitor,EGFR-TKI）治疗,如奥希替尼、阿美替尼、吉非替尼、厄洛替尼、埃克替尼等;ALK 融合基因阳性的患者优先推荐第二代间变性淋巴瘤激酶融合基因酪氨酸激酶抑制剂（anaplastic lymphoma kinase-tyrosine kinase inhibitors,ALK-TKI）治疗,如阿来替尼、塞瑞替尼、恩莎替尼等,第一代 ALK-TKI 作为可选方案,如克唑替尼;*ROS*1 融合基因阳性患者推荐 ROS1 酪氨酸激酶抑制剂克唑替尼治疗。②*EGFR* 基因敏感突变阴性、*ALK* 融合基因阴性、*ROS*1 融合基因阴性,或上述驱动基因表达状况未知并伴有脑转移的患者,Ⅳ期原发性肺癌治疗。

对于有症状脑转移而颅外病灶稳定的 NSCLC 患者,应积极进行局部治疗。如脑转移瘤数目≤3 个,可采用以下治疗方案:①手术切除脑转移瘤;②SRT;③SRT 联合 WBRT。如脑转移瘤数目>3 个,可行 WBRT 或 SRT。

2. SCLC 患者脑转移的治疗　对于初治无症状的 SCLC 脑转移患者,可先行全身化疗后再行 WBRT;对于有症状的 SCLC 脑转移患者,应积极行 WBRT,预期生存时间>4 个月的患者,可采用序贯 SRT 或同步加量的调强放疗对脑转移灶进行更高剂量的治疗。之前接受过全脑预防照射(prophylacticcranial irradiation,PCI)等 WBRT 的复发患者,再次进行WBRT 时要谨慎评估,或建议对复发病灶进行 SRT 治疗。

(二)外科治疗

与内科治疗和放疗相比,外科手术具有如下优点:①全部切除转移瘤可以迅速缓解颅内高压症状,消除转移灶对周围脑组织的刺激;②获得肿瘤组织,从而明确病理诊断;③外科手术能通过切除全部肿瘤达到局部治愈。

1. 外科手术适应证

(1)活检术:明确组织病理和分子病理诊断,以指导下一步治疗。①肺原发灶隐匿或虽原发灶明确但取材困难;②肺原发灶病理明确,但脑部病变不典型或难于诊断;③明确是肿瘤坏死或复发,评估前期放疗或内科治疗效果。

(2)手术切除:脑转移瘤患者是否适合外科手术切除需考虑肿瘤个数、肿瘤大小、肿瘤部位、组织学类型、患者全身状况等,以上因素要单独评估,但手术选择还应整合所有因素,综合权衡。值得注意的是,脑转移的患者均为晚期,手术选择应该谨慎。①脑内单发、部位适合、易于切除,且肿瘤或其水肿占位效应重或导致脑积水的患者适合外科手术切除。虽为单发,但对放、化疗敏感的病理类型,如 SCLC 等可不首选手术,但下列情况除外:转移瘤和(或)水肿体积大、颅内压失代偿、肿瘤卒中等濒临脑疝、危及生命者应急诊手术,为下一步放疗或内科治疗争取时间和空间。②多发脑转移瘤外科手术治疗目前尚有争议,但一般认为:若肿瘤数目≤3 个,且手术能完全切除,则与单发脑转移瘤患者同样也能获得满意的治疗效果。>3 个脑转移病灶的治疗应首选 WBRT 或 SRT,但如果出现肿瘤卒中、梗阻性脑积水等危及生命的症状和特征时,也应行手术减压。③肿瘤大小:肿瘤最大径>3 cm 者,一般不适合放射治疗,宜首选手术;肿瘤最大径<5 mm,尤其位于脑深部(丘脑、脑干等)宜首选放疗或内科治疗;如肿瘤最大径为 1～3 cm,则根据患者全身状况、手术风险等综合评估,再决定首选手术还是其他治疗。④肿瘤部位:尽管目前借助神经导航、术中功能定位等技术,神经外科医生的技术可以到达颅内任何一个部位,但脑深部或功能区转移瘤手术的致残率总体上较浅表或非功能区的手术致残率高。因此,对位于脑干、丘脑、基底节的脑转移瘤,原则上不首选外科手术。

2. 外科手术方法

(1)手术辅助技术:目前,多模态神经影像技术、神经导航、术中超声以及术中电生理监测等辅助措施能最大限度地减少手术副损伤,对功能区转移瘤手术十分重要。

(2)手术入路:①大脑皮质下转移瘤,经皮质入路,环形切开肿瘤表面薄层脑组织,全切肿瘤。但如肿瘤位居功能区,则严禁此术式,应在肿瘤表面皮质或脑沟进行纵向切口,先瘤内分块切除,再全切肿瘤,尽量减少对瘤周脑组织的损伤。②位于脑沟两侧或脑沟深部的转移瘤,经脑沟入路,分开脑沟,在其侧面或底部切除肿瘤。③脑白质深部转移瘤,可经皮质或经脑沟入路切除。④岛叶转移瘤则分开侧裂切除肿瘤。⑤中线部位转移瘤最好经纵裂入路切除。⑥脑室肿瘤则可经胼胝体或皮质入路切除。⑦小脑转移瘤切除则以最短的经小脑实质径路为佳。

（3）对于脑膜转移的患者,可植入 Ommaya 储液囊行脑室内化疗,对合并交通性脑积水的患者,可行脑室-腹腔分流术以降低颅内压、缓解症状,但脑室-腹腔分流术可能增加肿瘤腹腔转移的机会。

（4）复发脑转移瘤的再次手术。脑转移瘤术后复发有两种情况:手术残留、肿瘤在原位复发和原发部位以外的新发脑转移瘤,如经肿瘤个数、全身状况等因素整体评估适合手术,则再次手术切除也能够改善患者的生活质量和预后。

（三）放射治疗

1. 全脑放疗　WBRT 是脑转移瘤的主要局部治疗手段之一,可以缓解肺癌脑转移患者的神经系统症状、改善肿瘤局部控制情况。WBRT 对颅内亚临床病灶有一定的控制作用,但因其受正常脑组织的剂量限制,难以根治颅内病变,约 1/3 的脑转移患者 WBRT 后颅内病变未控,50% 脑转移患者死于颅内病变进展。WBRT 仅可延迟 0.5～1.0 年颅内新发病灶的出现,甚至有的患者在 WBRT 过程中又出现新的颅内转移灶。在 SRT 和内科治疗等迅速发展的今天,很多 NSCLC 脑转移患者生存时间明显延长,脑转移进展时间延迟,即使对于多发性脑转移瘤的患者,约 50% 亦可避免接受 WBRT。因此,对于就医条件许可、随诊方便的 NSCLC 脑转移患者,应尽可能推迟 WBRT,留待作为挽救治疗手段。

WBRT 的适应证:①NSCLC 脑转移患者立体定向放射外科治疗(stereotactic radio surgery,SRS)失败后的挽救治疗;②>3 个病灶的 NSCLC 脑转移患者的初始治疗,联合 SRS 局部加量;③NSCLC 脑转移患者颅内转移灶切除术后的辅助治疗;④对广泛脑膜转移的肺癌患者综合应用 WBRT 与椎管内化疗,对有脊膜转移的肺癌患者可行全脑全脊髓放疗;⑤广泛期 SCLC 伴有脑转移的患者,无论是否有症状,也无论转移病灶多少,均可行 WBRT,SCLC 患者发生脑转移时 WBRT 通常是首选治疗手段,主要原因是多发脑转移的发生概率高;⑥SCLC 患者既往接受过 PCI 治疗,之后出现多发脑转移时,可慎重再次选择 WBRT。

目前总体认为,大部分肺癌脑转移患者 WBRT 照射剂量和分割方式为 30 Gy(分10 次完成)和 40 Gy(分 20 次完成)。对预后差的脑转移患者,如多发、老年患者,可考虑予以 20 Gy(分 5 次完成)的短疗程 WBRT 分割方案。对于初诊肺癌脑转移且未行全身治疗的患者,不建议予以短疗程 WBRT,主要考虑该原发肿瘤可能对全身治疗比较敏感,患者可能获得生存获益,短疗程放疗会给患者带来晚期毒性反应。全脑全脊髓放疗的剂量和分割方式为全脑 40 Gy(2 Gy/次,分 20 次完成)、全脊髓 36 Gy(1.8 Gy/次,分 20 次完成)。治疗中应充分考虑患者的症状、脑转移病灶的数目、脑水肿情况以及对认知功能的影响,合理地选择剂量分割,并结合术后、SRT 进行进一步的研究。

随着肺癌脑转移患者生存时间的逐渐延长,必须注意到 WBRT 导致的神经认知功能损伤,主要表现为短期和长期记忆力下降,患者的生活质量降低,这可能与照射诱导海马结构损伤有关。因此,多项研究对保护海马的 WBRT 进行探索,将海马区最大照射剂量限制在 9 ~ 16 Gy,这样可降低神经认知功能下降的发生率,且治疗后海马区出现转移的概率仅为 1.4% ~ 4.5%。Ⅲ期临床研究 NRGCC 001 结果显示,接受 WBRT 联合美金刚组对比接受海马区保护的 WBRT 联合美金刚组,颅内中位无进展生存期和总生存期差异无统计学意义,但保护海马区组的认知功能障碍发生率比未保护海马区组降低了 26%,且差异有统计学意义。

2. 立体定向放疗　脑转移 SRT 包括 SRS、分次立体定向放射治疗(fractionated stereotactic radiotherapy,FSRT)和大分割立体定向放射治疗(hypofractionated stereotactic radiotherapy, HSRT)。2006 年,美国放射肿瘤学会(American Society for Radiation Oncology,ASTRO)和美国神经外科医师协会(American Association of Neurological Surgeons,AANS)联合定义 SRS 为单次剂量或者 2 ~ 5 分次的 SRT。SRS 具有定位精确、剂量集中、损伤相对较小等优点,能够很好地保护周围正常组织,控制局部肿瘤进展,缓解神经系统症状,且对神经认知功能影响小,已逐渐成为脑转移瘤的重要治疗手段。最初 SRS 仅推荐用于单发小体积转移瘤的治疗,但随着放疗机器和图像引导设备的日渐先进,SRS 与 FSRT 的适应证越来越广泛。目前,SRT 和 FSRT 的主要适应证为:①单发直径 4 ~ 5 cm 以下的转移瘤(SCLC 除外)的初程治疗。②≤4 个转移灶的初程治疗。③WBRT 失败后的挽救治疗。④颅内转移灶切除术后的辅助治疗。⑤既往接受 SRS 治疗的患者疗效持续时间超过 6 个月,且影像学认为肿瘤复发而不是坏死,可再次考虑 SRS。RTOG 90-05 研究探讨了 SRS 治疗复发性原发脑瘤或脑转移瘤的耐受剂量,以 SRS 治疗后 3 个月内发生 4 ~ 5 级或不可逆的 3 级神经毒性为观察终点,结果显示,SRS 的最大耐受剂量在肿瘤最大径≤2 cm、2.1 ~ 3.0 cm 和 3.1 ~ 4.0 cm 时分别为 24 Gy、18 Gy 和 15 Gy。⑥局限的脑膜转移灶 WBRT 基础上的局部加量治疗。

对于 1 ~ 4 个病灶的脑转移瘤,单纯 SRT 比单纯 WBRT 具有生存优势,且能更好地保留认知功能。多项研究结果表明,>5 个甚至>10 个转移病灶应用 SRT 作为初程治疗,亦可达到不劣于寡转移灶的局部控制率(disease control rate,DCR)。因此,SRT 在多发脑转移瘤的治疗中展现了越来越大的潜力。不可否认的是,接受单纯 SRT 治疗的患者颅内远处失败率高于 WBRT,所以对于多发性脑转移瘤患者,初程 SRT 后需进行密切随访,一般 2 ~ 3 个月复查 1 次,监测颅内新发病灶的发生情况,并且对患者进行颅内转移风险分层。颅内转移的高危因素包括>4 个转移灶、颅外疾病未控、转移灶体积>6 cm³ 以及原发灶诊断和脑转移诊断时间<60 个月等,推荐对于高危患者行 SRT 联合 WBRT,反之则行单纯 SRT。

对于大体积病灶(通常为>3 cm),单次 SRS 难以达到良好的局部控制效果,且治疗毒性明显提高,因此建议采用 FSRT。有研究显示,采用 SRS 或 FSRT 或 HSRT 治疗大体积脑转移瘤的 1 年 DCR 为 61.0% ~ 96.6%,不良反应可耐受。FSRT 的单次剂量建议 3.5 ~ 4.0 Gy,总剂量 52.5 ~ 60.0 Gy。对于体积巨大的病灶,可采用分段放疗的模式,给予 40 ~ 50 Gy 后,休息 1 ~ 2 个月,待肿瘤缩小后再进行补量。

由于颅内肿瘤具有难以完整切除的特性,单纯手术治疗后患者极易复发,故术后行术区局部调强适形放疗(对术区较大者)或 FSRT 治疗很有必要,尤其是对于一般状况良好和颅外疾病控制的预后较好的患者。对于孤立脑转移患者,包括大体积病灶,术后 SRS 或 FSRT 可以达到 WBRT 联合手术的局部控制效果,同时使 58.4% ~ 81.0% 的患者免于接受 WBRT。

3. 同步加量放疗　对不适合 SRS 但预期生存时间仍较长的患者,可采用 WBRT 联合转移灶同步加量的适形调强放疗(intensity modulated radiation therapy,IMRT)。多个研究显示,采用 IMRT 或螺旋断层放射治疗技术实现 WBRT 联合肿瘤病灶同步加量,其疗效优于单纯 WBRT,和 SRS 比较差异无统计学意义。如果放疗 1 个月内的增强 MRI 检查发现脑转移灶离海马距离>2 cm,则可以使用保护海马的同步加量技术,在提高疗效的基础上进一步保护记忆和认知功能。

(四)内科治疗

1. NSCLC 脑转移患者的化疗　尽管传统观点认为,化疗药物由于分子量较大,携带电荷并且容易与白蛋白结合,因此很难穿透血脑屏障(blood-brain barrier,BBB)对颅内转移病灶发挥抗肿瘤作用,但化疗仍然是 NSCLC 脑转移患者重要且不可或缺的综合治疗手段之一。以顺铂、卡铂为主的铂类药物为基础,联合第三代细胞毒类药物可给 NSCLC 脑转移患者带来生存获益。

培美曲塞在非鳞 NSCLC 中有良好的抗肿瘤活性,是非鳞 NSCLC 患者一线治疗和维持治疗的重要药物。培美曲塞联合铂类对 NSCLC 脑转移患者的颅内病灶也有控制作用,化疗组患者的总生存期(overall survival,OS)明显长于自然生存时间。GFPC 07-01 研究纳入初治 NSCLC 脑转移患者,应用标准剂量的顺铂联合培美曲塞方案化疗 6 个周期,化疗结束或者脑转移进展时进行 WBRT,脑转移病灶的有效率(overall response rate,ORR)为 41.9%,颅外病灶的 ORR 为 34.9%,中位 OS 为 7.4 个月。培美曲塞可以成为 NSCLC 脑转移患者一个有效的治疗选择。

替莫唑胺是一种新型咪唑四嗪类烷化剂,可在人体内转化成有活性的烷化剂前体,能透过血脑屏障,对于控制 NSCLC 脑转移有较好的疗效。对于既往接受过 WBRT 或全身化疗的 NSCLC 脑转移患者,可应用替莫唑胺以提高 DCR、延长 OS。替莫唑胺(或联合其他化疗药物)与 WBRT 序贯或同步应用,尤其是同步应用,可提高颅内转移灶的 DCR,为 NSCLC 脑转移患者提供新的治疗手段。目前相关报道多为Ⅱ期临床研究,结果显示,替莫唑胺在 NSCLC 脑转移患者的治疗中安全、有效,但由于样本量较少,尚需大规模的Ⅲ期临床研究进一步证实。

2. SCLC 脑转移患者的化疗　化疗是 SCLC 脑转移患者综合治疗的一种有效手段。含铂的依托泊苷或伊立替康两药方案是 SCLC 患者的标准一线全身化疗方案,对颅内转移病灶也有一定的疗效。对于基线伴脑转移的 SCLC 患者,有研究显示,伊立替康联合卡铂化疗的颅内 ORR 为 65%,依托泊苷联合顺铂化疗的颅内 ORR 为 37%。因此,建议对于广泛期 SCLC 伴有无症状脑转移患者的一线治疗可优先采用全身化疗,在全身化疗结束后或脑转移进展时再考虑 WBRT。Ⅱ期临床研究结果显示,拓扑替康二线治疗 SCLC

脑转移患者的颅内 ORR 为 33%。

3. 分子靶向治疗

(1)表皮生长因子受体酪氨酸激酶抑制剂(epidermal growth factor receiver-tyrosine kinase inhibitor, EGFR-TKI):多项研究结果表明,EGFR-TKI 治疗具有 *EGFR* 基因敏感突变的晚期 NSCLC 患者,均可获得较好的客观缓解率。而对于 NSCLC 脑转移患者,不同 EGFR-TKI 的颅内缓解情况存在不同程度的差异。

第一代 EGFR-TKI 包括吉非替尼、厄洛替尼和埃克替尼。目前,吉非替尼或厄洛替尼用于 *EGFR* 基因敏感突变型 NSCLC 脑转移患者的研究多为回顾性或 Ⅱ 期临床研究,不同研究间的颅内 ORR 差异较大,为 50%~80%。厄洛替尼的血脑屏障渗透率和脑脊液浓度明显高于吉非替尼。但一项回顾性研究对比了厄洛替尼和吉非替尼分别用于 *EGFR* 基因敏感突变型 NSCLC 脑转移患者的一线治疗,结果显示,两者颅内 ORR 差异无统计学意义。埃克替尼对比 WBRT±化疗分别用于 EGFR 基因敏感突变 NSCLC 脑转移患者的 Ⅲ 期随机对照临床研究(BRAIN 研究)结果显示,埃克替尼显著改善了伴有脑转移患者的颅内 ORR(分别为 65% 和 37%,$P = 0.001$)和颅内中位 PFS(分别为 10 个月和 4.8 个月,HR = 0.56,$P = 0.014$)。

第二代 EGFR-TKI 包括阿法替尼和达克替尼,在 *EGFR* 基因敏感突变型 NSCLC 脑转移患者的颅内疗效数据均较少。阿法替尼用于 *EGFR* 基因敏感突变型 NSCLC 脑转移患者后线治疗的颅内 ORR 为 35%,颅内 DCR 为 66%。阿法替尼一线用于 *EGFR* 敏感突变型 NSCLC 脑转移患者的回顾性研究数据显示,颅内 ORR 为 72.9%。LUX-Lung 7 研究的脑转移患者亚组分析结果显示,阿法替尼对比吉非替尼分别用于基线伴脑转移的 EGFR 基因敏感突变型 NSCLC 患者的 OS 差异无统计学意义。由于 ARCHER 1050 研究中未纳入脑转移患者,因此达克替尼治疗 NSCLC 脑转移的证据尚缺乏。

第三代 EGFR-TKI 包括奥希替尼、阿美替尼和伏美替尼,其在控制 NSCLC 患者脑转移病灶方面均显示出较好的疗效。动物实验结果显示,奥希替尼在脑组织中的分布较吉非替尼和阿法替尼更高,药物的峰浓度(maximum conception, Cmax)脑组织/血浆比(brain/plasma Cmax ratio)在奥希替尼、吉非替尼和阿法替尼分别为 3.41、0.21 和 <0.36。FLAURA 研究中,脑转移亚组患者的分析结果显示,奥希替尼一线治疗 EGFR 基因敏感突变阳性 NSCLC 患者的中位 PFS 获益明显优于第一代 EGFR-TKI(分别为 19.1 个和 10.9 个月)。AURA3 研究中,脑转移亚组患者的分析结果显示,奥希替尼治疗 *EGFR T790M* 突变阳性 NSCLC 患者的颅内中位 PFS(分别为 11.7 个和 5.6 个月)及颅内 ORR(分别为 70% 和 31%)较培美曲塞联合铂类化疗组均明显提高。基于中国 NSCLC 脑转移患者的 APOLLP 研究结果显示,奥希替尼对于 EGFR-TKI 治疗进展后的 *EGFR T790M* 突变阳性的脑转移 NSCLC 患者的颅内 ORR 为 68.8%,颅内 DCR 为 90.9%。奥希替尼对于脑膜转移的 NSCLC 患者也显示出了良好的疗效。BLOOM 研究结果显示,对于既往应用第一代或第二代 EGFR-TKI 治疗后进展且伴脑膜转移的晚期 NSCLC 患者,后续应用奥希替尼治疗的颅内 ORR 为 62%,颅内缓解时间为 15.2 个月。AURA 系列研究的回顾性汇总分析结果显示,对于具有 *EGFR T790M* 突变且脑膜转移的 NSCLC 患者,奥希替尼治疗的

颅内 ORR 为 55%。另外一项针对具有软脑膜转移且 *EGFR* 基因敏感突变阳性的 NSCLC 患者的研究结果显示，接受奥希替尼治疗组较其他治疗组（包括其他 EGFR-TKI、化疗、鞘内注射化疗、免疫治疗、全脑放疗等）的 OS 明显延长（分别为 17.0 个月和 5.5 个月，$P<0.01$），且与 *EGFR T790M* 的突变状态无关。阿美替尼和伏美替尼为国产第三代 EGFR-TKI，在 Ⅱ 期关键注册临床研究中均纳入了脑转移患者，阿美替尼治疗 EGFR T790M 突变阳性伴脑转移 NSCLC 患者的颅内 ORR 为 60.9%，颅内 DCR 为 91.3%，颅内中位 PFS 为 10.8 个月。伏美替尼治疗 *EGFR T790M* 突变阳性伴脑转移 NSCLC 患者的颅内 ORR 为 65.2%，颅内 DCR 为 91.3%，颅内中位 PFS 未达到；其中 160 mg 剂量组的颅内 ORR 为 84.6%，颅内中位 PFS 为 19.3 个月。一项 Meta 分析结果显示，EGFR-TKI 联合脑部放疗对比单药 EGFR-TKI 治疗 *EGFR* 基因敏感突变型 NSCLC 脑转移患者的颅内中位 PFS 和总体中位 OS 均明显优于 EGFR-TKI 单药治疗组（$P<0.05$），但是不良反应数据缺失。目前，关于 EGFR-TKI 联合 WBRT 或 SRT 是否可获益、毒性能否耐受的前瞻性研究结论不甚一致，需要进行更深入的临床研究证实。在临床实践中，部分初治 NSCLC 脑转移患者服用 EGFR-TKI 后原发病灶和脑转移灶同时得到缓解，对这样的患者还应择期适时进行 SRT 或 WBRT。一般脑转移瘤体积越小的患者，采用 SRS 能获得更好的局部控制和对周围脑组织较小的损伤。

（2）间变性淋巴瘤激酶酪氨酸激酶抑制剂（anaplastic lymphoma - tyrosine kinase inhibitor, ALK-TKI）：*ALK* 融合基因是 NSCLC 另一个明确的治疗靶点。NSCLC 患者 ALK 融合基因的阳性率为 5%。中国 NSCLC 患者 *ALK* 融合基因的阳性率为 3%~11%。目前，中国已经获批上市的 ALK-TKI 包括克唑替尼、阿来替尼、塞瑞替尼和恩莎替尼。早期对于克唑替尼用于 *ALK* 融合基因阳性 NSCLC 脑转移患者的治疗效果主要是与化疗进行对比。多项研究结果显示，与培美曲塞联合铂类化疗相比，克唑替尼对 *ALK* 融合基因阳性的 NSCLC 脑转移患者颅内转移瘤控制率更高，但是与二代 ALK-TKI 比较，颅内转移病灶的疗效欠佳。阿来替尼对比克唑替尼一线治疗 *ALK* 融合基因阳性晚期 NSCLC 患者的 Ⅲ 期临床研究中，脑转移亚组患者分析结果显示，阿来替尼的颅内 ORR 为 81%，颅内缓解持续时间（duration of response, DOR）为 17.3 个月；克唑替尼的颅内 ORR 为 50%，颅内 DOR 为 5.5 个月。此外，一项研究汇总分析了两项克唑替尼耐药后应用阿来替尼治疗的 Ⅱ 期临床研究中脑转移 NSCLC 患者的结果，阿来替尼的颅内 ORR 为 64%，颅内 DOR 为 10.8 个月。塞瑞替尼的 ASCEND 系列研究中均纳入不同比例的脑转移患者，颅内 ORR 为 30%~70%。ASCEND7 研究入组的患者全部为有症状或进展期的脑转移和（或）脑膜转移 ALK 融合基因阳性的 NSCLC 患者，结果显示，无论之前是否接受过克唑替尼治疗或脑部放疗，塞瑞替尼均显示较好的颅内疗效，对于伴脑膜转移的 NSCLC 患者，颅内 ORR 为 20%。Ⅱ 期临床研究结果显示，恩莎替尼用于克唑替尼治疗后进展的 *ALK* 融合基因阳性 NSCLC 脑转移患者的颅内 ORR 为 70%。布加替尼 Ⅱ 期临床研究中，脑转移患者的亚组分析结果显示，90 mg 剂量组用于克唑替尼治疗后进展的脑转移患者的颅内 ORR 为 42%，180 mg 剂量组的颅内 ORR 为 67%。布加替尼与克唑替尼一线治疗 *ALK* 融合基因阳性 NSCLC 的 Ⅲ 期临床研究中，脑转移患者的亚组分析结果显示，布加替尼组和克唑替尼组的颅内 ORR 分别为 78% 和 29%。劳拉替尼与克唑替尼一线治疗 *ALK* 融合基因阳性 NSCLC 患者的Ⅲ期临床研究中,脑转移患者的亚组分析结果显示,劳拉替尼组的颅内 ORR 为 82%,颅内 CR 率为 71%;克唑替尼组的颅内 ORR 为 23%,颅内 CR 率为 8%。

(3)*c-ros* 原癌基因 1 酪氨酸激酶抑制剂(c-ros oncogene 1 receptor tyrosine kinase-inhibitors,ROS1-TKI):1%~2% 的 NSCLC 患者具有 *ROS*1 融合基因。克唑替尼为目前中国唯一批准的 ROS1-TKI,可以作为 NSCLC 脑转移患者的治疗选择。ALKA-372-001、STARTRK-1 和 STARTRK-2 临床研究的汇总结果显示,恩曲替尼用于 *ROS*1 融合基因阳性 NSCLC 脑转移患者的颅内 ORR 为 55.0%。

4. 抗血管生成药物　贝伐珠单抗是抗血管内皮生长因子(vascular endothelial growth factor,VEGF)的重组人源化单克隆抗体。贝伐珠单抗联合化疗对于非鳞 NSCLC 脑转移患者是安全、有效的。一项贝伐珠单抗治疗 NSCLC 脑转移患者的荟萃分析结果显示,与对照组相比,贝伐珠单抗治疗组的疗效更好,经贝伐珠单抗治疗的患者颅内病灶的 ORR 和 DCR 均优于颅外病灶,且不增加脑转移患者的出血风险。除此之外,贝伐珠单抗对于放射治疗导致的脑坏死和脑水肿也有一定的效果。多项研究表明,贝伐珠单抗可以在一定程度上减轻脑水肿。

5. 免疫治疗　免疫检查点抑制剂程序性死亡受体 1(programmed death protein-1,PD-1)和程序性死亡受体配体 1(programmed death ligand-1,PD-L1)对于肺癌脑转移有一定治疗效果。回顾性分析结果显示,纳武利尤单抗单药二线及二线以后治疗 NSCLC 脑转移患者的颅内 ORR 为 9%~28.1%,PFS 为 2.2~3.9 个月,中位 OS 为 7.5~14.8 个月。帕博利珠单抗单药一线和一线以后治疗 PD-L1≥1% 的 NSCLC 脑转移患者的颅内 ORR 为 29.7%。KEYNOTE-189 研究中对脑转移患者的亚组分析显示,与安慰剂联合培美曲塞和铂类相比,帕博利珠单抗联合培美曲塞和铂类显著延长了脑转移患者的 OS,分别为 19.2 和 7.5 个月(HR=0.41,95% CI 为 0.24~0.67)。OAK 研究对比了阿特珠单抗或多西他赛二线治疗 NSCLC 患者的疗效,在脑转移的患者中,阿特珠单抗组与多西他赛化疗组的中位 OS 分别为 16 个月和 11.9 个月,虽然差异无统计学意义,但阿特珠单抗组患者出现新发脑转移灶的中位时间比化疗组明显延长,分别为未达到和 9.5 个月。因绝大多数肺癌免疫治疗的前瞻性临床研究均排除了脑转移患者,目前 PD-1 和 PD-L1 单抗治疗肺癌脑转移的研究多为回顾性分析,这些研究均显示了疗效。

6. 鞘内注射　鞘内注射是将药物直接注入蛛网膜下腔,提高脑脊液内药物浓度,从而杀伤肿瘤细胞。给药途径包括经腰椎穿刺蛛网膜下腔注射化疗药物和经 Ommaya 储液囊行脑室内化疗。与经腰椎穿刺鞘内注射给药相比,经 Ommaya 储液囊给药安全性更好,可避免鞘内注射误将药物注射到硬膜外间隙的风险;对于伴有血小板减少症的患者,可避免硬脑膜外和硬脑膜下血肿的发生。鞘内注射常用的化疗药物包括甲氨蝶呤、阿糖胞苷和塞替派。鞘内注射化疗药物的同时给予糖皮质激素可减轻化疗药物的神经毒性、缓解症状。腰椎穿刺时行脑脊液常规、生化和细胞学检查有助于监测疗效并指导治疗。鞘内化疗是 NSCLC 脑膜转移的重要治疗手段,对于脑实质转移,目前尚无明确支持证据。

(五)对症治疗

肺癌脑转移患者常伴有颅内压升高导致的头痛、恶心、呕吐等症状,颅内高压的患者属于肿瘤急症,首先是积极给予脱水和利尿治疗以降低颅内压,可选择的药物包括甘露醇、甘油果糖和呋塞米。糖皮质激素,尤其是地塞米松可减轻脑水肿、改善脑转移患者的生活质量,但不改善预后。其次是控制症状,包括抗癫痫和镇痛治疗。由于抗癫痫药物不能降低无癫痫症状的 NSCLC 脑转移患者的癫痫发作风险,因此一般仅用于有癫痫发作症状的患者,不做预防性应用。头痛明显患者可予镇痛对症治疗。

1. 甘露醇 20% 甘露醇 125~250 mL 静脉注射,依据症状每 6~8 h 1 次,同时严密监测血浆电解质和尿量。甘露醇通过提高血浆渗透压,导致包括脑、脑脊液等组织内的水分进入血管内,从而减轻组织水肿,降低颅内压和脑脊液容量及其压力,可用于治疗脑转移瘤引起的脑水肿和颅高压,防止脑疝的发生。既往国内外动物实验和临床研究表明,甘露醇具有暂时性开放血脑屏障、促进化疗药物向患者颅脑病灶渗透、提高颅内血药浓度和疾病缓解率的作用。

2. 糖皮质激素 糖皮质激素是脑转移瘤周围水肿重要的治疗用药,具有改善肿瘤颅内转移相关症状的作用。其中地塞米松应用最广泛,常与甘露醇联合使用。对于没有占位效应的无症状脑转移患者,目前没有足够的证据支持应用激素治疗。对于轻微症状性脑转移患者,推荐使用激素以暂时缓解继发性颅内压增高和脑水肿引起的症状,建议地塞米松的起始剂量为 4~8 mg/d。有中度至重度占位效应相关症状的脑转移患者,建议提高地塞米松剂量,如 16 mg/d 及以上。手术切除脑转移瘤前应用糖皮质激素可减轻术前和术后脑水肿,放疗时应用糖皮质激素可减轻早期放疗反应。需警惕糖皮质激素的不良反应,防止消化性溃疡、血糖升高等。糖尿病患者必须慎用糖皮质激素。

3. 利尿剂 呋塞米 20~40 mg 静脉注射,依据颅内压增高程度、临床症状和 24 h 尿量调整剂量和频次,但须严密监测血浆电解质变化,尤其是低钠和低钾血症。

4. 抗癫痫治疗 部分肺癌脑转移患者在确诊前出现癫痫,亦有部分患者在病情发展过程中出现癫痫发作。应根据患者病情适时应用抗癫痫药物,并警惕抗癫痫治疗潜在的副作用,如肝功能异常、认知障碍和共济失调等。

六、预后

在分级预后系统(graded prognostic assessment,GPA)的基础上,根据不同原发肿瘤脑转移的差异进一步提出了诊断特异性 GPA(diagnosis-specific GPA,DS-GPA)。在 DS-GPA 中,肺癌脑转移的预后因素包括年龄、KPS 评分、颅外转移和脑转移数目,具体评分标准见表 5-1。0~1 分、1.5~2 分、2.5~3 分和 3.5~4 分 NSCLC 患者的中位 OS 分别为 3.02、5.49、9.43 和 14.78 个月;而 0~1 分、1.5~2 分、2.5~3 分和 3.5~4 分 SCLC 患者的中位 OS 分别为 2.79、4.90、7.67 和 17.05 个月。NSCLC 和 SCLC 脑转移患者的中位 OS 分别为 7.0 和 4.9 个月。

表 5-1 肺癌脑转移分级预后系统预后评分标准

预后因素	0 分	0.5 分	1 分
年龄/岁	>60	50~60	<50
KPS 评分/分	<70	70~80	90~100
颅外转移	有		无
脑转移个数/个	>3	2~3	1

　　肺癌脑转移患者诊治后应定期随访并进行相应的检查。检查方法包括病史、体格检查、血清肿瘤标志物检查、影像学检查等,频率一般为治疗后每 2~3 个月随访 1 次,病情变化时随时就诊,以根据病情变化采取相应的诊疗措施。

第三节　乳腺癌脑转移

　　晚期乳腺癌可以发生脑转移(包括脑实质转移和脑膜转移),但不同类型乳腺癌脑转移发生率不同,通常三阴性乳腺癌、HER-2 阳性乳腺癌发生脑转移风险相对较高。此外,组织学分级高(Nottingham 分级系统)、肿瘤高增殖活性、年轻、肿瘤负荷大、携带 *BRCA* 基因突变等也是脑转移发生的高危因素。脑转移好发部位为大脑,其次是小脑,脑干部位最少。

一、病理

(一)组织形态学(HE 染色)

　　通过腰椎穿刺脑脊液细胞病理学检查,发现肿瘤细胞可明确诊断;在有明确适应证的前提下行脑活检术或病灶切除术,经组织病理明确诊断;乳腺癌的组织学分型遵循《WHO 乳腺肿瘤分类(2019 版)》原则。乳腺癌脑转移形成过程中会发生基因表型的改变,与原发灶相比,乳腺癌脑转移中 *EGFR* 基因和 *HER-2* 基因扩增明显增加,20% 左右的 HER-2 阴性乳腺癌脑转移组织会转变成 HER-2 扩增和(或)突变,50% 的激素阳性乳腺癌脑转移组织会发生激素受体表达缺失,但脑转移不同部位病灶的重要基因突变几乎都是一致的,故有必要对乳腺癌脑转移病灶重新进行基因检测并与原发灶的分子分型进行对比(表 5-2)。

表 5-2　乳腺癌分子分型原则

乳腺癌分子分型	检测指标			
	ER	PR	HER-2	Ki-67
Luminal A 型	+	+且高表达	-	低表达
Luminal B 型	+	-或低表达	-	高表达
HER-2 阳性型(HR 阴性)	-	-	+	任何
HER-2 阳性型(HR 阳性)	+	任何	+	任何
三阴型	-	-	-	任何

(二)免疫组化检测

乳腺癌脑转移灶组织标本应进行 ER、PR、Ki-67、HER-2、PD-L1 的免疫组化检测。经验证的免疫组化染色是预测内分泌治疗获益的标准检测,不建议使用其他检测方法。ER、PR 免疫组化检测的阳性阈值为≥1%,阳性应报告染色强度和阳性肿瘤细胞的百分比,还应注意 1%~10% 细胞核着色的 ER 弱阳性判读。PR 免疫组化 20% 阳性作为 Luminal A 型和 Luminal B 型的临界值(表 5-3)。

表 5-3　内分泌指标判读标准

ER 免疫组化检测*		PR 免疫组化检测*	
阴性	<1% 细胞核着色	阴性	<1% 细胞核着色
弱阳性	1%~10% 细胞核着色	低表达	<20% 细胞核着色
阳性	>10% 细胞核着色	高表达	≥20% 细胞核着色

注:*除评估阳性肿瘤细胞的百分比外,还应评估染色强度(1+,2+,3+)。

Ki-67 阳性定义为浸润癌细胞核任何程度的棕色染色,采用 2021 年《乳腺癌 Ki-67 国际工作组评估指南》推荐的标准化的视觉评估法进行判读,Ki-67 临界值定义应根据各实验室具体情况,大部分中国专家认同<15% 为低表达,>30% 为高表达,当 Ki-67 为 15%~30% 时,建议再次行病理会诊或依据其他指标进行临床决策。

HER-2 检测参考我国《乳腺癌 HER-2 检测指南(2019 版)》,分为 HER-2 阳性、低表达和阴性 3 个层次,HER-2 阳性为 IHC 3+或 FISH 阳性;HER-2 低表达为 IHC 1+或 2+且 FISH 阴性;HER-2 阴性为 IHC0;HER-2 低表达患者可能从新型抗体偶联药物治疗中获益。

鉴于免疫治疗对乳腺癌患者预后的重要意义,建议采用 FDA 或 NMPA 批准的PD-L1试剂在规定的检测平台进行免疫组化检测,其中 SPI42 抗体的免疫细胞评分(immune cell,IC)阳性阈值为≥1%;22C3 抗体的联合阳性分数(combined positive score,CPS)阳性阈值为≥10(表 5-4)。

表5-4 乳腺癌脑转移灶 PD-L1 免疫组化检测标准

项目	PD-L1（22C3）	PD-L1（SP142）
抗体克隆号	DAKO 22C3	罗氏 SP142
检测平台	DAKO AutOStainer Link48	罗氏 Ventana Benchmark Ultra
阳性阈值	CPS≥10	IC≥1%
判读要点	参与评分细胞为任何强度的完整或不完整的明确膜染色的浸润性活的肿瘤细胞和（任何强度的）胞质或胞膜染色的瘤巢内及肿瘤相关间质内淋巴细胞和巨噬细胞	参与评分免疫细胞包括淋巴细胞、巨噬细胞、树突状细胞和粒细胞，阳性细胞聚集分布或单个细胞散在分布，阳性信号为线状、点状及完整或不完整的环状
排除计数范围	正常组织、中性粒细胞、嗜酸性粒细胞、浆细胞、坏死的肿瘤细胞、其他坏死细胞、细胞碎片、间质细胞	正常组织、坏死细胞、细胞碎片、间质细胞

注：CPS.联合阳性分数（combined positive score），结合了肿瘤细胞的 PD-L1 阳性结果和肿瘤相关免疫细胞PD-L1阳性结果而得出的评分；IC.免疫细胞评分（immune cell），限定于 PD-L1 阳性免疫细胞的肿瘤区域。

（三）分子检测

荧光原位杂交 *HER-2* 基因扩增；组织标本可行 NGS 高通量基因检测；无组织标本或量少不能行基因检测时，脑脊液循环肿瘤细胞或循环肿瘤 DNA 进行 NGS 检测。

高通量基因检测对临床病理分型、预后评估和疗效预测有一定的作用，但往往针对某一特定类型起决策参考作用，对于乳腺癌脑转移的高通量基因检测数据目前尚不充分，因此并不提倡所有脑转移患者都进行高通量基因检测，应根据临床具体情况合理选择使用。

二、诊断

脑转移灶的影像学检查首选头颅 MRI，其具有无辐射、软组织分辨率高、灵敏度高等优点。因体内有磁敏感金属或幽闭恐惧症等情况，不适用 MRI 的患者，则可以选择头颅 CT 检查。对于影像学高度怀疑脑转移的患者，推荐对转移灶进行组织病理学活检以明确诊断，对于无法获取活组织的患者，可以考虑进行脑脊液的细胞等检测和 ctDNA 检测。

三、治疗

（一）手术治疗

1.手术目的　获取组织学诊断及分子诊断；缓解颅内压，降低脑疝风险；提高局控率。

（1）对于原发灶及其他部位转移灶无法取得组织的情况下，通过活检或切取脑转移灶，取得病理诊断及分子诊断，指导治疗。

（2）对于同期发现或既往癌症病史患者，脑内病灶影像学表现与脑转移不相符或不典型，通过活检或切取脑内病灶，取得病变组织，明确诊断。

（3）在化疗、靶向治疗或免疫治疗过程中，颅外病灶治疗有效，而脑转移病灶进展，通过活检或切取脑转移灶，进行分子特征分析，指导治疗。

（4）对于颅内压明显增高，保守治疗无效，有脑疝倾向的脑转移瘤，通过切除脑转移病灶，迅速降低颅内压，延长寿命，改善生活质量，为其他治疗争取时间。

（5）通过手术与术后辅助放疗和（或）辅助化疗，提高脑转移瘤的局控率。

2. 手术适应证　其他部位无法取得组织的脑转移瘤；脑内病灶影像学表现不典型；脑转移瘤导致颅内压增高，有脑疝倾向。

（1）立体定向活检术：适用于原发灶及其他部位转移灶无法取得组织，或需要对脑转移灶进行分子诊断，用于指导治疗。包括：①脑转移灶位置深在，出位效应不明显；②脑转移瘤占位效应虽然较明显，但预估原发肿瘤病理类型对放化疗高度敏感，明确病理诊断后行后续治疗，转移灶有快速缩小的可能。

（2）切除术：适用于局部占位效应明显的转移瘤。包括：①对放化疗非高度敏感的单个脑转移病灶，或虽为多个转移灶，但位置邻近；②虽对放化疗高度敏感，但预估非手术治疗无法快速起效，治疗过程中有脑疝倾向的脑转移瘤；③脑转移灶手术可吸，预估手术切除不会显著降低患者生活质量；④脑转移瘤卒中，颅内压明显增高，保守治疗效果欠佳。

（3）脑室外引流及脑室-腹腔分流术：①脑转移瘤造成梗阻性脑积水，颅内压增高，且无法通过手术切除转移瘤改善。此种情况下，对于放化疗高度敏感的脑转移瘤可采用行脑室外引流或脑室-腹腔分流术；对于放化疗非高度敏感的转移瘤建议采用脑室-腹腔分流术。②脑膜转移造成交通性脑积水，导致弥漫性颅内压增高者，建议行脑室-腹腔分流术。

3. 手术禁忌证

（1）病情稳定，颅内压增高不明显，且对放疗及化疗等非手术治疗高度敏感的脑转移瘤。

（2）全身情况差。心、肝、肺、肾、凝血功能不良，无法耐受麻醉，以及存在其他神经外科手术禁忌。

（3）位于脑干、丘脑基底核区等深部脑组织，预估术后并发症发生率较大，严重降低脑转移瘤患者生活质量。

（4）患者预期寿命短，脑转移瘤术后无有效辅助治疗手段。

4. 手术方法

（1）病变定位技术：可根据 CT 或 MRI 影像学资料、神经导航、术中超声及黄荧光技术对脑转移瘤进行解剖定位。

（2）脑功能保护：术中电生理监测及清醒开颅手术等措施能够最大限度避免手术造成的脑功能损害，对功能区脑转移瘤的切除具有重要价值。

（3）手术入路：选取距离短、脑功能影响小的路径进入。①经颅内自然间隙进入，可通过分离脑沟、侧裂、纵裂、小脑幕下、额底及颞底等自然间隙到达脑转移瘤进行切除；②经皮质入路，对位于非功能区、位置表浅的脑转移瘤，可切除肿瘤表面薄层脑组织，暴露肿瘤组织。对于位于功能区的脑转移瘤，应根据术前功能磁共振（如 DTI 及 BOLD 等）、术中电生理监测（如中央沟定位等）及术中电刺激等方式确定功能区的位置，入路设计时，选择避开功能区的最短路径进行切除。

（4）无瘤原则：脑转移瘤切除过程中，应遵循无瘤原则。①连续整块切除：对于体积较小的脑转移瘤，应充分暴露肿瘤主体，沿肿瘤周边水肿带完整切除，避免分块切除。对位于功能区的转移瘤，应紧贴肿瘤边界切除。对位于非功能区的转移瘤，可适当扩大范围切除。②不接触的隔离技术（no-touch isolation technique）：脑转移瘤切除过程中，应使用棉片保护脑组织，充分与肿瘤组织隔离。对于需要分块切除、体积较大脑转移瘤，分块切除过程中尽量不使用超声吸引及大量液体冲洗，避免医源性肿瘤扩散种植。分块切除脑肿瘤后，更换吸引器头、双极电凝、镊子等手术器械以及覆盖术野之棉片。

（5）原位复发脑转移瘤的再次手术。对于原位复发的脑转移瘤，应分析复发的原因及复发的时间间隔；评估患者全身情况、可否行非手术治疗、再次手术后是否有相应辅助治疗手段，以及再次手术的风险与获益，再行决定。

（二）放射治疗

1. 立体定向放射治疗　脑转移的立体定向放射治疗（stereotactic radiotherapy，SRT）主要包括立体定向放射外科（stereotactic radiosurgery，SRS）、分次立体定向放射治疗（fractionated stereotactic radiotherapy，FSRT）和大分割立体定向放射治疗（hypofractionated stereotactic radiotherapy，HSRT）。数十年来，全脑放疗广泛应用于脑转移瘤患者的治疗，但会给他们造成不同程度的认知功能损害。基于此，医生们的观念在过去十年发生了很大的改变：对 1～4 个新诊断且一般情况良好的脑转移瘤患者，SRS 比 WBRT 更有优势，在 OS 无明显差异的情况下，不增加患者的神经认知毒性。SRS 给予脑转移病灶精准及高剂量的照射，对周围正常组织的伤害极小，所以局限性脑转移瘤首选 SRS。目前，SRS 的主要适应证：①单发直径 4～5 cm 以下的转移瘤（小细胞肺癌除外）的初始治疗；②≤4 个转移灶的初始治疗；③WBRT 失败后的挽救治疗；④颅内转移灶切除术后的辅助治疗；⑤既往接受 SRS 治疗的患者疗效持续时间超过 6 个月，且影像学认为肿瘤复发而不是坏死，可再次考虑 SRS；⑥局限的脑膜转移灶 WBRT 基础上的局部加量治疗；⑦多发性脑转移（均小于 3～4 cm）且预后良好（预期生存期≥3 个月）的特定患者。虽然有两项研究将适用于 SRS 的脑转移瘤病灶个数扩大到≤10 个甚至≤15 个，但也有学者建议不应仅以脑转移瘤数量来决定使用 SRS 或者 WBRT，而应以脑转移瘤的总累积体积>12 cm³ 或 13 cm³ 作为参考标准。

术后 WBRT 可提高颅内局部控制率，总生存率与 SRS 无明显差别。但在保护认知功能方面,术后 SRS 优于 WBRT。手术会影响术后瘤床靶区勾画的准确性,所以术后 SRS 更容易局部失败、软脑膜播散和放射性坏死。为了避免这些影响,术前 SRS 也开始被探索与手术联合治疗脑转移。但目前尚处于研究阶段,需要更多、更高质量的研究来证实其疗效。

单次 SRS 不能治疗直径>2 cm 的脑转移瘤,通常会选择 FSRT。FSRT 常规分割 2～5 次,主要适应证:①脑转移灶较大(直径>2 cm);②既往 SRS 后复发的患者;③术后肿瘤残留的患者;④病灶毗邻重要结构的患者。根据肿瘤体积推荐 15～24 Gy 的最大边际剂量,推荐的分割方案包括 16～20 Gy/1 f、27 Gy/3 f、30 Gy/5 f。

2. 全脑放疗　过去,全脑放疗(WBRT)是脑转移瘤的主要治疗方法。近几十年里,越来越多的证据显示在局限性、预后良好的脑转移瘤中,SRS 相比 WBRT 对认知功能具有更好的保护作用,WBRT 的适用范围逐渐缩小。WBRT 在脑转移瘤中的主要适应证是在 SRS 和手术不可行或不适用的情况下使用(如多发脑转移瘤)。WBRT 的标准剂量是 30 Gy/10 f 或 37.5 Gy/15 f。NCCTG N107C Ⅲ期临床试验事后分析结果显示:长疗程 WBRT(37.5 Gy/15 f)对比短疗程(30 Gy/10 f)未能降低认知损伤风险、提高肿瘤控制率、延长生存时间。相反,随着 WBRT 时程延长,发生不良事件的机会增加。对于接受 WBRT 的脑转移患者,30 Gy/10 f 仍然是当前首选的放疗分割方案。当患者一般情况欠佳,预后较差,无法耐受标准剂量,也可考虑大分割短疗程放疗(20 Gy/5 f)用于缓解症状。WBRT 可治疗已知和肉眼看不见的病灶,但全脑受照,预后较好的患者会出现明显的认知功能恶化、听力损伤等晚期毒性。考虑到 WBRT 对认知功能损伤等影响,开展了包括延迟 WBRT、神经功能保护剂、海马解剖回避策略保护脑转移瘤患者认知功能的一系列研究。

一项Ⅲ期临床试验评估手术或 SRS 局部治疗后辅助 WBRT 在黑色素瘤脑转移患者中减少新转移灶方面的价值。215 例黑色素瘤患者具有 1～3 个脑转移病灶,手术或 SRS 局部治疗后随机接受 WBRT 或观察。虽然 WBRT 组的局部复发率较低(20.0% vs 33.6%,P=0.03),但 WBRT 组和观察组 12 个月颅内新病灶发生率(42% vs 50.5%,OR=0.71,95% CI 为 0.41～1.23,P=0.22)、1 年 OS 率(52.0% vs 57.9%,P=0.39)均无显著差异。而 WBRT 组患者头 2～4 个月内 1～2 级毒性反应,如厌食、恶心、脱发、皮炎、乏力、疼痛等更常见。Ⅲ期随机对照临床试验 EORTC 22952 评估辅助 WBRT(30 Gy/10 f)是否延长脑转移瘤患者术后或 SRS 后功能独立性的持续时间。结果显示对比观察组(n=180),辅助 WBRT 组(n=179)具有较好的颅内控制率和较少的颅内进展相关死亡事件,但辅助 WBRT 未能改善认知功能独立的持续时间和总生存期。EORTC 22952 临床试验的二次分析,颅外疾病控制良好和 GPA 预后评分良好(2.5～4.0 分)患者的亚组也显示相同的结果。此外,多个随机对照研究评估了 SRS 联合 WBRT 的疗效。2018 年 Cochrane 对既往随机对照临床试验进行 Meta 分析,结果显示 SRS 联合 WBRT 改善了颅内局控,减少颅内新发病灶,但未能改善总生存期,而且与单独接受 SRS 的患者相比,接受 SRS+WBRT 的患者学习和记忆功能下降的可能性更大。总之,对于接受手术或 SRS 治疗的脑转移瘤患者,联合 WBRT 增加认知功能和生活质量,且缺乏 OS 获益。推荐 1～

3 个脑转移瘤的患者首选手术或 SRS 治疗,延迟 WBRT。

美金刚是一个经 FDA 批准用于治疗阿尔茨海默病和脑血管性痴呆的药物。辐射致脑损伤的机制与血管性痴呆所见的小血管疾病相似。RTOG 0614 评估接受 WBRT 的脑转移瘤患者($n=554$),同期及辅助美金刚对比安慰剂对认知功能的保护作用,结果显示美金刚推迟了接受 WBRT 想者出现认知功能损伤的时间(HR $=0.78$,95% CI 为 $0.62 \sim 0.99$,$P=0.01$)。美金刚组和安慰剂组 24 周认知功能损伤发生率分别为 54% 和 65%。对比安慰剂组,美金刚组 8 周和 16 周执行能力、24 周反应速度和延迟识别的结果更好。而且美金刚组耐受性良好,毒性反应发生率、治疗依从性与安慰剂组相似。但即使使用美金刚,50% 的患者仍然在 6 个月内发生明显的认知损伤。RTOG-0933 单臂 II 期临床试验,通过历史对照评估海马解剖回避策略对认知功能的保护作用($n=113$),该研究认为海马解剖回避,减少海马神经干细胞受照剂量,HVLT-RDR 从基线到 4 个月平均下降 7.0%,显著低于历史水平(WBRT:30%)($P<0.001$),表明同避海马区域的 WBRT(HA-WBRT)可有效保护记忆力。2015—2018 年,中国台湾地区开展了一项单盲 II 期随机对照临床试验,评估 HA-WBRT 对神经认知功能的保护作用,共招募受试者 65 例,随机分配到 HA-WBRT 组($n=33$)和 WBRT 组($n=32$)。相比 WBRT 组,HA-WBRT 组的 6 个月 HVLT-R 回忆总分变化具有获益趋势($P=0.079$),HA-WBRT 组 HVLT-R 识别指数($P=0.019$)和记忆得分($P=0.020$)的变化显著优用 WBRT 组。两组患者的颅内无进展生存和总生存率无显著差异。HA-WBRT 患者在记忆方面表现更好,而在语言流利性和执行功能方面无显著改善。同时期的另一项研究,NRG-CC001 III 期临床试验评估了 WBRT 联合美金刚±海马保护对认知功能的影响。HA-WBRT+美金刚组与 WBRT+美金刚组相比,认知功能损伤风险显著降低(HR $=0.74$,95% CI 为 $0.58 \sim 0.95$,$P=0.02$),获益于 4 个月执行能力恶化发生率降低(23.3% vs 40.4%,$P=0.01$),6 个月时学习(11.5% vs 24.7%,$P=0.049$)及记忆功能(16.4% vs 33.3%,$P=0.02$)减退减少。HA-WBRT+美金刚组患者报告相关症状如乏力、语言障碍等明显减少。两组总生存、无疾病进展生存及毒性反应无显著差异。因此,对于预期寿命>4 个月,且海马或邻近区域不受累的患者,推荐 WBRT 时回避海马区照射,放疗开始后的 6 个月可考虑联合美金刚以减少晚期认知功能衰退。HA-WBRT 的海马区剂量限制目前尚无统一标准,可以参考 NRG-CC001 临床试验,双侧海马 $D_{100\%} \leqslant 9$ Gy,双侧海马 $D_{max} \leqslant 16$ Gy。美金刚在放疗同时及放疗结束后继续使用,共 6 个月。短效疗法:第 1 周,5 mg,每日 1 次,晨服;第 2 周,5 mg,每日 2 次,早晚各 1 次;第 3 周,晨服 10 mg,晚服 5 mg,每日 2 次;第 4~24 周,10 mg,每日 2 次,早晚各 1 次。长效疗法:第 1 周,7 mg,每日 1 次;第 2 周,14 mg,每日 1 次;第 3 周,21 mg,每日 1 次;第 4~24 周,28 mg,每日 1 次。对于预后不良的患者,最佳的脑转移瘤治疗策略是高度个体化治疗,包括最佳支持治疗、WBRT、SRS,鼓励符合条件的患者参加药物临床试验。2016 年 QUARTZ 非劣效、随机对照 III 期临床试验纳入非小细胞肺癌(NSCLC)脑转移瘤的患者,因年龄、一般情况、广泛的全身疾病而不适合手术或 SRS,对比 WBRT($n=269$)与最佳支持治疗($n=269$),结果显示两组患者总生存(HR $=1.06$,95% CI 为 $0.90 \sim 1.26$)、生活质量(平均 OALYs 差值为 4.7 d,90% CI 为 12.7 ~ 3.3)以及地塞米松的用量无显著差异,表明这一人群从 WBRT 中获益微乎其微。推荐一般情况差,无法耐受标准剂量 WBRT 的患者首选最佳支持治疗,WBRT 仅用于对症支持治疗。

未来临床试验的神经认知功能客观评价测试量表可包括 Hopkins Verbal Learning Tests(HVLT)、Controlled Oral Word Associatio Test(COWAT)、Grooved Pegboard Test、Trail Making Tests Parts A 和 Trail Making Tests B。

3.放疗结合靶向治疗　越来越多的临床研究显示,靶向药物能够部分透过血脑屏障,颅内治疗有效。对于不同原发来源的脑转移瘤,根据分子突变情况选择合适的靶向治疗药物能够改善脑转移瘤的局部控制和预后。

临床前研究认为放疗与靶向药物具有协同抗肿瘤作用,但目前临床研究数据并不完全一致,尚缺乏高质量证据得出明确结论。一系列回顾性及 II 期临床研究均提示放疗联合表皮生长因子受体酪氨酸激酶抑制剂(EGFR-TKI)能提高 EGFR 突变型 NSCLC-脑转移患者的疗效。264 例接受 γ 刀的 NSCLC-脑转移患者,ECFR 突变型和野生型 2 年局控分别为 75.0% 和 24.5%,EGFR 突变型的颅内反应率是野生型的 3 倍,放疗联合 TKI 是 OS 的重要预测因素。纳入 24 项研究 2 810 例脑转移患者的 Meta 分析也提示,RT+ EGFR-TKI 具有更高的 ORR、DCR 以及更长的 PFS 和 OS。然而,RTOG 0320 认为放疗联合替莫唑胺或厄罗替尼并没有改善生存,但该研究并未明确入组患者的 EGFR 突变状态,无法得出有效结论。一项 III 期随机研究中 EGFR 突变的患者亚组,WBRT 联合 TKI 组的 PFS(8.8 个月 vs 6.4 个月,$P=0.702$)和 OS(17.5 个月 vs 16.9 个月,$P=0.221$)均优于 WBRT 组,但两组差异没有统计学意义。但该研究 EGFR 突变的亚组是入组后分析,并未进行有计划随机。对于明确 EGFR 突变状态的患者,联合治疗的优势似乎更明显。一项研究筛选了 1 384 例 NSCLC 脑转移患者,在 141 例发现 EGFR 突变患者中,WBRT+TKI 组和单用 TKI 组的中位 OS 分别为 14.3 个月和 2.3 个月,1 年 OS 分别为 81.9% 和 59.6%($P=0.002$)。来自 6 个中心的 351 例 $EGFR$ 突变的 NSCLC 脑转移患者,分别接受先 SRS 后 EGFR-TKI(100),先 WBRT 后 EGFR-TKI($n=120$)或者先 EGFR-TKI 进展后再行 SRS/WBRT($n=131$);3 组的中位 OS 分别为 46 个月、30 个月和 25 个月($P<0.001$),多因素分析发现 EGFR 第 19 号外显子突变、颅外无转移与良好预后明显相关。该研究提示对于 EGFR 突变的脑转移患者早期使用 SRS 联合 TKI 能带来更大的生存获益,分子突变状态和有无颅外转移对预后的影响最大。

对于其他瘤种,放疗与靶向的联合也显示出良好的生存优势和安全性,但仍需前瞻性的 III 期研究提供高级别证据。一项涉及 80 例黑色素瘤脑转移患者的前瞻性研究表明,SRS 联合 BRAF 抑制剂治疗 $BARF$ 突变患者能够明显改善 OS。另一项研究回顾 182 例恶黑脑转移患者接受 GKRS 联合靶向或免疫治疗,生存及远程控制明显受益,安全也可耐受。Kim 等入组了 84 例乳腺癌脑转移患者同样发现,拉帕替尼同步 SRS 组较单用 SRS 组 CR 率更高(35% vs 11%,$P=0.008$)且并不增加 2 级以上放射性脑坏死的发生(1.0% vs 3.5%,$P=0.27$),拉帕替尼组对颅内进展并没有改善(48% vs 49%,$P=0.91$)。但在接受 WBRT 的乳腺癌脑转移患者中,拉帕替尼的应答率仅为 18%~38%。

靶向治疗联合颅脑放疗是否可获益、最佳联合时序,仍存在争议,可能与入组人群选择、治疗方案不同有关,建议结合基因表达状态、组织学和临床数据(尤其是体能状态评分、其他颅外转移病灶情况和脑转移数目等)区分获益人群,并选择合适时机进行联合治疗。基于现有证据,对于驱动基因阴性的患者,暂不考虑联合靶向治疗,可参照上述脑转移瘤放疗指南选择最佳治疗方式;而驱动基因阳性的患者推荐在靶向治疗的基础上尽早联用颅脑放疗,尤其是颅外无转移的患者推荐采用 SRS 或 SRT。脑转移瘤体积越小时,采用 SRS 能获得更好的局部控制和对周围脑组织较小的损伤。

4. 放疗联合免疫治疗 免疫检查点抑制剂(immune checkpoint inhibitor,ICI)给肺癌、黑色素瘤等实体瘤带来了革命性改变。尽管缺乏明确的药代/效动力学试验,仍有研究表明 ICI 具有潜在的颅内活性。越来越多的研究认为,ICI 能够改善脑转移瘤患者的预后,且耐受性可。

单独应用 ICI 治疗脑转移瘤有效率欠佳,近期的基础和转化研究均认为,放疗联合 ICI 不仅具有协同抗肿瘤作用且安全性好。联合治疗时,放疗多为 SRS,也有少数研究采用 SRT、大分割放疗和 WBRT。研究涉及的 ICI 主要包括纳武利尤单抗、帕博利珠单抗(Pembrolizumab)、阿替利珠单抗(Atezolizumab)、德瓦鲁单抗(Durvalumab)等。Kotecha 等入组了 150 例脑转移患者(包含 1 003 个转移灶),发现接受 SRS 同步联用 ICI 组比单用 SRS 组的客观缓解更高和缓解持续时间更长,亚组分析认为 SRS 前后 1 个 ICI 半衰期内联合的效果最好(BOR: −100% vs −57%;CR:50% vs 32%;DCR:94% vs 71%,$P < 0.001$)。因此,许多研究把同步治疗定义为 ICI 前后 1 个月内接受放疗;也有部分研究认为放疗前后 3 个月内联用 ICI 即为同步治疗。Enright 等比较了 77 例 NSCLC 脑转移患者接受 SRS 和 SRS 治疗前后 3 个月内同步使用 ICI,发现同步治疗组颅内进展和神经毒性相关死亡率更低,2 年的 OS(62% vs 35%,$P = 0.023$)以及局部控制率更佳(97% vs 86%,$P = 0.046$)。另一项病例配对研究也提示,SRS 前后 3 个月内接受 ICI 治疗的患者较仅接受 SRS 的患者,虽然 OS 和颅内 PFS 上无差异,但是颅内 CR 率更高(50.0% vs 15.6%,$P = 0.012$),且肿瘤退缩更快(2.5 个月 vs 3.1 个月,$P < 0.000\ 1$),两组瘤周水肿发生率无明显差异。Qian 等的研究认为,ICI 同步联用 RT 对比在 ICI 使用的 90 d 内联合 RT,前者应答率更高(70% vs 47%,$P < 0.001$),疾病进展率更低(5% vs 26%,$P < 0.001$)。此外,RT 与 ICI 联合应用的时序也仍不确定。Srivastava 等研究发现接受同步 ICI 或先 ICI 后 SRS 的 NSCLC 脑转移患者与先 SRS 后 ICIs 患者 OS 差别不大,但接受同步 ICI 或先 ICI 后 SRS 组的 LC 和大脑控制率(distant brain control,DBC)更高(1 年 LC:100% vs 52%,$P = 0.02$;1 年 DBC:70% vs 28%,$P = 0.01$;HR = 0.41,$P = 0.03$)。Ahmed 等研究显示,先 ICI 后放疗比放疗同期或之后行 ICI 治疗的 OS($P = 0.06$)和颅内控制率(distant brain control,DBC)都更差(6 个月 DBC:57% vs 0,$P = 0.05$)。

目前多数研究表明放疗联合 ICI 治疗脑转移瘤的安全性良好。放射性坏死(radiation necrosis,RN)、瘤内出血、瘤周水肿等放疗相关毒性与是否联合 ICI 及联合的时机无明显关系。Kotecha 等的研究中 1 003 处脑转移灶接受 RT 联合 ICI,1 年 RN 累积发生率仅为 3.5%,其中仅 7 例患者出现 SRN,且无须手术切除。另一项研究也证实,242 例接受 SRS 及 ICI 的患者,治疗相关不良反应较 SRS 组并未增加,3~4 级不良反应发生率分别为 7%

和 6% 。

虽然缺乏前瞻性高质量证据明确放疗联合免疫的最佳时机、联合时序及协同作用机制,但现有数据认为 ICI 联合 RT 治疗脑转移瘤可以提高疗效,改善生存且不明显增加放疗相关毒性,具有颅内放疗指征的患者可联合 ICI。在不同联合时机上,RT 同步 ICI 似乎是最优选择,放疗分割方式上优选大分割放疗,不建议在没有明确证据的情况下降低放疗剂量。

四、预后

乳腺癌脑转移患者的预后与多种因素有关。准确的预后评估能够指导局部治疗和系统治疗的布局,并可作为前瞻性临床试验筛选入组患者的工具。Breast‐GPA (breastgraded prognostic assessment)是目前应用较广泛的 BCBM 预后评分系统,包含 KPS 评分、分子分型和年龄 3 个因素;评分越低,预后越差。Subbiah 等对 breast‐GPA 进行了改良,纳入了脑转移灶数目这一影响因素,使预后评估更加准确。Griguolo 等纳入 668 例患者的回顾性分析也证明了脑转移灶数目对预后的预测价值。总体而言,体力状况评分和分子分型是影响治疗选择和预后的重要因素。在多学科协作确定合理个体化治疗的框架下,应对不同分子分型 BCBM 开展前瞻性临床研究,以便为脑转移患者确立合理的治疗方案,延长生存期。

参考文献

[1] BROWN P D, GONDI V, PUGH S, et al. Hippocampal avoidance during whole‐brain radiotherapy plus memantine for patients with brain metastases: phase III trial NRG oncology CC001 [J]. Clin Oncol, 2020, 38(10): 1019‐1029.

[2] MAHAJAN A, AHMED S, MCALEER M F, et al. Post‐operative stereotactic radiosurgery versus observation for completely resected brain metastases: a single‐centre, randomised, controlled, phase 3 trial [J]. Lancet Oncol, 2017, 18(8): 1040‐1048.

[3] HONG A M, FOGARTY G B, DOLVEN‐JACOBSEN K, et al. Adjuvant whole‐brain radiation therapy compared with observation after local treatment of melanoma brain metastases: a multicenter, randomized phase III trial [J]. J Clin Oncol, 2019, 37(33): 3132‐3141.

[4] PAZ‐ARES L, DVORKIN M, CHEN Y, et al. Durvalumab plus platinumetoposide versus platinum‐etoposide in first‐line treatment of extensive‐stage small‐cell lung cancer (CASPIAN): a randomised, controlled, open‐label, phase 3 trial [J]. Lancet, 2019, 394 (10212): 1929‐1939.

[5] BELDERBOS J S A, DERUYSSCHER D K M, DEJAEGER K, et al. Phase 3 randomized trial of prophylactic cranial irradiation with or without hippocampus avoidance in SCLC (NCT01780675) [J]. J Thorac Oncol, 2021, 16(5): 840‐849.

［6］PETRELLI F,SIGNORELLI D,GHIDINI M,et al. Association of steroids use with survival in patients treated with immune checkpoint inhibitors：a systematic review and meta－analysis［J］. Cancers（Basel）,2020,12（3）:546.

［7］FREEDMAN R A,GELMAN R S,ANDERS C K,et al. TBCRC 022：a phase Ⅱ trial of neratinib and capecitabine for patients with human epidermal growth factor receptor 2－positive breast cancer and brain metastases［J］. J Clin Oncol,2019,37（13）:1081－1089.

［8］JACOT W,PONS E,FRENEL J S,et al. Efficacy and safety of trastuzumab emtansine（T-DM1）in patients with HER2－positive breast cancer with brain metastases［J］. Breast Cancer Res Treat,2016,157（2）:307－318.

［9］LIN N U,BORGES V,ANDERS C,et al. Intracranial efficacy and survival with tucatinib plus trastuzumab and capecitabine for previously treated HER2－positive breast cancer with brain metastases in the HER2CLIMB tria［J］. l. J Clin Oncol,2020,38（23）:2610－2619.

［10］TOLANEY S M,SAHEBJAM S,LE RHUN E,et al. A phase 2 study of abemaciclib in patients with brain metastases secondary to hormone receptor positive breast cancer［J］. Clin Cancer Res,2020,26（20）:5310－5319.

［11］FÜREDER L M,WIDHALM G,GATTERBAUER B,et al. Brain metastases as first manifestation of advanced cancer：exploratory analysis of 459 patients at a tertiary care center［J］. Clin Exp Metastasis ,2018,35（8）:727－738.

［12］PASQUIER D,DARLIX A,LOUVEL G,et al. Treatment and outcomes in patients with central nervous system metastases from breast cancer in the real－life ESME MBC cohort［J］. Eur J Cancer,2020（125）:22－30.

［13］CAGNEY D N,MARTIN A M,CATALANO P J,et al. Incidence and prognosis of patients with brain metastases at diagnosis of systemic malignancy：a population－based study［J］. Neuro Oncol,2017,19（11）:1511－1521.

［14］WOLPERT F,LAREIDA A,TERZIEV R,et al. Risk factors for the development of epilepsy in patients with brain metastases［J］. Neuro Oncol,2020,22（5）:718－728.

［15］WANG H,LIU X,JIANG X,et al. Cystic brain metastases had slower speed of tumor shrinkage but similar prognosis compared with solid tumors that underwent radiosurgery treatment［J］. Cancer Manag Res,2019（11）:1753－1763.

［16］ALVAREZ－BRECKENRIDGE C,GIOBBIE－HURDER A,GILL C M,et al. Upfront surgical resection of melanoma brain metastases provides a bridge toward immunotherapy－mediated systemic control［J］. Oncologist,2019,24（5）:671－679.

［17］BASTOS D C A,WEINBERG J,KUMAR V A,et al. Laser interstitial thermal therapy in the treatment of brain metastases and radiation necrosis［J］. Cancer Lett,2020（489）:9－18.

［18］LEHRER E J,PETERSON J L,ZAORSKY N G,et al. Single versus multifraction stereotactic radiosurgery for large brain metastases：an international meta－analysis of 24 trials[J]. Int J Radiat Oncol Biol Phys,2019,103(3):618-630.

[19]BROWN P D,BALLMAN K V,CERHAN J H,et al. Postoperative stereotactic radiosurgery compared with whole brain radiotherapy for resected metastatic brain disease (NCCTG N107C/CEC $3):a multicentre,randomised,controlled,phase 3 trial[J]. Lancet Oncol,2017,18(8):1049-1060.

[20]HONG A M,FOGARTY G B,DOLVEN-JACOBSEN K,et al. Adjuvant whole-brain radiation therapy compared with observation after local treatment of melanoma brain metastases:a multicenter,randomized phase Ⅲ trial[J]. J Clin Oncol,2019, 37(33):3132-3141.

[21]PAZ-ARES L,DVORKIN M,CHEN Y,et al. Durvalumab plus platinumetoposide versus platinum-etoposide in first-line treatment of extensive-stage small-cell lung cancer (CASPIAN):a randomised,controlled,open-label,phase 3 trial[J]. Lancet,2019,394 (10212):1929-1939.

[22]PETRELLI F,SIGNORELLI D,GHIDINI M,et al. Association of steroids use with survival in patients treated with immune checkpoint inhibitors:a systematic review and meta-analysis[J]. Cancers (Basel),2020,12(3):546.

[23]OLANEY S M,SAHEBJAM S,LE RHUN E,et al. A phase 2 study of abemaciclib in patients with brain metastases secondary to hormone receptor positive breast cancer[J]. Clin Cancer Res,2020,26(20):5310-5319.

[24]RAMALINGAM S S,VANSTEENKISTE J,PLANCHARD D,et al. Overall survival with osimertinib in untreated,EGFR-mutated advanced NSCLC[J]. N Engl J Med,2020,382 (1):41-50.

[25]MIYAWAKI E,KENMOTSU H,MORI K,et al. Optimal sequence of local and EGFR-TKI therapy for EGFR-mutant non-small cell lung cancer with brain metastases stratified by number of brain metastases[J]. Int J Radiat Oncol Biol Phys,2019,104(3):604-613.

[26]DRILON A,SIENA S,DZIADZIUSZKO R,et al. Entrectinib in ROS1 fusion-positive non-small-cell lung cancer:integrated analysis of three phase 1-2 trials[J]. Lancet Oncol,2020,21(2):261-270.

[27]LIANG P,WANG Y D,WEI Z M,et al. Bevacizumab for non-small cell lung cancer patients with brain metastasis:a meta-analysis [J]. Open Med (Wars),2020,15(1): 589-597.

[28]CRINÒ L,BRONTE G,BIDOLI P,et al. Nivolumab and brain metastases in patients with advanced non-squamous non-small cell lung cancer[J]. Lung Cancer,2019,129: 35-40.

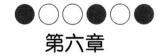

第六章

鼻咽癌

一、流行病学

鼻咽癌(nasopharyngeal carcinoma,NPC)是我国和东南亚各国家多发肿瘤之一,在世界各大洲均有发现,但欧洲、美洲、大洋洲和拉丁美洲国家较少,鼻咽癌的发病率多在1/10万以下;非洲属鼻咽癌中等发病区域。东南亚较高发,但日本和朝鲜鼻咽癌发病率均低于1/10万。尤多见于中国南方(如广东、广西、湖南、福建、江西等地)。就头颈部恶性肿瘤而言,我国鼻咽癌的发病率占首位,而在某些高发地区,鼻咽癌发病率居全身恶性肿瘤之首。

鼻咽癌多见于30~60岁人群,具有非常特殊的流行病学特点。全球每年新发病例大约13万例,而中国每年新发病例约6.2万例,占全球的50%左右。

鼻咽癌有明显的地域聚集性。鼻咽癌在中国华南地区高发,包括广东、广西、福建、湖南等省份。广东省是鼻咽癌高发省份,发病率高达20/10万,是全国总体发病率的4倍,因此鼻咽癌又被称为"广东癌"。广东省男性鼻咽癌的发病率大约30/10万,甚至接近于我国第一大癌种肺癌的整体发病率(50/10万),可见鼻咽癌在广东省的发病率之高,广西居全国第二,而北方的发病率相对较低。以肇庆、佛山、广州和广西东部的梧州地区互相连成一片,为世界上鼻咽癌最高发的地区,其周围地区发病率逐渐降低,由此可见其独特的地理分布特点。

鼻咽癌的流行病学分布特征及其影响因素:鼻咽癌的发病情况因地区、种族、年龄不同而差异悬殊,具有明显的家族聚集性,并呈一定的男女发病比例。其主要分布特征可以概括如下。

1. 地区聚集性 世界范围内高发区主要在中国南方和亚洲东南部、北美洲的美国阿拉斯加州和加拿大西部、非洲北部和东北部3个地域。

(1)中国南方和亚洲东南部一些国家。主要以东南亚尤其是我国南方(如广东、广西、福建、湖南、江西等)多见。其中,广东为世界上最高发区,其世界人口标化死亡率达12.46/10万(男)和5.00/10万(女)。在我国鼻咽癌高发的广东省,肇庆、佛山及广州地区讲广州方言的广府人鼻咽癌发病率最高,讲闽南方言的潮汕人次之,讲客家话的客家人最低。从死亡率看,广东的肇庆、佛山、广州这3个高发地区居民3年平均年龄性别调整死亡率分别为10.42/10万和9.71/10万和8.94/10万,广州方言、闽南方言、客家方言人群的死亡率分别是10.12/10万、4.31/10万和3.44/10万,广府人比客家人高3倍多。

（2）北美洲的美国阿拉斯加州和加拿大西部,当地土著人群的世界人口标化发病率达13.5/10万(男)和3.70/10万(女)。

（3）非洲北部和东北部一些国家,如科威特发病率达2.2/10万(男)和0.8/10万(女)。在欧洲、美洲、大洋洲及日本等地发病率均在1/10万以下。

2.种族易感性　据世界卫生组织报告,世界三大人种中,以黄种人发病率最高,部分蒙古人种也为鼻咽癌高发人群;黑种人次之;白种人十分罕见。其中尤以我国和东南亚一带高发,目前的鼻咽癌患者几乎全部来自中国、印尼、新加坡、马来西亚、泰国、越南和菲律宾的黄种人,其中我国鼻咽癌患者的人数占全世界鼻咽癌患者总数的80%。而在黄种人的头颈部恶性肿瘤中,鼻咽癌的发病率又占首位,已俨然成为东南亚地区普遍发生的一种上皮癌。我国南方高发区的原居民迁居北方地区或移民海外后其鼻咽癌发病率比当地居民高,而且其后裔(后代)仍保持有很高的发病倾向。印度原居民移民英格兰和威尔士后鼻咽癌发病率高于当地居民;而英格兰和威尔士的居民移民印度后鼻咽癌发病率仍然低于当地居民。由此提示,鼻咽癌的发生有明显的种族敏感性。

3.家族聚集性　本病具有明显的家族聚集性,在高、低发地区均发现鼻咽癌高发家族。中国南北方鼻咽癌发病率、死亡率存在极大差异,而家庭癌史成为为南方鼻咽癌发病的重要因素,耳鼻咽喉病史及频数为北方鼻咽癌发病的危险因素。高发区广东调查发现,10%的鼻咽癌患者有癌家族史,其中56%是鼻咽癌家族史。广西医科大附属肿瘤医院放射科209例鼻咽癌家族倾向性报道,209例中有101例有家族史。在香港亦同样发现有鼻咽癌高发家族。

4.年龄差异性及性别相关性　鼻咽癌发病率及死亡率都存在性别差异,对于所有人群,鼻咽癌以男性居多,男女发病率比平均为2.5:1。根据我国29个省市的肿瘤死亡调查结果,鼻咽癌死亡率全国平均1.88/10万,男性为2.49/10万,女性为1.27/10万。除福建外,广东、广西、江西等省的恶性肿瘤死亡率在全国各省市中都是偏低的,男性列在第23位以后,女性列在第21位以后,但是鼻咽癌的死亡率男、女性均列于前5位,其中男性鼻咽癌年龄调整死亡为全国标准死亡率的3.7倍,而女性为2.8倍。其中最高发的广东中西部发病率达34.01/10万(男)和11.15/10万(女)。而香港一项长达20年的研究表明,鼻咽癌在发病率、死亡率及死亡率/发病率三方面均存在男性高于女性现象,且差异有统计学意义。而男女发病差异又随年龄增高而增大。从年龄上看,鼻咽癌的发病率在30岁开始迅速上升,50~59岁呈最高峰,60岁后逐渐稳定。国内报道年龄最小患者为3岁,最大患者为90岁。据广州市1972—1981年资料,30~50岁组发病率为76.62%,显示在高发区中,中壮年病例较多见;儿童期(<14岁)病例较特殊,即高发区(广东省)儿童病例较少见。而在老年鼻咽癌患者中,男女发病率之比为(3.5~6.0):1,死亡率之比为(3.0~3.5):1。也有报道称鼻咽癌发病年龄分布在高发与低发地区有所不同,在高发区,发病年龄分布呈单峰模式,峰值出现在50~59岁。而在低发区,发病

年龄呈双峰分布,分别为 10～19 岁和 50～59 岁。

5. 发病稳定性　随着工业的发展,环境中致癌物质日渐增多,大气污染也更严重。因此,愈是发达的国家癌症发病率愈高,如德、美、日和北欧的一些国家,其癌症总死亡率大多数已达 300/10 万。我国 20 世纪 70 年代肿瘤死亡率还在 100/10 万以下,而 20 世纪 80 年代成倍增加,其中肺癌升高最明显。但是,鼻咽癌不论在西方的低发国家,还是在广东四会、中山和香港,近 20 年内都没有明显的增加或减少,发病率一直保持在相对稳定的水平。据广东省鼻咽癌研究中心连续 15 年观察,其发病率始终稳定在 9.83/10 万～11.88/10 万(男女合计)。鼻咽癌发病和死亡动态的较长期观察提示其致病因素是比较稳定的长期存在。如侨居各地的中国人(其中大多来自广东、广西和福建等省)鼻咽癌发病率仍然维持在较高水平,不因居住地迁徙而发生重大改变。沿珠江、西江流域及香港均聚居有操广州方言的水上居民,他们也都是鼻咽癌高发人群。好食咸鱼的中国南方、东南亚、北非、中东和因纽特人从鼻咽癌高发区居民迁居到低发区后,虽然食咸鱼的量减少了,但是鼻咽癌的发病率仍然较高,提示鼻咽癌在病因学上与遗传和环境因素有关。以上都说明,鼻咽癌的某些致病因素是稳定存在于自然界中的,鼻咽癌的发病也呈现一定的稳定性。

高发区的居民迁徙到低发区仍然保持着鼻咽癌的高发倾向。近代移民流行病学研究发现,第一代美国华裔移民的鼻咽癌死亡率比美国白人高 25～40 倍,第二代虽然仍高于美国白人,但比第一代下降了 27%。这一数据表明,易感基因会随着异国婚配得到稀释,鼻咽癌发病率会因此不断下降。

二、病因

鼻咽癌的发病因素是多方面的。多年来临床观察及实验研究表明,以下因素与鼻咽癌的发生有密切关系。鼻咽癌具有家族聚集现象。中山大学肿瘤防治中心资料显示,12.3% 的鼻咽癌患者有家族史。鼻咽癌遗传流行病学研究显示,鼻咽癌的遗传度高达 68%,也就是说鼻咽癌致病因素中 68% 与遗传因素有关,其他 32% 的致病因素为环境相关因素。

(一)遗传因素

1. 家族聚集现象　许多鼻咽癌患者有家族患癌病史。鼻咽癌具有垂直和水平的家族发生倾向。

2. 种族易感性　鼻咽癌主要见于黄种人,少见于白种人;发病率高的民族,移居他处(或侨居国外),其后裔仍有较高的发病率。

3. 地域集中性　鼻咽癌主要发生于我国南方五省,即广东、广西、湖南、福建和江西,占当地头颈部恶性肿瘤的首位。东南亚国家也是高发区。

4. 易感基因　近年来,分子遗传学研究发现,鼻咽癌肿瘤细胞发生染色体变化的主要是 1、3、11、12 和 17 号染色体。在鼻咽癌肿瘤细胞中发现多染色体杂合性缺失区(1p、9p、9q、11q、13q、14q 和 16q)可能提示鼻咽癌发生发展过程中存在多个肿瘤抑癌基因的变异。

(二)病毒感染

1964 年 Epstein 和 Barr 首次从非洲儿童淋巴瘤(伯基特淋巴瘤)的活检组织中建立了一株可以传代的淋巴母细胞株。电镜下可见疱疹型病毒颗粒。由于它具有与疱疹病毒家族其他成员不同的特性,故命名为 Epstein-Barr 病毒,即 EB 病毒。

从鼻咽癌组织中可分离出带病毒的类淋巴母细胞株,少数在电镜下可见病毒颗粒。免疫学和生物化学研究证实 EB 病毒与鼻咽癌关系密切。EB 病毒抗体滴度的动态变化和监测,可以作为临床诊断、估计预后和随访监控的指标。

除 EB 病毒外,其他病毒如冠状病毒等,也被认为参与了鼻咽癌的发生发展过程。

(三)环境因素

有报告显示移居国外的中国人,其鼻咽癌死亡率随遗传代数逐渐下降。反之,生于东南亚的白种人,其患鼻咽癌的危险性却有所提高。提示环境因素可能在鼻咽癌的发病过程中起重要作用。

流行病学调查发现,广东省鼻咽癌高发区内的婴儿,在断奶后首先接触的食物中便有咸鱼。另外,鱼干、广东腊味也与鼻咽癌发病率有关。这些食品在腌制过程中均有亚硝胺前体物质亚硝酸盐。人的胃液 pH 在 1～3 时,亚硝酸或硝酸盐(需经细胞还原成亚硝酸盐)可与细胞中的仲胺合成亚硝胺类化合物。这些物质有较强的致癌作用。

某些微量元素,如镍等在环境中含量超标,也有可能诱发鼻咽癌。

三、解剖

(一)解剖上的鼻咽的分界

上界:颅底。
下界:软腭游离缘与第 2 颈椎椎体下缘。
前界:后鼻孔、软腭背面。
后界:椎体前缘。
侧界:即鼻咽侧壁,主要结构为咽鼓管和咽隐窝,由腭帆张肌、腭帆提肌、咽鼓管咽肌及咽鼓管软骨构成。其中咽鼓管分为隆突前唇、后唇、圆枕和咽鼓管咽口,颈咽鼓管与中耳鼓室相同(图 6-1 ～图 6-4)。

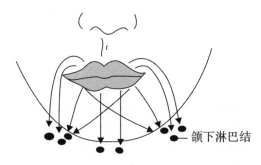

图 6-1　鼻咽矢状面

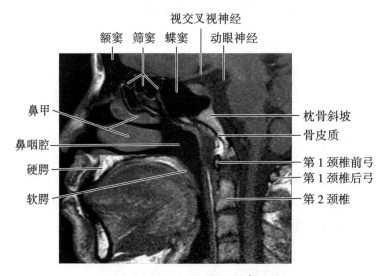

图 6-2　MRI 矢状面显示的鼻咽腔

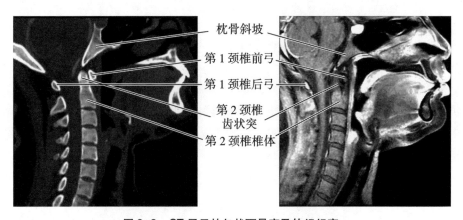

图 6-3　CT 显示的矢状面骨窗及软组织窗

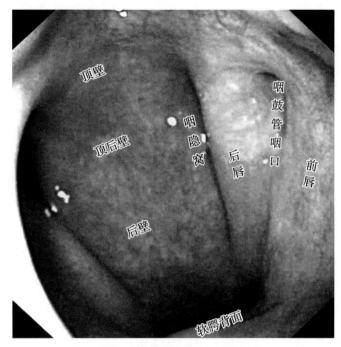

图6-4　鼻咽镜显示的鼻咽结构

(二)毗邻结构

1. 颅底　颅底中线及中线旁结构如蝶窦、海绵窦、斜坡、岩尖等是在鼻咽顶壁及顶侧壁上方,并有破裂孔、卵圆孔等天然孔道相通(图6-5)。海绵窦内及周围有多对脑神经由后向前穿行,顶壁、顶侧壁侵入颅内的肿瘤可压迫或侵蚀相应部位的颅底骨组织和脑神经而引起相应症状,尤以破裂孔、岩尖、斜坡、卵圆孔一带及第Ⅴ、Ⅵ对脑神经损伤最多见,有时肿瘤可以向前、上发展经眶裂进入球后,或向后越过岩脊、宕枕裂侵及颅后窝、颈静脉孔及枕骨,临床有不同程度和相应部位的头痛和(或)有单一或多对脑神经麻痹的表现。

2. 颈椎　第1、2颈椎组成鼻咽的后壁结构,虽有头氏肌和坚实的椎骨与筋膜相隔,肿瘤仍可通过后壁软组织直接侵蚀第1、2颈椎或通过侵犯至咽侧间隙的肿瘤进一步侵犯至第1、2颈椎侧块,临床出现项枕部及后颈项痛,颈强直或活动障碍,严重的可致脊髓受损,产生定位体征或高位截瘫。

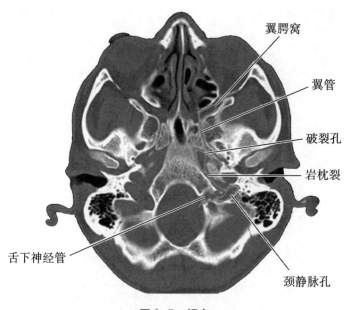

图6-5　颅底

（三）咽周间隙

咽周间隙包括咽旁间隙和咽后间隙（图6-6）。

1. 咽旁间隙　左右各一，形如椎体，底朝上、尖向下。

上界：颅底。

下界：舌骨水平。

内界：下颌骨升支、翼内肌和腮腺。

外界：腭帆张肌、腭帆提肌外侧。

后壁：椎前筋膜。

茎突及附属肌肉将其分为前后两部分。临床上，常用咽旁间隙来代替咽周间隙，并分为咽侧间隙和咽后间隙。其中，咽侧间隙根据CT图像所显示的茎突为界，位于其前者为茎突前间隙，后者为茎突后间隙。

2. 咽侧间隙　茎突前间隙：主要为脂肪组织，内有上颌动脉、三叉神经下颌支穿行，以及少数淋巴结（图6-7）。茎突后间隙：内有颈内动静脉、颈外动脉、咽升动脉、额升动脉、后4对脑神经、交感神经及颈深上淋巴结。

3. 咽后间隙　位于颊咽筋膜和椎前筋膜之间，上至颅底，下达气管分叉，两侧有筋膜与咽旁间隙分开，椎前筋膜与颊咽筋膜在咽后正中处紧密附着，将咽后间隙分成左右两个互不相通的间隙。

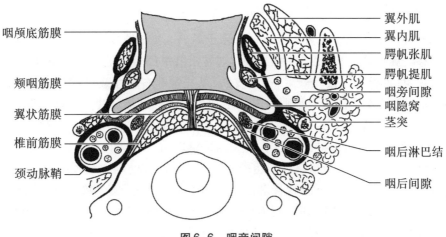

图6-6　咽旁间隙

咽颅底筋膜
颊咽筋膜
翼状筋膜
椎前筋膜
颈动脉鞘

翼外肌
翼内肌
腭帆张肌
腭帆提肌
咽旁间隙
咽隐窝
茎突
咽后淋巴结
咽后间隙

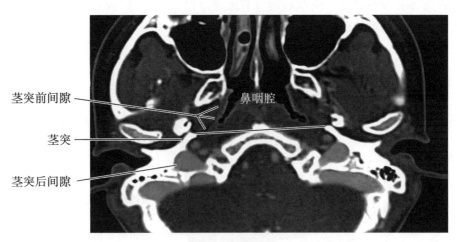

图6-7　茎突间隙

鼻咽腔
茎突前间隙
茎突
茎突后间隙

　　鼻咽癌咽旁间隙的受侵与否不仅与颈淋巴结转移及远处转移的概率有关,而且与5 年实际生存率也有相关性。中国医学科学院肿瘤医院分析了自1987 年1 月至1994 年12 月间治疗的、均经 CT 跟踪、随访检查的 197 例鼻咽癌的结果显示,治疗前 CT 扫描茎突后区(+)者88.5%伴有颈部淋巴结转移,其中双侧颈部淋巴结转移率是58.9%($P=$0.03,$P=0.003$);86.4%的锁骨上淋巴转移病例同时伴有茎突后区肿瘤受侵 U-0.008;咽后淋巴结阳性者远处转移率高达32%,而阴性者远地转移率为13%;咽旁间隙无受侵(34 例)5 年实际生存率为87.9%,茎突前间隙受侵(67 例)与茎突后间隙受侵(96 例)两者的5 年实际生存率分别为75.0%与60.5%。因此,对咽后淋巴结转移甚至椎前软组织受侵与远地转移间的关系应引起重视。

(四)淋巴引流

鼻咽淋管网丰富、粗大并左右交叉。局限于鼻咽一侧的原发癌可出现双侧或对侧颈淋巴结转移。鼻咽黏膜下淋巴管网汇集后，通常沿着淋巴管引流的方向依次转移，较少出现跳跃现象(淋巴结巨大、淋巴结侵犯皮肤、既往颈部右放疗或手术史等情况除外)。鼻咽癌的前哨淋巴结一般认为是咽后淋巴结和颈上深淋巴结。其中咽穹及鼻咽后壁一咽后淋巴结颈淋巴结，或直接到颈内静脉链周围淋巴结及脊副链淋巴结。鼻咽侧壁向上颅底颈内动、静脉出颅处的淋巴结及乳突尖深部淋巴结；或鼻咽侧壁向下一颈内静脉缝前组淋巴结。上述淋巴引流最终均到达颈上深淋巴结，所以鼻咽癌最多见的是上颈深淋巴结转移，由上颈深顺流而下的转移淋巴结可达下颈锁骨上区，少数可有跳跃转移。复旦大学肿瘤医院对 3 100 例鼻咽癌患者的分析显示，跳跃性转移仅有 6 例(0.19%)。但对于颈转移灶巨大、淋巴结侵犯皮肤、既往颈部有放疗或手术史等情况的病例可出现逆流转移而致颌下、颏下、颊部面动脉旁淋巴结转移。分化差的癌可有更广泛的转移，如耳、枕后、腮腺区淋巴结等。晚期病例可有远地淋巴结转移，如腋下、纵隔、腹膜后、腹股沟淋巴结，这些可能是血行转移所致(图 6-8、图 6-9)。

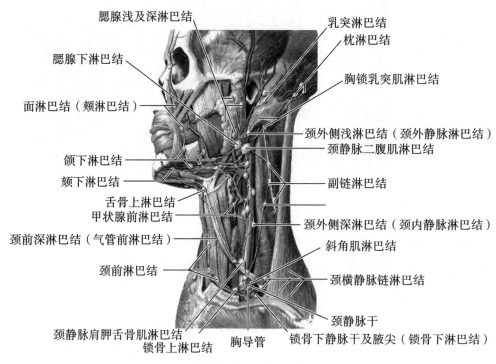

图 6-8　颈部淋巴结分布

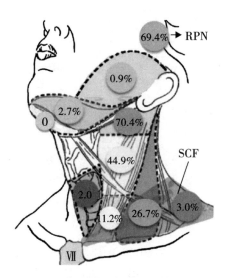

图6-9 鼻咽癌颈部淋巴结转移概率

　　总体来说鼻咽癌颈部淋巴结转移率较高,初治时可达85%引流规律:①咽后、颈深上、颈后淋巴结转移多见;②跳跃性转移少见;③大多遵从自上而下的规律;④早期即可发生淋巴结转移,T_1转移率高。附颈部淋巴结常用分区(表6-1)。

表6-1 颈部淋巴结常用分区

TNM 分区		命名
颏下淋巴结	Ⅰa	颏下组
颌下淋巴结	Ⅰb	颌下组
颈静脉上组淋巴结	Ⅱ	颈静脉上组
颈静脉中组淋巴结	Ⅲ	颈静脉中组
颈静脉下组淋巴结	Ⅳa	颈静脉下组
	Ⅳb	内测锁骨上组
脊副链淋巴结	Ⅴ	颈后三角组
	Ⅴa	颈后三角上组淋巴结
	Ⅴb	颈后三角下组淋巴结
锁骨上淋巴结	Ⅴc	外侧锁骨上组
喉前和气管旁淋巴结	Ⅵ	颈前中央组
	Ⅵa	颈静脉前淋巴结
	Ⅵb	喉前、气管前、气管旁淋巴结

续表 6-1

TNM 分区		命名
咽后淋巴结	Ⅶ	椎前淋巴组
	Ⅶa	咽后淋巴结
	Ⅶb	茎突后淋巴结
腮腺淋巴结	Ⅷ	腮腺组
颊淋巴结	Ⅸ	面颊组
耳后和枕淋巴结	Ⅹ	颅后组
	Ⅹa	耳后、耳下淋巴结
	Ⅹb	枕淋巴结

　　鼻咽癌易伴有颈部淋巴结转移,约 40% 的鼻咽癌患者因颈部淋巴结肿大而就诊,60%~90% 的初诊患者存在淋巴结转移。Wang 等报道了 3 100 例鼻咽癌患者基于 2013 分区的颈部淋巴结转移情况,淋巴结转移最高的前 4 位依次是 Ⅱb(84.56%)、Ⅶa(79.35%)、Ⅱa(65.17%)、Ⅲ区(45.06%),与本研究结果一致,提示 Ⅱb 与 Ⅶa 区可能均为鼻咽癌淋巴结转移的第 1 站,同时该报道也指出 2013 分区中的 V 区后界未能充分地覆盖 PTV。本研究观察到有 31 例(4.37%)患者 PTV 淋巴结转移,一并纳入淋巴结转移的相关性分析中。有研究显示,鼻咽癌颈部淋巴结转移规律性较强,即按照从上到下同侧循序的规律逐站转移,淋巴结跳跃性转移的概率为 0.9%~1.6%,间接反映了鼻咽癌颈部各区淋巴结转移具有相关性,这也是开展本研究的前提。本研究的相关性分析再次说明鼻咽癌颈部淋巴结转移规律性较强,下一站淋巴结转移建立在上一站淋巴结转移的基础之上,同时本研究发现,无论鼻咽癌颈部淋巴结转移发生在单侧或双侧,都符合上述转移规律。淋巴结受累支持颈部常规照射,鼻咽癌颈部淋巴结 CTV 通常包括双侧咽后淋巴结区域及 Ⅱ~V 淋巴引流区。在过去的 10 年中,一些研究者已经发表或更新了颈部淋巴结 CTV 的勾画建议,最近的更新为 2013 分区,但该指南中建议的勾画界限仅适用于淋巴结阴性患者,而本研究在淋巴结阳性患者的基础上进行。此外,国际鼻咽癌勾画指南建议所有的 T 和 N 分期患者均应将双侧咽后淋巴结区及 Ⅱ、Ⅲ、Ⅴa 区包括在中危 CTV 内,如果同侧颈部有除咽后淋巴结外的任何淋巴结转移,中危 CTV 均应该包括 Ⅳ、Ⅴb 区,另外当同侧颈部没有淋巴结转移时,Ⅳ、Ⅴb 区可以免除照射。

四、病理

　　1962 年,梁伯强首先在国际上提出鼻咽癌病理组织学分类,将鼻咽癌病理组织学分为未分化、低分化及高分化三大类,其中未分化癌即多形细胞癌;低分化癌包括大圆形细胞癌、梭形细胞癌和鳞癌Ⅲ级(相当于低分化鳞癌);高分化癌包括鳞癌Ⅱ级、基底细胞型和柱状细胞癌(腺癌)。此后,国内及世界卫生组织(WHO)多次提出及修改鼻咽癌病理分类,目前国际沿用的是 WHO 第三版分期(2003 年):角化性鳞癌、非角化性癌、基底样鳞癌三大类。其中非角化性癌在中国占绝大多数,可以进一步细分为分化型及未分化型非角化性癌。明确的病理分类对于分期诊断和治疗选择至关重要。然而,目前的病理分类并不能有效地区分患者的预后。目前各指南也尚不建议根据病理检测结果决定后续个体化的治疗策略。对于鼻咽癌患者,外周血 EBV 抗体与 EB 病毒 DNA 定量检测(EBV DNA)拷贝数若为阳性,可协助鼻咽癌的诊断。最新的一项前瞻性整群随机对照的筛查研究发现,基于 VCA/IgA 和 EBNA1/IgA 两个 EB 病毒抗体的组合可将鼻咽癌的早期诊断率提高 3 倍(21% ~ 79%),并降低死亡风险 88%;另一项前瞻性筛查研究发现,血浆 EBV DNA 拷贝数对于鼻咽癌诊断的敏感性和特异性分别高达 97.1% 及 98.6%。与历史对照相比(20%),71% 的患者诊断时仅为 Ⅰ ~ Ⅱ 期,降低了死亡风险。需注意:若这些分子指标检测均为阴性,也不能排除鼻咽癌的可能。

1. 肉眼可见　肉眼所见原发瘤可形成单个结节状、乳头状或菜花状肿物。有的原发瘤可形成溃疡,边缘隆起或呈小结节样,底部凹凸不平,溃疡面为一层坏死物或渗出物所覆盖。原发瘤在黏膜下浸润生长,称为黏膜下型。鼻咽癌的首发部位大多在顶后壁,因为顶后壁有咽扁桃体,其次才是侧壁。

2. 组织学分型　根据 2005 年世界卫生组织的组织学分型,将鼻咽癌分为非角化性癌、角化性鳞癌和基底细胞样鳞癌三大类。

(1)未分化型非角化性鼻咽癌:非角化型癌可分为分化型及未分化型。两型划分并无临床及预后意义。未分化型非角化性鼻咽癌是最常见的鼻咽癌类型。未分化癌主要由合体状、细胞界限不清的、体积较大的、核呈空泡状并含一个或几个明显核仁以及胞质呈双染性或嗜酸性的所谓泡状核癌细胞以及非泡状核的原形或卵圆形或不规则形的癌细胞组成。除了可见少量呈原始鳞状分化的癌细胞外,还有细胞界限清楚、胞质较多并呈轻度嗜酸性的有一定程度向鳞状分化的癌细胞。在高发区,几乎 100% 的非角化性癌组织内癌细胞感染了 EB 病毒,而在鼻咽癌低发区见到的非角化性癌中却有一定数量的病例无 EB 病毒感染。另一方面,高发区大多数角化性鳞癌虽有 EB 病毒感染,却不像非角化性癌那样几乎所有癌细胞内有潜伏感染的 EB 病毒。因此,只要有一定量的活检组织,就应该区分是非角化性还是角化性鳞癌。

(2)分化型非角化性鼻咽癌:与未分化型非角化性癌比较,癌细胞一般要小一些,细胞界限较清楚,有时可见模糊的细胞间桥,核质比低,核内可含较丰富的染色质,核仁一般不明显。有时胞质呈棘细胞样的透明细胞。癌细胞排列成分层结构,最外层细胞每形成铺路石样,似膀胱移行细胞癌那样丛状生长。不一定要将非角化性癌进一步再分为未分化型和分化型,因为两者间并无临床或预后方面的意义。在鼻咽癌高发区所见的非角化性癌,无论是未分化型和分化型的非角化性癌,除个别病例外,绝大多数癌细胞质膜与正常被覆上皮一样,表达 CK(AE1/AE3)、C5/6 和 CK8/18。正常被覆上皮表达 CK7,而癌细胞却不表达 CK7。正常被覆上皮和癌细胞均不表达 CK20。有一定数量的癌细胞核 P63 阳性。多数癌细胞核 EBER 阳性和 EBNA1 阳性。60% 左右病例中可见癌细胞呈 LMP1 阳性。极个别癌细胞质膜表达 EB 病毒溶解性感染的 Zta。

(3)角化性鳞状细胞鼻咽癌:角化性鳞癌在光镜下显示有明显鳞状分化特征,即大部分癌细胞有细胞间桥和(或)角化,其形态学改变与头、颈部其他部位发生者无异。根据鳞状分化程度可分为高、中、低3个级别,以高分化常见,肿瘤主要呈巢状,细胞界限清楚,间桥明显。癌细胞呈多角形或复层,细胞巢中央可见含有嗜酸性胞质形细胞内角化,偶尔有角化珠形成。癌巢周围间质纤维化明显,有多少不一的炎细胞成分。

五、临床表现

1.原发癌

(1)涕血和鼻出血:病灶位于鼻咽顶后壁者,用力向后吸鼻腔或鼻咽部分泌物时,轻者可引起涕血(即后吸鼻时痰中带血),重者可致鼻出血。肿瘤表面呈溃疡或菜花型者此症状常见,而黏膜下型者则涕血少见。

(2)耳部症状:肿瘤在咽隐窝或咽鼓管圆枕区,由于肿瘤浸润,压迫咽鼓管咽口,出现分泌性中耳炎的症状和体征,如耳鸣、听力下降等。临床上不少鼻咽癌患者即是因耳部症状就诊而被发现的。

(3)鼻部症状:原发癌浸润至后鼻孔区可致机械性堵塞,位于鼻咽顶前壁的肿瘤更易引发鼻塞。初发症状中鼻塞占15.9%,确诊时则为48.0%。

(4)头痛:是常见的症状。临床上多表现为单侧持续性疼痛,部位多在颞、顶部。

(5)鼻咽腔深在、隐蔽,该部位恶性肿瘤局部症状不显著,多因蔓延邻近结构或淋巴道转移后才引起注意,因眶区痛、眼外肌麻痹和眼球突出首先就诊于眼科者并不少见。

晚期鼻咽癌常在视交叉附近侵犯视神经,引起视力下降,鼻或颞侧偏盲,可致单眼或双眼失明,眼底检查发现视神经萎缩。展神经行程长,又位于鼻咽癌易侵犯的区域,故经常和较早受侵犯,引起复视,眼球不能外转,呈内斜视。滑车神经受影响,眼球外下方转动受限而引起下视困难。动眼神经受压,导致眼球运动障碍,上睑下垂。三叉神经眼支受累,呈现上下睑皮肤麻木感和角膜反射迟钝或消失。眼眶组织受侵袭产生眼球突出。

肿瘤浸润咽隐窝和咽鼓管圆枕区引起耳鸣或听力下降。肿瘤组织阻塞鼻后孔产生鼻阻塞。颅底骨质破坏或神经受侵犯导致头痛,表现为单侧持续性颞、顶部疼痛,是最常见的初发症状。

(6)脑神经损害症状:鼻咽癌在向周围浸润的过程中以三叉神经、外展神经、舌咽神经、舌下神经受累较多,嗅神经、面神经、听神经则甚少受累。

(7)颈淋巴结转移:颈部肿大之淋巴结无痛、质硬,早期可活动,晚期与皮肤或深层组织粘连而固定。

(8)远处转移:个别病例以远处转移为主诉而就诊。

(9)恶病质可因全身器官功能衰竭死亡,也有因突然大出血而死亡者。

2.鼻咽癌合并皮肌炎 皮肌炎是一种严重的结缔组织疾病。恶性肿瘤与皮肌炎的关系尚未明确,但皮肌炎患者的恶性肿瘤发生率至少高于正常人的5倍。故对皮肌炎患者须进行仔细的全身检查,以求发现隐藏的恶性肿瘤。

3.隐性鼻咽癌 颈部肿大淋巴结经病理切片证实为转移癌,但对各可疑部位多次检查或活检仍未能发现原发癌病灶,称为头颈部的隐性癌(原发灶位于胸、腹或盆腔者不属于此类）。

六、体征

1. 颈部肿块　鼻咽癌颈淋巴结转移率高达 60%～80%，初诊时 40%～50% 鼻咽癌患者以无症状的颈部肿块就诊。颈部淋巴结转移除局部表现为肿块外，还可出现肿大淋巴结侵犯压迫颈部血管、神经引起不同的症状。

2. 鼻咽肿物　通过间接鼻咽镜或纤维鼻咽镜检查，可见到鼻咽腔隆起的肿物。对于黏膜下型肿瘤，鼻咽腔可能未见到明显结节，但可以见到鼻咽腔的结构脑神经受侵的表现。鼻咽癌一旦侵及颅底或颅内，则易造成颅底或颅内相邻结构受损，除表现为头痛外，也可出现由颅神经损伤而导致的症候群或综合征。临床常见眶上裂症候群、眶尖症候群、垂体蝶窦症候群、海绵窦综合征（又名破裂孔症候群或岩蝶症候群）、颈静脉孔症候群、舌下神经孔症状和腮腺后间隙综合征等。具体颅神经损失症状如下。

（1）眶上裂症候群：眶上裂是第Ⅲ、Ⅳ、Ⅵ1、Ⅵ对脑神经出颅处。当肿瘤侵犯眶上裂时，这 4 对脑神经可表现为部分麻痹或完全性麻痹，典型症状为复视、眼球活动障碍、眼球固定、眼球外突（因全部眼外肌麻痹松弛所致）、上睑下垂、瞳孔缩小、光反射消失（第Ⅲ对脑神经交感支麻痹所致）、眼裂以上面部皮肤（第Ⅵ1 对脑神经支配区）麻木及痛温触觉障碍。

（2）眶尖症候群：肿瘤往往先侵犯眶尖视神经管一带，可表现为视力下降→复视→失明，一旦失明则复视消失；随后肿瘤往后累及眶上裂，表现为患侧眼固定性眼盲及眶上裂症候群。

（3）垂体蝶窦症候群：肿瘤侵犯破裂孔、岩骨尖后继续往前外卵圆孔和海绵窦一带发展，首先累及海绵窦的第Ⅵ对脑神经，随后顺次出现第Ⅴ3、Ⅴ2、Ⅴ1、Ⅱ、Ⅲ、Ⅳ对脑神经麻痹。

（4）颈静脉孔症候群：肿瘤从破裂孔岩骨尖往后发展越过岩脊或肿瘤自岩枕裂入颅，均可侵犯致后颅凹颈静脉孔一带，导致经颈静脉孔走行的第Ⅸ、Ⅹ、Ⅺ对脑神经出现麻痹症状，包括软腭活动障碍、咽反射减弱或消失，吞咽困难、声嘶并伴明显头痛。

（5）舌下神经症候群：肿瘤侵犯枕大孔舌下神经孔一带可致舌下神经损伤，出现舌肌麻痹、舌活动障碍，影响说话、咀嚼和吞咽活动。早期舌下神经麻痹并无肌萎缩表现，而是表现为患侧舌肌松弛，收缩无力，舌表面呈褶皱状，患侧舌面高于健侧舌面，患者舌体积大于健侧，初诊患侧舌软，肌张力差。晚期患侧舌肌萎缩，伸舌时舌尖偏向患者。

因鼻咽部肿痛侵犯耳咽管周围，造成腭帆张肌、腭帆提肌功能损害以至于软腭上提无力。这是周围肿瘤浸润所致，而非神经侵犯所致。

3. 淋巴结转移引起的临床表现和体征　鼻咽癌淋巴结转移发生率高，初诊时以颈部肿块为主诉的达 40%～50%、检查发现颈部淋巴结有转移达 70%～80% 及以上，但颏下、颌下淋巴结转移则少于 2%，颈淋巴结转移一般无明显症状，若转移肿块巨大，浸透包膜并与周围软组织粘连固定，则可能引发血管神经受压的表现，包括以下几种。

（1）颈内动静脉受压或受侵，出现与脉率一致的搏动性头痛或回流障碍的面颈胀痛。

（2）颈深上组淋巴结转移，压迫或侵犯颈动脉窦而致颈动脉窦过敏综合征，表现为发作性突然晕厥，这常在头颈部扭动、低头等转动体位时发生，有多次发作者其预后不良。

（3）颈深上组的后上组淋巴结转移，即在颈动脉出入颅处或乳突深面淋巴结转移，可压迫或侵犯后叫对脑神经和颈交感神经Ⅱ，临床有头痛，第 IX、X、XI W 对脑神经麻痹及 Homers 征。如有双侧喉返神经麻痹，则可出现重度呼吸困难而窒息。

七、诊断

（一）体格检查

常规体格检查包括对于患者家族史的询问及有无头痛、颈部肿物和 EB 病毒的普查，尤其是 EA-IgA 效价明显增高者或来自鼻咽癌高发区，或有鼻咽癌家族史者，均应做鼻咽镜、影像学及病理学等一系列临床检查，以便确诊、了解病变范围、提供临床分期的证据和为疗效判定及随访奠定基础。

其他方面的体格检查还包括五官如眼、耳、鼻的初步检查，口腔及颈部淋巴结的检查，鼻咽癌发生颈部淋巴结转移的概率甚高，可高达82%（中国医学科学院肿瘤医院905 例分析）。最常见的颈淋巴结转移部位为颈深上淋巴结，其次为颈后淋巴结和咽后淋巴结，而颌下、颏下淋巴结发生转移较少见（1%~2%）。如果既往有颈部淋巴结活检、颈部手术史或曾进行过头颈部放疗，则出现颌下、颏下甚至耳前淋巴结转移的概率增加。

脑神经的检查也不可少，由于鼻咽癌容易侵犯颅底，颈部淋巴结转移率高，肿瘤直接侵犯脑神经或由于肿大淋巴结的压迫而引起的相关脑神经麻痹较多见。因此，在鼻咽癌的体格检查中，特别强调12 对脑神经的检查，一方面通过相关检查明确受侵的脑神经、了解病变范围，并且可通过不同脑神经症状出现的早晚及先后顺序，间接判定出病变的侵犯途径及范围；另一方面，也可通过治疗中脑神经症状的好转或缓解，进行治疗疗效的观察。

（二）鼻腔镜检查

1. 前鼻镜检查　有鼻塞、血涕的均应行前鼻镜检查，以观察鼻道有无肿块、出血、坏死物等，并要排除下鼻甲肥大、鼻中隔偏曲引起的鼻塞。有时仅通过鼻部前鼻镜即可行鼻腔鼻咽肿物活检。

2. 后鼻镜检查　对诊断极为重要。

（1）间接鼻咽镜检查：须反复仔细寻找可疑之处，咽部反射敏感检查不能合作者，可表面麻醉后再检查；如仍不成功，可用软腭拉钩拉开软腭，或用细导尿管插入前鼻孔，其前端由口拉出，后端留于前鼻孔之外，将两端系紧、固定，软腭被拉向前，可充分显露鼻咽部，并可进行活检。

（2）鼻咽纤维镜或电子鼻咽纤维镜检查：一种可弯曲的软性光导纤维镜。从鼻腔导入（表面麻醉后），能全面仔细地观察鼻咽部，可行照相、录像及活检，是检查鼻咽部最有效的现代工具。

（三）实验室检查

1. 一般检查　包括血常规、肝肾功能、电解质、血糖、凝血功能、甲状腺功能、尿常规和大便常规等。

2. 血液 EBV 检测　血浆 EBV DNA 拷贝数检测是鼻咽癌早期筛查、预后判断、疗效评价及随访复查的重要辅助手段。

（四）影像学检查

原发灶的增强 MRI 是诊断鼻咽癌的首要手段，其软组织分辨率较 CT 显著提高，同时具有多种显像参数，尤其适合原发于鼻咽的肿瘤，并且对于颅底和神经的显示能力出色。MRI 能更好地识别早期原发肿瘤以及深层肿瘤浸润。MRI 的缺点在于费时和价格相对昂贵，不适合具有金属植入以及患有幽闭综合征的患者。CT 较 MRI 具有简便、快速和普及性好的优点，其缺点是具有一定的放射性辐射，并且不适合碘过敏或肾功能严重不全的患者。颈部是鼻咽癌最常见的淋巴结转移区域，颈部增强 MRI 是标准的分期手段。颈部增强 CT 作为次选手段，对于特征性的淋巴结坏死具有良好的分辨能力。骨、肺部、肝脏是鼻咽癌常见的远处转移部位，全身骨扫描、胸部 CT、上腹部 CT 或腹部超声是标准的分期手段。其中超声检查经济且无创伤，可短期内重复检查，便于密切随诊动态观察，主要用于颈部和腹部的检查：①有助于检出临床触诊阴性的深在的肿大淋巴。②可判断颈肿块是实性或是囊性，即转移淋巴结有无液化坏死，有助下临床考虑转移淋巴结放射治疗效果及进一步处理。③彩色多普勒超声检查颈部淋巴结，更可依据结内有无血流、高血流还是低血流及其分布部位，来判定是否属转移淋巴结。目前认为超声对颈转移淋巴结的诊断符合率约为 95%，高于 MR1 和 CT。此外超声检查用以观察颈内、外及颈总动脉疗前、后缩窄改变也是一种可信的方法。④肝、肾、腹膜后淋巴结的随诊等。⑤对于有可能影响分期以及治疗原则的颈部可疑转移淋巴结超声引导下的穿刺细胞学或病理检查可以明确淋巴结性质，为临床治疗提供有力的帮助。

全身骨显像 ECT，这一检查灵敏度高，可能在骨转移症状出现前 3 个月或 X 射线平片检出骨破坏前 6 个月内即有放射性浓集表现。在有骨痛或骨叩压痛区放射性核素骨显像阳性符合率一般比 X 射线平片高 30% 左右。当然放射性核素检查时有假阳性的情况，尤其曾遭受骨外伤或骨炎症时，故应以病史、临床查体、X 射线片或 CT/MRI 等综合证据作为诊断依据。

PET-CT 主要采用 ^{18}F-FDG 作为示踪剂，在鼻咽癌的诊断中进行了广泛的研究。对于原发病灶，由于 PET-CT 通常结合低剂量平扫 CT，因此其分辨率不如增强 CT，并且具有一定的假阳性和假阴性。而对于颈部淋巴结和远处转移，许多研究提示 PET-CT 优于常规的诊断手段（如全身骨扫描、胸部 CT、腹部超声等），且在颈部小淋巴结转移与否的诊断上尤为有优势。对于高远处转移风险（如Ⅲ/Ⅳ期，N_3 等）及复发鼻咽癌患者，可考虑在治疗前进行 PET-CT 检查。

（五）病理学检查

鼻咽癌的病理分类及其各自生物学特点中，需要强调的是：①肿瘤活组织病理检查是确诊鼻咽癌的唯一定性手段，是其他临床检查所不能替代的，无论是初诊初治还是疗后复发再治，治疗前都必须先取得病理证实。②鼻咽、颈部都有肿物时，活检取材部位应首选鼻咽，因鼻咽活检方便快捷、损伤小、对预后影响小。若一次活检阴性，还可重复再取。③鼻咽重复活检病理阴性或鼻咽镜检未发现原发灶时，才行颈部淋巴结的活检。颈淋巴结活检应取单个的、估计能完整切除的为好，尽量不要在一个大的转移淋巴结上切取一小块的活体标本或反复穿刺活检。有报告认为颈淋巴结切取或穿刺活检会增加远转率，最高可达20%，对预后有明显的影响。

八、鉴别诊断

鼻咽癌需与鼻咽部淋巴瘤、鼻咽部结核、鼻咽部纤维血管瘤等疾病相鉴别。具体情况如下。

1. 恶性淋巴瘤　起源于鼻咽及颈部的非霍奇金淋巴瘤。临床表现以鼻咽症状或颈部肿物为主，但与鼻咽癌相比，发病较为年轻，头痛与脑神经麻痹的症状少。患者多伴有全身多处淋巴结肿大，如颈部、腋下、腹股沟、纵隔等部位淋巴结肿大，以及发热、肝脾大等全身症状和体征。鼻咽部肿块常表现为黏膜下球形隆起，光滑，少有溃疡坏死，颈部淋巴结质地较软，或中等硬度呈韧性感，单个或多个融合为分叶状，但活动度较好。病理免疫组化最后确诊，活检部位首选淋巴结。

2. 鼻咽部纤维血管瘤　纤维血管瘤是鼻咽部最常见的良性肿瘤。常见的症状为鼻咽反复出血，常无淋巴结肿大，少见头痛和脑神经麻痹症状。瘤体由致密结缔组织、大量弹性纤维和血管组成，镜下可见鼻咽部圆形或分叶状肿物，表面光滑而血管丰富，呈暗紫红色，触之质韧，极易出血。CT/MRI 增强扫描或 MRA 可确诊。临床上一旦怀疑为鼻咽部纤维血管瘤，钳取活检时应慎重，以免大出血，必要时可在手术室活检或整体肿物切除手术后病理检查确诊。

3. 颅底脊索瘤　脊索瘤是胚胎发育时残存的脊索发生的肿瘤，位于中线骨骼部位。发生于颅底斜坡者约占全部脊索瘤的1/3。以 30～50 岁多见，男性多于女性。脊索瘤的特点属于低度恶性，生长慢，以局部侵袭性生长为主，可有溶骨性破坏。临床表现以头痛、脑神经麻痹及中线部位的颅底骨质破坏为特征。肿瘤向颅内生长，亦可向下侵至鼻咽顶或顶后壁，呈现黏膜下肿物隆起，颈部无肿大淋巴结。因颅底脊索瘤多有明显的骨质破坏，而且瘤体内可有钙化，因此普通平片可发现异常。结合 CT/MRI 检查有助于诊断，经鼻腔肿物活检或立体定向穿刺活检可明确诊断。

4. 鼻咽部结核　病变常位于顶壁、顶后壁，呈散在，可伴溃疡坏死，表面分泌物多。颈部肿大淋巴结质较硬，常与周围组织粘连，有时有触痛。常伴有午后低热、乏力、盗汗等全身症状，多无头痛及脑神经麻痹症状。可同时有其他结核病灶或既往结核病病史。最终要靠病理鉴别。

5. 鼻咽慢性炎症增殖性病变　鼻咽慢性炎症增殖性病变多为顶壁、顶后壁单个或多个淋巴滤泡样小结节,无溃疡坏死,黏膜光滑可伴有充血。无头痛和颈部淋巴结肿大,一般经抗炎治疗后可好转。在诊断困难时则依靠病理确证。

6. 腺样体增殖　腺样体在儿童和青少年常见,随着年龄的增长逐渐萎缩。典型的腺样体见于青少年,在鼻咽顶壁有几条纵形脊隆起,两隆起之间呈沟状,表面光滑呈正常黏膜色泽,常易于辨认,无须活检。可局部冲洗抗炎观察,个别患者需行活检排除鼻咽癌。

九、分期

鼻咽癌采用 TNM 分期系统进行临床分期。目前临床应用的鼻咽癌分期标准为 UICC/美国癌症联合委员会(AJCC)发布的第 8 版临床分期,随后中国鼻咽癌临床分期工作委员会专家在同年也推荐了新的中国鼻咽癌 2017 版分期,与第 8 版 UICC/AJCC TNM 分期保持一致,利于分期标准的统一和国内外交流(表 6-2 ~ 表 6-5)。尽管多项研究显示第 8 版分期较第 7 版分期能更好地预测预后、指导治疗,但是它仍存在一些问题有待解决。如 T0 的确切定义,腮腺、颈椎、腮腺淋巴结转移等罕见侵犯结构,以及包膜外侵犯的预后价值和在分期中的确切归属,均有待在循证医学的基础上进一步完善,使其更好地适应精准治疗、个体化治疗趋势的发展。

表 6-2　鼻咽癌分期(原发肿瘤)

分期	UICC/AJCC 分期(第 8 版)	中国 2008 版分期
T_x	原发肿瘤不能评估	原发肿瘤不能评估
T_0	无原发肿瘤存在证据,包含颈部淋巴结 EBV 阳性	无原发肿瘤存在证据,包含颈部淋巴结 EBV 阳性
Tis	原位癌	原位癌
T_1	肿瘤局限于鼻咽部,或者侵犯口咽和(或)鼻腔	局限于鼻咽
T_2	肿瘤侵犯咽旁间隙和(或)邻近软组织(包括翼内肌、翼外肌、椎前肌)	侵犯鼻腔、口咽、咽旁间隙
T_3	肿瘤侵犯颅底、颈椎、翼状结构和(或)鼻旁窦	侵犯颅底、翼内肌
T_4	肿瘤颅内侵犯,侵犯脑神经、下咽部、眼眶、腮腺和(或)翼外肌侧缘软组织浸润	侵犯脑神经、鼻窦、翼外肌及以外的咀嚼肌间隙、颅内(海绵窦、脑膜等)

表 6-3

分期	UICC/AJCC 分期（第 8 版）	中国 2008 版分期
N_x	区域淋巴结不能评估	区域淋巴结不能评估
N_0	无区域淋巴结转移	无区域淋巴结转移
N_1	单侧颈部淋巴结转移和（或）单侧/双侧咽后淋巴结转移,转移灶最大径 ≤6 cm,在环状软骨下缘以上	N_{1a}:咽后淋巴结转移;N_{1b}:单侧 Ⅰb、Ⅱ、Ⅲ、Ⅴa 区淋巴结转移且最大径 ≤3 cm
N_2	双侧颈部淋巴结转移,转移灶最大径 ≤6 cm,在环状软骨下缘以上	双侧 Ⅰb、Ⅱ、Ⅲ、Ⅴa 区淋巴结转移,或最大径 >3 cm,或淋巴结包膜外侵犯
N_3	单侧或双侧颈部淋巴结转移,转移灶最大径 >6 cm 和（或）侵犯超过环状软骨下缘	Ⅳ、Ⅴb 区淋巴结转移

表 6-4　远处转移

分期	UICC/AJCC 分期（第 8 版）	中国 2008 版分期
M_0	无远处转移	无远处转移
M_1	远处转移	有远处转移（包括颈部以下的淋巴结转移）

表 6-5　临床分期

UICC/AJCC 分期（第 8 版）	中国 2008 版分期
Ⅰ 期:$T_1N_0M_0$	Ⅰ 期:$T_1N_0M_0$
Ⅱ 期:$T_2N_0M_0$,$T_{1\sim2}N_1M_0$	Ⅱ 期:$T_1N_{1a\sim1b}M_0$,$T_2N_{0\sim1b}M_0$
Ⅲ 期:$T_{1\sim2}N_2M_0$,$T_3N_{0\sim2}M_0$	Ⅲ 期:$T_3N_{0\sim2}M_0$,$T_{1\sim2}N_2M_0$
ⅣA 期:$T_4N_{0\sim2}M_0$	Ⅳa 期:$T_4N_{0\sim3}M_0$,$T_{1\sim4}N_3$
ⅣB 期:TN_3M_0	Ⅳb 期:M_1
Ⅳc 期:TNM_1	TNM_1

十、治疗

（一）整体治疗

对于 Ⅰ 期($T_1N_0M_0$)鼻咽癌,采取单纯根治性放疗的方式即可获得满意的治疗效果。

对于 Ⅱ 期($T_{0\sim2}N_{0\sim1}M_0$)鼻咽癌,在根治性放疗的基础上是否加用同期化疗存在较大争议,但其中 T_2N_1 的患者具有较高的远处转移发生率,提示更应该联合顺铂为主的同期化疗;不适宜顺铂的患者,可以用其他铂类药物替代。不适宜化疗的患者,可以采用单纯放疗。

对于局部晚期(Ⅲ ~ ⅣA 期)鼻咽癌,推荐在放疗的基础上联合系统性治疗。其中,联合铂类同步化疗是其主要的治疗模式,在同步放化疗的基础上进一步增加化疗强度(如联合诱导化疗或辅助化疗)。此外,对于无法耐受或不愿意接受化疗的患者,放疗联合靶向治疗(如西妥昔单抗、尼妥珠单抗、重组人血管内皮抑制素等)及免疫治疗则是可供选择的方案之一。

对于复发鼻咽癌,应该遵循 MDT 的模式,针对不同的复发模式,合理运用放疗、手术、化疗、靶向、免疫治疗等方法,有计划地制定个体化综合治疗策略,尽可能在提高疗效的同时保证患者的生存质量。

鼻咽癌的诊治应特别重视 MDT 的作用,特别是对于局部晚期及晚期鼻咽癌患者,MDT 原则应该贯穿治疗全程。

MDT 是由多学科资深专家以共同讨论的方式为患者制定个体化诊疗方案的过程。在鼻咽癌 MDT 模式中,患者在治疗前由以上多个学科专家组成的专家团队共同分析患者的临床表现、影像、病理和分子生物学资料,对患者的一般状况、基础疾病、病理诊断、分期/侵犯范围、发展趋向和预后做出全面的评估,并根据当前的国内外诊疗规范/指南或循证医学证据,结合现有的治疗手段,共同制定科学、合理、规范的整体治疗策略。在治疗过程中根据患者机体状况的变化、肿瘤的反应而适时调整治疗方案。

MDT 团队应最大限度减少患者的误诊及误治,缩短患者诊断和治疗的等待时间,增加治疗方案的可选择性,制定最佳治疗策略,改善患者预后和生活质量。

对于转移性鼻咽癌,可以进一步细分为初诊转移和治疗后转移两类,其治疗策略和预后不尽相同。对于初诊转移的患者,应遵循全身治疗与局部治疗并重的原则;对于治疗后转移的患者,合理的分层治疗、系统治疗结合局部治疗是其主要方式。

1. 手术治疗　鼻咽部由于位于颅底,一直被认为是难以接近的位置。手术选项保留用于特殊救援情况。有不同的手术方法,其结果在 3 年内获得 30% ~ 43% 的存活率,但后遗症可能很明显。仅在淋巴结持续或复发的情况下,手术要简单得多,并根据淋巴结持续/复发的大小、范围和位置进行调整,进行颈部淋巴结清扫。能满足手术适应证的局部区域复发鼻咽癌,首选手术治疗,术后切缘阳性者应补充放疗。

复发鼻咽病灶可采用鼻内镜下鼻咽癌切除术,一般仅限于 $rT_1 \sim T_2$ 和部分早期 rT_3。颈部术式包括根治性颈淋巴结清扫术、改良性淋巴结清扫术、选择区淋巴结清扫术和颈部淋巴结切除术。鼻咽癌放疗后有 10% ~ 36% 的患者复发。复发病灶通常对放疗不敏感,再次放疗疗效不佳,且会导致严重并发症。而外科治疗可以根治性切除癌灶并避免二次照射,成为复发鼻咽癌理想的挽救治疗方法。

美国 NCCN 指南对于鼻咽部复发癌灶并未完全首推手术治疗,根本原因在于鼻咽切除术创伤大,难度高,普及性差:鼻咽位于头颅的中央,解剖位置深在,传统鼻外径路需要掀开面部才能暴露鼻咽腔,手术创伤大,难以按肿瘤外科原则进行整块根治性切除;鼻咽毗邻许多重要组织器官,尤其是咽旁间隙内的颈内动脉,误伤后果严重。因此,只有少数肿瘤中心才能开展此类手术,大部分局部复发患者仍需接受二次放疗。随着耳鼻咽喉头颈外科医生的经验积累,以及近十余年来微创外科的发展,鼻咽癌原发灶挽救手术逐步得到广泛认可,成为局部复发鼻咽癌的主流治疗手段。

(1)目前用于复发鼻咽癌的手术方式、适应证及优劣势:首诊鼻咽癌根治性治疗后6个月,其间肿瘤组织达到 cCR 或 pCR,随后出现肿瘤增长。复发鼻咽癌分为两种类型,一种为原发灶复发,另一种为颈部淋巴结复发。不同部位的复发所对应的手术方式不同。

1)原发灶的手术方式、适应证及优劣势:已报道的鼻咽癌原发灶复发的手术方式有两种:第一种为经典的鼻外径路救援手术,第二种为经鼻内镜下鼻咽癌切除术。

经典的鼻外径路救援手术:该手术径路方式有多种,临床上常用的有 3 种。①经颚径路:适用于鼻咽癌放疗后鼻咽顶后壁复发并要求无张口困难的患者。该术式创伤最小,不影响面容,但暴露差,主要的禁忌是明显的斜坡侵犯、累及硬脑膜以及咽旁间隙受累明显。②上颌骨外翻径路:适用于鼻咽侧壁伴有轻微咽旁间隙侵犯的患者,能充分暴露鼻咽和咽旁间隙,术野相对较广,能够按肿瘤外科原则对肿瘤进行连续、整块切除,手术施行得好可获得较好的外观,但需游离上颌骨,裂开硬腭和软腭,创伤较大,容易出现上颌骨坏死、腭瘘和张口困难等并发症。③经下颌骨-翼突径路:适用于肿瘤偏于一侧伴有咽旁侵犯的病例,优点是可以保护颈内动脉,避免手术的盲目性,有利于病变的广泛切除,但手术过程复杂,需离断下颌骨,创伤大,并且手术后并发症相对较多。此外,后两种手术方式严重影响容貌,临床使用受到限制。

经鼻内镜下鼻咽癌切除术:该技术具有术野光亮、视角广而清晰以及操作简单和微创等优点,近几年发展较快,已成为治疗复发鼻咽癌一种常用的方法。韩非等报告了其手术适应证和禁忌证:①适用于再分期 rT_1、rT_2 及部分 rT_3 的患者;②对放射治疗不敏感的病理类型;③颈内动脉、脑神经及颅底骨质尚未受累,或病变范围为内镜外科的可控区域;④无远处转移;⑤患者可耐受手术。以上适应证的范围较窄,相当一部分患者因为颅底骨质受侵而被排除。原因在于颅底骨的手术难度大,手术范围难以界定。也有学者认为,肿瘤范围并不是绝对限制因素。一项研究报告了 96 例鼻咽癌复发患者,肿瘤全部切除率为 45.8%,其中Ⅰ~Ⅳ期患者的肿瘤全部切除率分别为 90%、100%、29.4%、0。而对于Ⅲ~Ⅳ期患者,虽然肿瘤的全部切除率较低,但结合手术后化疗或同步放化疗等辅助治疗方式,患者的生存率也有所提高。因此该研究认为随着术者鼻内镜手术技术的不断提高,以及鼻内镜手术设备的不断改进,大部分 rT_3 和部分 rT_4 的患者也可纳入鼻内镜救援手术的适应证。

有 Meta 分析对比了经鼻内镜下鼻咽癌切除术与其他治疗手段,其中一项经鼻内镜下鼻咽癌切除术与开放性手术对比结果显示,即使对于部分局部晚期的复发鼻咽癌,经鼻内镜径路的术式也能明显提高 5 年生存率。在另一项 Meta 分析中,You 等报告对于局部复发的 NPC 患者,与 IMRT 相比,采用挽救性鼻内镜下手术,能有效地使生存时间与生活质量获益最大化,同时减少治疗相关的并发症与降低医疗成本。对各期复发鼻咽癌患者来说,经鼻内镜鼻咽切除术治疗后的 2 年生存率高于传统的开放性手术。以上的研究结果认为经鼻内镜行鼻咽癌切除术是可行的、有效的。

经口机器人鼻咽切除术:经口机器人手术采用达·芬奇外科手术系统,能够呈现高清三维图像,具有灵活的机械臂,并且可以过滤手部颤动,有希望成为高效、低创伤的新一代手术方式。Wei 等首先报道经口机器人鼻咽切除术,并发症明显减少。但是因为上颌的阻挡,经口手术难以充分暴露鼻咽、颅底,其应用受到限制。Yin 等报道经口机器人鼻咽切除术联合经鼻咽镜鼻咽切除术,可以提高复发鼻咽癌的切除率。但是该手术方法依赖高端的设备,短期内难以推广,仍处于探索阶段。

2)颈部淋巴结的手术方式、适应证及优劣势:有 7%~18% 的患者存在颈部淋巴结出现复发。颈部淋巴清扫术可用于鼻咽癌颈部淋巴结复发的挽救治疗。Wei 等报告,根治性颈部淋巴结清扫术后患者的 5 年生存率为 38%,颈部淋巴结清扫术预后优于再程放疗。目前常用的手术方式按照颈部清扫范围可分为 4 种:根治性颈部淋巴结清扫术(radical neck dissection, RND)、改良型颈部淋巴结清扫术(modified radical neck dissection, MRND)、择区颈部淋巴结清扫术(selective neck radical dissection, SND)和淋巴结局部切除术(lymph node resection, LNR)。

RND 适合淋巴结较大或融合,转移广泛,并部分侵犯或包绕肌肉、血管及神经等邻近组织的患者,是鼻咽癌颈部淋巴结复发治疗的基本术式,效果明确。

MRND 的适应证为淋巴结累及不超过 2 个区,活动淋巴结的最大径<3 cm,颈部皮肤纤维化不明显。MRND 较 RND 的优点是可保留胸锁乳突肌、颈内静脉和副神经(三保留),也可进一步保留颈外静脉和肩胛舌骨肌(五保留)等结构,减少方肩、上臂功能障碍和患侧面部水肿等并发症,提高患者生活质量。

SND 的适应证为淋巴结只局限于一个区域,活动度好,淋巴结最大径<3 cm。有研究对鼻咽癌复发颈部淋巴结的 SND 和 RND 进行比较,SND 的手术并发症较 RND 明显减少,但 SND 的 3 年和 5 年的 OS 较 RND 低。

LNR 主要针对放疗后单个淋巴结残留或孤立淋巴结复发,一般淋巴结最大径≤2 cm 的患者。LNR 与其他手术方式的 5 年 OS 差异无统计学意义,无明显预后差异。可能因为行 LNR 的患者多为淋巴结残留患者,因此该术式常推荐用于鼻咽癌颈部淋巴结残留者。

颈部淋巴结手术方式的选择仍存在争议,但已基本能形成共识。目前多数学者认可的适应证为:孤立淋巴结,活动度好,最大径<3 cm 者可行局部切除;局限于 1 个区,活动度好,最大径<3 cm 者可行择区性清扫术;超过 1 个区,活动度较好,最大径<3 cm 且颈部纤维化较轻者可行改良性清扫术;不能满足上述条件者宜行经典根治性清扫术。但随着外科技术的发展和患者对生活质量要求的提高,行改良和择区性清扫术的比例相对增加,有学者认为适应证有所放宽,如部分淋巴结相对局限,但超过一个区者也可以行择区性清扫术;部分淋巴结最大径为 3~6 cm,有包膜外侵或活动度稍差者,在不影响肿瘤根治的前提下,仍可行改良性清扫术。总的来说,对于 N 分期较高的患者应采取更激进的

手术方式,以提高患者生存率。

(2)手术治疗在复发鼻咽癌治疗手段中地位的变化:鼻咽癌复发采用二次放疗可以达到54.5%~72.0%的3年生存率和26%的5年生存率。但二次放疗的并发症较多而且严重,如鼻咽坏死、鼻咽大出血、放射性脑病、严重口干、开口受限、脑神经损伤、放射性骨坏死及放射性龋齿等,患者生活质量显著下降,有些甚至是致命的。此外,两次放疗的间隔时间越长越好,至少应为1年以上,对于放疗后未控制或短期内复发的患者,无法接受二次放疗,外科手术是这些患者的理想选择。外科治疗既能直接切除放疗不敏感的病灶,疗效较好,又能避免放射性损伤,提高患者生存质量。有学者报道了2002—2005年共264例患者的治疗经验,挽救手术的切缘阳性率为16.7%~24.8%,手术并发症发生率为13.2%~48.0%,肿瘤控制率为67.0%~83.0%,患者5年生存率为54.0%~60.0%。从这些数据可以看出,挽救性手术的效果可以与放疗媲美,而且避免了再次放疗的不良反应,特别是在颅底外科技术水平较高的医疗机构已经可以实现对颅底侵犯或者超颅底侵犯病灶的完全切除,虽然高水平临床研究数据尚不充足,但临床实践上对有手术指征的患者应推荐手术治疗。

(3)思考与展望:对于复发鼻咽癌的治疗,主要的治疗手段是手术和放疗。相比再次放疗,手术有一定的优势,特别是颈部淋巴结复发的治疗选择已能形成较多的共识;而对于鼻咽部复发的外科治疗则还缺乏共识,随着医疗设备和技术的不断升级改进,手术治疗手段则正朝着疗效好、创伤小的方向发展。与传统径路手术方式相比,鼻内镜下鼻咽癌切除术手术简单,手术时间短,术后恢复快,易于推广。笔者认为,未来鼻咽癌外科治疗的发展主要在三大方面:其一,能否实现精准外科切除的技术提升,确保减少手术创伤和提升生活质量,从而扩大手术适应证;其二,是否有精确评价手术切缘的先进设备,确保手术效果的同质化;其三,能否形成易于学习和推广的规范教学模式,固化为诊治指南。建议具有条件的医疗机构进行多中心合作,开展培训、推广工作,使该手术能够在更多医院进行。对于经验丰富、设备条件好的医疗中心而言,则应积极开展高水平临床研究,积累临床数据,主持制定手术规范和临床指南。

外科治疗在复发鼻咽癌的治疗效果上令人振奋,但是否可以尝试采用外科手术治疗初治鼻咽癌患者,笔者认为尚不合适,原因如下:①鼻咽部有丰富的淋巴管网,肿瘤细胞易于通过淋巴系统转移,超过70%的鼻咽癌患者初诊有颈部淋巴结转移,且双侧转移多见。根治性手术需要鼻咽局部切除联合颈清扫手术,范围广、创伤大,严重影响后续生活质量,与外科治疗目的相违背。②鼻咽癌局部侵袭能力强,有黏膜下浸润的特点,易于突破咽颅底筋膜和经各种孔径进入咽旁间隙和邻近组织器官,安全边界难以界定。且鼻咽腔狭窄,周围重要器官环绕,特别是有许多重要神经毗邻,难以按照肿瘤外科原则连续、完整、锐性切除。③鼻咽癌超过90%的病理类型为低分化鳞癌或未分化癌,对放化疗敏感,以调强放射治疗为主的综合治疗效果好、不良反应小。基于以上原因,不建议手术治疗初治鼻咽癌患者。早在2002年,屠规益教授就指出对于初治鼻咽癌进行手术治疗是不恰当的。时至今日,鼻咽癌患者的生存率和生活质量提高到了新的水平,手术治疗更加不应成为初治鼻咽癌的主要治疗手段。但是考虑到各家医疗机构外科技术水平发展的不平衡因素和差异性,我们认为,对于设备先进、条件成熟、经验丰富的医疗机构,在充分多学科讨论和伦理委员会监督下,以保证患者利益为前提,以提高疗效、降低不良反应为目标,对经过严格筛选的患者,可以谨慎探索手术与放化疗联合治疗的可行性。

2. 化疗 化疗是鼻咽癌的重要治疗方式,需综合考虑患者的分期、年龄、行为状态评分、合并症以及药物的可及性等因素,为患者制定个体化的化疗方案(化疗药物的选择、化疗的时机、化疗的周期等)。在具体药物的选择上,顺铂仍然是首选,其他的药物还包括奈达铂、洛铂、卡铂和奥沙利铂等。

放化疗联合的不同模式会明显影响鼻咽癌患者的化疗获益程度。对于局部晚期鼻咽癌,同步放化疗是主要模式,在此基础上联合诱导化疗、辅助化疗或维持化疗将有利于进一步降低远处失败风险,改善预后。早期鼻咽癌可单独使用放疗作为主要的根治性治疗方案,而局部区域晚期患者除放疗外还需要其他治疗手段。2019 年 NCCN 指南推荐 Ⅱ~Ⅳ期鼻咽癌患者接受同步放化疗序贯辅助化疗或诱导化疗序贯同步放化疗,亦可选择单纯同步放化疗。

多项研究证实,对于局部区域晚期鼻咽癌患者,同步放化疗±辅助化疗较单纯放疗有生存获益。近期的一项 Meta 分析显示,在放疗基础上加用化疗可显著改善患者生存,可使 5 年总生存率绝对值提高 6.3%。

目前,不同研究所使用的同步放化疗方案存在较大差异。应用最多的化疗药物是顺铂,常用给药方案为 40 mg/m² 每周一次或 80~100 mg/m² 每 3 周 1 次。其他可选择的化疗药物包括尿嘧啶+替加氟、奥沙利铂、奈达铂。

鼻咽癌辅助化疗方案一般为顺铂(80~100 mg/m²)+氟尿嘧啶(800~1 000 mg/m²;第 4~5 天给药),每 4 周 1 个周期,共 3 个周期。但单纯辅助化疗并不能改善患者生存,而对于局部区域晚期鼻咽癌患者,在同步放化疗后序贯辅助化疗也无法进一步改善疗效。一项Ⅲ期研究纳入了 104 名高复发风险(血浆 EBV DNA 阳性)晚期或转移性鼻咽癌患者,患者在接受放疗或同步放化疗后,随机接受 6 周期顺铂+吉西他滨化疗或单纯观察随访。该研究是在鼻咽癌患者中开展的第一项生物标志驱动的随机试验。尽管通过血浆 EBV DNA 能识别高复发风险的患者,但该研究结果显示,辅助化疗并不能改善 5 年无复发生存率(49.5% vs 54.7%,P=0.75)或总生存率(64.0% vs 67.8%,P=0.79)。目前正在进行中的另一项研究(NCT02135042)也在放疗后血浆中可检测到 EBV 的鼻咽癌患者中评估吉西他滨+紫杉醇辅助化疗是否优于顺铂+氟尿嘧啶。该研究可能将为生物标志物指导常规辅助化疗提供更多的证据。

与辅助化疗相比,诱导化疗的耐受性更好,而且可更早清除肿瘤微转移。因此诱导化疗序贯同步放化疗可能是更具前景的鼻咽癌治疗策略。但诱导化疗随机临床试验的结果并不一致,这可能是由于样本量过低或诱导化疗方案不同。2019 年发表的一项中国大规模Ⅲ期临床试验结果显示,与单纯同步放化疗相比,顺铂+氟尿嘧啶+多西他赛诱导化疗序贯同步放化疗可显著改善患者长期生存,并且不增加治疗毒性。目前何种诱导化疗方案具有最大获益尚不清楚,有待进一步的临床探索。此外,治疗前的 EBV DNA 或相关基因组特征可能有助于筛选能从诱导化疗中获益的患者。在诱导化疗患者中进行

EBV DNA 的检测可为治疗的肿瘤应答提供实时信息。

（1）同步化疗方案：顺铂 100 mg/m²，每 21 d 重复，共 3 个周期；或每周方案顺铂 40 mg/m²，每周重复。当患者不适合使用顺铂时，如听力障碍、肾功能不全或具有 >1 级的神经病变，临床上可以选择相应毒性较低的替代方案，如奈达铂（1B 类证据）、卡铂和洛铂等。

（2）诱导化疗方案：既往开展过多项针对局部区域晚期（淋巴结阳性）鼻咽癌颇具影响力的临床试验，评估在同步放化疗基础上加入诱导化疗是否可以改善总生存和无复发生存。结果显示，诱导化疗[如顺铂+氟尿嘧啶+多西他赛（TPF）和丝裂霉素-C+表柔比星+顺铂+氟尿嘧啶/亚叶酸钙（MEPFL）方案]可以改善无远处转移生存和总生存；基于个体数据的荟萃分析也证实了这一结果。然而，诱导化疗在局部区域晚期鼻咽癌中的作用仍未有定论，因为差不多相同数量的试验得到了阴性结果[如顺铂+氟尿嘧啶（PF）方案及吉西他滨+卡铂+紫杉醇（GCP）方案]，而且也有另一项基于个体数据的 Meta 分析得到了阴性结果。

来自中山大学肿瘤防治中心的马骏教授团队在发表于 2019 年 9 月 19 日《新英格兰医学杂志》的随机对照临床试验，延续了亚洲对局部区域晚期鼻咽癌临床试验规范实施的传统，证实了诱导化疗对这类鼻咽癌的疗效。先前研究已证明吉西他滨和顺铂（GP）方案对复发/转移性鼻咽癌有效，这项随机对照临床试验进一步探索 3 个周期 GP 诱导化疗联合同步放化疗是否能改善局部区域晚期鼻咽癌的无瘤生存和总生存。

虽然对照组未采用其他诱导化疗方案或辅助化疗，但该试验表明 GP 诱导化疗联合同步放化疗与单独同步放化疗相比，具有临床意义的无瘤生存和总生存优势，且主要生存获益来自远处转移风险的降低（HR=0.43）。亚组分析表明，N_2 亚组是主要获益人群。另外，两组患者的 3 年无局部区域复发生存率都超过 90%，这表明诱导化疗并没有影响根治性同步放化疗的实施。与预期相符的是，急性不良事件在诱导化疗组中常见，3 级或 4 级事件发生率超过 75%。为了确立 GP 诱导化疗作为局部晚期鼻咽癌的新标准治疗，未来仍需要明确治疗相关的长期不良反应（如耳毒性和感音神经性听力损失），以及对 N_2 亚组人群进行 Meta 分析。

现今，我们应该更为乐观地看待局部晚期鼻咽癌。假设长期的总生存率、无远处转移生存率和无局部区域复发生存率均超过 90%，通过减少治疗相关并发症可进一步提高质量调整寿命年。人乳头瘤病毒（HPV）相关鳞癌可作为一个参考。通过治疗 HPV 相关鳞癌的临床试验，研究者正根据患者对诱导化疗的反应以判断可否使用减强度的同步放化疗，这在鼻咽癌中也可能实现。因此，对 GP 诱导化疗的疗效进行回顾性研究将是有意义的，尤其是部分缓解亚组的治疗失败模式。而且，免疫治疗对复发/转移性鼻咽癌的疗效已被证明，其在诱导化疗中的疗效也应尽快进行评估。最后，因为 EBV 作为一个筛查工具已经显示出令人振奋的效果，所以，在未来应继续探索 EBV（通过 PCR 检测）在诱导化疗时作为预测或预后生物标志物的作用。

具体方案如下。①TPF 方案：顺铂 60 mg/m²，d1；多西紫杉醇 60 mg/m²，d1；5-氟尿嘧啶（5-fluorouracil,5-FU）600 mg/m²，d1~d5；1 次/3 周[1A 类证据（EBV 相关）；2A 类

证据(非 EBV 相关)]。②GP 方案:顺铂 80 mg/m², d1;吉西他滨 1 000 mg/m², d1、d8;1 次/3 周(1A 类证据)。③PF 方案:顺铂 80 ~ 100 mg/m², d1;5 - FU 800 ~ 1 000 mg/m², d1 ~ d5;3 周 1 次(2B 类证据)。④其他:推荐包括 TP 方案(顺铂 75 mg/m², d1;多西紫杉醇 75 mg/m², d1;3 周 1 次;2B 类证据)。

(3)辅助化疗方案:顺铂+5-FU(顺铂 80 mg/m², d1;5-FU 800 mg/m², d1 ~ d5;3 周 1 次);卡培他滨节拍化疗(1A 类证据);卡铂+5-FU(2B 类证据)。

《柳叶刀》在线刊载的马骏教授团队入选 2021 年 ASCO 大会口头报告的一项Ⅲ期临床研究,探讨了局部晚期鼻咽癌患者接受根治性同步放化疗后继续接受卡培他滨节拍辅助化疗的疗效与安全性。该研究共入组 406 例局部晚期鼻咽癌患者,经过中位随访 38 个月,结果显示达到主要终点无失败生存率(FFS),卡培他滨节拍化疗组和标准治疗组的 3 年FFS 率分别为 85.3% 和 75.7%(95% CI 为 69.9 ~ 81.9);卡培他滨节拍化疗组的疾病复发或死亡风险下降 50%(HR = 0.50,95% CI 为 0.32 ~ 0.79,P = 0.002)。次要终点方面,卡培他滨节拍化疗组和标准治疗组的 3 年 OS 率分别为 93.3% 和 88.6%,卡培他滨节拍化疗组的死亡风险降低 56%(HR = 0.44,95% CI 0.22 ~ 0.88)。此外,卡培他滨节拍化疗组的 3 年无远处转移生存率与 LRFS 均高于标准治疗组。安全性方面,卡培他滨节拍化疗组的多数不良事件为 1 级或 2 级,两组均未报告严重不良事件。

该研究表明,将卡培他滨节拍化疗作为局部晚期鼻咽癌患者同步放化疗后的辅助治疗,可显著改善患者生存获益,且安全性良好,不影响患者生活质量。

3. 放疗　目前鼻咽癌公认和有效的根治性治疗手段是放疗,或以放疗为主的综合治疗。随着放疗技术的发展,三维适行(CRT)和适形调强放疗(IMRT)技术以其放射剂量在三维方向可与靶区一致,靶区可以得到更为确定的剂量,周围正常组织受量较少,已经被广泛应用,鼻咽癌放疗的疗效也取得进一步改善,肿瘤局部控制率和生存率均有明显提高。

IMRT 的优势在于:①鼻咽位置深,周围重要器官多,常规放疗技术无法避开和保护这些器官,并且鼻咽癌患者放疗的疗效好,生存期长,对生存质量要求高,因此,在不降低放疗剂量的前提下,最大限度地降低周围正常组织的受量是 IMRT 的主要优势之一。②大部分鼻咽癌是低分化癌,对放疗敏感,但靶区大而且不规则,肿瘤区与临床靶区形状不一致性大,常规技术很难达到高剂量区与靶区形状一致,因此鼻咽癌是从 IMRT 获益最大的肿瘤之一。③鼻咽癌器官移动小,易固定,具备精确放疗的可行性。④IMRT 的物理剂量分布优势,使进一步提高肿瘤剂量成为可能。

接诊一个患者,应该对其进行全面的了解,包括患者本身的情况,有无严重合并症,有无治疗的禁忌证等;患者肿瘤情况进行全面评估以及患者本人对治疗的期望等,确定放疗的目的以及治疗原则。

(1)放疗的目的

1)对于早中期病例:①尽可能获得长期生存;②尽可能降低及减轻早、晚期放疗并发症的发生程度;③尽可能提高患者的生活治疗。

2)对于晚期病例:①争取获得局部区域控制;②采用综合治疗,尽可能延长患者的生存期;③使早期并发症控制在患者可耐受范围内;④在保证获得局部区域控制的基础上,尽量减少晚期并发症的发生和减轻并发症的程度。

(2)放疗的禁忌证:无法配合治疗者;恶病质;有出血高危险者或伴有其他无法耐受放疗的情况等。

(3)治疗原则

1)根据鼻咽癌的流行病、病理学以及生物行为的特点,制定鼻咽癌的放疗原则。

2)鉴于鼻咽肿瘤对放射线高度敏感,鼻咽癌肿瘤治疗的基本支柱是放疗。单纯放疗的失败率只有 15%~30%。

3)考虑到该区域的技术难度,手术在早期鼻咽癌治疗中没有发挥重要作用,手术的作用最初仅限于诊断活检或治疗后持续或复发的病例。

4)由于鼻咽癌肿瘤的特殊解剖位置以及周围的关键器官,如内耳、腮腺、脑组织、脑干或眼球,使得有必要使用经过验证的技术,如 IMRT 或 VMADO,以尽量减少口干等毒性并改善对疾病的局部控制。

5)肉眼可见病变区域的给药剂量为 66~70 Gy,淋巴结风险区域的给药剂量为 50 Gy。用于 RT 的技术必须与 IMRT-VMAT 一起使用,因为它在减少对危险器官的毒性作用方面已被证明具有优势,而不会降低局部控制或患者存活率。

6)由于腔体肿瘤的特殊解剖位置,对肿瘤良好覆盖的需求必须与对相邻关键结构的良好保护密切相关。因此,为了保证放射治疗的可行性,需要使用热塑性面罩对患者进行良好的固定,这必须始终伴随着严格的图像控制。出于这个原因,IGRT 技术对于正确定位患者并最大限度地减少毒性也非常重要。

因此,在该位置需要 IMRT 或 VMAT 等技术,并且在局部控制或与治疗相关的毒性方面,它们相对于标准 3D 技术的有用性和优越性已被广泛接受。

(4)放疗的实施

1)放疗前的准备。患者一般情况的评估:了解患者的性别、年龄、身高、体重、有无合并症及严重程度和药物控制情况,并进行行为评分、营养评价、是否有贫血状态等。了解患者的意愿以及心理状况。在此基础上准确评估患者的情况,为进一步决定患者的治疗方案提供证据。如果患者的合并症控制不佳,应及时调整使用药物,使其保持稳定状态;伴有贫血或近期体重下降明显的患者,应对患者的饮食结构进行指导及积极的营养支持(必要时可采用肠内营养剂支持治疗)。

2)全面检查及明确分期:体格检查、血液学检查、影像学检查、病理确诊及 MDT,明确病理学类型和分期。

3)口腔处理:口腔科医生需要在放疗前对患者的口腔尤其是牙齿进行全面细致的检查,并采用拔除或修补等方式对患牙进行处理,以保证放疗顺利实施,并减少放疗后下颌骨并发症的发生。据报道,放疗前做过口腔处理的患者放射性龋齿的发生率(17.2%~48.7%)明显低于未做口腔处理者(88%)。由此可见放疗前口腔处理的重要性。口腔疾患的处理,包括清除牙垢、修补龋齿、去除金属牙套、拔除残根或无法保留的患牙,同时治疗根尖炎、牙龈炎等。金属牙套除干扰 CT、MRI 的成像,从而影响对肿瘤范围的判断外,也可增加放射线的散射,从而影响放疗剂量的准确性和增加周围正常组织特别是颌骨的剂量,增加出现放射性骨髓炎和骨坏死的风险。

一般性的口腔处理完成后,间隔 2~3 d 即可开始放疗。但对于拔牙数目多,创伤大,老年患者、糖尿病及高血压患者及口腔卫生差的患者,应根据具体情况,给予相应处理。而且拔牙后最好休息 1~3 周,甚至更长时间,以便创面有足够的时间完全修复,降低颌骨放射性骨髓炎、骨坏死的发生率。此外,还应对患者进行放疗中和放疗后口腔护理的指导,指导患者加强口腔卫生,养成早晚刷牙和饮食后漱口的好习惯,以软毛牙刷进行刷牙,保持口腔清洁,并学会使用牙线进行牙齿的清洁等。嘱患者戒除烟酒,忌过热、油炸等刺激口腔黏膜的食物,鼓励患者多饮水,保持口腔黏膜的湿润等。出现口腔黏膜反应后应根据放疗科医生的医嘱进行对症治疗。

4)营养科会诊:患者入院后常规请营养科会诊,放化疗会出现唾液腺的损伤、味觉改变,以及恶心、呕吐等胃肠道反应症状;照射部位的黏膜损伤(放射性口腔、口咽、喉黏膜炎等)引起的局部疼痛等;都会导致患者进水、进食困难,加上患者饮食结构不合理等,从而导致患者营养摄入不足,出现体重下降、贫血、低蛋白血症等。几乎所有的鼻咽癌患者治疗期间或多或少的都存在营养问题。有研究显示治疗中体重下降明显可能导致治疗疗效的降低,IMRT 放疗技术的治疗精度下降,而使其技术优势大打折扣;贫血可使肿瘤乏氧而使其对放射线的敏感性下降从而影响疗效。合理的饮食能增强机体对放疗的耐受力和免疫力,足够的营养摄入是保证患者能顺利按计划高质量完成治疗的基本保证。对肿痛患者的饮食结构建议为:高蛋白、高纤维素、高维生素及一定量的脂肪的饮食,必要时可加用肠内营养剂。对于病变范围较大,预计治疗中急性并发症可能比较严重的患者,比如咽后淋巴结较大,压迫口咽侧壁者,应预防性予以鼻饲管置入,以保证患者的营养摄入等。放疗期间患者应忌烟、忌酒。

5)定位准备:①体位固定。仰卧位,头部置于合适的枕头上,双手置于体侧,头颈肩热塑膜固定,以减少摆位固定,以减少摆位误差。②CT/MRI 模拟定位。CT 定位:建议薄层 CT 扫描(层厚≤3 mm),扫描范围从头顶到胸锁关节下 2 cm。建议 CT 增强扫描,如果有造影剂过敏或者肾功能不全患者,采用 MRI+CT 平时融合,或者 CT 平扫定位。MRI 定位:按照与 CT 相同的体位固定方式进行 MRI 定位扫描。

6)靶区定义

Ⅰ.大体肿瘤区(GTV):包括鼻咽原发肿瘤(GTVp)、颈部转移性淋巴结(GTVn)、咽后淋巴结(GTVrpn)和其他转移肿瘤体积(GTVm)。

即使在适形调强放疗(IMRT)时代,放疗剂量不足仍然是影响治疗效果最重要的因素之一。因此,GTV 的准确勾画在鼻咽癌放疗中至关重要。以下是 GTV 的定义。GTVp:影像学检查(如 CT、MRI、PET-CT)、内镜检查所见及临床检查可见的鼻咽原发肿瘤范围。以增强 CT 模拟定位图像显示的大体肿瘤并参照放疗体位 MRI 勾画 GTVp。GTV:符合诊断标准的颈部转移性淋巴结。GTVpn:符合诊断标准的咽后转移淋巴结。

当咽后淋巴结无法与鼻咽原发病灶明确分开时,GTVrpn 可以与 GTVp 一起勾圆。转移淋巴结的影像学诊断标准:①任意大小的内侧组咽后淋巴结或外侧组咽后淋巴结短径

>5 mm 或颈部淋巴结短径>10 mm(颈内静脉二腹肌淋巴结短径>11 mm);②3 个或 3 个以上连续的或融合的淋巴结,每个淋巴结短径为 8～10 mm;③淋巴结中央坏死或边缘强化,无论淋巴结大小;④淋巴结包膜外侵犯,无论淋巴结大小;⑤PET 或 PET-CT 扫描发现有明显的 FDG 摄取,无论淋巴结大小。

勾画 GTV 注意事项:①新辅助化疗后肿瘤缩小明显者,以化疗前的影像勾画 GTVp(仅鼻咽腔肉瘤肿瘤按化疗后影像勾画)GTVrpn、GTVn 包膜无受侵者,按化疗后的影像勾画;包膜受侵者,按化疗前的影像勾画,同时还应包括外侵区域。②勾画肿瘤侵犯范围时,通常选择从颅底或鼻咽代表性层面开始,对于肿瘤明显破坏颅底和鼻咽,颅底代表性结构无法辨认时,可以从肿瘤侵犯范围与周围组织分界最明显的层面开始勾画,过程中遵循左右对照、上下层面对照的原则,确保 GTV 勾画的连续性和准确性。③鼻咽癌放疗期间如果肿瘤改变(缩小、偏向或增大)明显或者患者体位、体重改变明显时,也需要重新勾画 GTV。否则,会影响靶区剂量和危及器官如脊髓、腮腺等的剂量分布。

Ⅱ.临床靶区(CTV):包括鼻咽原发病灶高危临床靶区(CTVp1)、中危临床靶体积(CTVp2)及低危临床靶体积(CTVp3);咽后转移性淋巴结高危临床靶体积(CTVrpn1);颈部淋巴结高危临床靶体积(CTVn1);颈部淋巴引流区中危临床靶体积(CTVn2)及颈部淋巴引流区低危临床靶体积(CTVn3);鼻咽原发病灶临床靶体积(CTVp):涵盖 GTVp+需预防照射的周围组织,包括 CTVp1、CTVp2。

CTVp1:包括鼻咽原发肿瘤 GTV(GTVp±GTVrpn)+5 mm(可根据解剖结构适当修正)+整个鼻咽腔黏膜及黏膜下 5 mm。

CTVp2:CTVp1＋5 mm,根据鼻咽解剖及肿瘤侵犯的具体位置和范围适当修正。CTVp2 除涵盖 CTVp1 外,临床还需要包括下列结构和范围。①前界:鼻腔后部 5 mm;上颌窦后壁前 5 mm,以确保翼上颌裂和翼腭窝包括在内(鼻腔侵犯者要包括后组筛窦)。②后界:斜坡未受侵,包括1/3 椎体和1/3 斜坡;斜坡受累包括整个斜坡。③上界:部分后组筛窦;双侧破裂孔、圆孔及卵圆孔;$T_1 \sim T_2$ 期时,蝶窦的下部,少包括蝶窦底壁,$T_3 \sim T_4$ 期,整个蝶窦;$T_3 \sim T_4$ 期时,不包括海绵窦,$T_3 \sim T_4$ 期时,包括同侧海绵窦;如原发灶/高位颈淋巴结未侵及后外侧,不包括颈静脉孔和舌下神经管。

颈部淋巴结区 CTV:涵盖 GTV+需预防照射的颈部淋巴结区。可分为 3 个剂量梯度区:颈部阳性淋巴结区高危临床靶体积(CTVn1)、颈部淋巴引流区中危临床靶体积(CTVn2)及颈部淋巴引流区低危临床靶体(CTVn3),但一般临床多设 CTVn1 和 CTVn2。只有在双颈部 N 分期为 N_0 的情况下才考虑设 CTVn3。

CTVn1 具体要求如下:①对于淋巴结没有包膜外侵犯的患者,CTVn1 = GTVn+5 mm;②对于淋巴结伴有包膜外侵犯的患者,CTVn1 = GTVn+10 mm;③对于没有满足诊断标准的淋巴结,几何外扩边界没有特定的推荐,可以视情况而定。

CTVn2:涵盖 CTVn1+需预防照射的中危淋巴结流区。

CTVn3:如双颈部为 N_0,双上颈及咽旁间隙、咽后间隙为中危区,下颈锁骨上淋巴引流区即为低危区。

Ⅲ.计划靶区(PTV):可以根据各医院的摆位误差情况,对应各 CTV 外放 3～5 mm。

7）鼻咽癌靶区剂量：根据鼻咽原发病灶、鼻咽亚临床灶、颈淋巴结和颈淋巴引流区不同分别给予不同的处方剂量，有利于提高肿瘤的局部剂量和减少邻近正常组织的剂量（表6-6）。

表6-6 靶区剂量

类别	IMRT单次剂量/Gy	总处方剂量/Gy·f^{-1}
PGTV	2.0～2.2	70/33
PTV1	1.8～2.0	63～66/33
PTV2	1.8～2.0	60/33
PTV3	1.63～2.0	50～56/28～33

8）不同期别靶区勾画：$T_2N_0M_0$ GTV$_P$ CTV1 CTV2（附图2），$T_4N_3M_0$ CTV1 CTV2 GTVp GTVnd（附图3）。

9）危及器官受量限制：头颈部重要器官众多，需要精准的勾画与剂量给予。鼻咽癌放疗中必须勾画的危及器官（OAR）包括脑干、颈髓、颞叶、视神经、视交叉、垂体、晶体、颞颌关节、下颌骨、内耳和腮腺等，可选择的器官包括眼球、下颌下腺、口腔、舌、喉、甲状腺和臂丛神经等。

限制剂量参考《放射治疗器官限量国际指南》2012年版标准，并根据临床具体情况给予，其范围可参考下面主要器官的限量：脑干，$D_{max} \leq 54$ Gy 或 $V_{60} \leq 1\%$；颈髓，$D_{max} \leq 45$ Gy；视神经和视交叉，$D_{max} \leq 54$ Gy；晶体，$D_{max} \leq 12$ Gy；颞叶，$D_{max} \leq 60$ Gy；下颌骨和颞颌关节，$D_{max} \leq 60$ Gy；腮腺，全腮腺 $V_{40} \leq 50\%$，腮腺浅叶 $V_{30} \leq 50\%$；内耳，$D_{max} \leq 40$ Gy。

有文献报道，在调强适形放疗时代，为了保证肿瘤侵犯部位靶区的剂量进而提高局部控制率，在患者知情同意的前提下，适当调整OAR限制剂量（如视神经等）并没有明显提高。严重的放疗并发症值得进一步开展临床研究。

脊髓最大剂量40 Gy（RTOG<45 Gy），脑干最大剂量45 Gy（RTOG<54 Gy），视交叉（1.5×0.5 cm）50 Gy，视神经最大剂量54 Gy，晶体5 Gy（8 Gy），颞颌关节（左右）50 Gy，下颌骨最大剂量66 Gy（RTOG<70 Gy），腮腺（左右）调强治疗50%体积受照30～35 Gy，颞叶最大剂量<60 Gy。

10）特殊的放疗方式：包括近距离放疗和立体定向放疗。近距离放疗作为体外照射的一种补充方式，其在增加肿瘤区照射剂量、提高肿瘤局控率的同时，可以有效减少外照射所致的放疗后遗症。立体放疗系统通过共面或非共面多野或多弧照射，在高剂量照射肿瘤靶区的同时，正常组织的照射体积明显减少，高危器官得以充分保护。对鼻咽癌初治患者IMRT后的残存病变给予立体定向放疗加量照射，能够取得较好的局部控制率和生存率，但应注重保护颈鞘，有利于降低放疗后晚期神经和血管损伤，减少鼻咽部大出血的发生可能。

11）放疗并发症及处理

鼻咽癌常见的放疗并发症包括急性放射性黏膜炎、放射性皮炎、放射性涎腺损伤、急性耳损伤、放射性脑坏死等。美国肿瘤放射治疗协作组织（RTOG）损伤分级标准见附录5。放疗并发症的处理如下。

Ⅰ.急性放射性黏膜炎。一般于放疗开始后 1~2 周出现（累积放疗剂量达到 10~20 Gy），常伴有轻度味觉改变、口干和唾液黏稠，并逐渐加重，可贯穿整个放疗过程，在放疗结束 1~3 周逐渐恢复。一般采用药物对症进行局部或全身对症处理，如阿米福汀等，中医中药治疗亦有较好效果。

Ⅱ.急性放射性皮炎。急性放射性皮炎通常在放疗后 2~3 周开始出现，一直持续至治疗后 2~4 周。其治疗主要以预防和对症处理为主，干性皮炎不需特殊处理，当出现大片湿性脱皮，应注意保持皮肤清洁和干燥，避免摩擦，预防感染，可适当给予促进表皮生长的药物，必要时中断放疗。很多患者于放疗结束后 3 个月内会自觉面部及颈部变"胖"，其实不是长胖，是由于放疗后面颈部的淋巴回流障碍，深部的毛细血管闭塞受阻引起面部及颈部水肿。一般早上起床时较重，活动后减轻。一般不需要特殊处理的。放疗结束后半年或者 10 个月左右开始慢慢缓解，1~2 年左右症状消失。每个患者的恢复时间可能会有点差异。若水肿明显并且出现疼痛逐渐加重的情况，要小心是否合并了感染，请尽快与你的放疗主管医生联系，必要时静脉使用抗生素。

头颈部照射野范围内的软组织受到一定剂量的射线照射后会出现退行性变，出现肌肉萎缩和纤维化，摸上去硬邦邦的。患者会出现颈部活动受限、不自主的颈肌、舌肌、咬肌的痉挛抽搐，由于软腭、会厌的硬化，容易引起呛咳、误咽食物呛入气道引起窒息。防治措施：①放疗期间及放疗后保护放射野的皮肤，穿纯棉质的衣服，避免使用化妆品、含有化学成分的护肤品，在放疗期间可以使用放射性皮肤防护剂，尽量使用喷剂，例如抗辐喷等产品，这样可以避免手部的接触及反复的摩擦皮肤，造成感染或者脱皮。②出门尽量撑伞，尽可能避免烈日暴晒。③放疗过程中或者放疗后坚持做头颈部功能保健操，进行张闭口的练习，颈部肌肉转动、颞颌关节按摩等。

Ⅲ.放射性龋齿：腮腺经过射线照射后唾液的分泌量减少，口腔的自我清洁能力下降，口腔中的细菌数量不断增加，从而导致了放射性龋齿的发生。防治措施：①放疗前常规到口腔科门诊全面检查口腔，进行洗牙，检查是否有龋齿，能修补的尽量修补，有病牙及时拔除，特别是有残根牙、死髓牙、部分阻生的或者横生的智齿，有牙周炎或牙龈炎及时治疗。尽量在拔牙后 1 周才开始行放疗。②放疗期间及放疗结束后必须保持良好的口腔卫生习惯，坚持漱口、一日三餐后尽量做到刷牙或者使用牙线清除食物残渣。刷牙可以使用含氟牙膏，氟可以促进牙齿矿化、提高牙齿的硬度和抗酸蚀作用。③注意少吃甜食、忌食辛辣的食物、戒烟、戒酒。

Ⅳ.急性放射性涎腺损伤。急性放射性腮腺炎：一般在放疗开始后 1~3 d 出现，常表现为一侧或双侧腮腺区肿胀、疼痛，严重者皮肤泛红、皮温增高。一般无须特殊处理，可自愈。若有发热，怀疑继发感染，应行特殊口腔护理，并给予抗感染、镇痛治疗，必要时暂停放疗。

　　Ⅴ.放射性口干:放射性涎腺损伤是放射性口干的直接原因,研究表明鼻咽癌患者经过调强放疗后晚期发生明显口干症状的概率高达30%。减轻放射性口干重在预防,如提高放疗的精准度,采用IMRT、自适应放疗等,而中医中药也表现出了一定的潜力。我们人体分泌唾液的器官叫涎腺,它包括腮腺、颌下腺、舌下腺,在鼻咽癌放疗后,由于射线在穿行的过程中照射到这些组织,使唾液的分泌量显著减少,变得黏稠。患者会自诉口腔持续的干燥,味觉减退,晚上要多次起床喝水,严重影响睡眠质量,进一步影响患者的免疫功能。由于唾液分泌的减少,口腔内的菌群发生改变,容易引起龋齿、念珠菌感染或者口腔溃疡。防治措施:①放疗技术的处理,使用适形度更高的放疗技术,尽量减少唾液腺的照射体积与剂量。②加强口腔的清洁,每天使用漱口液漱口4~5次,使用含氟牙膏。③避免吸烟、喝酒,可以尝试咀嚼口水醇、口香糖、山楂等来刺激唾液分泌。④用木蝴蝶、菊花、麦冬及少量的枸杞子泡水喝或者西洋参泡水喝,有助于减轻口干、养阴生津。⑤尽量避免吃甜食或含咖啡因的食物。⑥饭餐时可以煮更软的米饭,适当多放点水,软烂的米饭更容易进食。可以选择吃蒸水蛋、蒸鱼肉等菜式,青菜、肉类可以剁碎再煮,这样患者容易吞咽并且有助消化吸收。

　　Ⅵ.急性放射性耳损伤:通常表现为耳鸣、听力下降,是放疗过程中常见的症状,一般不需处理;若出现耳膜穿孔、流液,则需局部清洗及抗炎处理。

　　Ⅶ.放射性脑病:潜伏期较长,最多发于双侧颞叶。临床上轻则无明显症状,重者可导致死亡。临床治疗目前尚无特效药物,重在预防。对于颅内明显侵犯的T_4期鼻咽癌,推荐采用诱导化疗尽量缩小肿瘤体积,采用多次计划等自适应性放疗技术,尽可能减少颞叶和脑干的受照射剂量和照射体积,从而预防放射性脑坏死的发生。放射性脑坏死的传统治疗策略是给予大剂量维生素、血管扩张剂、神经营养药及糖皮质激素治疗。贝伐单抗在2项前瞻性临床研究中提示可改善放射性脑损伤导致的水肿,治疗有效率高于传统激素治疗,神经生长因子联合间断性糖皮质激素能够修复20%的颞叶损伤。

　　Ⅷ.眼睛的副作用:这种情况比较罕见。只有当肿瘤累及眼眶内,需要将眼球包进照射范围内时,球结膜会出现结膜炎反应,患者眼球会明显充血,眼分泌物增多、畏光。医生会用0.25%氯霉素滴眼液滴眼及用含激素的眼膏涂眼,以预防和减轻放射性结膜炎。同时患者要防止风沙、异物入眼及眼外伤,对眼睑不能闭合者用纱布护眼。

　　Ⅸ.骨髓抑制:放疗会引起骨髓造血功能被抑制,所以在患者放疗期间应遵医嘱每周查血常规一次,并注意观察有无发热。如患者连续3 d白细胞$<3.0\times10^9/L$,医生会停止放疗,并给予升白细胞的药物。此时患者要减少外出,减少探视,注意保暖,预防感冒。每日放疗前医生会测体温,若体温>38 ℃会暂停放疗,并给予相应的处理,预防继发性感染的发生。

　　Ⅹ.内分泌失调:放疗有时会影响下丘脑垂体与甲状腺的功能而发生内分泌紊乱。一般约在治疗结束半年至一年后产生,其症状有时并不明显,如怕冷、容易累、食欲差、性欲减低等。这要及时就诊于内分泌专科,补充相关激素。

　　Ⅺ.放疗诱发第二肿瘤:鼻咽癌放疗后还可能诱发恶性肿瘤,其中以口腔肿瘤最多,而口腔肿瘤中又以舌癌、牙龈癌多见,因此医生在鼻咽放疗过程中会减少舌及口腔黏膜的受照剂量,这是减少鼻咽癌放疗后肿瘤发生的关键。在放疗过程中,医生也会利用口腔支架将舌和一部分口腔黏膜推离照射范围,在保护舌和部分口腔黏膜、味觉的同时,以降低第二肿瘤的发生率。

4. 靶向治疗　由于鼻咽部位置隐蔽,患者常无不适症状,易造成误诊、漏诊,在确诊患者中,70%已为中晚期。近年来,针对中晚期患者的综合性个体化治疗已成为提高局部控制率与生存率的重要手段,然而常规放化疗手段毒性反应较大,部分患者不能耐受,有些患者对基于铂类的化疗耐药,对治疗抵抗。越来越多的分子靶向药物被应用于鼻咽癌的联合放疗中,可较特异地阻断对肿瘤细胞生长起关键作用的信号传导通路,在杀死肿瘤细胞的同时,减少对正常细胞的影响,毒副作用轻,安全性较好,能有效改善患者生存率和生活质量。

(1)抗 EGFR 单克隆抗体:研究表明,EGFR 含有对抗体具有生物活性的高亲和力位点和低亲和力位点,从而导致不同的治疗效果。西妥昔单抗对 EGFR 具有更高的亲和力,而尼妥珠单抗对 EGFR 的亲和力较低。这种机制有助于尼妥珠单抗渗透到 EGFR 阳性肿瘤中,以避免西妥昔单抗可能被困在 EGFR 阳性肿瘤周围的结合位点屏障。

此外,与其他抗 EGFR 抗体和小分子 EGFR 酪氨酸激酶抑制剂相比,尼妥珠单抗治疗期间未观察到痤疮样皮疹。另一方面,具有 IgG_1-FC 的西妥昔单抗和尼妥珠单抗均具有抗体依赖性细胞介导的细胞毒性(ADCC)活性,以及对配体结合的中和作用和对 EGFR 特异性 T 细胞的有效诱导。与西妥昔单抗和尼妥珠单抗不同,帕尼单抗与 IgG_2-FC 仅具有中和作用。小分子激酶抑制剂,如厄洛替尼和吉非替尼,通过与 ATP 竞争抑制 EGFR 自磷酸化及其下游信号转导。EGFR 信号通路基因,例如 KRAS、BRAF 或 PI3K 突变可能会引起对 EGFR 激酶抑制剂和抗体的耐药性。然而,在 NPC 中没有观察到 EGFR 的体细胞突变。通常,抗 EGFR 抗体对某些具有野生型 EGFR 的癌症有效。相比之下,EGFR-TKI 对其他具有突变 EGFR 的癌症有效。

1)西妥昔单抗:西妥昔单抗能与表皮生长因子受体(EGFR)特异性结合,抑制受体介导的多种信号传导途径,从而抑制肿瘤细胞生长。对于 EGFR 高表达的头颈部肿瘤而言,西妥昔单抗显示出了高疗效和低毒性反应的优势,于 2006 年被 FDA 批准与放化疗联合,治疗头颈部肿瘤初治患者。

邦纳(Bonner)的研究表明,与单独放疗相比,大剂量放疗+西妥昔单抗治疗可显著延长局部进展期头颈部癌患者的中位局部控制时间(24.4 个月 vs 14.9 个月)、中位无进展生存期(PFS)(17.1 个月 vs 12.4 个月)和 3 年总生存期(OS)率(55% vs 45%),且西妥昔单抗并未加重放疗相关毒性作用。EXTREME 多中心随机对照Ⅲ期临床研究表明,在标准化疗方案中联合应用西妥昔单抗能进一步提高患者生存率,且观察到的中位 OS 期(10.1 个月)长于以往Ⅲ期临床研究的数据。对于铂类耐药人群,西妥昔单抗同样显示出了优势。巴塞尔加(Baselga)等纳入 96 例铂类耐药的转移或复发性头颈部鳞癌患者,给予西妥昔单抗+顺铂或卡铂化疗,意向治疗人群(ITT)疗效评估显示,有效率为10%,疾病控制率达 53%,中位至疾病进展时间(TTP)为 85 d,中位生存期为 183 d,治疗耐受性好,最常见的不良事件为痤疮样皮疹。陈等的多中心Ⅱ期临床研究表明,对于既往铂类治疗失败的复发或转移性鼻咽癌患者,西妥昔单抗+卡铂方案具有良好的临床有效性及安全性。

国内进行的多中心 ENCORE 研究纳入 100 例鼻咽癌患者进行调强放疗+同步放化疗+靶向治疗,放疗剂量为(66~72)Gy/(30~32)f,顺铂为 80 mg/m²,每 3 周一次,同时每周应用西妥昔单抗。中位随访 330 d,无局部复发及颈部淋巴结复发,4 例发生远处转移。该研究显示了西妥昔单抗治疗头颈部肿瘤的有效性。

2)局部晚期鼻咽癌西妥昔单抗联合放疗:已经进行了许多研究来评估西妥昔单抗联合放疗在局部晚期 NPC(LA-NPC)中的疗效和毒性,但结果不一致。一项纳入 30 名患者的Ⅱ期研究显示,在采用西妥昔单抗加顺铂为基础的同步放化疗(CCRT)后,87%的患者出现 3/4 级口咽黏膜炎,10%的患者出现 3 级西妥昔单抗相关痤疮样皮疹。尽管副作用发生率很高,但这些副作用是可逆的,2 年无进展生存期(PFS)为 86.5%,表明这种方式是一种可行的策略。然而,李等人建议在 CCRT 中添加西妥昔单抗对患者没有益处,同时伴有黏膜炎和痤疮样皮疹的增加。此外,由于西妥昔单抗组的严重毒性,一项评估顺铂放化疗和西妥昔单抗放疗之间差异的调查必须提前结束。此外,两组(44 名患者)的 3 年无病生存期(DFS)无显著差异。因此,未来的研究应该探索生物标志物来预测哪些患者对这种环境敏感。

3)西妥昔单抗用于复发性/转移性 NPC:化疗是复发/转移性鼻咽癌的关键护理。为探讨西妥昔单抗联合卡铂在接受过大量治疗的复发/转移性鼻咽癌患者中的可行性,一项多中心、Ⅱ期研究表明,该模型具有临床活性,11.7%(7/59)的病例获得部分缓解,中位总生存时间所有患者的天数为 233 d。51.7%的患者出现 3/4 级毒性。更令人鼓舞的是,局部复发的 NPC 患者接受诱导化疗(多西他赛、顺铂和氟尿嘧啶)继以西妥昔单抗和多西他赛加放疗的治疗取得了可喜的结果(完全缓解率 30.8%;3 年局部区域控制率49.2%)。不幸的是,有严重的毒性,如颞叶坏死(30.8%)和 3/4 级听力损失(30.8%)。鉴于在 NPC 治疗中添加西妥昔单抗的临床活性,一项Ⅲ期随机、对照、多中心试验(NCT02633176)比较了顺铂、多西他赛加西妥昔单抗与顺铂和多西他赛诱导化疗后同步放化疗对既往未治疗的转移性鼻咽癌患者的疗效。癌症(mNPC)正在确定在诱导化疗和放化疗中添加西妥昔单抗是否可以提高 mNPC 的治疗效果。

尼妥珠单抗是国内正式上市的第一种人源化表皮生长因子单克隆抗体,人源化程度达 95%,能显著抑制肿瘤细胞增殖和肿瘤血管生成,诱导分化,促进细胞凋亡,增强放化疗疗效,其靶向性强、毒副作用少。国内Ⅱ期临床试验结果表明,尼妥珠单抗+放化疗可将鼻咽癌 3 年生存率提高至 84.29%。

目前西妥昔单抗已被列入 2009 年美国国立综合癌症网络(NCCN)头颈部肿瘤联合治疗指南,尼妥珠单抗也被 2009 年 NCCN 指南中国版推荐用于晚期鼻咽癌的联合治疗。

4)尼妥珠单抗与放疗相结合:尼妥珠单抗和放疗的组合主要在 LA-NPC 上进行测试。越来越多的数据表明尼妥珠单抗加 CCRT 或 IMRT 显示出有希望的疗效,而不会增加对患者的毒性。王等人在一项纳入的回顾性调查中发现,3 年局部无复发(LRFS)、区域无复发(RRFS)和无远处转移(DMFS)率分别为 92.1%、89.7%和 82.5%。39 名患者接受了尼妥珠单抗和 CCRT 联合治疗。此外,长期使用尼妥珠单抗(超过 9 个周期)不会导致 3 级放射性黏膜炎的累积(15.8%),并且在接受治疗的患者中没有观察到皮疹。同样,这一优势也得到了另一项研究的证实,作为证据,在治疗结束时总反应率为 100%(原发肿瘤完全缓解 88.0%,颈部淋巴结完全缓解 94.7%)。尽管与顺铂组相比,尼妥珠单抗组的 5 年 OS 率获益较少(63.9% vs 81.4%,P = 0.024),但老年患者的 OS 无显著差异,呕吐和白细胞减少等副作用发生尼妥珠单抗组较温和,这表明尼妥珠单抗加放疗对于不能忍受顺铂的老年患者可能是一个有希望的选择。然而,这需要在多中心、大样本量的试验中进一步评估。

5)尼妥珠单抗与化疗联合:尼妥珠单抗联合化疗不仅对 LA-NPC 患者有益,而且对复发/转移性 NPC 患者也有优势。一项多中心随机对照研究显示,在 LA-NPC 中,与多西他赛加 PF 组相比,在顺铂加 5-氟尿嘧啶(PF)中加入尼妥珠单抗作为诱导化疗的颈部淋巴结反应率更高(60% vs 81%,P = 0.036)。这表明 LA-NPC 中的尼妥珠单抗联合新辅助化疗是令人鼓舞的,并且毒性是可以忍受的。值得注意的是,对于复发性/转移性 NPC,ORR 为 71.4%(25/35),中位 PFS 和 OS 分别为 7.0(95% CI 为 5.8~8.2)个月和 16.3(95% CI 为 11.4~21.3)个月,分别在尼妥珠单抗加 PF 治疗后。主要毒性为 3/4 级白细胞减少症(62.9%)。因此,尼妥珠单抗加化疗可能为复发/转移性鼻咽癌患者提供潜在的疗效,尽管研究中的病例很小。

(2)小分子 TKI:TKI 的靶点是 EGFR 细胞内区域的受体相关酪氨酸激酶。到目前为止,关于在 NPC 中使用 TKI 的试验很少,因为之前的两项研究未能显示对 NPC 患者有任何益处。2008 年,一项 Ⅱ 期研究表明,在复发/转移性鼻咽癌中,吉非替尼治疗后没有患者达到 ORR。同样,另一种 TKI 厄洛替尼也缺乏临床活性。这种现象的原因可能是在 NPC 样本中未检测到 EGFR 突变,因为 TKI 疗效与非小细胞肺癌中的 EGFR 突变状态之间存在定量关系。

目前并无关于 TKI 的 Ⅲ 期临床研究,大多是集中于吉非替尼和厄洛替尼治疗复发或转移性头颈部鳞癌的 Ⅰ/Ⅱ 期临床研究。有研究显示,吉非替尼治疗后,OS 期为 6~8 个月,缓解率为 3%~10%。苏利赫斯(Soulieres)等用厄洛替尼治疗复发或转移性头颈部鳞癌(Ⅰ/Ⅱ 期研究),患者 OS 期为 6 个月,缓解率为 4%。

TKI 应用于晚期鼻咽癌的数据更有限。马等纳入经一线或二线治疗失败的复发或转移性鼻咽癌患者,给予吉非替尼 500 mg/d 口服,中位疾病进展(PD)时间为 2.7 个月。黄等的 Ⅱ 期临床研究,纳入 19 例至少二线治疗失败的复发或转移性鼻咽癌患者,给予吉非替尼 250 mg/d 口服,直至疾病进展或出现不能耐受的毒副作用。结果显示,患者对治疗的耐受性好,仅出现 1/2 级毒副作用,但部分缓解(PR)率及完全缓解(CR)率均为 0,中位 PD 时间为 4 个月,中位 OS 期为 16 个月。另一项关于厄洛替尼+顺铂及吉西他滨一线治疗的研究正在进行中。尽管 EGFR-TKI 的 Ⅰ/Ⅱ 期临床研究显示出良好的应用前景,更明确的结论仍有待于 Ⅲ 期临床研究的支持。

(3)血管内皮生长因子受体抑制剂

1)贝伐珠单抗:是目前在抑制血管生成治疗领域取得显著疗效的药物,无论是单独使用或与其他化疗药物联合使用,均可减少肿瘤血管生成。目前的临床研究结果显示,抗血管生成治疗与其他治疗手段(如化疗、放疗)联合应用才有可能取得较好的疗效。

既往研究已表明,EGFR 激活可上调血管内皮生长因子(VEGF)的表达,后者与抗 EGFR 药物耐药有关。同时抑制 EGFR 和血管内皮细胞生长因子受体(VEGFR)可增加细胞凋亡,抑制细胞增殖,减少血管渗透性。

沃克斯(Vokes)等在 2005 年美国临床肿瘤学会(ASCO)年会上报告了厄洛替尼联合贝伐珠单抗治疗复发或转移性头颈部鳞癌的 I 期和 II 期研究,结果显示,这两种药物联合应用没有出现毒性协同作用,但出血问题值得注意,两药联合的有效率可能高于单药,提示有必要进行随机对照试验。一项由纪念斯隆-凯特林癌症中心发起的联合贝伐珠单抗及同步放化疗治疗局部晚期鼻咽癌的研究正在进行中。

2)索拉非尼:是一种多激酶抑制剂,临床前研究显示,其能同时抑制多种存在于细胞内和细胞表面的激酶,包括 RAF 激酶、VEGFR-2、VEGFR-3、血小板衍生生长因子受体 β(PDGFR-β)、KIT 和 FLT-3。索拉非尼具有双重抗肿瘤效应,一方面可通过抑制 RAF/MEK/ERK 信号传导通路,直接抑制肿瘤生长,另一方面可通过抑制 VEGFR 和 PDGFR 阻断肿瘤新生血管形成。

埃尔瑟(Elser)等进行的 II 期临床研究表明,复发或转移性头颈部鳞癌或鼻咽癌患者对索拉非尼治疗耐受性好,索拉非尼单药抗肿瘤活性与其他靶向药物疗效相当。这提示我们,应对索拉非尼联合其他药物及放疗进行进一步研究。

3)帕唑帕尼:是一种口服 VEGF-2 抑制剂,同时也针对 PDGFR 和干细胞因子受体(c-kit)。已有临床研究显示,帕唑帕尼能显著延长晚期肾癌患者的生存时间,但其在鼻咽癌中的应用仍处于研究阶段。目前,新加坡国立癌症中心正在开展一项关于帕唑帕尼治疗复发或转移性鼻咽癌的 II 期临床研究(GW786034),评价其疗效及安全性。因具备有效性高、安全性好等优势,靶向治疗在今后晚期鼻咽癌的研究中势必成为热点。但肿瘤生长受多条信号转导通路影响,阻断单一靶点可能无法成功阻断肿瘤下游信号转导,因而多靶点药物协同治疗将有望成为晚期鼻咽癌的有效治疗手段。部分患者存在对靶向治疗抵抗现象,关于筛选出这部分人群、逆转这种抵抗现象的研究将更有利于肿瘤的个体化治疗。

5. 免疫治疗　早在 2016 年前,复发/转移性鼻咽癌在化疗方面,并没有高级别循证医学证据,一线化疗方案还没有确定下来。直到中山大学附属肿瘤医院的张力教授,牵头了全球第一项复发/转移鼻咽癌的 III 期临床研究,纳入 362 例复发或转移性的鼻咽癌患者,按 1∶1 随机分为两组,吉西他滨联合顺铂(GP)和氟尿嘧啶联合顺铂(PF)。研究显示,吉西他滨联合顺铂无进展生存期(PFS)和总生存期(OS)明显延长,至此吉西他滨联合顺铂便成为复发/转移性鼻咽癌全球标准一线治疗方案。

近年来,免疫检查点抑制剂治疗鼻咽癌仍是重磅研究,PD-1 单抗和 PD-1 单抗联合化疗显示较好抗肿瘤活性,部分项目进入 III 期临床研究阶段。在中国临床肿瘤学会(CSCO)鼻咽癌临床指南中,免疫治疗已成为推荐治疗方案,主要是纳武利尤单抗、帕博丽珠单抗和卡瑞丽珠单抗,作为 2B 类证据,III 级推荐。

我国鼻咽癌主要病理类型为非角化性癌，并且以未分化型为主，与 EBV 密切相关，导致 PD-L1 表达上调，PD-L1 阳性率高达 90% 以上，这为鼻咽癌的免疫治疗提供了重要的理论基础。鼻咽癌第一个免疫治疗研究，是帕博丽珠单抗（K 药）治疗二线及以上治疗 PD-L1 阳性复发/转移性鼻咽癌患者 Ib 期研究（KEYNOTE-028），入组 27 例患者，客观有效率 26.3%，相比较于帕博丽珠单抗治疗其他实体肿瘤，客观有效率有所提高。以上两个研究都是进口的免疫治疗药物，接下来我们看下国产免疫治疗药物卡瑞丽珠单抗在鼻咽癌治疗方面的 3 个最新研究数据。

第一个研究是卡瑞丽珠单抗单药治疗二线及以上化疗失败的复发/转移性鼻咽癌的 Ⅰ 期临床研究（SHR-1210-101），入组 63 例患者，客观有效率达到了 40.6%，长期获益明显。第二个研究是卡瑞丽珠单抗联合吉西他滨+顺铂（GP）方案一线治疗复发/转移性鼻咽癌的 Ⅰ 期临床研究（SHR-1210-104），入组 23 例患者，客观有效率为 87%。此研究中位无进展生存期达到了 22.1 个月，与文章首段提到的临床研究，单用 GP 方案治疗晚期鼻咽癌相比，足足延长了 15.1 个月。SHR-1210-101 研究，是当时全球鼻咽癌免疫治疗方面样本量最大的研究，并且取得了不错的疗效；SHR-1210-104 研究，是当时全球首次一线使用免疫治疗联合化疗治疗复发/转移性鼻咽癌，并且疗效非常显著，这也使得卡瑞丽珠单抗登顶 The Lancet Oncology（《柳叶刀肿瘤学》）。基于 SHR-1210-101 和 SHR-1210-104 研究数据，为加快卡瑞丽珠单抗在鼻咽癌的上市，又开展了第三项研究，卡瑞丽珠单抗单药治疗二线及以上化疗失败的复发/转移鼻咽癌的 Ⅱ 期临床研究（CAPTAAIN 研究），入组 156 例患者，客观有效率 28.2%，中位无进展生存期（PFS）3.7 个月，中位总生存期（OS）17.1 个月。相比较于其他免疫药物治疗复发/转移鼻咽癌，卡瑞丽珠单抗成为目前治疗鼻咽癌效果最理想的免疫治疗药物，已经申报适应证上市，获得优先审评通道，预计会在今年上半年正式获批上市。我们可以看到，免疫治疗作为复发/转移鼻咽癌的挽救治疗，有效率都达到了 20% 以上，最好的有效率达到了 43%，显示出了很好的抗肿瘤活性，其中卡瑞丽珠单抗和特瑞普利单抗已申请上市。

（1）免疫+化疗：中山大学肿瘤防治中心徐瑞华教授在 2021 年 ASCO 年会的全体大会上，汇报了 JUPITER-02 研究结果，即特瑞普利单抗联合 GP 化疗方案一线治疗复发/转移鼻咽癌的 Ⅲ 期随机对照临床试验。该研究于 2018 年 11 月—2019 年 10 月，从中国大陆、中国台湾、新加坡的 35 家研究中心入组了 289 例患者，随机分配至 GP+特瑞普利单抗组（$n=146$）或 GP+安慰剂组（$n=143$）。此次中期分析显示达到了主要终点（由独立中心评审的 PFS：11.7 个月 vs 8.0 个月），相较于 GP 方案，GP+特瑞普利单抗可显著降低 48% 的疾病进展和死亡风险（$HR=0.52$，95% CI 为 $0.36 \sim 0.74$，$P=0.0003$）。次要终点方面，由研究者评估的 PFS 也有显著获益（$HR=0.41$，95% CI 为 $0.28 \sim 0.59$，$P<0.0001$）；OS 结果尚未成熟，但已显示 GP+特瑞普利单抗可降低 40% 的死亡风险（$HR=0.60$，95% CI 为 $0.364 \sim 0.997$，$P=0.046$）；此外，GP+特瑞普利单抗的 ORR、缓解持续时间（DOR）也有明显改善。安全性方面，GP+特瑞普利单抗耐受性良好，未见新的安全性信号。

JUPITER-02 研究表明，在 GP 化疗中加入特瑞普利单抗作为晚期鼻咽癌患者的一线治疗,其 PFS、ORR 和 DOR 均优于单纯 GP 化疗,且安全可控。这些结果支持 GP+特瑞普利单抗作为复发/转移性鼻咽癌一线治疗的新标准。另一项Ⅲ期 CAPTAIN-1st 研究旨在评估卡瑞利珠单抗联合 GP 方案一线治疗复发/转移性鼻咽癌的效果。

卡瑞利珠单抗组的中位 PFS 为 10.8 个月,对照组为 6.9 个月;IRC 评估卡瑞利珠单抗组的 ORR 为 88.1%,对照组为 80.6%;卡瑞利珠单抗组对比对照组的中位 DOR 为 9.9 个月 vs 5.7 个月、疾病控制率(DCR)为 96.3% vs 94.6%、18 个月 PFS 率为 34.8% vs 12.7%。CAPTAIN-1st 研究表明,卡瑞利珠单抗+GP 化疗方案一线治疗复发/转移性鼻咽癌显著延长了 PFS,安全性可控。

(2)免疫单药:2021 年 ESMO 大会公布了一项随机、对照Ⅲ期 KEYNOTE-122 临床研究,旨在评估帕博利珠单抗单药对比化疗用于铂类经治复发/转移性鼻咽癌的安全性和有效性。

试验组中位 OS 为 17.2 个月,对照组为 15.3 个月,两组无显著性差异(HR=0.9,95% CI 为 0.67~1.19,P=0.226 2)。试验组和对照组的 PFS 分别为 4.1 个月和 5.5 个月,ORR 分别为 21.4% 和 23.3%。该研究表明,在含铂方案治疗失败复发鼻咽癌患者中,对比化疗,帕博利珠单抗单药治疗似乎并不能改善 OS,也不能显著提高 PD-L1 CPS ≥ 1 患者的 OS 和 ORR。与化疗相比,帕博利珠单抗显示出可控的安全性和较低的治疗相关不良反应发生率。

(二)不同分期鼻咽癌的治疗

1.Ⅰ期、Ⅱ期鼻咽癌的治疗 鉴于鼻咽肿瘤对放射线高度敏感,鼻咽癌肿瘤治疗的基本支柱是放疗。单纯放疗的失败率只有 15%~30%。考虑到该区域的技术难度,手术在早期鼻咽癌治疗中没有发挥重要作用,手术的作用最初仅限于诊断活检或治疗后持续或复发的病例。由于鼻咽癌肿瘤的特殊解剖位置以及周围的关键器官,如内耳、腮腺、脑组织、脑干或眼球,使得有必要使用经过验证的技术,如 IMRT 或 VMADO,以尽量减少口干等毒性并改善对疾病的局部控制。肉眼可见病变区域的给药剂量为 66~70 Gy,淋巴结风险区域的给药剂量为 50 Gy。用于 RT 的技术必须与 IMRT-VMAT 一起使用,因为它在减少对危险器官的毒性作用方面已被证明具有优势,而不会降低局部控制或患者存活率。

由于腔体肿瘤的特殊解剖位置,对肿瘤良好覆盖的需求必须与对相邻关键结构的良好保护密切相关。因此,为了保证放疗的可行性,需要使用热塑性面罩对患者进行良好的固定,这必须始终伴随着严格的图像控制。出于这个原因,IGRT 技术对于正确定位患者并最大限度地减少毒性也非常重要。因此,在该位置需要 IMRT 或 VMAT 等技术,并且在局部控制或与治疗相关的毒性方面,它们相对于标准 3D 技术的有用性和优越性已被广泛接受。

2003 年,Chua D T T 等人对 141 名Ⅰ~Ⅱ期接受单纯放疗的鼻咽癌患者进行了一项回顾性研究(DTm 62.5~71.0 Gy)。总体而言,5 年和 10 年的特定生存率分别为 85% 和 77%。5 年和 10 年的无复发生存率分别为 73% 和 67%。Ⅰ期(T_1N_0)患者在接受单纯放疗治疗时获得了极好的结果。10 年的总生存率为 98%，无复发生存率为 94%。仅发现 2 例局部复发(4%)、1 例腺病复发(2%)和 1 例远处复发(2%)。2005 年，Lee A W 等人在对 1996—2000 年在香港地区接受腔静脉瘤形成治疗的所有($n=2,687$)患者进行的一项回顾性研究中，7% 的 Ⅰ 期和 41% 的 Ⅱ 期。该亚组患者仅接受放疗(DTa:66 Gy/33 f)的结果显示，Ⅰ 期和 Ⅱ A 期的 5 年生存率分别为 90% 和 84%。在第一阶段，选择的治疗是排他性放疗(证据级别 Ⅳ-B)。

2. Ⅱ 期鼻咽癌的治疗($T_{0\sim1}N_1,T_2N_0,T_2N_1$)　不同的研究评估了该分期的最佳治疗方法。同步放化疗是 Ⅱ 期鼻咽癌的最普遍方案，虽然毒性增加使同步放化疗治疗方案尚存争议，但似乎这是最普遍的观点。

Al-Sarraf M 等人的研究已经包括当前分期对应于 Ⅱ 期的患者，因此自 1998 年以来一直建议在该亚组患者中进行同步放化疗。

Cheng S H 等人在 2000 年对 44 名处于疾病初始阶段(Ⅰ~Ⅱ 期 AJCC 1997)的患者进行的机构审查表明，添加 CT(顺-二胺-二氯铂和伴随的 5-FU 在第 1 周和第 6 周，以及随后的 2 个辅助周期)到 RT(DTa:70 Gy/35 f,5 f/周)在受 Ⅱ 期腔静脉瘤形成影响的患者中增加了 3 年时的局部区域控制(91.7% vs 100%,$P=0.10$)和这些患者的无病生存率(91.7% vs 96.9%,$P=0.66$)与接受 Ⅰ 期放疗的患者相匹配。

2003 年，Chua D T T 等人对 141 名 Ⅰ~Ⅱ 期鼻咽癌接受单纯放疗的患者进行了一项回顾性研究，(DTm 62.5~71.0 Gy)。Ⅱ 期患者对单独放疗的反应比 Ⅰ 期患者差，5 年和 10 年的 SD 分别为 77% 和 60%。5 年和 10 年的无复发生存率为 62% 和 51%。17% 出现局部复发，3% 出现局部区域性腺病复发，28% 出现远处复发。

2011 年，Chen Q Y 等将 230 名 Ⅱ/Ⅲ 期鼻咽癌患者随机分配接受单纯放疗($n=114$)与同步放化疗($n=116$)治疗。两组放疗的总剂量为 68~70 Gy,2 Gy/f,每周 CDDP 30 mg/m² 与放疗同时进行。在 60 个月的随访中，在放疗基础上增加化疗在统计学上显著提高了 5 年总生存率，从 85.8% 提高到 94.5%，无病生存率从 77.8% 提高到87.9%，无转移生存率从 83.9% 提高到 94.8%。伴随组的急性毒性较高，但晚期毒性没有显著改变。在Ⅱ期，推荐联合 CT-RT 和 100 mg/m² 顺铂治疗 3 个周期。

3. 局部晚期鼻咽癌的治疗

(1)同步放化疗:不同的Ⅲ期研究已经发表了关于在局部晚期鼻咽肿瘤中添加化疗(同步放化疗或辅助治疗)的作用的结果。

1998 年发表了第一项随机Ⅲ期研究(Intergroup-0099)，比较了 147 名Ⅲ~Ⅳ 期鼻咽癌患者的单独放疗和同步放化疗的治疗情况。在两个治疗组的任何一个中，他们以 1.8~2.0 Gy/f 的总剂量(DTa)给予 70 Gy。化疗在治疗期间第 1、22 和 43 天使用顺铂(CDDP)100 mg/m²;随后，在第 1 天使用 CDDP 80 mg/m² 和在第 1~4 天使用 5-氟尿嘧啶(5-FU)1 000 mg/m²·d 进行辅助治疗，每 4 周一次，共三个周期。同步放化疗组和单纯放疗组的 3 年无进展生存率分别为 69% 和 24%($P<0.001$)。单纯放疗组和同步放化疗组的 3 年生存率分别为 47% 和 78%($P=0.005$)。因此，对于局部晚期鼻咽癌患者，同步放化疗组在无进展生存期和总生存期方面优于单纯放疗，因此将同步放化疗作为晚期

鼻咽癌的治疗基础。

Chen A T 等在Ⅲ期 Ho 研究中,研究了 350 名局部晚期(分期 $N_{2~3}$ 或 $N_1 \geqslant 4$ cm)鼻咽癌患者,每周 CDDP 为 40 mg/m^2,共 8 个周期。同步放化疗与单纯放疗相比,虽然在同步放化疗组增加了毒副作用,但也表现出优异的耐受性和疗效。中位随访时间为 2.71 年,同步放化疗组的 2 年无进展生存率为 76%,单纯放疗组为 69%($P=0.10$),但通过亚组分型的分析发现,在 T_3 阶段有显著收益($P=0.007\ 5$)。

2003 年,Lin J C 等发表了一项随机Ⅲ期研究,比较了 284 名局部晚期鼻咽癌(Ⅲ~Ⅳ期)患者的联合 CT/RT 同步放化疗和单纯放疗方案。尽管有 44 名患者接受了加速分割,但在大多数情况下以 1.8~2.0 Gy/f 和 70 Gy 的总剂量进行放疗。同步放化疗组接受两个周期的化疗,CDDP 20 mg/m^2/d 和 5-FU 400 mg/m^2/d,在放疗的第 1 周和第 5 周连续输注。平均随访 65 个月后,同步放化疗组和单纯放疗组分别有 26.2% 和 46.2% 的患者出现肿瘤复发。同步放化疗组的 5 年总生存率为 72.3%,单纯放疗组为 54.2%($P=0.002\ 2$)。同步放化疗组的 5 年无进展生存率为 71.6%,而单纯放疗组为 53%($P=0.001\ 2$)。尽管任一组均未出现与治疗相关的死亡,但同步放化疗组的毒性(白细胞减少和呕吐)明显更高。再次得出结论,在诊断为局部晚期鼻咽癌的患者中,同步放化疗方案优于单纯放疗。

2004 年,kwang D L 等提出了一项研究,旨在评估同步放化疗和辅助化疗在局部晚期鼻咽癌中的疗效。219 例 T_3 期、N_2/N_3 期或颈侧淋巴结 $\geqslant 4$ cm 的患者被进行随机分组。患者被分配接受 4 个治疗组:单独放疗(不同分割)或联合放化疗联合尿嘧啶和替加氟;随后,他们根据 CDDP 和 5-FU(PF)和长春新碱、博来霉素和甲氨蝶呤(VBM)交替方案接受或不接受辅助化疗 6 个周期。结果显示,同步放化疗的总生存率提高到了 86.5%,而单纯放疗为 76.8%,但没有统计学意义($P=0.06$)。这种益处似乎与伴随的远处转移率显著降低 14.8% 和 29.4% 相关($P=0.026$)。与单纯放疗相比,同步放化疗 3 年无复发生存率分别为 69.3% 和 57.8%($P=0.14$)。在任何情况下,辅助化疗都没有改善结果。

2005 年,Chan A T 等将 350 名局部晚期鼻咽癌患者(N_2/N_3 或颈侧淋巴结 $\geqslant 4$ cm)随机分组,接受单独外部放疗(总剂量:66 Gy+10~20 Gy 的加强;2 Gy/f)或每周 CDDP 40 mg/m^2 剂量的同步放化疗。平均随访时间为 5.5 年,单纯放疗组的 5 年总生存率为 58.6%,而同步放化疗组为 70.3%。亚组分析显示,T_1/T_2 阶段的生存率没有增加,但在 T_3/T_4 阶段同步放化疗有明显收益。因此,同步放化疗方案应该是局部晚期患者的标准治疗策略,而不是在早期阶段。

Zhang L 等在 2005 年对 115 名患有局部晚期鼻咽癌患者进行了一项Ⅲ期研究,其中他们每周使用 70 mg/m^2 的奥沙利铂,共 6 个周期,作为同步期间的标准化疗方案。治疗期间放疗总剂量为 70~74 Gy,2 Gy/f。所有患者对治疗方案的依从性非常好,97% 的患者完成了所有预定剂量的奥沙利铂,并没有观察到严重的毒性反应。在 24 个月的随访时间后,在同步放化疗组中总生存期、无复发生存期和无转移生存期方面观察到明显收益。同步放化疗组的 2 年总生存率为 100%,单纯放疗组为 77%($P=0.01$)。同步放化疗组的两年无转移生存率为 92%,单纯放疗组为 80%($P=0.02$)。同步放化疗组的两年无复发率为 96%,单纯放疗组为 83%($P=0.02$)。因此,每周一次的奥沙利铂同步放化疗是可行的,可以改善局部晚期鼻咽肿瘤患者的生存期、无复发生存期和无转移生存期。

Wee J 等在 2005 年将 221 名局部晚期鼻咽癌($T_{3~4}N_xM_0$ 或 $T_xN_{2~3}M_0$)患者随机分为两个治疗组,即单纯放疗($n=110$)和同步放化疗($n=111$)。两组患者均接受 70 Gy/35 f 的放疗,而放化疗组在第 1、4 和 7 周同时使用顺铂(25 mg/m²),随后在完成放疗后的 3 个周期使用辅助化疗顺铂(20 mg/m²)和 5-FU(1 000 mg/m²)每 4 周(第 11、15 和 19 周)。平均随访时间为 3.2 年。在此期间,只有 18 名患者在同步放化疗组中出现远处转移,而在单纯放疗组中,38 名患者出现远处转移,这表明远处转移的两年累积发生率差异为 17%($P=0.002\ 9$)。单独放疗和同步放化疗的 2 年和 3 年总生存率分别为 78% 和 85% 以及 65% 和 80%。总体生存的风险比为 0.51($P=0.006\ 1$),同步放化疗在各方面均优于单纯放疗。因此,本研究也证实了同步放化疗的优越性。

Chitapanarux 等于 2007 年对 206 名局部晚期鼻咽癌患者进行了一项Ⅲ期研究,他们在 206 例局部晚期鼻咽癌患者中比较了同步放化疗和辅助治疗中顺铂与卡铂的使用。试验结果显示,与顺铂相比,在同步放化疗与辅助治疗中使用卡铂有更好的耐受性(59% vs 73%)和依从性(42% vs 70%),而没有观察到总生存率(77.7% vs 79.2%,$P=0.98$)或无病生存率(63.4% vs 60.9%,$P=0.96$)的差异,平均随访时间为 26.3 个月。因此,用卡铂代替顺铂可能是一个明智的选择,尤其是在肾功能受损的患者中。

Chen Y 等发表的一项Ⅲ期研究对 316 名受局部晚期鼻咽癌($T_{3~4}N_xM_0$ 或 $T_xN_{2~3}M_0$)影响的患者,随机分为两个治疗组。单纯放疗:总剂量 70 Gy/35 f;同步放化疗与顺铂(40 mg/m²)每周一次,随后顺铂(80 mg/m²)与 5-FU(800 mg/m²)每 4 周(第 5、9 和 13 周)共 3 个周期。随访时间为 29 个月。同步放化疗组的急性毒性明显高于单纯放疗组(62.6% 和 32%,$P<0.001$),只有 68% 的患者完成了所有同步放化疗,只有 61% 的患者完成了辅助治疗。同步放化疗和单独放疗的 2 年总生存期、总无复发生存期、远处无复发生存期和局部无复发生存期分别为 89.8% 和 79.7%($P=0.003$)、84.6% 和 72.5%($P=0.001$)、86.5% 和 78.7%($P=0.024$)以及 98.0% 和 91.9%($P=0.007$)。因此,尽管急性毒性增加,但同步放化疗优于单纯放疗的优势再次得到证实。

Lee A W 等 2010 年发表了一项Ⅲ期研究,旨在确认在局部晚期鼻咽肿瘤($T_{1~4}$、$N_{2~3}$、M_0)中将化疗添加到单独放疗中的有用性,以及确定晚期毒性。348 名患者被随机分配。放疗剂量为 66 Gy,鼻咽部加强或不加强到达 20 Gy,化疗施用是顺铂(100 mg/m²)每 3 周,伴随 3 个周期,然后是顺铂(80 mg/m²)加每 4 周 5-FU(1 000 mg/m²),共 3 个辅助周期。结果表明,化疗的加入在统计学上提高了 5 年总体无复发率(同步放化疗与单纯放疗:67% 和 55%,$P=0.014$)和 5 年无进展生存期(同步放化疗对比单纯放疗:62% 和 53%,$P=0.035$)。化疗的急性毒性增加了 30%(同步放化疗对比单纯放疗:83% 和 53%,$P<0.001$),但 5 年的晚期毒性没有增加(同步放化疗对比单纯放疗:30% 和 24%,$P=0.30$)。化疗组因疾病进展导致的死亡人数显著降低了 14%(同步放化疗对比单纯放疗:38% 和 24%,$P=0.008$),但 5 年总生存期相似(同步放化疗对比单纯放疗:

68%和64%,$P=0.22$)。

2011年Chen Q Y等将230名Ⅱ期鼻咽癌患者随机分组,以确定在Ⅲ～Ⅳ期添加化疗的益处是否在该阶段也很明显。给予的RT剂量为68～70 Gy,2 Gy/f,而同步放化疗组在放疗期间每周使用顺铂(30 mg/m²)。中位随访时间为60个月,同步放化疗在统计学上改善了5年总生存期(94.5% *vs* 85.8%,$P=0.007$)、无进展生存期(87.9%和77.8%;$P=0.017$)和无远处转移生存率(94.8% *vs* 83.9%,$P=0.007$),但5年局部无复发生存率无统计学差异。同步放化疗组相比于单纯放疗组急性毒性有所增加($P=0.001$),但晚期毒性作用的发生率没有显著增加。

2011年发表了一项随机Ⅲ期研究NPC-9902,旨在研究加速超分割放疗方案及相关化疗对局部晚期鼻咽癌($T_{3~4}$、$N_{0~1}$、M_0)患者的影响,在其中189名患者被分配到研究的四个组之一,有或没有化疗(伴随顺铂和辅助顺铂+5-FU)和标准放疗(总剂量:70 Gy/35次;每周5 d)或加速超分割放疗(每周6次)。结果显示,与其他治疗组相比,同步辅助化疗联合加速超分割放疗显著提高了5年无复发生存率(分别为88%和63%对比56%和65%)。与标准放疗组相比,晚期毒性的增加在统计学上不显著(36% *vs* 20%,$P=0.25$),这降低了预期的总体生存获益。

因此,在局部晚期(Ⅲ、ⅣA和ⅣB期),同步放化疗,有或没有辅助化疗,已被确立为当今的标准方案。除上述研究外,3项Meta分析显示同步放化疗死亡风险降低18%,5年无病生存率为10%,5年总生存率增加4%～6%。

在所有这些研究和Meta分析之后,Ohno T等在2013年发表了一项前瞻性研究,以评估同步放化疗治疗对121名鼻咽癌$T_{1~4}N_{2~3}M_0$期患者的疗效和毒性。放疗的总剂量范围从T_1～T_3阶段的70 Gy到T_4阶段的75 Gy。化疗包括每周一次的顺铂(30 mg/m²),然后是顺铂(第1天80 mg/m²)和5-FU(第1～5天800 mg/m²)的辅助化疗,共3个周期。46%的患者需要中断治疗。93%的患者在放疗期间完成了至少4个周期的每周顺铂化疗,82%的患者完成了至少2个周期的辅助化疗。没有发生与治疗相关的死亡。分别有34%、4%和4%的患者观察到以黏膜炎、恶心/呕吐和白细胞减少形式出现的3～4级毒性。平均随访时间为46个月,3年局部区域控制率、无转移生存率和总生存率分别为89%、74%和66%。

(2)辅助治疗:关于辅助化疗,这仍然是一个争论点,因为在联合放化疗加辅助与单独联合化疗/放疗之间随机研究尚少,其结果尚无定论。此外,比较与辅助化疗相关的放疗治疗组与单独的放疗治疗组的不同试验在生存率改善方面均呈阴性。还应该补充的是,考虑到伴随的累积毒性,辅助化疗的依从性更难完成。因此,即使在Al-Sarraf研究中实施了辅助CT,其需求也不是不可商量的,并且取决于患者的状况。

OuYang P Y等在2013年进行了一项Meta分析,证明新辅助化疗和辅助化疗对鼻咽癌患者的疗效。回顾了辅助化疗组的5项随机研究,共1 187名患者。结论表明,接受辅助化疗的患者局部复发率较低($P=0.03$),但对总生存期或远处复发率没有益处。

Chen Y P等在2014年进行了一项Meta分析,以确定在诊断为局部晚期鼻咽肿瘤的患者中,联合放化疗与辅助化疗与单独放化疗的疗效比较。对2 144名患者进行分析的

8 项研究的结果表明,同步放化疗组优于单纯放疗组。但在所有研究因素方面,同步放化疗+辅助化疗和单独同步放化疗组之间没有显著差异:总生存期($HR = 0.86$)、局部无复发生存期($HR = 0.72$)和远处无病生存期($HR = 0.86$)。因此,省略辅助化疗可以减少毒性作用,而不会恶化这些患者的预后。

(3)新辅助治疗:有 3 项Ⅲ期研究比较了新辅助化疗后放疗与单独放疗。第一项来自 Chua 等人,该研究对 334 名患者进行了一项Ⅲ期研究,其中诱导化疗采用基于顺铂(2~3 个周期):顺铂 60 $mg/m^2/d1$+表柔比星 110 $mg/m^2/d1$ 的方案进行评估。3 年的无进展生存期和总生存期显示出有利于诱导化疗组的趋势,但没有统计学意义(无进展生存率:58% vs 46%,$P = 0.053$;总生存率:80% vs 72%,$P = 0.21$)。

MA and Cols 等在另一项包含 456 名患者的Ⅲ期研究中评估了新辅助化疗后放疗与单独放疗的比较。使用的方案也是顺铂,2~3 个周期(CDDP 100 $mg/m^2/d1$+5-FU 800 $mg/m^2/d1$~d5 和博来霉素 10 $mg/m^2/d1$~d5)。获得的结果显示新辅助治疗组没有益处。5 年总生存率(63% vs 56%,$P = 0.11$)、无病生存率(59% vs 49%,$P = 0.05$)差异无统计学意义,但仍表现出新辅助化疗组有益的趋势。

在这两项研究之后,2005 年,作者对两项Ⅲ期研究进行了联合分析。共分析了 784 名患者,其中在 5 年时的无进展生存率中观察到显著获益(50.9% vs 42.7%,$P = 0.014$),疾病局部控制(66.9% vs 59.5%,$P = 0.037$)。在全身控制方面,5 年时远处复发相对减少 13.3%。即便如此,7 年的总生存率没有差异(57.2% vs 48%,$P = 0.092$);$HR = 0.83$(95% CI 为 0.66~1.03),尽管它是鼻咽癌特异性死亡率(59.6% vs 49.2%,$P = 0.029$);$HR = 0.78$(95% CI 为 0.62~0.98)。作者将这些差异解释为并发死亡的结果,这在化疗组中更常见(2.6% vs 0.5%)。另一项Ⅲ期研究分析了 339 名患者(Ⅳ期;$\geqslant N_2M_0$),与单独放疗相比,放疗前接受了 3 个周期的诱导化疗(博来霉素、顺铂和表柔比星)。获得的结果还显示,诱导组在无病生存期方面获益($P = 0.01$),总体生存期没有显著差异,但毒性增加。

Hui 等研究比较了新辅助化疗方案与 2 个周期的多烯紫杉醇(75 mg/m^2)与顺铂(75 mg/m^2),随后每周一次顺铂(40 mg/m^2)与放疗同时化疗(每周一次顺铂)Ⅲ~ⅣB 期患者。3 年无病生存率和总生存率在实验组中均有受益:88.2% 和 59.5%($HR = 0.49$,95% CI 为 0.20~1.19,$P = 0.12$),94.1 和 67.7%($HR = 0.24$,95% CI 为 0.078~0.73,$P = 0.012$)。新辅助治疗组的Ⅲ/Ⅳ级中性粒细胞减少率为 97%,但只有 12% 为中性粒细胞减少性发热。其余毒性相似。另一项Ⅱ期研究旨在评估多西紫杉醇(70 mg/m^2)、顺铂(75 mg/m^2)和 5-FU(100 mg/m^2 输注 4 d)3 个周期诱导化疗的安全性和可行性,然后进行顺铂放化疗(每 3 周 100 mg/m^2)。3 年无进展生存率为 75.6%,OS 率为 86%。发热性中性粒细胞减少率为 9%。

另一项Ⅱ期研究,其中Ⅲ期和Ⅳ期鼻咽癌患者(仅 WHO 分类的Ⅲ型)接受了两个周期紫杉醇(70 mg/m^2 第 1、8 和 15 天)的诱导化疗。卡铂(AUC 6 d,每 21 d 1 次),随后 6~8 周顺铂(每周 40 mg/m^2)伴随放疗。结果显示诱导反应率:39% 部分缓解(58% 淋巴结完全缓解);放疗结束 6 周后,3% 的患者出现部分缓解,97% 的淋巴结完全缓解和

100%的鼻咽部完全缓解。两年的总生存率和无进展生存率分别为91.8%和78.5%。

两项 Meta 分析的结果联合评估了局部晚期鼻咽肿瘤患者的所有随机化疗试验的结果。两者的结果都有力地证实了化疗在该亚组患者中的作用。第一项从2004年开始,包括10项研究和总共2 450名患者,旨在评估新辅助化疗、伴随和/或辅助放疗对局部晚期鼻咽癌患者治疗的价值。结果显示5年的总体生存获益为4%(HR = 0.82,95% CI 为0.71~0.95,$P = 0.01$)。在同步放化疗组中观察到获得的主要益处,HR 为0.48(95% CI 为0.32~0.72),这对应于20%的5年生存益处。有利于增加化疗在进展时间方面也有统计学意义的益处($P = 0.000\ 1$,RR = 0.68,95% CI 为0.58~0.79)。新辅助化疗提高了局部和远处复发率的控制($P = 0.005$,RR = 0.74,95% CI 为0.60~0.91)以及远处转移的发生率($P = 0.000\ 3$,RR = 0.67,95% CI 为0.54~0.83),但总生存期没有统计学意义($P = 0.13$)。对于单独的辅助化疗,没有观察到局部复发率(RR = 0.79,95% CI 为0.55~1.14)和远处转移发生率(RR = 0.89,95% CI 为0.64~1.26)或 OS($P = 0.93$)的益处。作者得出结论,可能最好的治疗选择是同步化疗和放疗,并且新辅助治疗提供了益处,尽管在所分析的研究中没有增加总生存期,可能是由于使用了化疗方案,因此必须评估其潜在益处。

另一项 Meta 分析包括8项随机研究,其中1 753名患者在局部晚期鼻咽癌患者中接受化疗联合放疗与单纯放疗。结果显示,化疗组5年总生存期的绝对获益为6%,HR = 0.82(95% CI 为0.71~0.94,$P = 0.006$),5年无病生存期获益为10%,HR = 0.76(95% CI 为0.67~0.86,$P = 0.000\ 1$)。然而,他们观察到同时进行治疗时获益更大,因为不同研究之间存在很大的异质性($P = 0.03$)。因此,当化疗与放疗同时进行时,在生存中获得的最大益处出现($P = 0.005$)。

2014年发表了在总共338名局部晚期鼻咽癌患者中进行的Ⅲ期研究的结果。共两个治疗组,第一组为两个周期的新辅助化疗[顺铂90 mg/m²(30 mg/m²/d)+ 5-FU 1 500 mg/m²(500 mg/m²/d)],然后是放疗和随后的辅助化疗(相同化疗计划的4个预定周期);第二组为放疗联合化疗(2个周期)然后辅助化疗(4个周期)。两个治疗组之间的5年总生存率没有差异:75.5%(诱导化疗)和79.4%(同步放化疗),$P = 0.47$,HR = 0.84(95% CI 为0.53~1.33)。无转移生存率为79.0%,86.9%($P = 0.05$,HR = 0.59,95% CI 为0.35~1.00),非诱导组有收益。亚组分析显示,非诱导组的益处来自人群 N_0/N_1(78.0% vs 93.5%,$P = 0.05$,HR = 0.35,95% CI 为0.12~0.99)。关于毒性,黏膜炎(52.4% vs 35.9%,$P = 0.02$)和呕吐(13.7% vs 4.7%,$P < 0.01$)在非诱导组中更高。两组的晚期毒性相似。因此,研究结果未能显示两个治疗组之间的差异。

2013年另外两项旨在重新评估新辅助化疗疗效的 Meta 分析,其结果对其作用仍然未得到定论。第一项包括6项新辅助化疗研究和5项辅助治疗研究。在新辅助治疗组中,观察到总生存期获益($P = 0.03$,HR = 0.82,95% CI 为0.69~0.98),这对应于5.13%的3年绝对获益。他们还观察到远处转移率降低方面的益处($P = 0.000\ 2$;RR = 0.69,95% CI 为0.56~0.84)。在局部区域控制中未观察到任何益处($P = 0.49$;RR = 0.90,95% CI 为0.66~1.22)。对接受辅助化疗的患者组的分析未显示 OS 或远处转移率有任何益处。

另一项 Meta 分析也发表于 2013 年,评估了 11 项研究,包括 1 096 名患者。它比较了诱导化疗后化疗和放疗与化疗伴随放疗后或不辅助化疗。该 Meta 分析并未证明诱导化疗可提高总体生存率、局部控制率或远处无病生存率。

4. 复发鼻咽癌的诊治 病理确诊的鼻咽癌,经根治性放疗临床肿瘤全消,治疗结束 6 个月后,局部或区域再次出现与原肿瘤病理类型相同的肿瘤称为复发鼻咽癌。随着 IMRT 广泛应用和综合治疗的开展,鼻咽癌局部区域控制率明显提高,局部区域复发率为 10%~15%。

(1)诊断:复发鼻咽癌的诊断需根据患者的病史、症状、体征、EBV DNA 检测结果、影像学检查结果和病理学检查结果综合分析,组织病理学检查是确诊鼻咽癌复发的金标准。对于鼻咽腔内复发者,采用鼻咽镜下获取组织活检。对于颅底和鼻窦可疑复发患者,可全身麻醉下行鼻内镜引导下活检。对于颈部可疑复发患者,可选择颈部肿块细针穿刺细胞学检查。如果颈部肿块细针穿刺检查有疑问,也可选择肿块切除活检术。对于病理检查困难的患者,如果病灶持续进展,推荐进行多学科会诊。

(2)治疗策略:建议采用 MDT 的模式,根据患者的一般情况、复发病变的大小、位置、分期、复发间隔时间等合理地制定个体化治疗方案。鼓励患者参加临床试验。能满足手术适应证的局部区域复发鼻咽癌,首选手术治疗,术后切缘阳性者应补充放疗。对于无法耐受手术或者手术无法切除者,应行再次放疗。对于拒绝手术和放疗者可考虑化疗、靶向治疗和免疫治疗。针对局部区域复发合并转移鼻咽癌,仅在转移灶取得良好控制后才考虑复发病灶的放疗。无手术和放疗适应证的患者,考虑进行临床研究。

1)放疗:IMRT 仍为首选的再次放疗技术。近年来,一系列的研究结果表明 IMRT 明显提高了复发鼻咽癌的局控率,生存率也有所提高,但二次放疗带来的严重晚期毒副作用不容忽视。中山大学肿瘤医院 Tian 等通过前瞻性临床随机研究比较了处方剂量 60 Gy/27 f 和 68 Gy/34 f 两组不同剂量分割模式对复发鼻咽癌适形调强放疗疗效的影响,两组患者的 5 年 OS 率分别为 44.2% vs 30.3%,60 Gy/27 f 组有提高 OS 的趋势,但无显著性的统计学意义。然而 60 Gy/27 f 组患者的鼻咽黏膜坏死、大出血的发生率较 68 Gy/34 f 组明显减低 28.8% vs 50.8%、18.6% vs 31.0%,因此认为对于复发鼻咽癌再次 IMRT 治疗,适当地降低总剂量、提高分次剂量,不仅能获得与高剂量照射类似总生存率,而且能明显降低致死性毒副反应的发生率。同时,Tian 等还建立了 IMRT 治疗局部复发鼻咽癌的预后评分模型,根据患者的临床情况评分,通过总评分的高低分为低、中、高危组,其中,低中危组能更好地从再次 IMRT 放疗中获益,中位生存时间分别为 62 个月和 25.5 个月,而高危组的患者再次放疗后的中位生存时间只有 8.5 个月。

早期患者后装与 IMRT 疗效相似,但晚期并发症如鼻咽坏死、颅神经麻痹、出血、听力损伤等发生概率明显增加。质子或重离子放疗是否能带来生存获益还有待研究。

靶区勾画:①GTV。GTVnx 包括影像学及临床检查可见的原发肿瘤,GTVnd 为颈部转移性淋巴结。②CTV。复发鼻咽癌均不考虑淋巴结引流区预防性照射,区域复发仅照射转移淋巴结所在区域,推荐 CTV 为 GTVnx+5~10 mm 及区域复发淋巴引流区域。

③PTV。考虑照射时摆位误差、系统误差、器官移动及靶区变化等不确定因素,推荐外扩 3~5 mm,建议 PTV 给予(60~64)Gy/(30~35)f。

OAR 限量:OAR 的限量是复发鼻咽癌再次放疗的难点,取决于正常结构的阈值剂量和完成初次放疗后至复发的间隔时间,目前尚无统一标准,临床上应根据复发肿瘤分期、治疗目的以及正常组织的优先等级综合考虑。如根治性再次放疗时脑干和脊髓最大耐受剂量分别可达 40 Gy 和 30 Gy,其他 OAR 限量可参考最大耐受剂量(TD50/5)减去 30% 的首次照射剂量。

质子和重粒子放疗:质子放疗由于质子特有的 Bragg 峰的优势备受关注,目前已开始应用于临床。Liu 等回顾性分析了 7 例应用质子放疗复发鼻咽癌病例,并与 X 射线的 IMRT 计划比较,质子放疗和 IMRT 的肿瘤靶区适形性相似,但重要器官的受量明显降低。随着质子治疗的发展,复发鼻咽癌的再次放疗将可能会更加获益。

2)手术:鼻咽病灶可采用鼻内镜下鼻咽癌切除术,一般仅限于 $rT_{1~2}$ 和部分早期 rT_3。颈部术式包括根治性颈淋巴结清扫术、改良性淋巴结清扫术、选择区淋巴结清扫术和颈部淋巴结切除术。

局限于鼻咽腔的病灶,外科挽救性手术是一种合理的治疗手段。Naara 等的一项 Meta 分析,纳入了 17 篇文章共 779 名患者,其中 $rT_{1~2}$ 占 83%,$rT_{3~4}$ 占 16.6%,有 26.4% 的患者接受术后辅助治疗。该分析的结果表明,5 年的总生存率和无局部复发生存率分别为 51.2% 和 63.4%。多因素分析结果显示影响生存结局的独立危险因素包括性别、rN 分期、手术方式、是否辅助治疗以及切缘情况。

目前外科手术的方式主要分为两种,一种是传统的开放式切除术,另一种是鼻内镜下切除术。手术方式的选择取决于复发肿瘤的大小、位置和侵犯的范围。

经典的鼻外路径手术其常用入路有经下颌骨翼突路径、经上颌骨外翻路径、经腭路径等。总的来说,开放式式的 5 年生存率为 30%~55%,术后并发症约占 50%。常见的术后并发症包括术后毁容、张口困难、上颚瘘、神经损伤、骨坏死等,严重者会造成颈动脉损伤而导致死亡。

新的外科治疗技术如鼻内镜下手术,内镜下微波固化术以及机器人切除术损伤较小,可在一定程度上减少手术并发症,但对病例的选择性较强,一般仅适用于 rT_1、rT_2 及部分 rT_3 的患者。前述的 Meta 分析结果显示,即使对于局部晚期的复发鼻咽癌,经内镜入路的术式较开放性术式也能明显提高 5 年生存率。

手术机器人系统用于外科治疗:Yin 于 2012 年报道了一例鼻内镜联合经口腔机器人切除病灶的手术取得了成功。Tsang 等报道了 12 例鼻内镜辅以 Da Vinci 手术系统的结果,2 年的局控率为 86%,总生存率为 83%。

手术治疗复发鼻咽癌的另一个重要作用是清除鼻咽坏死。Chen 等报道了在术中利用带血管蒂中鼻甲或鼻中隔黏膜瓣对鼻咽创面进行一期修复的技术,不仅能恢复鼻咽黏膜生理功能,而且不额外增加供皮区的损伤,成功解决了复发鼻咽癌伤口愈合困难的难题,同时减少了术后头痛症状的发生。外科治疗在颈淋巴结复发患者中的作用不容忽视,尤其是单纯颈淋巴结复发者,应首选外科手术切除。

3)化疗：化疗多为晚期局部复发性鼻咽癌的姑息性治疗方法。对于复发距首次放疗间隔时间<1年的患者，化疗亦可延长再次放疗间隔时间，以利于保护正常组织。化疗在复发鼻咽癌中的价值有待研究。推荐吉西他滨+顺铂作为复发转移鼻咽癌的标准治疗方案（1A类证据）。

对于大部分转移性鼻咽癌患者，化疗是首选方案。基于GEM20110714试验结果，GP方案（顺铂联合吉西他滨）已成为一线化疗的金标准。此外，铂类联合紫杉醇类药物亦是一线化疗的合理选择。但总体来说，化疗方案的总体预后仍然较差，且治疗过程中带来的毒副作用不容小觑。同时，对于一线含铂类方案治疗失败的患者，目前尚缺乏标准的挽救治疗方案，通常选用一线未使用的药物进行单药治疗。因此，迫切需要开发可以降低潜在毒性并改善疗效/生存获益的转移性鼻咽癌治疗方案。

4)分子靶向及免疫治疗

Ⅰ.分子靶向治疗：鼻咽癌组织多高表达EGFR和血管内皮生长因子受体（vascular endotherial growth factor receiver，VEGFR），因此可用EGFR单克隆抗体（西妥昔单抗或尼妥珠单抗）、VEGFR单克隆抗体（贝伐单抗）、酪氨酸激酶抑制剂（阿帕替尼、安罗替尼等）及重组人血管内皮抑制素等靶向治疗。

Ⅱ.免疫治疗：鼻咽癌组织中高表达程序性死亡配体1（programmed death-ligand 1，PD-L1），最高可达90%，且富含淋巴细胞，这预示着鼻咽癌可从免疫治疗中获益。目前已上市的免疫检查点抑制剂包括针对CD8$^+$T细胞的程序性死亡受体-1（programmedday 1，PD-1）/PD-L1的抗体和针对细胞毒性T淋巴细胞相关抗原4（cytotoxic T lymphocyte antigen 4，CTLA-4）的抗体。多项鼻咽癌免疫治疗的临床研究结果提示，PD-1抑制剂在复发/转移鼻咽癌中具有一定的抗肿瘤作用且不良反应可耐受。这些结果支持PD-1抑制剂联合吉西他滨+顺铂作为复发转移鼻咽癌的标准治疗方案（1A类证据），代表性药物有特瑞普利单抗和卡瑞利珠单抗。

对于鼻咽癌，主要有表皮生长因子受体（EGFR）和血管内皮生长因子受体（VEGFR）这两个干预靶点。尼妥珠单抗是全球首个以EGFR为靶点的单抗药物，联合放疗治疗晚期鼻咽癌的总有效率可以达到90%以上。西妥昔单抗在欧美国家已成为复发转移头颈鳞癌的一线治疗药物。索拉非尼是一种多激酶抑制剂，可抑制VEGFR而阻断肿瘤新生血管的形成，间接抑制肿瘤细胞的生长。近年来，复发鼻咽癌再程放疗引起的并发症也令人关注。中山大学肿瘤防治中心Han等的临床观察发现，恩度能减少鼻咽黏膜坏死的发生，而且不降低总生存率，一定程度上提高了复发患者再治疗后的生存质量。放疗、化疗联合靶向治疗对复发鼻咽癌的挽救性治疗的结局是令人期待的。

5.转移性鼻咽癌的诊治　随着IMRT广泛应用，鼻咽癌的局部控制率>90%，远处转移已成为目前治疗失败的主要原因。由于转移灶获取病理诊断较难，诊断准确性难以保证，且疾病异质性大，治疗方案不规范，预后差异性很大。因此，专家们对转移性鼻咽癌目前现有临床研究及数据进行分层分析和总结，就转移性鼻咽癌的诊断与治疗策略规范进行了探讨并达成初步共识。

（1）诊断：鼻咽癌可通过血行转移至全身多处器官，一般占初治患者的4%～10%；初治时未发现转移的患者中,治疗后 15% 左右仍会发生远处转移。临床常见的转移部位有骨、肺和肝。由于转移灶获取病理诊断较难,需根据患者的影像学检查结果,尤其是功能学影像(如骨 ECT、PET-CT)和 EBV DNA 等做出判断。

(2)治疗策略:全身系统治疗(4~6 个周期)为主要方式,在全身治疗(化疗、免疫治疗和靶向治疗等)的基础上,对于肿瘤控制良好和预后较好的患者,推荐积极使用手术、放疗、介入治疗等局部治疗方式,同时处理转移灶和原发病灶(初治转移者),以期获得长期的肿瘤控制。鼓励患者参加临床试验。

1)原发病灶的处理:多项回顾性临床研究发现,全身治疗联合局部放疗能够明显改善初诊转移鼻咽癌患者的预后,特别是转移负荷相对较低的单发或寡转移患者,部分病例甚至可以达到根治的效果。建议在化疗后再根据肿瘤的反应决定是否给予局部放疗,可以有效地筛选出最合适的患者,从而避免部分患者进行无益的局部治疗。

2)转移灶的处理:鼻咽癌的转移包含多种情况,如单发转移、寡转移、多发转移等,处理方法及预后均不同,因此需要对不同类型转移灶采取不同的处理方法。寡转移是介于局部侵犯和广泛转移之间的过渡状态,转移能力较弱,转移部位和数目有限,通常定义为 <5 个转移灶。寡转移鼻咽癌在原发灶根治性治疗的基础上如能积极处理转移病灶,部分患者或能达到治愈。多发转移灶由于数目多、分布广,局部处理难度较大;且多发转移患者生存期短,目前并没有高级别证据证实转移灶积极处理能够带来生存获益。多发转移灶可根据临床实际情况酌情处理,对于出现症状的部分患者推荐以姑息减症处理为主。

3)药物治疗:药物治疗是转移性鼻咽癌的重要治疗方式,包括化疗、分子靶向及免疫治疗。推荐吉西他滨+顺铂作为复发转移鼻咽癌的标准治疗方案(1A 类证据)。另有研究认为,针对 3 个周期化疗后获得部分缓解或者完全缓解的初诊转移性鼻咽癌患者,建议顺铂+5-FU+局部放疗。化疗联合靶向治疗方案,如顺铂+吉西他滨+重组人血管内皮抑制素(2B 类证据)。化疗联合免疫治疗方案,如顺铂+吉西他滨+特瑞普利单抗(1A 类证据)、顺铂+吉西他滨+卡瑞利珠单抗(1A 类证据)等。

鼻咽癌的发生与 EBV 感染显著相关,而相关研究证实,EBV 可诱导癌细胞高表达 PD-L1,提示 PD-1 单抗用于鼻咽癌治疗可能带来较好的疗效。一项 2019 年的 Meta 分析纳入 9 项相关研究,旨在对比 PD-1/PD-L1 单抗与常规治疗方式用于复发转移性头颈部肿瘤的疗效。分析结果证实,相较于接受常规治疗方式,接受 PD-1 单抗的患者死亡风险显著更低(OR=0.60,95% CI 为 0.44~0.82,P=0.001)。

2021 CSCO 鼻咽癌诊疗指南推荐含铂双药联合化疗+PD-1 单抗用于转移性鼻咽癌一线治疗,推荐 PD-1 单抗单药用于转移性鼻咽癌二线或挽救治疗,亦推荐不适合手术的复发性鼻咽癌患者接受化疗或免疫治疗。

鼻咽癌的发生与 EBV 感染显著相关,而相关研究证实 EBV 可诱导癌细胞高表达 PD-L1,提示 PD-1 单抗用于鼻咽癌治疗可能带来较好的疗效。其中,PLARIS-02 是迄今为止全球范围内已完成的最大规模的免疫检查点抑制剂单药治疗复发转移性鼻咽癌的注册临床试验。

对于纳入的既往接受不少于二线化疗失败的复发转移性鼻咽癌患者,特瑞普利单抗呈现出持久的抗肿瘤活性与生存获益,客观缓解率(ORR)为23.9%,中位缓解持续时间达到14.9个月,疾病控制率(DCR)为41.3%,中位总生存期(mOS)达到15.1个月。基于此,特瑞普利单抗获国家药品监督管理局(NMPA)批准,成为全球首个获批用于鼻咽癌治疗的PD-1单抗,用于既往接受过二线及以上系统治疗失败的复发/转移性鼻咽癌(NPC)患者。

含铂双药联合化疗+PD-1单抗用于复发转移性鼻咽癌一线治疗疗效显著,为患者带来更多优选。其中,JUPITER-02研究是全球范围内规模最大的免疫检查点抑制剂联合化疗一线治疗复发或转移性鼻咽癌的Ⅲ期注册临床研究,旨在探究特瑞普利单联合GP与安慰剂联合GP用于复发转移性鼻咽癌患者一线治疗的疗效和安全性。

根据JUPITER-02研究期中分析结果,独立数据监察委员会(IDMC)判定主要研究终点达到方案预设的优效界值,结果表明特瑞普利单抗联合吉西他滨/顺铂一线治疗复发或转移性鼻咽癌患者,较吉西他滨/顺铂的标准一线治疗,可显著延长患者的无进展生存期。

目前,NMPA已受理特瑞普利单抗联合化疗用于晚期一线未接受过系统性治疗的复发转移性鼻咽癌患者的上市申请。更多PD-1抑制剂联用方案仍在不断探索,PD-1单抗用于复发转移性鼻咽癌患者一线治疗或二线治疗已呈现出较好的临床药效,而更多联用方案的临床试验亦正在开展。如PD-1+CTLA-4双免疫检查点抑制剂联用方案(NCT02834013);PD-1单抗与放、化疗联用方案用于Ⅱ~ⅣB期鼻咽癌患者(NCT03267498);局部晚期鼻咽癌患者放化疗后接受PD-1单抗辅助治疗(NCT03427827)。期待各种新联用治疗方案能够给鼻咽癌患者带来更多获益。

靶向血管内皮生长因子(vascular endothelial growth factor,VEGF)的药物目前在鼻咽癌治疗领域呈现了一定的临床活性。阿昔替尼用于既往接受过多线治疗(中位线数3)的复发转移性鼻咽癌患者($n=40$),6个月时临床获益率为43.2%。提示对于既往接受多线治疗的鼻咽癌患者,阿昔替尼具相对持久的药效与较好的安全性,且可能适合与免疫检查点抑制剂联用。其他靶向VEGF的药物如法米替尼、阿帕替尼亦呈现出一定的缓解作用。而靶向表皮生长因子受体(epidermal growth factor receptor,EGFR)的药物目前暂未呈现出较好的鼻咽癌治疗药效。

6. 特殊类型鼻咽癌诊治 特殊类型鼻咽癌病理类型主要包括腺癌、黏液表皮样癌和腺样囊腺癌。病理确诊尽可能在鼻咽腔取得病理组织;若行颈部淋巴结切除活检,推荐完整切除该淋巴结。有研究认为,颈部淋巴结切除或穿刺活检会增加远处转移风险,最高可达20%,对预后影响明显。

(1)鼻咽涎腺型腺癌:鼻咽涎腺型腺癌起源于黏膜下固有小涎腺,主要包括鼻咽腺样囊腺癌及鼻咽黏液表皮样癌。这2种肿瘤具有不同的临床特征,且发病率低,目前尚无标准的治疗模式。鼻咽涎腺型腺癌对放疗不敏感,故手术完整切除是首选。但因鼻咽部周围结构复杂,即使是早期,也不能保证其切除的彻底性。而放疗对鼻咽涎腺型腺癌仍可取得类似鼻咽其他类型癌同样的生存率。目前鼻咽涎腺型腺癌没有推荐的化疗方案、靶向治疗药物及免疫治疗药物。含铂类药物的同步放化疗可作为不能耐受手术的涎腺型腺癌患者的一种可行的治疗方法。

(2)鼻咽部腺癌:鼻咽腺癌起源于咽部的表面黏膜上皮,是一种极为少见的恶性肿瘤,好发年龄为46~50岁,男性居多,肿瘤生长缓慢、病程长、易复发及血行转移。病理类型以乳头状腺癌多见,也称为低级别乳头状腺癌和甲状腺样乳头状腺癌。鼻咽部腺癌的治疗是以局部手术为主的综合治疗,手术切除是目前最好的治疗方法。评估无法完全切除的病灶,可以辅助放疗,以减少肿瘤复发率。关于化疗在鼻咽腺癌治疗中作用的文献报道较少,常用的药物有顺铂、多柔比星、5-FU、环磷酰胺、博来霉素、多西紫杉醇等,疗效均不理想,化疗多与放疗联合应用。目前鼻咽普通型腺癌没有推荐的靶向治疗药物及免疫治疗药物。

(3)青少年儿童鼻咽癌:青少年儿童鼻咽癌罕见,在儿童恶性肿瘤中发病率<5%,男童发病率高于女童,发病年龄<18岁。遗传易感性是引起儿童鼻咽癌的主要因素。尽管儿童鼻咽癌大多数属于局部晚期,但预后优于成人。治疗原则为以放射治疗为主的综合治疗,早期患者建议采用单纯放疗。推荐行 IMRT 治疗,靶区勾画范围同成年患者鼻咽癌。放疗剂量:≥10 岁儿童以 50~72 Gy 为宜,但 10 岁者,应在总剂量基础上减少5%~10%。儿童鼻咽癌对化疗也敏感,局部晚期患儿建议采用放化疗的综合治疗模式,包括诱导化疗及同期化疗模式,药物选择参考成人鼻咽癌。对于复发或转移的儿童鼻咽癌尚无令人满意的治疗方案,探索新的高效低毒化疗方案以及新型疗法是当前研究的重要方向之一。

青少年儿童鼻咽癌特点如下。

1)发病率低:儿童鼻咽癌发病率为 14.6/10 万,约占儿童恶性肿瘤的1%,占儿童鼻咽部恶性肿瘤的40%~50%。

2)儿童与青少年鼻咽癌的发病男女比例与成人相仿。

3)临床症状与成人类似,以涕血、鼻塞、头痛、耳鸣、颈部包块等症状为主。

4)容易漏诊误诊:儿童与青少年鼻咽癌发病隐匿,较易漏诊、误诊,就诊时多属中晚期,原因主要是青年人大都是在校学生,对本病警惕性不高,且由于鼻咽癌原发部位隐蔽,早期缺乏特征性临床表现,常被患者及医生忽视。

5)吸烟史及家族史是影响儿童与青少年鼻咽癌的一个重要因素。

6)EBV 是导致鼻咽癌的发生一个重要因素,尤其在鼻咽癌高发地区更应注意。

7)目前已有研究证实,鼻咽癌的发生与饮食习惯相关。

8)国内儿童鼻咽癌的病理类型以低分化鳞癌为主。

9)颈部肿物穿刺或切取活检会降低儿童鼻咽癌的 5 年生存率,应避免行颈部肿物穿刺或切取活检。

10)放疗联合以顺铂为基础的化疗是目前治疗儿童及青少年鼻咽癌的标准治疗方案。

11)儿童鼻咽癌治疗过程中行诱导化疗序贯调强放疗联合同步化疗的综合治疗方案有助于提高患者生存率,安全性良好,尤其对于 N_2 期及 N_3 期的儿童鼻咽癌患者。

12）文献报道鼻咽部放疗剂量小于60 Gy 生存率无一例生存5年以上,故原发肿瘤的照射剂量以60～70 Gy 为主。

13）因为放疗可造成放射性龋齿、张口困难、颈部软组织纤维化、听力下降、记忆力下降、发育障碍等情况,影响了患者正常的生理功能和体象容貌,尤其是心理上的沧桑和情绪上的影响,如焦虑、抑郁、偏执等,给儿童和青少年带来的生活负担和心理负担较成人重。

14）对于儿童及青少年鼻咽癌,在制订计划时,一定要遵循个体化原则,尽可能用小野、多野、缩野、配合面膜固定、挡块、调强适形及合理的腔内治疗技术等,准确定位靶区充分保护患者的重要器官(如垂体、甲状腺等),减少后遗症的发生,提高生存质量。

15）年龄越小、病期越早的儿童及青少年鼻咽癌患者的照射剂量应偏低。因青少年患儿处于生长发育期,要特别慎重射线对正常组织的损伤,否则放射性后遗症对患儿的生存质量的影响比成人患者更严重。

16）儿童及青少年鼻咽癌治疗后5年生存率在55.0%～88.2%。

17）儿童鼻咽癌与成人鼻咽癌相比治疗效果好,考虑与儿童及青少年机体代谢旺盛、机体组织修复快、放射敏感性高有关。

18）儿童及青少年鼻咽癌治疗失败的重要原因仍是远处转移及局部复发。

19）推荐使用 EBV 检测、鼻咽纤维镜对出现临床表现的儿童与青少年进行鼻咽癌的排查,必要时进行鼻咽部 MRI 检查。

EBV 感染是儿童及青少年鼻咽癌的重要因素,除了此疾病,还可以引起其他疾病。鼻咽癌密切相关的 EB 病毒被国际癌症研究机构(IARC)归为 I 类致癌物质。EB 病毒是人类疱疹病毒家族成员,属于脱氧核糖核酸(DNA)病毒,由 173 kb 组成,其特性是嗜人 B 淋巴细胞,1964 年在研究非洲儿童恶性淋巴瘤时被发现。人类是其唯一宿主,具有普遍感染的特性,特别是发展中国家,以 4～6 岁儿童多见。约有 90% 的人血清 EBV 抗体呈阳性。研究显示,EBVV 载量与感染后机体免疫功能的临床表现及转归有相关性,且具有提示作用。

EBV 感染诊断标准:①原发性急性或活动性感染通过血清学抗体检测发现;②患儿血清、骨髓、淋巴结等组织采用聚合酶链反应原位杂交和 southern 杂交方法检测到 EBV DNA 或 EBV mRNA 阳性。EBV 感染与多种肿瘤发病相关,如鼻咽癌、淋巴瘤等,而非肿瘤性 EBV 感染疾病则主要包括传染性单核细胞增多症(IM)、慢性活动性 EBV 感染(CAEBV)、噬血淋巴组织细胞增生症(EBV-HLH)。EBV 感染是儿科常见的感染性疾病,患儿临床表现多样,累及系统多,病情轻重不等,有典型的 IM 表现,也有严重的 EBV-HLH,还有无明显的临床表现的隐性感染。EBV 感染常见临床特点为发热、咽峡炎、淋巴结肿大、肝脾大及眼睑水肿等。

6 岁以下的儿童感染 EBV 之后没有临床表现,一般都是隐性发作。但是儿童成长到青春期、青年期之后,病毒就会表现为传染性单核细胞增生,而且发作率高达50%。相关数据表明,EBV 感染的发生与当时当地的经济水平有很大的关系。1990 年,日本 9 岁以下的儿童病毒血清的阳性率为 80%,发展到 1999 年,该比例就下降到 59%。

（4）妊娠期鼻咽癌：对妊娠期合并鼻咽癌的患者推荐中期妊娠妇女人工流产后行放射治疗，晚期妊娠妇女行引产或剖宫术后再行放射治疗。推荐行 IMRT 治疗，常用的分割放射治疗方案为每周照射 5 次，1 次/d，2 Gy/次，剂量 65~75 Gy。育龄期妇女建议在放射治疗结束后的 2 年以后再生育，以减少放射治疗对胎儿的影响。妊娠期鼻咽癌必须慎重考虑化疗，妊娠初期避免使用顺铂和 5-FU。目前妊娠期鼻咽癌没有推荐的靶向治疗药物及免疫治疗药物。

十一、全程管理

（一）治疗前管理

治疗前应全面评估患者状态，根据临床指征行以下检测：①KPS 评分、美国东部肿瘤协作组（Eastrn Cooperative Oncology Group，ECOG）评分和抑郁症筛查；②牙科、口腔修复并评估头部和颈部的放射治疗所致口干和唾液腺功能障碍的风险，包括放射性骨坏死等；③听力图检测、眼科和内分泌评估，建议至专科评估；④戒烟管理、生育/生殖咨询；⑤营养、言语和吞咽功能、口腔黏膜疼痛的评估及管理。

（二）治疗期间管理

患者治疗过程中因放化疗、免疫治疗可能会出现不同程度的不良反应。①放疗期间注意射野内皮肤及软组织的保护，加强张口锻炼及转颈的锻炼，保持口腔清洁，促进放射性口腔黏膜炎愈合，评估口腔念珠菌病并按临床指示进行治疗。②注意鼻腔和鼻咽腔的清洁保护，重视营养状况并及时进行有效干预。③注意化疗引起的不良反应：骨髓抑制、恶心、呕吐、腹泻、肝肾功能损害、神经毒性及口腔黏膜损害。④免疫治疗时应注意免疫相关不良事件。

（三）治疗后管理

治疗结束后怀疑局部或区域残留，或怀疑远处转移，应在治疗后每个月复查≥1 次。如不存在上述问题，一般在治疗后 1 个月复查 1 次；以后第 1~3 年内每 3 个月复查 1 次，最长≤4 个月；第 3~5 年内每 4~5 个月复查 1 次，最长≤6 个月；5 年后每年复查 1 次。建议使用实体瘤疗效评价标准（Resist 1.1）版进行肿瘤疗效评估。如有可能，应由同一名评估者进行评估，以确保一致性。如果怀疑疾病进展，可决定在任何时间重复影像扫描。治疗后的随访应包括详细的体格检查、血液学检查、完整的头部和颈部影像学检查及间接鼻咽镜或纤维鼻咽镜检查，根据临床指示可进行平扫或增强的胸部 CT、腹部 B 超及、ECT 检查及 EBV DNA 监测。如果行颈部区域放疗，则每 6~12 个月复查促甲状腺激素。

放疗结束后仍应注意保护射野内皮肤及软组织，继续加强张口锻炼及转颈的锻炼、保持口腔清洁、注意鼻腔和鼻咽腔的清洁保护。定期行口腔和口腔内放疗部位的牙齿评估及言语、听力、吞咽功能、营养和心理状态评估。

十二、护理

(一)护理要点

1. 心理支持 多与患者交流,倾听患者的诉说,理解患者的心理感受。帮助患者解决实际问题,介绍疗效好的病例,与他们交谈,增强治疗信心。

2. 饮食护理

(1)进食温凉、低盐、清淡、高蛋白、低脂肪、富含维生素的无刺激性软食,如肉泥、菜泥、果泥,可有效预防和减少口腔黏膜反应的发生。忌烟酒、忌食煎炸炒、辛辣、过硬、过热、过酸、过甜的刺激性食物,以保护口咽部黏膜。

(2)吞咽困难不能进食者给予静脉营养。

(3)部分患者在放疗期间因放射性口腔黏膜炎引起的疼痛、味蕾受损引起的味觉丧失而导致进食减少,体重下降。因此患者因口腔黏膜炎导致疼痛而进食困难时,应指导患者用粗大的吸管吸食流质或半流质食物、确保营养供给。味觉丧失时,护士应鼓励患者进食,避免因进食减少而进一步影响患者的胃肠道功能,影响营养的消化吸收,而形成不能进食-胃肠道功能紊乱-营养吸收障碍的恶性循环。完全不能经口进食者,可请胃肠外科医生为患者做胃造瘘,给予肠内营养。每周监测患者体重变化。

3. 观察患者头痛情况 头痛严重时影响患者的精神状况、睡眠和进食,使患者全身情况下降,影响患者的治疗和预后,应根据患者的疼痛状况按三阶梯镇痛原则进行处理,以减轻患者症状。

4. 放疗前 洁齿、治疗口腔炎症,要常规拔除深度龋齿和残根,除去金属冠齿等,待伤口愈合(10~14 d)后方可行放疗。

5. 放疗期间应观察鼻咽是否有出血情况 一般情况下鼻咽放疗出血较少见,少量出血时,指导患者用手抠鼻,以免加重出血。大出血者应施行后鼻孔填塞压迫止血,并遵医嘱给予止血剂,必要时请耳鼻科医生会诊,行外科治疗。后鼻腔填塞物应在 72 h 内取出,以免鼻咽腔继发感染。

6. 保持鼻咽腔清洁 鼻咽冲洗 1~2 次/d,冲洗瓶的高度距头顶 50 cm,水温为 36~40 ℃,冲洗液为生理盐水或专用鼻腔冲洗剂,冲洗液量为 500~1 000 mL,冲洗器放入鼻腔 1.0~1.5 cm,水从鼻腔进入。口腔或鼻腔流出,有出血时禁止冲洗。鼻咽冲洗的目的是清洁鼻腔和增强放射敏感性。护士应告知患者鼻腔冲洗的意义和重要性,防止因冲洗不彻底或无按时冲洗而导致鼻咽部感染或影响放疗效果;指导患者观察冲洗物的颜色及性质,有出血时及时告知医生,避免引起鼻咽部大出血。

7. 放疗期间每周检查一次白细胞计数 白细胞<$3×10^9$/L 时,应暂停放疗,<$1×10^9$/L 时,给予保护性离。放化疗期间,患者免疫力低下,指导患者避免去公共场所或接触感冒及病毒感染者,以免并发严重的感染。

8. 放疗并发症的防护

(1)口干:口干为最早出现的放疗反应之一。口腔涎腺包括腮腺、颌下腺、舌下腺和众多的小唾液腺,具有分泌功能的是浆液性和黏液性2种细胞液的99%为水分,余下的为各种无机盐、消化性和免疫性蛋白,起着消化、冲洗、免疫、保护等多种功能。浆液性细胞对放疗高度敏感,在接受一定的照射剂量后(因个体差异不同,放疗10次左右)会出现腺体的急性反应,随后腺泡变性,血管通透性增高,随着放疗照射体积和剂量的增加,腺泡会坏死,完全破坏,涎腺分泌功能大幅下降,其分泌量只有放疗前的10%~30%。涎腺功能在放疗后1年才会有轻度恢复。唾液的生化成分也有所变化,无机盐及蛋白成分升高,pH下降,唾液淀粉酶大幅下降。

放疗到一定剂量,味觉的反应出现,舌味蕾受损,舌乳头环状突起。从味觉产生机制看,不同部位的味蕾有不同的味觉感受器,如菌状乳头味蕾主要感觉甜,分布于舌尖,这一部位相对放射剂量较少,因而甜味受累最轻;轮廓乳头分布于舌根,受照射量最多,因而苦味就受累最重。口干的护理要点是刺激未纤维化的唾液腺分泌;缓解口腔干燥症状,当唾液腺未完全纤维化时,可通过催涎剂的作用使唾液得到一定代偿来改善口腔的内环境。放疗患者口干可用冷开水、茶或其他无糖无酸的冷饮、漱口液来湿润口腔。

(2)放射性口腔黏膜炎:放射性口腔黏膜炎分为Ⅳ度。Ⅰ度:黏膜充血水肿,轻度疼痛。Ⅱ度:黏膜充血水肿,中度疼痛,点状溃疡。Ⅲ度:黏膜充血水肿、片状溃疡,疼痛加剧影响进食。Ⅳ度:黏膜大面积溃疡,剧痛,不能进食。

一些患者首次或第二次放疗后唾液腺由于一过性炎症反应可出现肿胀和不适。鼻咽癌常对穿野放疗的患者由于口腔黏膜特别是腮腺受量高,反应重,甚至有些患者因为早期口腔黏膜和腮腺反应重而放弃。鼻咽癌调强放疗的患者由于口腔黏膜特别是腮腺受量低,反应轻,放疗期间多只需口腔局部用药就能继续放疗,多数患者不必全身用药,也没有出现因为早期口腔黏膜和腮腺反应重而放弃治疗者。放射性口腔黏膜炎已经成为鼻咽癌放疗中最严重的制约因素,其发生率几乎是100%。

放疗使唾液分泌量及质量降低,口腔自洁及免疫能力下降。放疗开始后可使用康复新、维生素B_2、利多卡因、庆大霉素等配制的漱口液和2.5%的碳酸氢钠漱口液交替漱口;如为真菌感染,可使用制霉菌素或氟康唑胶囊(大扶康)配制漱口液含漱。口腔局部溃疡及感染时,可局部喷洒重组人表皮生长因子外用溶液(Ⅰ)(金因肽)或涂擦碘甘油,以促进表皮黏膜生长和缓解疼痛。

(3)放射性皮炎:按国际抗癌联盟的标准,急性放射性皮炎损伤程度分为4度。Ⅰ度:滤泡、轻度红斑脱皮、干性皮炎、出汗减少。Ⅱ度:明显红斑、斑状湿性皮炎、中度水肿。Ⅲ度:融合性湿性皮炎、凹陷性水肿。Ⅳ度:坏死溃疡。

随着放疗剂量的增加,患者照射野皮肤可出现不同程度的放射性反应,其发病机制一方面是放射线造成DNA的破坏,导致可逆或不可逆的DNA合成和分化不平衡,使皮肤基底细胞不能产生新的细胞,成熟的上皮细胞持续丢失,若不能及时增殖补充脱落的表层细胞即引起皮肤损伤。另一方面是射线引起的小血管管腔狭窄或血栓形成,从而加重组织缺血、缺氧,加重皮服失损伤程度。

放射性皮炎是放疗中常见的放射损伤,发生的程度与放射线的性质和放射野的面积、放疗剂量及患者的个体差异有关。研究表明皮肤受照射5 Gy就可能形成红斑,20~40 Gy就可能形成脱皮及溃疡,严重者甚至出现经久不愈的溃疡。治疗和预防放射线皮肤损伤以往无有效药物和治疗方法,出现后多采用停止放疗、休息及抗感染治疗等对症处理,使治疗中断,放疗的生物效应减低,从而导致肿瘤局部控制疗效下降。经过临床实践,以下方法可预防和治疗放射性皮肤反应。

1)每日给予鲜库拉索芦荟汁湿敷放射野皮肤2~3次,注意皮肤保湿。

2)涂擦比亚芬软膏,保护照射区皮肤:比亚芬软膏的成分为三乙醇胺,为水包油型白色乳膏,对皮肤有深部保湿的作用。三乙醇胺中的水分能迅速被损伤皮肤吸收,预防和减轻照射野皮肤的干燥,改善患者的舒适度。有清洁和引流的双重作用,能提供良好的皮肤自我修复环境,可增加皮肤血流速度,帮助排除物,促进皮肤的新陈代谢,补充丢失脱落的表皮细胞,促进受损的细胞再生修复。可升高白细胞介素浓度和降低白细胞介素-5的浓度,刺激成纤维细胞的增生,增加胶原的合成。将三乙醇胺乳膏涂抹在射野皮肤,轻轻按摩使药物渗入皮肤,每日两次,从放疗第一天开始使用直至放疗结束。需注意的是:在放疗前4 h停用三乙醇胺乳膏,清洗掉残留药物之后再行放疗。

3)防止局部皮肤损伤:禁止用肥皂水擦洗照射区皮肤,清洁皮肤时只需用清水轻轻擦洗即可。

4)随着放疗剂量的增加,局部皮肤发生感染或破溃时,遵医嘱酌情暂停放疗,可给予我院自制烧伤纱布湿敷(含有冰片、明矾)、涂擦美宝湿润烧伤膏或在创面喷洒金因肽。金因肽的主要成分为重组人表皮生长因子衍生物,可以提供组织再生和修复的基础,促进鳞状上皮细胞、血管内皮细胞等多种细胞的生长,加速创面愈合的速度。同时它还能促进上皮细胞、中性粒细胞、成纤维细胞等多种细胞向创面迁移。预防感染,提高上皮细胞再生度和连续性,预防和减少瘢痕形成,提高创面修复质量。

(4)放射性龋齿和放射性骨髓炎:属于迟发放疗反应。上、下颌骨骨组织受照射后,其组织血管发生无生血管炎,其后数年数月发生血栓栓塞,骨组织血供减少。此时若发生牙组织感染和拔牙性损伤,伤口长期不愈,可导致放射性骨髓炎发生。骨坏死多发生在高剂量,大分割外照射,口底插植治疗的区域,特别是原有肿瘤侵犯的部位。也见于全身情况差、拔牙或下颌无牙的患者,由于血供的不同,下颌骨的坏死先于上颌骨。

放射性骨髓炎临床表现为颌骨深部的间歇性钝痛或针刺样剧痛,软组织红肿,管形成,伴有张口难的死骨外露、颌面畸形,还会引起继发感染,危及患者生命。因此常规洁牙、拔除或填补龋齿、残根,去除金属齿冠及洁齿,活动义齿需在放疗终止一段时间后再使用,损伤牙黏膜。放疗后指导患者用含氟牙膏刷牙,坚持用竖刷或横竖相结合的方法刷牙,每次应在3 min以上。少进甜食或进食甜食后及时漱口;放疗后定期到口腔科检查,尽量不拔牙,如必须拔牙,至少在2年后或更长时间拔牙,以免引起感染和骨髓炎。鼓励患者每日坚持做鼓水运动及舌头部牙龈运动,以防牙龈萎缩。

(5)颈部活动受限和张口困难:当颈部、咀嚼肌或其他颞颌关节周围软组织位于放射野时,放射线造成局部组织水肿、细胞破坏及纤维化,出现颈部活动受限和张口困难。在患者做张口锻炼的过程中,发生放射性口腔黏膜炎,患者可能因为疼痛而不愿意坚持张口锻炼,护士在此期间要关心患者,遵医嘱指导患者含漱利多卡因的漱口液后再行张口训练,如张口困难,可用暖水瓶的软木塞支撑在患者的门齿间,达到张口锻炼的目的。为预防颈部肌肉纤维化,可做颈前后左右的缓慢旋转运动,按摩颞颌关节。颈部放疗前应记录患者最大张口后上下门齿间的距离,放疗开始后每周测量门齿距一次,并指导患者行张口调练,每天200~300次,以保持最大张口度和颞颌关节的灵活度。

(6)静脉化疗的护理化疗药物的观察护理:为预防顺铂(DDP)的肾毒性,需充分水化。鼓励患者多饮水,观察电解质的变化。每日尿量不少于2 000 mL。静脉滴注时药品需避光。紫杉类药物有39%的患者在用药后最初的10 min内发生过敏反应,表现为支气管痉挛性呼吸困难、荨麻疹和低血压。为了预防发生过敏反应,于治疗前一天,治疗当天及治疗后一天分别给予地塞米松16 mg口服治疗,每分钟给予苯海拉明20 mg肌内注射,静脉滴注西咪替丁300 mg。紫杉类可导致脱发,发生率为80%,治疗时可告知患者,让其有心理准备,并指导患者购买假发。

(二)健康教育

(1)放疗前要常规拔除深度龋齿和残根,待伤口愈合10~14 d方可行放疗。

(2)指导患者放疗后3年内禁止拔牙,如确需拔牙应加强抗感染治疗,以防放射性骨髓炎的发生。

(3)指导患者坚持终身行鼻腔冲洗。

(4)指导患者在放疗期间和放疗结束后3~6个月,仍应坚持做颈部旋转运动和张口运动训练,防止颌关节功能障碍。

(5)加强口腔卫生,漱口4~5次/d,推荐使用含氟牙膏,建议每年洁齿1次;放疗后造成多数患者永久性口干,嘱患者多饮水,保持口腔湿润。

参考文献

[1]李晔雄.肿瘤放射治疗学[M].5版.北京:中国协和医科大学出版社,2018.
[2]陈晓钟,李金高,林少俊,等.转移性鼻咽癌治疗专家共识[J].中华放射肿瘤学杂志,2018,27(1):23-28.
[3] GENTILE M S, YIP D, LIEBSCH N J, et al. Definitive proton beam therapy for adenoid cystic carcinoma of the nasopharynx involving the base of skull[J]. Oral oncology,2017,65:38-44.
[4] OZYAR E, SELEK U, LASKAR S, et al. Treatment results of 165 pediatric patients with non-metastatic nasopharyngeal carcinoma:a rare cancer network study[J]. Radiotherapy and oncology:journal of the European Society for Therapeutic Radiology and Oncology, 2006,81(1):39-46.
[5] CHENG Y K, ZHANG F, TANG L L, et al. Pregnancy associated nasopharyngeal

carcinoma:a retrospective case – control analysis of maternal survival outcomes[J]. Radiotherapy and oncology:journal of the European Society for Therapeutic Radiology and Oncology,2015,116(1):125-130

[6]YOU R,LIU Y P,HUANG P Y,et al. Efficacy and safety of locoregional radiotherapy with chemotherapy vs chemotherapy alone in de novo metastatic nasopharyngeal carcinoma: a multicenter phase 3 randomized clinical trial[J]. JAMA Oncology,2020,6(9): 1345-1352.

[7]LI G,JIANG X Y,QIU B,et al. Vicious circle of acute radiation toxicities and weight loss predicts poor prognosis for nasopharyngeal carcinoma patients receiving intensity modulated radiotherapy[J]. Journal of Cancer,2017,8(5):832-838.

[8]CHEN A M,PHILLIPS T L,LEE N Y. Practical considerations in the re–irradiation of recurrent and second primary head–and–neck cancer:who,why,how,and how much? [J]. International journal of radiation oncology,biology,physics,2011,81(5):1211-1219.

[9]CHAN Y–P,CHAN A T C ,LE Q–T,et al. Nasopharyngeal carcinoma[J]. Lancet (London,England),2019,394(10192):64-80.

[10]CHUNG H C,PIHA–PAUL S A,LOPEZ–MARTIN J,et al. Pembrolizumab after two or more lines of previous therapy in patients with recurrent or metastatic SCLC:results from the KEYNOTE–028 and KEYNOTE–158 studies[J]. J Thorac Oncol,2020, 15(4):618-27.

[11]FANG W,YANG Y,MA Y,et al. Camrelizumab (SHR–1210) alone or in combination with gemcitabine plus cisplatin for nasopharyngeal carcinoma:results from two single– arm,phase 1 trials[J]. The Lancet Oncology,2018,19(10):1338-1350.

[12]TANG L Q,CHEN D P,GUO L,et al. Concurrent chemoradiotherapy with nedaplatin versus cisplatin in stage Ⅱ–ⅣB nasopharyngeal carcinoma:an open – label, non – inferiority,randomised phase 3 trial[J]. The Lancet Oncology,2018,19(4):461-473.

[13]KE L R,XIA W X,QIU W Z,et al. Safety and efficacy of lobaplatin combined with 5–flu-orouracil as first–line induction chemotherapy followed by lobaplatin–radiotherapy in locally advanced nasopharyngeal carcinoma:preliminary results of a prospective phase II trial[J]. BMC Cancer,2017,17(1):134.

[14]LV X,CAO X,XIA W X,et al. Induction chemotherapy with lobaplatin and fluorouracil versus cisplatin and fluorouracil followed by chemoradiotherapy in patients with stage III–IVB nasopharyngeal carcinoma:an open – label, non – inferiority, randomised, controlled,phase 3 trial[J]. The Lancet Oncology,2021,22(5):716-726.

[15]CHITAPANARUX I,LORVIDHAYA V,KAMNER D P,et al. Chemoradiation comparing cisplatin versus carboplatin in locally advanced nasopharyngeal cancer: randomised,non–inferiority,open trial[J]. Eur J Cancer,2007,43(9):1399-1406.

[16]WU X,HUANG P Y,PENG P J,et al. Long – term follow – up of a phase III study

comparing radiotherapy with or without weekly oxaliplatin for locoregionally advanced na-sopharyngeal carcinoma[J]. Ann Oncol,2013,24(8):2131-2136.

[17]AL-SARRAF M,LEBLANC M,GIRI P G,et al. Chemoradiotherapy versus radiotherapy in patients with advanced nasopharyngeal cancer:phase Ⅲ randomized Intergroup study 0099[J]. J Clin Oncol,1998,16(4):1310-1317.

[18]XIA W X,LV X,LIANG H,et al. A randomized controlled trial comparing two different schedules for cisplatin treatment in patients with locoregionally advanced nasopharyngeal cancer[J]. Clin Cancer Res,2021,27(15):4186-4194.

[19]CHEN Y P,TANG L L,YANG Q,et al. Induction chemotherapy plus concurrent chemora-diotherapy in endemic nasopharyngeal carcinoma:individual patient data pooled analysis of four randomized trials[J]. Clin Cancer Res,2018,24(8):1824-1833.

[20]YANG Q,CAO S M,GUO L,et al. Induction chemotherapy followed by concurrent chemo-radiotherapy versus concurrent chemoradiotherapy alone in locoregionally advanced naso-pharyngeal carcinoma:long-term results of a phase Ⅲ multicentre randomised controlled trial[J]. Eur J Cancer,2019,119:87-96.

[21]NG W T,TUNG S Y,LEE V,et al. Concurrent-adjuvant chemoradiation therapy for stage Ⅲ-ⅣB nasopharyngeal carcinoma - exploration for achieving optimal 10 - Year therapeutic ratio[J]. Int J Radiat Oncol Biol Phys,2018,101(5):1078-1086.

[22]CHEN Y P,LIU X,ZHOU Q,et al. Metronomic capecitabine as adjuvant therapy in locoregionally advanced nasopharyngeal carcinoma:a multicentre,open-label,parallel-group,randomised,controlled,phase 3 trial[J]. Lancet(London,England),2021,398(10297):303-313.

[23]LIAO X B,MAO Y P,LIU L Z,et al. How does magnetic resonance imaging influence staging according to AJCC staging system for nasopharyngeal carcinoma compared with computed tomography?[J]. Int J Radiat Oncol Biol Phys,2008,72(5):1368-1377.

[24]CHEN W S,LI J J,HONG L,et al. Comparison of MRI,CT and 18F-FDG PET-CT in the diagnosis of local and metastatic of nasopharyngeal carcinomas:an updated meta analysis of clinical studies[J]. Am J Transl Res,2016,8(11):4532-4547.

[25]CHUA M L,ONG S C,WEE J T,et al. Comparison of 4 modalities for distant metastasis staging in endemic nasopharyngeal carcinoma[J]. Head Neck,2009,31(3):346-354.

[26]PENG H,CHEN L,TANG L L,et al. Significant value of(18)F-FDG-PET-CT in diagnosing small cervicallymph node metastases in patients with nasopharyngeal carcinoma treated with intensity-modulated radiotherapy[J]. Chin J Cancer,2017,36(1):95.

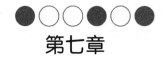

第七章

鼻腔与鼻窦肿瘤

鼻腔与鼻窦由于解剖关系密切,而且临床表现和治疗方法也极为相似,所以一并论述。鼻腔、鼻窦肿瘤多发生于鼻腔筛窦和上颌窦,并且以癌最多见。虽然鼻腔、鼻窦肿瘤在发生部位上与其他头颈部位肿瘤接近,尤其是鼻咽,但是在发病原因、流行病学、临床特点及基因谱上均与其他头颈部肿瘤有显著的差异,因此鼻腔、鼻窦肿瘤应该被视为独立于其他头颈部肿瘤的一类疾病。本章内容以鼻腔、筛窦和上颌窦的上皮来源肿瘤为主。

一、流行病学

鼻腔与鼻窦恶性肿瘤占全身恶性肿瘤的 0.5%~2.0%;占头颈部肿瘤的 9.7%~11.9%。在全球每年发病率约在 1/10 万。鼻腔与鼻窦的鳞癌是主要的病理类型,约占头颈部鳞癌的 3%。据多所医院耳鼻咽喉科统计显示,鼻腔与鼻窦恶性肿瘤以鼻腔来源最多见,上颌窦次之。其分布为外鼻占 4.1%~10.0%,鼻腔占 47.9%~55.3%,上颌窦占 34.1%~40.3%,筛窦占 4%~4.4%,蝶窦占 0.4%~2%,额窦占 1.2%。鼻腔与鼻窦癌的高发年龄为 50~60 岁,男性发病率明显高于女性;鳞癌发病的男女比例约为 2:1,而腺癌的男女比例可高达 6:1。在国内鼻腔、鼻窦肿瘤发病率无明显地域性差别。国外以日本和南非地区发病率较高,南非班图人鼻腔与鼻窦癌的发病率占全身肿瘤的 6%。

二、病因

鼻腔与鼻窦癌的发病原因目前还不十分清楚,已知的与本病可能有关的因素较多。

1. 木屑、镍、铬等职业相关因素　流行病学调查发现,从事木器加工的工人,特别是砂纸打磨工人长期处于细木屑粉尘环境中,患病机会增加,其发病率与接触时间成正比。有报道显示此类职业的鼻腔、鼻窦鳞癌的发病率是普通人群的 20 倍,而腺癌则高达 500~900 倍。国际癌症研究机构(IARC)在 1995 年以及美国国立卫生研究院(NIH)在 2002 年分别公布木屑是致癌因素。

除此之外,长期接触化学品,如黏合剂,甲醛,镍,铬,镭,二氧化钍等,皮革、纺织品纤维、芥子气体等也会增加鼻腔与鼻窦癌的发病率,尤其是鳞癌的发病率。南非的班图生产鼻烟的土壤和植物镍和铬元素含量较高,当地人患鼻窦癌与长期吸用当地产的鼻烟有密切关系。

2. 人乳头瘤病毒感染 人乳头瘤病毒 HPV-16 和 HPV-18 型感染,可以增加鼻腔、鼻窦鳞癌的发病率,主要是导致内翻性乳头状瘤的恶变。

3. 吸烟 吸烟人群中鼻窦癌的发生率较不吸烟者高 2~3 倍。Youlden 等的流行病学研究发现,吸烟主要和鼻窦的鳞癌发病有明显相关性;在美国,近几年吸烟率明显下降,鼻窦鳞癌的发病率显著下降,这种现象与吸烟有相关性,但是腺癌的发病率则保持稳定。

4. 慢性炎症 基础研究显示鼻窦慢性炎症可以刺激细胞因子和趋化因子产生,长期的刺激可以诱导基因突变,从而导致肿瘤的发生。但是有些研究者认为还需要进一步的研究来证实并解释我们常见的慢性鼻炎和鼻腔息肉并未发现与恶性肿瘤发病率相关。

三、解剖

(一)鼻腔

鼻腔由鼻前庭、鼻甲、鼻道组成。鼻中隔将鼻腔分为左右两侧。前鼻孔与外界相通,后鼻孔与鼻咽相连。每侧鼻腔均有 4 个壁。上壁由鼻骨筛骨水平板和蝶窦前壁构成,与颅前窝相邻。下壁为硬腭内侧,与口腔相隔。内壁即鼻中隔,外侧壁有上、中、下三个鼻甲突起,与上颌窦相毗邻,上方与筛窦及眼眶等相毗邻。整个鼻腔呈上窄下宽的锥形结构。

1. 鼻前庭 为鼻腔的皮肤部分,有汗腺、皮脂腺和较多鼻毛,下壁是上颌骨,两侧是纤维脂肪组织的鼻翼,鼻前庭的后部也是与鼻腔黏膜的移行处。

2. 鼻甲 含有丰富血管的组织,特别是下鼻甲血管极其丰富。每个上、中、下鼻甲的下外方空隙即是上、中、下鼻道。上鼻甲以下的部分为鼻腔的呼吸部,上鼻甲平面以上为鼻腔的嗅部。在上鼻甲后上方有一凹陷的隐窝,称蝶筛隐窝,此处有蝶窦的开口。中鼻甲与鼻中隔之间的空隙称嗅裂。中、下鼻甲是鼻腔癌的好发部位。

3. 鼻道 上鼻道有后组筛窦和蝶窦开口。中鼻道有上颌窦、前组筛窦、额窦开口。下鼻道前上部,距鼻孔约 3 cm 处有鼻泪管开口。各鼻道和鼻甲与鼻中隔之间的腔隙称为总鼻道。

4. 鼻腔的淋巴引流 鼻腔的淋巴管极为丰富,呼吸部的淋巴管网较嗅部稀疏,其前部的淋巴管与鼻前庭的相吻合,引流至颌下淋巴结,后部引流至咽后淋巴结和颈深上淋巴结。嗅部淋巴引流至咽后淋巴结。

(二)上颌窦

上颌窦位于上颌骨内,是四对鼻窦中最大的一对,容积为 15~30 mL,可分为 6 个壁。内壁即鼻腔外侧壁,部分骨壁较薄,肿瘤易由此侵入鼻腔。前壁犬齿窝处最薄,上颌窦开窗由此进入窦腔。顶壁即为眼眶的底壁。上颌窦底壁为硬腭外侧部分和上颌骨牙槽突。

上颌窦腔与第二双尖牙、第一、二磨牙仅隔非常薄的一层骨质,肿瘤容易经此向外扩展,临床出现牙齿松动或伴有疼痛。后壁与外壁分别与翼腭窝颞下窝相邻,两壁间没有明确分界线。上颌窦淋巴引流至Ⅱ区淋巴结。1933 年,Ohngren 等通过连接内眦和下颌角,将上颌窦人为分为上后内部分以及下前外部分,发现上后内侧肿瘤治疗困难,且疗效差。

(三)筛窦

筛窦位于鼻腔上部与两眶间的筛骨迷路内,两侧常不对称,每侧约有 10 筛房。以中鼻甲附着缘为界,将筛窦分为前后两组。后组筛窦与视神经孔和其中的视神经关系密切。筛窦的上壁是位于颅前窝底很薄的筛骨水平板,并以此与颅腔相隔;外壁极薄,故称纸样板,与眼眶相邻,筛窦肿瘤易经此侵及眶内。成人筛窦前后径为 4~5 cm,上下径为 2.5~3.0 cm,后部内外径为 2 cm,前部内外径约 1 cm。

前组筛窦引流至颌下淋巴结,后组筛窦引流至咽后淋巴结。

(四)蝶窦

蝶窦位于蝶骨体内,鼻咽的后上方,筛窦的后方,视交叉和垂体下方,外侧与颈内动脉和海绵窦相邻。其形态常不对称,其大小变异也很大。常见被窦中隔分为左右两腔,两腔相通者很少见。淋巴引流至咽后淋巴结。

(五)额窦

额窦位于额骨的下部,数目和形状极不一致,其大小差异很大,窦内中隔常偏向一侧,左右额窦常不对称。额窦前壁的骨质较厚,后壁和低壁较薄,筛窦肿瘤易经底壁侵入额窦。原发于额窦的肿瘤罕见。淋巴引流至颌下淋巴结。鼻腔、鼻窦解剖及淋巴引流见图 7-1~图 7-4。

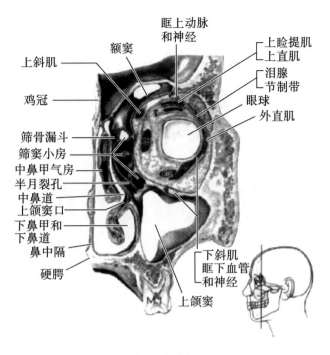

图7-1 鼻腔、鼻窦解剖后面观

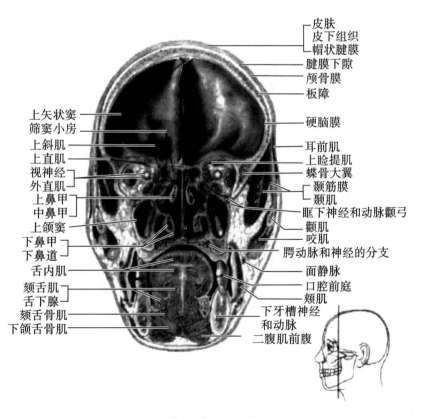

图7-2 鼻腔、鼻窦解剖前面观

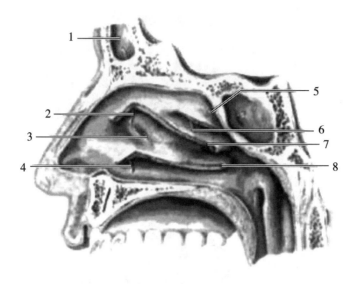

1.蝶窦;2.探针通过额窦开口至蝶窦;3.探针通过上颌窦开口;4.探针通过鼻泪管;5.探针通过蝶窦开口;6.探针通过筛窦;7.中鼻甲;8.下鼻甲。

图7-3 鼻腔、鼻窦开口

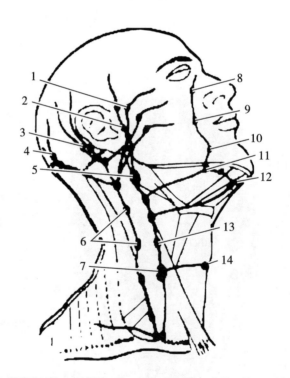

1.腮腺淋巴结;2.耳前淋巴结;3.耳后淋巴结;4.枕淋巴结;5.颈内静脉二腹肌淋巴结;6.颈浅淋巴结;7.境内静脉肩胛舌骨肌淋巴结;8.眶下淋巴结;9.颊淋巴结;10.下颌淋巴结;11.颌下淋巴结;12.颏下淋巴结;13.颈深淋巴结;14.气管前淋巴结。

图7-4 头颈部淋巴结引流

（六）鼻腔、鼻窦的生理功能

鼻腔是正常呼吸时的主要通道，对通过的空气具有加温、湿润和清洁的作用。鼻窦的生理功能目前还不十分清楚，一般认为可湿润和温暖吸入的空气，对发音有共鸣作用。

四、诊断

（一）临床表现

1. 鼻腔、筛窦肿瘤临床表现

（1）血涕：早期筛窦肿瘤症状多不明显，有时涕中可见血性分泌物。鼻腔受侵或肿瘤原发于鼻腔，表现为患侧鼻腔涕中带血或鼻出血，反复发作，逐渐加重，伴有感染者则为脓血涕。

（2）鼻塞、溢泪：肿瘤原发于鼻腔或由筛窦侵至鼻腔，出现鼻塞、嗅觉减退、脓血涕伴有恶臭、鼻外形改变等，肿瘤压迫堵塞鼻泪管或鼻泪管受侵，则出现溢泪；肿瘤在鼻腔堵塞相应的窦腔开口时，即可见相应的窦腔发生堵塞性炎症。

（3）眼球移位：肿瘤经纸样板侵及眼眶出现眼球移位、复视等，侵及眼球后部或眶尖可出现眼球外突、视力减退，以及第Ⅱ、Ⅲ、Ⅳ对脑神经麻痹等症状。

（4）其他：鼻咽受侵则出现耳鸣、听力下降，侵及鼻底出现硬腭肿块。

2. 上颌窦肿瘤的临床表现　侵及部位不同临床表现也不同。早期肿瘤局限于窦腔内黏膜，常无明显临床症状。以下按其侵犯部位叙述临床表现。

（1）侵及内侧壁或鼻腔：出现上述血涕、鼻出血、鼻塞等的表现。

（2）侵及底壁：可出现牙痛、牙齿松动。患者常因此就诊于口腔科，如果此时误诊为一般性疾病将松动牙齿拔除，则出现创口不愈，肿瘤从创口长出，甚至被误诊为牙龈肿瘤。此时颊龈沟或硬腭外可触及肿物。

（3）前壁受侵：可出现面部肿胀、疼痛，严重者可发生皮肤破溃。眶下神经受侵，眼裂与唇裂间的皮肤感觉减退或疼痛。

（4）顶壁受侵：出现眼球胀痛、向上移位、外突、复视等；严重时，可累及眶周肌肉或视神经，而出现眼球活动障碍及视力减退等。

（5）肿瘤穿破后壁侵及翼腭窝及翼内外肌：出现颞部疼痛、张口困难；严重者可出现牙关紧闭。

（6）肿瘤累及鼻咽和颅底：出现耳鸣、听力减退、头痛、脑神经损伤表现等。严重时肿瘤可以侵犯海绵窦，而出现前组脑神经受累的表现。

淋巴结转移鼻腔、筛窦、上颌窦癌常见Ⅱ区淋巴结转移，当肿瘤位于或侵及鼻腔后1/3或鼻咽时，可发生咽后淋巴结转移。肿瘤侵及鼻腔前庭时，发生双侧颌下淋巴结转移的机会增加。

3. 蝶窦肿瘤的临床表现　早期多无明显临床症状，肿瘤晚期侵及窦腔骨壁时，几乎所有患者都有头痛，其具体部位可表现为头顶、枕部疼痛和（或）颈项部疼痛。肿瘤向前侵及眶尖或眼眶时,可出现眼球外突,眼球固定,不同程度的视力减退,重者发生失明。肿瘤向两侧侵及海绵窦,出现第Ⅱ、Ⅲ、Ⅳ、Ⅴ、Ⅵ对脑神经麻痹,同时伴发相应的症状和体征。

4.鼻腔、鼻窦肿瘤的扩散途径

(1)局部扩散是鼻腔鼻窦肿瘤的主要扩散途径。常同时侵犯上颌窦、鼻腔和筛窦,很难确定肿瘤最初来源,可将最大肿瘤部位作为原发部位。肿瘤常常破坏骨质,累及周围的组织器官等。腺样囊性癌还有沿神经播散的特性。

(2)淋巴结转移:鼻腔鼻窦的淋巴管分布相对稀疏,淋巴结转移概率不高,多为同侧淋巴结转移,对侧淋巴结转移概率较低,约为2.5%。鳞癌的淋巴结转移率稍高,初诊时可有10%~20%的淋巴结转移率,而腺癌在初诊时的淋巴结转移率极低。一般淋巴结转移的主要区域位于Ⅰb区和Ⅱ区,鼻腔后部以及蝶窦的病变,可以出现咽后淋巴结的转移。

(3)远处转移初诊时远处转移率很低,随诊中远处转移率约为10%,通常与原发部位复发或淋巴结转移同时出现,主要的转移部位为骨、肝、肺。

(二)体征

1.鼻腔肿块、鳞癌　主要表现为菜花状肿物。恶性涎腺型肿瘤主要为结节状肿块。

2.鼻部和面部变形　主要为鼻背变宽、隆起或塌陷,面部隆起,软组织肿胀。

3.口腔肿块　主要可以观察到硬腭、齿龈以及龈颊沟等处隆起的肿物,鳞癌患者常可见伴有黏膜的破坏,而腺癌的黏膜通常较完整。

4.眼部体征　内眦触及皮下结节;眼球移位。

5.脑神经麻痹表现　可能受累的脑神经主要是第Ⅲ、Ⅲ、Ⅳ、Ⅴ和Ⅵ对脑神经。

6.颈部肿块　颈部淋巴结转移概率较低,但是也不能忽略此项检查。

(三)内镜检查

1.前鼻镜　获得的信息较少,通常不能很好地观察肿瘤,必要的时候应该先行鼻甲收缩后,有助于鼻腔的观察。

2.鼻内镜　过去常使用硬管鼻内镜,但是操作较困难。目前常使用的是纤维鼻镜,操作较容易,对患者的配合要求较低,但成像质量稍差于硬管鼻内镜。鼻内镜常能较全面地观察鼻腔肿瘤的形态及侵犯的部位。

(四)影像学检查

1.常规X射线片检查　常使用的检查为柯氏位片、瓦氏位片、鼻腔鼻窦的正位体层等。由于对体位准确性要求较高,影像显示不清晰,有较多结构的重叠等,目前认为诊断价值不大,已经被CT/MRI取代。

2.CT/MRI检查　主要的检查方式,可以全面地观察肿瘤侵及的范围,并可以通过肿瘤外侵等的特点,帮助判断肿瘤的性质。一般在怀疑为恶性肿瘤的时候,推荐同时做CT

和 MRI 的增强检查,有助于治疗手段的选择,以及放疗射野的准确性。

(1)CT 检查:推荐同时进行横断面及冠状面的扫描。或者采用薄层扫描(层厚1 mm)后进行冠状位和矢状位的重建,可以在三维上观察肿瘤的侵犯范围。建议行胸腹部 CT 检查,以排除远地转移。由于鼻腔鼻窦以及周边有较多骨质结构,CT 的骨窗显示可以很好地观察骨皮质的受累,这个特点优于 MRI。

(2)MRI 检查:MRI 有良好的软组织对比,可以进行三维扫描,还可以使用多种时相进行扫描,较 CT 能提供更多的肿瘤信息。在判断软脑膜、脑神经、额窦、筛板和海绵窦等处受累时有明显的优势,并可以更准确地分辨鼻窦内的炎症和肿瘤。

(3)PET-CT 检查:PET-CT 在鼻腔鼻窦肿瘤中的诊断作用尚未被证实,但是它有助于判断颈部肿大淋巴结的性质,以及是否有远处转移的情况,对准确分期及治疗的选择提供了较准确的信息。

(五)组织学检查

1. 直接肿物活检 鼻腔、鼻窦肿瘤在治疗前,必须取得组织学或细胞学证实。原发于鼻腔的肿瘤,或鼻窦肿瘤侵及鼻腔,可直接取鼻腔肿物活检。活检前应去除肿瘤表面的坏死组织,用麻黄素收缩鼻甲,避免误取正常组织引发不必要的出血。当肿瘤伴有息肉、乳头状瘤时,需要深取或多点、多次活检才能获得阳性结果。

2. 穿刺病理/细胞学检查 当肿物被怀疑是纤维血管瘤,或是肿瘤深在,不易直接活检取到病理组织时,可以使用穿刺病理/细胞学检查,尤其肿瘤位于眼眶内侧者。在 CT 引导下进行穿刺活检,准确率更高。

3. 手术切开活检 如果肿瘤局限在上颌窦腔内,应行上颌窦开窗术,一方面取得病理证实,另一方面开窗引流。

(六)鼻腔、鼻窦恶性肿瘤常见的组织学类型

1. 鳞癌 鳞癌是鼻腔、筛窦癌中最常见的病理类型,约占鼻腔、鼻窦肿瘤的50%。过去根据细胞间桥和(或)角化数量的多少可分为高、中、低和未分化4个级别。现在认为淋巴上皮样癌和未分化型癌是独立的病理类型。鳞癌可以分为经典型以及变异型,前者包括角化性及非角化性(即圆柱状细胞癌及移行细胞癌),而变异型鳞癌包括棘层松解性鳞癌、腺样鳞癌、基底样细胞鳞癌、乳头状鳞癌、梭形细胞鳞癌、疣状细胞鳞癌。不同的亚类型对预后的影响不同。临床结果显示,乳头状、疣状细胞和基底样鳞癌的预后较好,而腺样和梭形细胞鳞癌的预后较差。

2. 淋巴上皮样癌 发生概率较低,病理特点表现为未分化肿瘤细胞间有较多的淋巴细胞浸润,边界常不清晰,EBV 抗体和编码的 RNA 可以表现为阳性。

3. 未分化癌 镜下细胞多呈现为多小型,边界清晰,可见较明显的坏死。此类患者与鳞癌不同,预后极差。

4. 腺癌 WHO 将鼻腔鼻窦的腺癌分为非涎腺型和涎腺来源两种类型。前者又分为肠型和非肠型,前者更为常见,主要发生在筛窦。涎腺来源的腺癌有较多的亚型,包括腺

泡细胞癌、腺样囊性癌、非特异性腺癌、癌在多形性腺瘤中(恶性混合性腺瘤)、透明细胞腺癌、黏液表皮样癌、上皮-肌上皮癌,肌上皮癌(恶性肌上皮瘤)、嗜酸细胞腺癌,低级别多形性腺癌、涎腺导管癌。其中以腺样囊性癌居多,其亚型包括管状癌、筛状癌以及实性肿瘤,好发于鼻腔上部,容易向周围组织广泛浸润,有亲神经的特性。

5. 肉瘤 来自软组织的纤维肉瘤多发生自鼻甲,横纹肌肉瘤可分为成人型和胚胎型两种类型,以后者最常见。但是,原发于鼻腔、鼻窦者少见。血管肉瘤发病率极低,好发于上颌窦,发生于鼻腔、鼻窦的血管肉瘤预后可能好于其他部位。鼻腔、鼻窦的软骨肉瘤和骨肉瘤非常少见。

6. 嗅神经母细胞瘤 以男性多发,发病高峰在 20～30 岁。肿瘤起源于鼻腔顶部嗅黏膜的神经上皮细胞。属高度恶性肿瘤,易发生淋巴结转移和血行转移。

7. 恶性黑色素瘤 高发年龄 40～60 岁,男女发病比例无明显差异。鼻腔、鼻窦黑色素瘤并不多见。鼻腔黑色素瘤多发生于鼻中隔,中下鼻甲,只有少数发生于鼻窦。淋巴结转移率为 20%～40%,血行转移亦较常见。

8. 内翻性乳头状瘤 为良性肿瘤,但其生物学行为呈恶性表现,易向周围组织侵犯和破坏骨组织质。内翻性乳头状瘤好发于鼻腔外侧壁和中鼻甲;鼻窦尤以筛窦多见,常为多中心、弥漫性生长,术后复发率极高,并进行性发展。50%～70% 有既往手术史。有癌变倾向。由于肿瘤上皮向内翻转,长入肿瘤基质,临床组织学活检较难取到肿瘤组织,有时需要多次深取方可取得阳性结果。

9. 其他 如血液系统肿瘤、异位脑膜瘤等,发病率极低,均需要经过病理进行证实。

五、分期

目前多采用 2009 年 AJCC 分期。

1. 鼻前庭肿瘤分期 常借鉴皮肤的 TNM 分期。

2. 上颌窦癌的分期 见表 7-1。

表 7-1　上颌窦癌的分期

T 分期	表现
T_1	肿瘤局限于上颌窦内,无骨质侵蚀或破坏
T_2	肿瘤侵蚀或破坏骨质,包括侵犯硬腭和(或)中鼻道,但不包括侵犯上颌窦后壁和翼板
T_3	肿瘤侵犯以下任一部位:上颌窦后壁骨质、皮下侵犯、眼眶底部或内侧壁、翼窝、筛窦
T_{4a}	肿瘤侵犯眶内容前部、颊部皮肤、翼板、颞下窝、筛板、蝶窦或额窦
T_{4b}	肿瘤侵犯眶尖、硬脑膜、脑组织、颅中窝、脑神经(除外 V2 支)、鼻咽或斜坡中任一部位

3. 鼻腔筛窦癌的分期 见表 7-2。

表7-2 鼻腔筛窦癌的分期

T分期	表现
T_1	肿瘤局限于一个亚区*,伴/不伴骨质侵犯
T_2	肿瘤侵犯单一区域内的两个亚区*或侵犯鼻腔筛窦复合体内的一个邻近区域,伴/不伴骨破坏
T_3	肿瘤侵犯眼眶内侧壁或底壁,或上颌窦,或腭部,或筛板
T_{4a}	肿瘤侵犯眶内容前部、鼻部或颊部皮肤、颅前窝、翼板、蝶窦或额窦中任一部位
T_{4b}	肿瘤侵犯眶尖、硬脑膜、脑组织、颅中窝、脑神经(除外V2支)、鼻咽或斜坡中任一部位

注:*筛窦以中隔作为界限,分为左右两个亚区。鼻腔分为4个亚区:鼻中隔,鼻腔底壁,鼻腔侧壁,鼻腔前庭。

4.额窦和蝶窦 额窦和蝶窦的发病率极低,目前尚无一个可以被广泛应用的分期。

5.鼻腔鼻窦的颈部淋巴结分期 见表7-3。

表7-3 鼻腔鼻窦的颈部淋巴结分期

N分期	表现
N_x	区域淋巴结无法评估
N_0	无区域淋巴结转移
N_1	同侧单个淋巴结转移,最大径≤3 cm
N_2	同侧单个淋巴结转移,最大径>3 cm但≤6 cm;或同侧多个淋巴结转移,最大径≤6 cm;或双侧/对侧淋巴结转移,最大径≤6 cm
N_{2a}	同侧单个淋巴结转移,最大径>3 cm但<6 cm
N_{2b}	同侧多个淋巴结转移,最大径≤6 cm
N_{2c}	双侧/对侧淋巴结转移,最大径≤6 cm
N_3	转移淋巴结最大径>6 cm

6.远处转移分期 见表7-4。

表7-4 远处转移分期

M分期	表现
M_x	远处转移无法评估
M_0	无远处转移
M_1	有远处转移

7. 总的分期 见表7-5。

表7-5 总分期

分期	分类
0 期	$T_{is}N_0N_0$
I	$T_1N_0M_0$
II	$T_2N_0M_0$
III	$T_3N_0M_0；T_{1～3}N_1M_0$
IVA	$T_{4a}N_{0～1}M_0；T_{1～4a}N_2M_0$
IVB	$T_{4b}NM_0；TN_3M_0$
IVC	TNM_1

六、治疗

(一) 治疗原则

综合治疗是鼻腔、鼻窦癌的主要治疗模式,因受很多因素的影响,最初制定的治疗方案在很多情况下都有可能随着患者的情况、肿瘤的转归等情况而发生转变。临床医生需根据具体情况及时确定或调整治疗方案。以下治疗原则供参考。

1. 手术治疗 分化好的早期鼻腔肿瘤或拒绝放射治疗的患者,可行单纯手术治疗。NCCN 2014 版的治疗指南建议对于早期的上颌窦癌首选手术治疗,而对于筛窦癌则推荐采用手术治疗。

手术方式较多,不同病理、不同部位,以及不同侵犯范围应该采用不同的手术方式,尽可能完整地切除病变。术式包括 5 种。①上颌骨根治术:是上颌窦恶性肿瘤的标准术式。对于肿瘤位于 Ohngren 线以下的病变,可以获得足够的手术切缘,但是对于 Ohngren 线以上的病变,通常不能达到根治目的,而且对外形影响较大,对于纸样板,以及眶底壁明显受累的患者,切除范围较局限。②内镜下肿瘤切除术:主要适用于良性病变,或分化较好、病变局限的恶性肿瘤。③上颌窦根治术:主要适用于肿瘤局限于上颌窦的病变,未累及局部骨质,分化较好。④筛窦切除术,主要用于筛窦的良性肿瘤,肿瘤局限于筛窦,或是累及眶内侧壁者,可以获得较充分的切除。⑤颅面联合根治术:切除范围较广泛,可以用于局部晚期的上颌窦、筛窦以及蝶窦的恶性肿瘤。但是对外形影响较大,而且对于海绵窦明显受累的患者,仍然无法达到根治性切除的目的。

由于鼻腔、鼻窦癌的发病较隐匿,局部晚期病变占较大比例,而且与较多的重要组织和器官相邻,手术通常不能达到根治性的目的,多与放疗及化疗联合使用,以提高局部区域的控制率,提高生存率。NCCN(2014 版)治疗指南仅对局部早期的上颌窦癌($T_{1～2}$)和筛窦癌(T_1)建议首选单纯手术治疗,此外均建议行综合治疗。

2. 放射治疗

(1)放疗前准备工作:头颈部肿瘤的治疗方法以多学科治疗为主。放疗前应该首先完善检查,评估患者的状态,进行多学科讨论,制定患者适宜的个体化治疗方案。步骤可以参见鼻咽癌的治疗前准备工作。包括心理咨询、营养支持、口腔处理等。

此外,上颌窦癌患者放疗前应该行上颌窦开窗术,尤其是对于窦腔前壁未破坏,并合并窦腔内感染的患者,其目的有两个,一是取得组织学证实,明确诊断,二是开窗引流,减轻炎症,减少乏氧细胞,提高放疗敏感性。上颌窦开窗术后,如果出血较多,需要进行上颌窦填塞压迫止血。一般情况下 24 h 后取出填塞物,观察无活动性出血,即可置入带有侧孔的塑胶管进行引流和冲洗。放疗期间每日用生理盐水冲洗上颌窦 1~2 次,伴有感染时可在冲洗液中加入抗生素。

(2)单纯放疗/同步放化疗:可分为根治性和姑息性两种。姑息或根治都是相对而言,在治疗中可能因治疗效果或病情变化而互相转化。

1)根治性放疗:组织学分化差的肿瘤对放疗的敏感性相对较好,原则上采用根治性放疗/同步放化疗的方法。对于早期病变,根治性放疗可以作为手术的替代治疗,尤其是对于自身合并症等原因无法接受手术治疗的患者。

NCCN(2017 版)治疗指南对于筛窦癌,无论局部是早期及晚期病变,均可以采用放射治疗。对于局部晚期无法手术切除的上颌窦癌,推荐使用放疗或放化疗综合治疗。

2)姑息性放疗:患者一般情况尚能够耐受治疗,而肿瘤晚期无手术指征,并伴有明显疼痛,脑神经受累等症状,或肿瘤生长快伴轻度出血、肿瘤堵塞进食通道等,可以进行以姑息减症为目的的放疗。肿瘤堵塞或压迫呼吸道时,先气管切开,再行放疗。姑息放疗的射野可以适当缩小,通常给予根治剂量,有时姑息性放疗也可收到意想不到的效果,不但可以达到减轻患者症状的目的,还可以延长患者的生命。

3. 手术与放疗的综合治疗

(1)术前放疗:除分化差的肿瘤以外,凡有手术指征的鼻腔、鼻窦癌都适合采用有计划的术前放疗。术前放疗可以提高肿瘤的完整切除率。一般的,在放疗至 60 Gy,应进行多学科综合会诊,决定是否可以进行手术治疗,以及术前放疗剂量是否可以加至 70 Gy(一般对于眼眶、翼腭窝或是海绵窦等手术不易根治性切除的部位受侵患者,局部放疗剂量应适当提高)。

即使是分化比较差的肿瘤,在以根治放疗为目的的治疗中,如果肿瘤消退不佳,也应该通过多学科综合会诊,来适时结束放疗,并进行手术治疗等综合治疗。对于某些无法手术的晚期病变,姑息性治疗中,如果肿瘤退缩较好,也应该及时调整治疗方式,将姑息性放疗转变为术前放疗,进行手术,切除病灶,在不明显增加并发症及不明显影响患者生活质量的同时,给予根治的治疗。

优点:缩小肿瘤体积,提高手术切除率,有助于功能性手术的完成;可以减少手术操作造成的肿瘤细胞的脱落或转移。缺点:肿瘤缩小后,最初的侵犯范围的边界不清晰,可能使手术范围趋于保守,有造成切缘不足的可能,术前放疗剂量较高时,还可能增加手术的并发症和感染的可能性。

(2)术后放疗:对放疗比较抗拒的病理类型,如黏液表皮样癌、腺样囊性癌等,应该先行手术治疗,但由于鼻腔、鼻窦周围较多正常组织,手术往往不能获得较充分的切缘,术后放疗成为一种主要的综合治疗手段,而且可以给予相对高的剂量,以获得较好的局部控制。或者,因肿瘤出血危险性大,或肿瘤巨大引发呼吸困难的患者应先手术治疗,术后放疗亦是非根治性手术的一种补救措施。此外,因其他原因先手术治疗的分化差的肿瘤、T_3、T_4 及有淋巴结转移的晚期病变、多次术后复发的内翻性乳头状瘤等,均需要行术后放疗。

优点:可以准确地做出病理诊断和病理分期,准确地确定肿瘤侵犯范围,有助于术后放疗范围的确定;可以对鼻窦内的炎症进行引流,减少感染造成的乏氧;术后放疗不会增加手术的并发症。缺点:术床正常的血管网遭到破坏,可能造成放疗的抗拒;对局部侵犯广泛的患者,无法行功能性和根治性手术。

NCCN(2014 版)治疗指南中,仅对于 T_1 的筛窦癌,和 T_{1-2} 的上颌窦癌,且不伴有不利因素者,推荐使用单纯手术治疗,其他情况,均建议行术后放疗或术后同步放化疗。

(3)术中放疗:在术前评估肿瘤范围时,由于肿瘤邻近某些重要器官,可能造成切除范围不充分,可以考虑术中放疗,使得局部获得较高的剂量,提高局部控制率。可以作为术前放疗或术后放疗的局部补量的方法,降低外照射的剂量,减少周围危及器官的剂量等。

4. 化疗　鼻腔、鼻窦恶性肿瘤中,化疗一般仅作为局部区域晚期以及有远地转移患者的姑息性治疗。由于病例数较少,没有较有利的临床证据证明有效的化疗方案,一般选择头颈部肿瘤常用的治疗方案,如 TPF 方案(紫杉醇+顺铂+氟尿嘧啶),但是化疗方案的选择还应该根据患者的情况、病理类型等进行调整。单纯放疗的疗效欠佳。

随着头颈部肿瘤综合治疗的开展,化疗与手术及放疗结合的综合治疗逐渐成为主要的治疗方式。化疗可以作为诱导化疗,放疗同期化疗,以及辅助化疗的方式参与鼻腔鼻窦恶性肿瘤(主要是鳞癌)的治疗,对于未分化癌,嗅神经母细胞瘤来说,化疗是治疗的重要部分,可以减小肿瘤范围,降低远地转移。Hanna 等的研究认为诱导化疗的疗效可以预测治疗的疗效以及预后。Roux 等的研究显示,诱导化疗后,病灶的病理完全缓解率约为14% ,术后 10 年的 OS 率为 100% 。

同步放化疗可以单纯或与诱导化疗联合使用,通常使用每周的化疗方案,以减少治疗的毒性反应。在日本,同步放化疗中多采用动脉灌注大剂量的顺铂,研究显示可以获得较好的局部控制,较好的美容效果,5 年的局部控制率和总生存率分别为 78.4% 和69.3% 。

5. 靶向治疗　鼻腔、鼻窦鳞癌和腺癌中发现有一定比例的 EGFR 的过度表达,Jegoux 等认为对于无法手术的复发和转移病变,可以考虑 DDP+西妥昔单抗作为一线治疗。此外还发现,在鼻窦恶性肿瘤中有 VEGF、COX2、FGFR1 等的过度表达,也有一定比率的P16 的过度表达,因此靶向治疗在鼻腔鼻窦癌的治疗中可能会起到一定的作用(表7-6),但是目前尚无相关的临床研究来证实。

6. 淋巴结的处理原则　鼻腔、鼻窦的淋巴网分布相对于其他头颈部肿瘤来说,相对较少,淋巴结转移率相对较低。在初诊时,淋巴结转移率大约为10%,鳞癌的淋巴结转移率相对较高,常见的淋巴结转移部位为同侧颈部的Ⅰb区和Ⅱ区。淋巴结的处理在鼻腔鼻窦肿瘤中是非常重要的,对于未经淋巴结处理的 N_0 患者,淋巴结失败率为9%~33%,而且淋巴结复发的患者,远地转移的概率显著增加,对预后有显著的影响。Paulino等研究显示无淋巴结复发的患者,中位生存期为80个月,而淋巴结复发的患者,中位生存期仅为25个月。Le等的研究也得出了同样的结论,5年远地转移率两者分别为29%和81%,多因素分析 $P=0.006$。

表7-6　鼻腔、鼻窦鳞癌和腺癌的基因改变以及可能有效的靶向质量药物

基因变异	非肠型腺癌	鳞癌	靶向治疗药物
EGFR 过度表达	20%~33%	40%	西妥昔单抗,TKl
ERBB-2 过度表达		3%~7%	曲妥珠单抗,TKl
KRAS 突变	15%	1%	Deltarasin
VEGFR 过度表达		50%	Sunitinib,TKl
NF-kB 编码基因过度表达	36%		Solithromycin
*FGFR*1 复制		20%	Dovitinib
COX-2 过度表达	40%~60%	8%	NSAID

注:TKl,酪氨酸激酶抑制剂;NF-kB,核因子kB;Solithromycin,大环内酯类抗生素;FGFR,成纤维细胞生长因子;NSAID,非甾体抗炎药。

对于N+的患者,应该给予手术、放疗、化疗的综合治疗。对于未经颈部治疗的 N_0 患者,应对以下有淋巴结复发的高危因素的患者进行预防性颈部治疗,主要是行选择性的颈部放疗。

(1)早期、高分化的鼻腔、鼻窦癌,因淋巴结转移率低,无须行常规颈部淋巴结处理(包括手术和放疗)。

(2) T_3, T_4 的晚期肿瘤患者(包括 T_2 的上颌窦鳞癌患者, T_{4b} 恶性黑色素瘤)应行颈部淋巴结选择性照射。

(3)组织学分化差的鼻腔、鼻窦癌(包括分化差的鳞癌、嗅神经母细胞瘤、未分化癌等)应行颈部淋巴结预防性照射。

(4)有以下部位受侵的患者,淋巴结转移概率较高,包括鼻底、齿龈黏膜、硬腭黏膜、鼻咽黏膜等。

(5)已发生淋巴结转移者,应该对原发灶与转移灶进行同期治疗,并行相应淋巴引流区的放疗,对于有淋巴结包膜外侵犯的患者,还应接受同步放化疗。

(6)根治性放疗的患者,如果原发病灶控制满意,颈部淋巴结残存时,可行挽救性手术。

NCCN(2014 版)治疗指南中,对 $T_{3\sim4}N_0$ 的上颌窦癌患者,术后行放疗,并行颈部的选择性照射。对 N+的患者,在颈部清扫后还应进行术后颈部放疗,对于有不良因素的患者,推荐同步放化疗。

(二)放射治疗技术

适形调强放疗(IMRT)越来越多地用于治疗头颈部恶性肿瘤。多数研究认为,IMRT的使用可以提高头颈部肿瘤的治疗疗效以及降低严重并发症的发生。Beadle 等在基于 SEER 数据库的数据基础上,对 IMRT 的疗效进行了分析。结果显示,IMRT 可以显著提高肿瘤相关生存率(CSS),IMRT 组和非 IMRT 组的 CSS 分别为 84.1% 和 66.0%,$P<0.001$。对于鼻腔、鼻窦恶性肿瘤来说,多数研究的结果虽然没有证实 IMRT 可以提高局部控制率,但是严重并发症的发生有了显著性的降低,尤其是视力及听力的损伤。

1. 放疗前的准备　患者一般情况的评估:了解患者的性别、年龄、身高、体重、有无合并症及严重程度和药物控制情况,并进行行为评分、营养评价,是否有贫血状态等。了解患者的意愿以及心理状况。在此基础上准确评估患者的情况,为进一步决定患者的治疗方案提供证据。如果患者的合并症控制不佳,应及时调整使用药物,使其保持稳定状态;伴有贫血或近期体重下降明显的患者,应对患者的饮食结构进行指导及进行积极的营养支持(必要时可采用肠内营养剂支持治疗)。

2. 全面检查及明确分期　体格检查、血液学检查、影像学检查、病理确诊及 MDT,明确病理学类型和分期。

3. 口腔处理　口腔科医生需要在放疗前对患者的口腔尤其是牙齿进行全面细致的检查,并采用拔除或修补等方式对患牙进行处理,以保证放疗顺利实施,并减少放疗后下颌骨并发症的发生。据报道,放疗前做过口腔处理的患者放射性龋齿的发生率(17.2%~48.7%)明显低于未做口腔处理者(88%)。由此可见放疗前口腔处理的重要性。口腔疾患的处理,包括清除牙垢、修补龋齿、去除金属牙套、拔除残根或无法保留的患牙,同时治疗根尖炎、牙龈炎等。金属牙套除干扰 CT、MRI 的成像,从而影响对肿瘤范围的判断外,也可增加放射线的散射,从而影响放疗剂量的准确性和增加周围正常组织特别是颌骨的剂量,增加出现放射性骨髓炎和骨坏死的风险。

一般性的口腔处理完成后,间隔 2~3 d 即可开始放疗。但对于拔牙数虽多,创伤大,老年患者、糖尿病及高血压患者及口腔卫生差的患者,应根据具体情况,给予相应处理。拔牙后最好休息 1~3 周,甚至更长时间,以便创面有足够的时间完全修复,降低颌骨放射性骨髓炎、骨坏死的发生率。

此外,还应对患者进行放疗中和放疗后口腔护理的指导,指导患者加强口腔卫生,养成早晚刷牙和饮食后漱口的好习惯,以软毛牙刷进行刷牙,保持口腔清洁,并学会使用牙线进行牙齿的清洁等。嘱患者戒除烟酒,忌过热、油炸等刺激口腔黏膜的食物,鼓励患者多饮水,保持口腔黏膜的湿润等。出现口腔黏膜反应后应根据放疗科医生的医嘱进行对症治疗。

4. 营养科会诊　患者入院后常规请营养科会诊,放化疗会出现唾液腺的损伤,味觉改变,以及恶心、呕吐等胃肠道反应症状;照射部位的黏膜损伤(放射性口腔、口咽、喉黏膜炎等)引起的局部疼痛等。这些都会导致患者进水、进食困难,加上患者饮食结构不合理等,从而导致患者营养摄入不足而出现体质下降、贫血、低蛋白血症等。几乎所有的鼻咽癌患者治疗期间或多或少的都存在营养问题。有研究显示治疗中体重下降明显可能导致治疗疗效的降低,IMRT技术的治疗精度下降,而使其技术优势大打折扣;贫血可使肿瘤乏氧而使其对放射线的敏感性下降从而影响疗效。合理的饮食能增强机体对放疗的耐受力和免疫力,足够的营养摄入是保证患者能顺利按计划高质量完成治疗的基本保证。对肿瘤患者的饮食结构建议为:高蛋白、高纤维素、高维生素及一定量的脂肪的饮食,必要时可加用肠内营养剂。对于病变范围较大、预计治疗中急性并发症可能比较严重的患者,比如咽后淋巴结较大,压迫口咽侧壁者,应预防性地予以鼻饲管置入,以保证患者的营养摄入等。放疗期间患者应忌烟、忌酒。

5.定位准备

(1)体位固定:仰卧位,头部置于合适的枕头上,双手置于体侧,头颈肩热塑膜固定,以减少摆位固定,以减少摆位误差。

CT/MRI模拟定位:CT定位,建议薄层CT扫描(层厚≤3 mm),扫描范围从头顶到胸锁关节下2 cm。建议CT增强扫描,如果有造影剂过敏或者肾功能不全患者,采用MRI+CT平扫融合,或者CT平扫定位。MRI定位:按照与CT相同的体位固定方式进行MRI定位扫描。

(2)靶区的确定:靶区的确定对于IMRT是非常重要的步骤(附图4),靶区勾画不准确有可能造成治疗的失败,或是使并发症的概率增加。勾画靶区采用CT与MRI融合技术。

1)GTV的确定:对于根治性放疗的患者来说,靶区确定是通过多种检查手段结合来进行的,包括临床查体(尤其是口腔内包括硬腭和齿龈的黏膜受侵的范围)、纤维鼻镜检查(观察黏膜的浸润范围)等。影像学方面,目前认为MRI更有助于靶区范围的精确判断。一般的,较难判断的病变是眼眶的浸润、颅前窝的侵犯、翼腭窝和颞下窝的侵犯以及神经周围的播散等。MRI良好的软组织对比可以很好地显示病变的范围,明显优于CT。PET-CT目前尚无证据可以替代传统的MRI/CT。

2)GTV的勾画:在定位CT的轴位图像上勾画出确定好的原发灶的范围,并在三维图像上进行确认。一般的在颅底和眶周层面,不但要选择软组织窗,观察异常形态,异常增强的软组织影,还应在骨窗上对骨质破坏进行准确的判断。如果显示不清,应该采用图像融合技术,将MRI影像和定位CT图像进行融合后,进行靶区的勾画,以确保GTV勾画的准确性,给予病变以较高的照射剂量,提高局部控制率。

3)CTV的确定和勾画:CTV是根据肿瘤的位置、病理类型、肿瘤局部浸润的特点,以及淋巴结受累的区域来确定的。在临床中,还要及时总结治疗失败部位,确定肿瘤容易侵犯或转移的部位,来确定靶区的范围。对不同的患者采用个体化的治疗。例如,腺样囊性癌有嗜神经性,会沿着神经鞘膜进行播散,CTV的范围应该沿着神经的传入或传出方向进行相应的扩大。原发灶CTV范围的原则:①一般在肿瘤侵犯部位外放一个结构,比如一侧鼻腔受累,应该包括同侧上颌窦;对侧鼻腔、双侧筛窦等。②未被肿瘤累及的骨质,硬脑膜均被认为是较好的屏障,可以很好地起到限制肿瘤扩散的作用,CTV 可以以这些屏障作为边界。③在某些薄弱环节,如窦腔的开口、颅底的孔洞(如破裂孔、卵圆孔等)等部位受累时,应该包括整个窦腔或颅底的骨质。肿瘤累及咽旁间隙、颞下窝、咬肌间隙等,由于间隙内无良好的屏障,CTV 外放的范围也应该适当扩大,甚至包括整个间隙。④眼睛是否保留,应根据肿瘤范围和患者意见决定,并依此决定来确定放射野范围。一般的,眼眶骨质受累,CTV 应该外放 0.5 ~ 1.0 cm。如果眼眶内受累,由于眼眶内为软组织,无良好的屏障,应该包括除眼球外的眼眶。当患者要求对眼睛进行保护的情况下,靶区勾画时应注意在保护晶体、角膜、泪腺和视神经、视交叉的情况下,尽可能包括大体肿瘤,而 CTV 应该适当减少外放范围。如果患者决定以治疗肿瘤为主要目的时,靶区也应该在包括全部肿瘤的情况下,尽量保护角膜、视神经、视交叉,尽可能降低上述结构的剂量。尤其需要注意角膜剂量,避免发生角膜溃疡。当双侧眼眶受侵时,治疗中尽可能保护病变较轻一侧的眼睛功能。⑤当骨质受累的时候,屏障作用消失,也应该适当扩大范围。⑥肿瘤在黏膜处(如鼻腔黏膜,鼻咽黏膜),或硬脑膜受累时,肿瘤的扩散有一定的范围,CTV 应该在大体肿瘤外放 1.0 ~ 1.5 cm,部分病理类型还应该外放更大的范围。⑦当神经受累时,如果是腺样囊性癌,应该包括颅底骨质以及神经出入颅腔的孔洞。

颈部淋巴结 CTV 的范围的原则:鼻腔鼻窦的淋巴结转移主要位于同侧 I b 和 II 区,其余区域的淋巴结转移率<2%,淋巴结跳跃性转移率仅为 0.7%,V 区和咽后淋巴结是跳跃性转移较容易出现的部位,双侧(对侧)淋巴结转移的概率仅为 2.5%。①淋巴结阳性时,同侧淋巴结引流区应该包括在 CTV 中,一般外放 1 个淋巴结引流区作为高危区进行治疗,其余的淋巴结引流区,可以作为选择照射区域进行治疗,照射剂量可以适当降低。②淋巴结阴性时,应该按照前述的淋巴结选择照射的原则进行靶区的设计。对于 $T_{3 \sim 4}$ 的鼻腔筛窦癌,$T_{2 \sim 4}$ 的上颌窦癌,Kadish B 期嗅神经母细胞瘤,以及 T_4 的鼻窦黏膜恶性黑色素瘤进行选择性照射。③咽后淋巴结的选择性照射:当病变侵及筛窦,鼻腔后 1/3 时,以及鼻咽受侵时,应行咽后淋巴结照射。④头颈部浅淋巴结照射:当面部皮肤明显受侵时,应将耳前淋巴结、腮腺淋巴结、颊淋巴结等包括在放射野内。⑤当中线结构明显受到侵犯时,应该考虑双侧颈部的选择性照射。

在这里仍然需要强调,淋巴结转移灶应与原发灶同时进行治疗。靶区勾画范例:上颌窦的各壁破坏,伴有颞下窝、眶底及面部皮下组织受累。CTV 包括肿瘤外放一个结构,同侧 I b ~ IV 区淋巴结预防照射。

(3)放疗剂量(附图 5)

1)根治性放疗:中国医学科学院肿瘤医院的 IMRT 剂量处方为:PGTVp、GTVrpn 和 GTVnd 剂量 69.96 Gy/33 f,PTV1 的剂量为 60.06 Gy/33 f,PTV2 的剂量为 50.96 Gy/28 f。

2)术前放疗:一般放疗至 60 Gy 时,要与头颈外科、肿瘤内科一起进行 MDT 查房,决定下一步治疗方案。对于手术困难的区域,如颅底、翼腭窝等手术边界不足的区域,放疗剂量通常到根治性放疗剂量,即 69.96 Gy/33 f 后,手术在放疗后 1.5 ~ 2.0 个月时进行。

3)术后放疗:对于有肉眼残留的 R2 切除术,放疗剂量同根治性放疗。如果为 R0 切除术,根据手术的边界和范围,给予不同的剂量。如果范围充分,则 PGTVtb 剂量为 60 Gy/30 f;手术范围不足者,PGTVtb 剂量可以增加至 66 Gy/(30～33)f。对于有明显包膜受累的阳性淋巴结,淋巴结瘤床剂量为 66 Gy/(30～33)f。

4)危及器官的限量:参照鼻咽癌相应章节。

(4)IMRT 的实施:IMRT 的每一步均需要精确周到。在实施中应该减少误差,如需要锥形束 CT 确定摆位的准确;患者外形改变较明显时,需要再次进行 CT 定位,进行二次计划的设计等。

1)常规放疗　鼻腔、鼻窦癌常规外照射根据肿瘤位置、侵犯范围、放射野设计不同。射野设计时需加用不同角度的楔形板,等中心照射,使得剂量分布更加合理。常规外照射采用整体挡铅或多叶光栅技术。但是多叶光栅的适形度不如整体挡铅好,尤其在颅底的部位,所以主张使用整体挡铅技术。

模拟机定位的定位要求同 IMRT 的定位,目前也常采用头颈肩罩进行头颈部固定。但常规治疗在定位时应注意以下问题:①需要照射眼眶,避免头过仰,尽可能使其面部与床面平行,以减少脑组织的照射范围,并以利于 X 射线与电子线放射野的设计、衔接和治疗的实施;②需要保护眼睛的患者,应使头部适当后仰,尽量保护眼球。

靶区包括的范围同 IMRT 的范围,注意颈部需要放疗时,颈部和面部射野的衔接,尽量减少射野重叠,或是射野衔接不佳等情况,最好能够使用模拟 CT 进行定位,在完成射野布置后,通过剂量分布进行射野调整,包括楔形板、组织补偿、射野衔接等方面。

常规二维放疗技术的步骤:面罩固定→模拟机/模拟 CT 定位→在正交图像或 CT 的重建图像上勾画靶区→制作模板→校对模板→制作整体挡铅→验证→治疗。在 CT 上勾画靶区后,可以通过剂量分布,对放射野及剂量分布进行调整。

常规放疗时治疗能量选择:多选用 6 MV 高能 X 射线进行治疗,电子线用于筛窦、眼眶区和颈部淋巴结补量照射,需根据患者的实际情况分别选择不同照射区域的电子线能量。一般选择 6～12 MeV 的能量。颈部 V 区淋巴结引流区根据阳性淋巴结的大小,选择 9～12 MeV 的能量。

常规技术的处方剂量:原发灶和阳性淋巴结的区域 70 Gy/35 f,高危的淋巴结引流区 60 Gy/30 f,选择放疗的区域 50 Gy/25 f。采用缩野技术进行常规放疗。常规放疗剂分布如附图 6。

2)质子、重粒子调强放射治疗:2014 年以及之前的两个 Meta 分析比较了质子重粒子调强放疗和光子 IMRT 的治疗疗效。结果显示,无论对初治的患者,还是复发再次放疗的患者,质子重粒子治疗都可以显著提高局部控制率和 DFS($P<0.05$)。但是 Meta 分析显示并发症在质子重粒子中显著增加,尤其是神经损伤。质子重粒子治疗的进一步研究仍在进行中,还有待于进一步的数据收集和分析。

七、预后及影响因素

（一）预后

1. 鼻腔、鼻窦癌　5 年 OS 率为 35%～60%，不同治疗模式对生存影响较明显。中国医学科学院肿瘤医院 231 例鼻腔、筛窦癌不同治疗方法的 5 年生存率为：单纯放疗 34.1%，综合治疗 R+S 为 61.9%，S+R 为 75.0%。早期病变单纯放疗或综合治疗均可获得较好的 5 年生存率；晚期病变以综合治疗效果最佳。

2. 上颌窦的　5 年 OS 率为 32.5%～43.6%。不同治疗模式的 5 年生存率为：单纯手术 24.0%～24.9%；单纯放疗 16.4%～30.4%；术前放疗 56.2%～60%；术后放疗 45.6%～65.4%。

3. 蝶窦癌和额窦癌　发病率较低，多为病例报道。由于发病较隐匿，发现时病变较晚，而且与周围正常器官关系密切，影响手术的完整切除，预后较差。我院治疗的 7 例原发性蝶窦癌，全部行单纯放疗，剂量（60～70）Gy/（6～7）周。其中 5 例治疗后随诊 2 年以上，结果为 2 例无瘤生存，1 例治疗后 2 年局部复发带瘤生存，2 例死于远地转移。

（二）影响预后的因素

1. 患者相关因素

（1）性别：临床上常发现女性患者的生存率高于男性，但是多数研究显示，两者之间差异无统计学意义。Dulguerov 等的研究显示，男性和女性的 5 年局部控制率分别为 69% 和 53%，$P=0.02$，有显著差异；5 年肿瘤相关性生存率分别为 72% vs 57%，但是差异无统计学意义。Michel 等在鼻窦的腺样囊性癌的病例中未发现性别对预后有影响。

（2）年龄：目前尚无较有利的证据证明年龄对预后的影响。Hoppe 等发现：在鳞癌患者中，60 岁以下的患者局部区域复发率显著增高。

中国医学科学院肿瘤医院在分析鼻腔筛窦嗅神经母细胞瘤的病例时发现 30 岁以上和以下的患者 5 年的 OS 率分别为 68.8% 和 27.8%，$P<0.05$。研究者认为嗅神经母细胞瘤在年轻患者中，容易出现远地转移，因此生存率明显下降。

（3）种族：Hoppe 等研究显示鳞癌患者中，非白种人的预后显著下降（HR=3.13）。

（4）一般情况：患者的一般情况，包括 KPS 评分等，在头颈部肿瘤中被认为是预后相关因素。

2. 肿瘤相关因素

（1）肿瘤部位：鼻腔肿瘤的预后要好于鼻窦，鼻窦中，上颌窦的生存率和局部控制率好于其他鼻窦。Dulguerov 等的研究发现：鼻腔、上颌窦、筛窦以及其他窦腔肿瘤的 5 年局部控制率分别为 77%、61%、44% 和 0，5 年 OS 率分别为 77%、62%、48% 和 25%，$P=0.001$。对于上颌窦癌来说，发生在不同部位的肿瘤，预后也不相同。1933 年 Ohngren 通过内眦与下颌角的假想线，将上颌骨分为前下结构和后上结构。并且认为两者间预后有明显差异。我院报道上颌窦后壁受侵患者的 3 年生存率为 28.3%，明显低于无后壁受侵者的 66.7%。可能原因是发生后壁的肿瘤难以达到根治性切除。

肿瘤局部侵犯较广泛者,以下组织器官受累时,生存率和局部控制率有显著下降,包括硬脑膜、颅内、翼腭窝、颞下窝、额窦、蝶窦、筛板等。

(2)分期:原发肿瘤的 T 分期对预后有显著影响。Dulguerov 等的研究显示,$T_{1~4}$ 的 5 年局部控制和 CSS 分别为 92%、64%、72%、49% 和 79%、62%、67%、48%,P 值分别为 0.000 1 和 0.005。

对于初诊时有淋巴结转移的患者,即 N+的患者,预后要显著下降。胡伟汉等研究发现 N+患者的 5 年 OS 为 40.0%,而 N−患者为 66.9%,$P=0.01$。Mirghani 等的研究显示,N_0 和 N+患者的 5 年生存率分别为 64.6% 和 14.6%,$P<0.000 1$。

(3)病理类型:鼻腔、鼻窦癌发生率最高的病理类型为鳞癌和腺癌。多数研究显示腺癌的预后好于鳞癌。胡伟汉等的研究显示腺癌和鳞癌的 5 年、10 年生存率分别为 74.9%、45.5% 和 56.5% 和 27.3%($P=0.04$)。Dulguerov 等研究鳞癌、腺癌和未分化癌的 5 年的生存率分别为 58%、69% 和 41%($P=0.001$)。

除了传统的病理类型,某些分子表型对预后也有明显的影响。CD31 和微血管密度:显示微血管的密度,研究中发现与分期早晚以及病理分化级别有相关性。微血管<$100/mm^2$、$100~150/mm^2$ 以及>$150~mm^2$ 的患者 5 年 OS 分别为 45%、34% 和 30%,后者的生存率显著下降,$P<0.05$。VEGF 免疫组化表达:在鼻腔鼻窦鳞癌的患者中,VEGF 阳性表达分为 3 个等级:5%~20%、20%~70% 以及>70%,5 年生存率分别为 48%、29% 和 12%,$P<0.05$。

Ki−67 是显示肿瘤生长分裂的指标,将其分为<25%、25%~50% 和>50% 3 个表达级别,后者的 5 年远地转移概率明显高于其他两组患者,5 年 OS 也显著下降,$P<0.05$。

3. 治疗相关因素

(1)治疗方式:目前的主要治疗方式包括手术、放疗、化疗,以及不同方式相结合的综合治疗。事实上,从 2017 年开始,鼻腔、鼻窦癌患者生存率的提高得益于手术+放疗的综合治疗的广泛使用。

Dulguerov 等报道手术、手术+放疗、不包括放疗的综合治疗的 5 年 LCR 和 OS 率分别为 70%、63%、40% 和 79%、66%、57%。Koivunen 等也发现手术是否和放疗联合使用,对局部控制和生存率无显著影响。但是两个研究者均认为单纯手术的患者分期比较早,手术较易达到根治性切除,而对于手术不易切除的患者,术前或术后放疗可以提高控制率。Farris 等同样发现术前放疗可以提高 R0 切除率。两项研究均显示单纯放疗的疗效最差,也可能是与单纯放疗患者的病变侵犯最广泛相关,但提出应该尽可能采用手术和放疗的综合治疗。Prestwich 等报道,手术、根治性放疗以及术后放疗的疗效相似,复发和远地转移是主要的失败原因,淋巴结失败率较低。Peng 等比较了术后放疗、术前放疗以及放疗和手术的治疗,三者在 5 年 OS 率上无显著差异,均为 45% 左右,局部复发为主要失败原因。

(2)手术:鼻腔鼻窦的手术有较多术式,上颌骨根治术、部分上颌骨切除术等不同的手术范围对局部控制率无显著影响。Dulguerov 等发现当眼眶受侵时,眶内容物剜除术的局部控制率(79%)显著高于保守手术(14%),$P=0.03$。

虽然手术范围对局部控制无显著影响,但手术切缘阴性,R0 切除手术可以显著提高疗效。Farris 等发现 R0 切除患者 3 年无局部复发生存率为 90%,R1/R2 切除患者为74%,但是由于病例数较少,差异无统计学意义。Dulguerov 等也同样发现切缘阳性患者的 5 年局部控制率为 45%,而切缘阴性的患者为 65%,$P=0.05$。

(3)放疗

1)放疗技术:随着物理技术的发展,IMRT 的技术广泛应用于头颈部肿瘤的治疗中,多数报道均认为 IMRT 无显著提高局部控制率和 OS,但可以显著降低并发症的发生,改善患者的生活质量。也有一些研究结果显示了 IMRT 的生存优势。Wiegner 等分析了 IMRT 的治疗结果,与过去使用常规方法治疗的病例分析比较,认为 IMRT 可以获得较好的治疗结果。Dirix 等的研究发现和 3D-CRT 比较,IMRT 可以显著提高 DFS(72% *vs* 60%,$P=0.02$)。2011 年和 2014 年的两项 Meta 分析研究显示:与光子放疗比较(包括IMRT),质子重粒子治疗可以显著提高鼻腔鼻窦肿瘤的局部控制和 OS。

2)剂量:对术后放疗的患者,以及根治性放疗的患者来说,提高放疗剂量可以提高局部控制率,甚至可以提高 OS。Farris 等发现放疗剂量<58 Gy,3 年的局部控制率显著下降(71% *vs* 90%,$P=0.04$)。Hoppe 等报道了一组无法手术切除的鼻腔鼻窦肿瘤,放疗剂量≥65 Gy 是显著影响 OS 和局部控制率的唯一因素,$P=0.05$。

八、放疗并发症的预防和处理

早期并发症参见头颈部肿瘤其他相应章节。放射治疗后常见的晚期放射损伤有口腔及鼻腔黏膜干燥、放射性龋齿、张口困难、视力损伤、眼干燥症、脑坏死、骨坏死、听力下降甚至丧失、垂体内分泌功能不足等。

多数报道 IMRT 可以显著减少晚期并发症的发生,尤其是视力损伤、脑损伤以及眼干燥症等。张口练习等功能锻炼以及口腔的护理可以减少张口困难以及龋齿的发生,使用唾液替代以及泪液替代药物可以缓解口干以及眼睛干涩等症状,保护牙齿及眼球,减少并发症的发生。垂体功能分泌不足应该及时至内分泌科就诊,接受激素替代治疗,避免严重的继发性并发症的发生,改善生活质量。

九、鼻腔与鼻旁窦恶性肿瘤的护理

(一)心理护理

治疗前联合医生向患者讲解疾病相关知识及治疗方法,解答患者的疑问,减轻患者的恐惧、焦虑情绪。同病种治疗效果佳的患者与其沟通交流,增强患者战胜病的信心。与患者保持良好的沟通及时解决其实际问题。鼓励患者家属陪伴患者,给予精神支持。

(二)放疗前的准备

1.口腔的准备 1 个月应进行洁齿、拔除残根、修补龋齿、治疗牙周炎、牙龈炎等,待组织修复以后方可进行放疗。

2. 上颌窦癌放疗前准备　上颌窦放疗前需进行上颌窦开窗引流术,减轻炎症、提高放疗敏感度。放疗期间每日用生理盐水冲洗上颌窦 1~2 次,做好引流管的护理。

(三)饮食护理

1. 进食温凉、高蛋白、高维生素、低脂肪、质软的食物,如鸡蛋羹、豆制品、肉泥、菌类、新鲜的水果、蔬菜等。忌食刺激辛辣质硬、过冷、过热的食物,如油条、煎饼、麻花、冰制品、过热的水等,戒烟戒酒。

2. 放疗期间多饮水,每日饮水量 2 000~3 000 mL。

3. 放疗开始后,唾液腺由于一过性炎症反应可出现肿胀和不适,尽量避免酸、甜等刺激唾液腺分泌的食物和饮料,减少唾液分泌,以减轻急性反应症状。

4. 放疗期间出现口腔炎影响进食者,应鼓励其进食流质、半流质饮食,餐前给予漱口水漱口减轻疼痛,促进进食,少量多餐,必要时可给予静脉营养支持。

5. 化疗的饮食护理　患者宜补充高蛋白质食品,如奶类、瘦肉、鱼、红枣、赤豆等;黄鳝、黑鱼、猪蹄、牛肉、牛脊髓等也有助于升高白细胞;如出现食欲减退、消化不良,可增加健脾开胃食品,如山楂、白扁豆、萝卜、陈皮等,少量多餐,根据患者的喜好进行营养搭配,食物尽量做到异样化,以增进患者的食欲;木耳、猴头蘑、香菇、金针菇等多种食用可提高免疫力;化疗后可如出现便秘,在化疗期间宜多食新鲜的水果蔬菜,早晚饮用蜂蜜水,保持大便通畅。

(四)放疗并发症的护理

1. 口腔黏膜护理　口腔黏膜炎分级标准:0 级,无症状;Ⅰ级,疼痛、红斑;Ⅱ级,红斑、溃疡,可进固体食物;Ⅲ级溃疡,只能进流食,有明显疼痛;Ⅳ级,出血、无法进食。

指导患者进食宜清淡、质软,忌食过热、过冷、过硬刺激辛辣食物,避免因进食划伤口腔及咽喉部黏膜。鼓励患者进食后勤漱口,每日软毛牙刷刷牙,鼓励使用含氟牙膏,保持口腔清洁。放疗开始时即用康复新液:三餐后用康复新液漱口,每次含漱 2~3 s 后再吞服,使其充分附着于口腔及下咽黏膜处,保护剂修复黏膜损伤处以减少口腔炎的发生。注意观察患者口腔黏膜情况,如出现红斑、溃疡可给予金因肽(重组人表皮生长因子衍生物)喷于患处,进餐前给予漱口水(0.9% 生理盐水 500 mL+2% 利多卡因 10 mL+维生素 B_{12} 5 000 μg+庆大霉素 16 万 U)漱口,减轻疼痛、避免感染,进流质饮食。

2. 皮肤护理

(1)放射性皮肤损伤分度:0 度无变化;Ⅰ度轻微的红斑、干性脱皮、滤泡、出汗减少;Ⅱ度明显红斑、斑状湿性皮炎、中度水肿;Ⅲ度融合性湿性皮炎、凹陷性水肿;Ⅳ度皮肤坏死、溃疡、出血。

(2)指导患者放疗期间穿宽松棉质低领衣服,避免衣服摩擦放射野皮肤。

(3)忌用刺激性洗涤剂清洁皮肤,忌用刺激性较强的化学护肤品及含碘、乙醇消毒剂、胶布等,保持皮肤的清洁干燥,避免搔抓皮肤。

（4）外出时注意防晒，避免太阳直射放射野皮肤。

（5）每日给予新鲜库拉索芦荟汁湿敷放射野皮肤2~3次，注意皮肤保湿，放疗后给予比亚芬（三乙醇胺乳膏）涂擦。

（6）出现Ⅱ度皮肤损伤，有湿性皮炎时可局部涂擦氢化可的松软膏，如出现水疱，应外涂硼酸软膏，包扎1~3 d，待水疱渗液吸收后再暴露，包扎时禁用胶布粘贴皮肤。

（7）出现Ⅲ度、Ⅳ度皮肤损伤时应暂停放疗。

3. 功能锻炼　每日坚持进行功能锻炼，保持头颈各器官的功能状态。

（1）鼓水运动：用35~40 ℃的温水漱口，含漱1~3 min，早中晚睡前各一次，达到爽口洁齿、保护牙龈的作用。

（2）叩齿运动：上下齿叩击，然后用舌舔牙周3~5圈结束，每日2~3次，每次100下左右，有助于坚固牙齿锻炼咀嚼肌。

（3）张口运动：口唇张至最大时，停5 s再闭合，早中晚各100次，可预防颞颌关节纤维化导致张口困难。

（4）鼓腮运动：口唇闭合，然后鼓气，让腮部鼓起至最大，用手心轻轻按摩两腮及颞颌关节，每天2~3次，每次不少于20下，可以预防颞颌关节及其周围肌肉的纤维化而引起的张口困难。

（5）弹舌运动：微微张口，使舌头在口腔内弹动，并发出"哒哒"的声音。每日2次，每次不少于20下，防止舌头、口腔黏膜及咀嚼肌发生退化。放疗中后期可能会引起口唇干裂，在做此项运动时应根据个人情况确定张口的幅度，对于口角干燥严重者不可过度张口或用力过猛，以免引起口角开裂，导致口腔感染。

（6）颈部牵拉运动：头前屈、后仰及头部旋转运动（重度高血压、颈椎病患者慎做），早晚各一次10~20 min。可预防和治疗肩部肌肉纤维化。

4. 鼻腔的护理　坚持用鼻可乐冲洗剂鼻腔冲洗每日2次，以及时清除鼻腔内脱落的瘤坏死分泌物，保持鼻腔的清洁，减少感染，增强放射线的穿透力。每次取一袋鼻可乐冲洗剂，加入240 mL饮用温水中，水温32~34 ℃，摇匀使之溶解，放疗前30 min常规冲洗一次，睡前再冲洗一次，鼻腔堵塞严重者可酌情增加冲洗次数，放疗结束后1~2年内应坚持进行鼻腔冲洗。鼻腔干燥者，可给予薄荷滴鼻液滴鼻保持鼻腔黏膜湿润。

（五）健康教育

1. 放疗结束后3年内不可拔牙。

2. 放疗后1年内应坚持行张口、弹舌、鼓腮、叩齿、颈部运动等功能锻炼，坚持鼻腔冲洗。

参考文献

[1]董志伟，谷铣之.临床肿瘤学[M]，北京：人民卫生出版社，2002.

[2]赵路军，徐国镇，李素艳，等.嗅神经母细胞瘤的预后因素和治疗结果分析[J].中华肿

瘤杂志,2005,27(9):561-564.

[3]刘文胜,唐平章,徐国镇.嗅神经母细胞瘤 34 例临床治疗经验[J].中华耳鼻咽喉科杂志,2004,39(6):11-15.

[4] LLORENTE J L, LÓPEZ F, SUÁREZ C, et al. Sinonasal carcinoma: clinical, pathological, genetic and therapeutic advances[J]. Nature Reviews Clinical Oncology, 2014,11(8):460-472.

[5] FUKUDA K, SHIBATA A, HARADA K. Squamous cell cancer of the maxillary sinus in Hokkaido, Japan: a case-control study[J]. Br J Ind Med,1987,44(4):263-266.

[6] ANSA B, GOODMAN M, WARD K, et al. Paranasal sinus squamous cell carcinoma incidence and survival based on surveillance, epidemiology, and end results data,1973 to 2009[J]. Cancer,2013,119(14):2602-2610.

[7] BATTISTA G, COMBA P, ORSI D, et al. Nasal cancer in leather workers: an occupational disease[J]. Journal of cancer research clinical oncology,1995,121(1):1-6.

[8] YOULDEN D R, CRAMB S M, PETERS S, et al. International comparisons of the incidence and mortality of sinonasal cancer[J]. Cancer Epidemiol,2013,37(6):770-779.

[9] PERRONE F, OGGIONNI M, BIRINDELLI S, et al. TP53, p14ARF, p16INK4a and H-ras gene molecular analysis in intestinal-type adenocarcinoma of the nasal cavity and paranasal sinuses[J]. Int J Cancer,2003,105(2):196-203.

[10] AHN P H, MITRA N, ALONSO-BASANTA M, et al. Risk of lymph node metastasis and recommendations for elective nodal treatment in squamous cell carcinoma of the nasal cavity and maxillary sinus: a SEER analysis[J]. Acta Oncol,2016,55(9/10):1107-1114.

[11] BHAYANI M K, YILMAZ T, SWEENEY A, et al. Sinonasal adenocarcinoma: a 16-year experience at a single institution[J]. Head Neck,2014,36(10):1490-1496.

[12] FERNÁNDEZ J M S, SANTAOLALLA F, REY A S D, et al. Preliminary study of the lymphatic drainage system of the nose and paranasal sinuses and its role in detection of sentinel metastatic nodes[J]. Acta Otolaryngol,2005,125(5):566-570.

[13] ULUSAL B G, KARATAS O, YILDIZ A C, et al. Primary malignant melanoma of the maxillary gingiva[J]. Dermatol Surg,2003,29(3):304-307.

[14] HANNA E Y, CARDENAS A D, DEMONTE F, et al. Induction chemotherapy for advanced squamous cell carcinoma of the paranasal sinuses[J]. Arch Otolaryngol: Head Neck Surg,2011,137(1):78-81.

[15] ROUX F X, BRASNU D, DEVAUX B, et al. Ethmoid sinus carcinomas: results and prognosis after neoadjuvant chemotherapy and combined surgery: a 10-year experience[J]. Surgical Neurology,1994,42(2):98-104.

[16] HOMMA A, ORIDATE N, SUZUKI F, et al. Superselective high-dose cisplatin infusion with concomitant radiotherapy in patients with advanced cancer of the nasal cavity and pa-

ranasal sinuses:a single institution experience[J]. Cancer,2009,115(20):4705-4714.

[17]JÉGOUX F,MÉTREAU A,LOUVEL G,et al. Paranasal sinus cancer[J]. Eur Ann Otorhinolaryngol Head Neck Dis,2013,130(6):327-335.

[18]PAULINO A C,FISHER S G,MARKS J E. Is prophylactic neck irradiation indicated in patients with squamous cell carcinoma of the maxillary sinus? [J]. Int J Radiat Oncol Biol Phy,1997,39(2):283-289.

[19]LE Q T, FU K K, KAPLAN M J, et al. Lymph node metastasis in maxillary sinus carcinoma[J]. Int J Radiat Oncol Biol Phys,2000,46(3):541-549.

[20]BEADLE B M, LIAO K-P, ELTING L S, et al. Improved survival using intensity-modulated radiation therapy in head and neck cancers:a SEER-Medicare analysis[J]. Cancer,2014,120(5):702-710.

[21]DULGUEROV P, JACOBSEN M S, ALLAL A S, et al. Nasal and paranasal sinus carcinoma:are we making progress? A series of 220 patients and a systematic review[J]. Cancer,2001,92(12):3012-3029.

[22]MICHEL J,FAKHRY N,SANTINI L,et al. Sinonasal adenoid cystic carcinomas:clinical outcomes and predictive factors[J]. Int J Oral Maxillofac Sur,2013,42(2):153-157.

[23]HOPPE B S,STEGMAN L D,ZELEFSKY M J,et al. Treatment of nasal cavity and paranasal sinus cancer with modern radiotherapy techniques in the postoperative setting: the MSKCC experience[J]. Int J Radiat Oncol Biol Phys,2007,67(3):691-702.

[24]MIRGHANI H, MORTUAIRE G, ARMAS G L, et al. Sinonasal cancer:analysis of oncological failures in 156 consecutive cases[J]. Head Neck,2014,36(5):667-674.

[25]PENG H, YE M C, WANG L P, et al. Analysis of the outcomes of squamous cell carcinoma of maxillary sinus with 3 different comprehensive treatments[J]. Shanghai Kou Qiang Yi Xue,2015,24(2):219-223.

[26]WIEGNER E A,DALY M E,MURPHY J D,et al. Intensity-modulated radiotherapy for tumors of the nasal cavity and paranasal sinuses:clinical outcomes and patterns of failure[J]. Int J Radiat Oncol Biol Phys,2012,83(1):243-251.

[27]DIRIX P,VANSTRAELEN B,JORISSEN M,et al. Intensity-modulated radiotherapy for sinonasal cancer:improved outcome compared to conventional radiotherapy [J]. Int J Radiat Oncol Biol Phys,2010,78(4):998-1004.

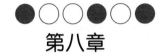

第八章

口 腔 癌

第一节 总 论

口腔癌是常见的头颈部肿瘤,多见于50～70岁的男性,绝大多数为鳞癌,口腔的解剖亚区是指一切发生在口腔及其临近解剖结构的恶性肿瘤,包括颊黏膜、口底、舌前部、牙槽嵴、磨牙后三角、硬腭,是头颈部常见的恶性肿瘤之一,约占全身恶性肿瘤的3%。舌和口底是好发部位。唇癌在解剖和治疗上与口腔结构关系密切,故常将其一并讨论。

一、流行病学

口腔癌是一组病,是常见的恶性肿瘤之一,国内外发病率不同。我国口腔癌居头颈部恶性肿瘤的第2位,男性发病率高于女性(约为2∶1),尤其是吸烟或酗酒的50～60岁男性为高发人群。据世界卫生组织(WHO)研究,全球每年口腔癌新增患者人数超过26万,约2/3病例出现在发展中国家。在我国口腔癌患病率为(2.5～3.6)/10万,男女构成比为2∶1,以40～60岁为发病高峰,以舌癌、牙龈癌、颊癌、腭癌等最为常见。

二、病因

口腔癌的发生是一个极其复杂的过程,是化学、物理、生物及遗传等多种因素共同作用的结果。以下几种因素与口腔癌的发生有关。

1. 生活方式

(1)吸烟:烟草与烟气中含有多种有害物质,主要是烟草特异性亚硝基盐。口腔癌的发病与吸烟数量有关,假设不吸烟危险度是1,每天吸10～19支危险度上升为6.0,20支以上为7.7,40支以上危险度高达12.4。患口腔癌的危险性与吸烟时间长短、吸入量、受刺激部位有关,而不吸烟人群很少发生口腔癌。

(2)嚼槟榔:口腔癌发生与嚼槟榔时间成正比。最常发生的部位是颊部,嚼槟榔者患颊癌的危险性是不嚼槟榔的7倍。各地区槟榔块的制作是不同的,一般由槟榔叶、槟榔仔、熟石灰和烟草构成。目前对槟榔和香料的有害成分尚不清楚,但槟榔块中的烟草、石灰对口腔黏膜的损害是已知的。

（3）饮酒：饮酒与口腔癌的发生成正比。饮酒主要增加舌与口底癌的危险。酒精的致癌性除局部影响，还有全身方面的影响。饮酒和吸烟或饮酒和口腔卫生差，二者有协同作用，都会增加口腔癌的危险性。饮酒加吸烟口腔癌危险性增加 2.5 倍。饮酒比吸烟的危险性增加的趋势高，双倍饮酒危险性高。口腔癌治疗后，吸烟和饮酒的患者复发率高。

（4）营养不良：维生素缺乏与口腔癌的发生有关。很多口腔癌患者的排泄物中 B 族维生素的含量很少，76.2% 的口腔癌患者血清检查发现维生素 A 含量很低。舌癌患者中，25%~45% 有缺乏性贫血。

2. 环境因素　光辐射（波长 320~400 nm）是引起皮炎的主要原因。长期强烈光照也是唇红部癌的原因之一，多发生在下唇。核辐射对人与动物均有诱发癌的作用，常见白血病和淋巴瘤放射治疗后的患者，易引起黏膜表皮样癌和唾液腺癌。空气污染也是致病因素，如高度工业化所造成的煤烟污染、纺织工业中纤维刺激。

3. 生物因素　口腔卫生不良、尖锐牙尖和不良修复体的长期刺激，是口腔癌发生的原因之一，这是一种慢性反复刺激和感染的诱发过程。病毒与癌之间的关系复杂。一些学者认为人乳头瘤病毒（HPV）是部分癌前病变和口腔鳞癌的致病因素之一。口腔癌的发生与梅毒有关，24% 的梅毒患者有口腔癌。口腔癌的致病因素是复杂的、综合的，与遗传、机体易感性、种族等都有关系。

4. 黏膜白斑与红斑　口腔黏膜白斑与增生性红斑常是一种癌前病变。

5. 相关病变

（1）口腔癌与癌前病变之关系：许多人都有颊黏膜内侧发生白色溃疡或水疱的经验，常发生于有压力、睡眠不好或饮食习惯改变（如水果不足）之际，一般 2 周内会痊愈；如超过 2 周未痊愈，必须做检查，以排除上皮性细胞癌发生的可能。

（2）口腔黏膜颜色发生变化：正常的上皮是粉红色，出现白色或红色两极化的颜色皆是不正常。如红中带白，则是比较严重的状况，再如舌尖出现深红中带有白色点状，高度怀疑癌变的发生。

（3）溃疡：超过 2 周以上尚未愈合的口腔黏膜溃疡。

三、解剖

从解剖学讲口腔是上消化道的起始部，前方的开口叫口裂，由上下唇围成；后方以咽峡和咽交通；上壁（顶）是腭；下壁是口底；两侧壁叫颊。口腔结构见图 8-1。

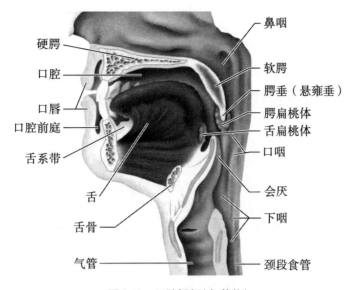

图 8-1　口腔解剖(矢状位)

（一）颊

1. 唇黏膜　唇线以内的黏膜,通过唇黏膜皱襞与牙槽黏膜、牙龈相连,两侧与颊黏膜相连。

2. 颊黏膜　为口腔黏膜侧壁,前界至口角,后界至磨牙后区,上下界借颊龈沟与牙槽黏膜相连。

3. 磨牙后区　为上下第三磨牙后方之间的区域,位于下颌骨升支前缘,外侧与颊黏膜相连,内侧与软腭相连。牙龈分为上下牙龈(齿龈)。外侧为颊侧牙龈,内侧为舌侧牙龈。腭包括前 2/3 的硬腭、后 1/3 的软腭。

（二）舌

1. 舌形态　在舌背上,舌以界沟为界分为舌体与舌根。舌体:占舌前 2/3。舌根:占舌后 1/3。

临床上常将舌体分为 4 个不同的解剖位置:①舌尖;②舌侧;③舌背;④舌腹。

2. 舌黏膜　分为舌上面黏膜(即舌背黏膜)和舌下面黏膜(即舌腹面黏膜)。舌腹面黏膜主要结构如下。舌系带:在舌底正中线上的黏膜皱襞。舌下阜:舌系带根部两侧小圆形隆起是下颌下腺和舌下腺大管的开口。舌下襞:舌下阜后侧黏膜皱襞,深面有舌下腺及舌下腺小管开口此处。伞襞:舌系带两侧斜行的皱襞黏膜,内有舌静脉。

四、临床特点

(一)临床表现

大部分口腔癌都原发于口腔黏膜表面,所以,仔细观察和查体是非常重要的。对于出现以下临床表现者应注意除外口腔癌的可能:①超过2周未愈合的口腔溃疡,或同一部位反复发作的口腔溃疡。②存在多年口腔黏膜异常改变如黏膜白斑、红斑出现增大、糜烂、溃疡及疼痛等。

检查时强调手指触诊的重要性,可以早期发现黏膜异常和骨与周围器官粘连固定、出现牙齿松动、吞咽疼痛、说话流畅,可出现病变侧的牵扯性耳痛等,检查时可见相应部位的菜花样肿物或溃疡性肿物或裂隙坏死样改变,此时通过触摸肿瘤边界可以发现影像不易发现的黏膜下浸润性病变。

癌前状态是一种临床状态,伴随明显的癌发生的高危险性。在发生发展过程中其可出现某种具有癌变潜能的改变。口腔癌前状态包括扁平苔藓、口腔黏膜下纤维化、铁缺乏症、红斑狼疮、着色性干皮病、梅毒、营养不良性大疱性表皮松解症等。

口腔鳞癌最常见的早期表现是增殖性红斑,出现红色、炎性斑块或萎缩,尤其是在吸烟和饮酒的患者中明显。红斑也可以表现为无症状的良性病变。良性病变常常由急性事件或局部因素引起,非肿瘤病变通常在急性事件或局部因素去除14 d后愈合。白斑是一种白色的黏膜病变,不能被擦去,是一种癌前病变。

口腔癌早期可以无痛或仅有局部异常摩擦感,溃破后疼痛明显,随着肿瘤进一步侵犯神经,可引发耳部和咽喉痛。可能为以下类型的口腔癌。①唇舌麻木:中央性颌骨癌、腺样囊性癌。②口腔疼痛:牙龈癌、中央性颌骨癌、黏液表皮样癌。③开闭口运动受限:口腔肿瘤可能侵犯张、闭口肌肉和颞下颌关节,导致开闭口运动受限。④伸舌受限:恶性肿瘤侵犯肌肉或神经。⑤张口受限:恶性肿瘤侵犯咀嚼肌。⑥牙齿松动:中央性颌骨癌、牙龈癌。口腔癌容易向附近的颈部淋巴结转移。当原发病灶很小时,此刻症状还不明显,但颈部淋巴结已经发生转移。所以,如果颈部淋巴结突然肿大,需检查口腔,谨防口腔癌。

(二)病理类型

口腔恶性肿瘤最常见的为鳞癌,也称为表皮样癌,占所有口腔恶性肿瘤的90%以上。根据分化程度将鳞癌又分为高分化鳞癌(角化成分>75%)、中分化鳞癌(角化成分25%~75%)、低分化鳞癌(角化成分<25%)。其他少见病理类型有:①上皮起源,基底细胞癌、黑色素瘤腺癌、腺样囊性癌;②腺体起源,淋巴瘤;③淋巴起源,肉瘤;④间叶起源。

(三)淋巴引流和转移

口腔发生的肿瘤由于原发部位的不同而淋巴引流有所不同,一般而言,淋巴引流自上而下、由所在部位向周围引流。

口腔癌容易发生淋巴结转移的部位主要为颌下淋巴结（Ⅰb区）、上颈深淋巴结（Ⅱ区）和中颈深淋巴结（Ⅱ区）。但不同部位起源的口腔肿瘤淋巴转移规律有所不同，具体参见相关章节内容。淋巴结转移多发生于原发肿瘤的同侧，但以下情况对侧颈部即双颈淋巴结转移明显增加：①口底癌。②原发于舌尖的舌癌。③病变过中线。④分化差的癌或低分化癌。

五、分期

按第8版 UICC/AJCC TNM 分期对口腔癌进行分期见表8-1、表8-2。

表8-1　UICC/AJCC TNM 分期

T 分期（肿瘤大小为最大直径）	
T_x	原发肿瘤不能评估
T_{is}	原位癌
T_1	肿瘤最大径≤2 cm,侵袭深度（depth of invasion DOI）≤5 mm
T_2	肿瘤最大径≤2 cm,5 mm<DOI≤10 mm 或 2 cm<肿瘤最大径,≤4 cm,DOI≤10 mm
T_3	2 cm<肿瘤最大径≤4 cm,DOI>10 mm 或肿瘤最大径>4 cm,DOI≤10 mm
T_4	中等晚期或非常晚期局部疾病
T_{4a}	中等晚期局部疾病:肿瘤最大径>4 cm,DOI>10 mm 或肿瘤单独侵犯临近结构（如穿透下颌骨的骨皮质或累及上颌窦或面部皮肤）
T_{4b}	非常晚期局部疾病:肿瘤侵犯咀嚼肌间隙、翼板或颅底和（或）包绕颈内动脉
备注:原发齿龈的肿瘤仅侵犯浅表的骨/牙槽窝不足以分为 T_4。对于肿瘤最大径≤2 cm,DOI>10 mm 应定义为 T_3	
N 分期（淋巴结大小为最大直径）Clinical（cN）	
N_x	区域淋巴结无法评估
N_0	无区域淋巴结转移
N_1	同侧单个淋巴结转移,最大径≤3 cm,并且淋巴结包膜外侵犯 ENE（−）
N_2	同侧单个淋巴结转移,3 cm<最大径≤6 cm,并且 ENE（−）;或同侧多个淋巴结转移,最大径≤6 cm,并且 ENE（−）;或双侧或对侧淋巴结转移,最大径≤6 cm,并且 ENE（−）
N_{2a}	同侧单个淋巴结转移,3 cm<最大径≤6 cm,ENE（−）
N_{2b}	同侧多个淋巴结转移,最大径≤6 cm,ENE（−）
N_{2c}	对侧或双侧淋巴结转移,最大径≤6 cm,ENE（−）
N_3	单个淋巴结转移,最大径>6 cm,ENE（−）;或任何淋巴结转移,并且临床明显 ENE（+）
N_{3a}	单个淋巴结转移,最大径>6 cm,ENE（−）

续表8-1

N_{3b}	任何淋巴结转移,并且临床明显 ENE(+)
注释:可以采用"U"或"L"的标识分别代表环状软骨下缘水平以上的转移(U)或以下的转移(L)	
pN 分期	
N_x	区域淋巴结不能评估
pN_0	无区域淋巴结转移
pN_1	同侧单个淋巴结转移,最大径≤3 cm,ENE(−)
pN_2	同侧单个淋巴结转移,最大径≤3 cm,ENE(+);或 3 cm<最大径≤6 cm,并且 ENE(−);或同侧多个淋巴结转移,最大径≤6 cm,并且ENE(−);或双侧或对侧淋巴结转移,最大径≤6 cm,并且 ENE(−)
pN_{2a}	同侧单个淋巴结转移,最大径≤3 cm,ENE(+);或 3 cm<最大径≤6 cm,并且 ENE(−)
pN_{2b}	同侧多个淋巴结转移,最大径≤6 cm,并且 ENE(−)
pN_{2c}	双侧或对侧淋巴结转移,最大径≤6 cm,并且 ENE(−)
pN_3	单个淋巴结转移,最大径>6 cm,ENE(−);或同侧单个淋巴结转移,最大径>3 cm,ENE(+)或多发同侧、对侧、双侧转移淋巴结,任意 ENE(+);或对侧单个淋巴结转移,无论大小,并且 ENE(+)
pN_{3a}	单个淋巴结转移,最大径>6 cm,ENE(−)
pN_{3b}	同侧单个淋巴结转移,最大径>3 cm,ENE(+)或多发同侧、对侧、双侧转移淋巴结,任意 ENE(+);或对侧单个淋巴结转移,无论大小,并且 ENE(+)
M 分期(远处转移)	
cM_0	无远处转移
cM_1	远处转移

表8-2　口腔癌总体分期

分期	T 分期	N 分期	M 分期
0 期	T_{is}	N_0	M_0
Ⅰ 期	T_1	N_0	M_0
Ⅱ 期	T_2	N_0	M_0
Ⅲ 期	$T_{1\sim2}$	N_1	M_0
	T_3	$N_{0\sim1}$	M_0
ⅣA 期	$T_{1\sim3}$	N_2	M_0
	T_{4a}	$N_{0\sim2}$	M_0

续表8-2

分期	T分期	N分期	M分期
ⅣB期	T_{4b}	任何N	M_0
	任何T	N_3	M_0
ⅣC期	任何T	任何N	M_1

六、治疗

(一)总体原则

$T_{1\sim2}N_0$期,早期口腔癌,适宜手术者,首选手术;不适宜手术者,建议根治性放疗。手术应至少保证>5 mm的安全切缘,否则有可能影响治疗效果。术后合并高危因素者(切缘≤5 mm、淋巴结阳性、包膜外受侵、切缘阳性等)建议术后放疗。

早期口腔癌也有一定的概率发生颈部淋巴结转移,虽然一项Ⅲ期随机试验证实了预防性颈部淋巴结选择性清扫(Ⅰ~Ⅲ区)的生存获益,但是所有的早期患者均需要接受颈部淋巴结清扫尚无定论。ASCO指南推荐对于T_1患者,暂时保留淋巴结清扫代之以密切监测也是可选的策略之一。近年来,多项研究显示肿瘤的侵袭深度与颈部淋巴结转移,以及预后相关,因此也促成了第8版AJCC分期把侵袭深度增加为口腔癌的T分期标准。

NCCN指南推荐对于肿瘤侵袭深度>4 mm的患者进行Ⅰ~Ⅲ区的同侧或双侧颈部淋巴结清扫(当肿瘤位于或靠近中线);对于侵袭深度在2~4 mm的患者,指南推荐根据临床实际情况决定是否需要进行淋巴结清扫。前哨淋巴活检是指导颈部淋巴结清扫的一种手段,但需要在有经验的中心进行,并遵循行业协会的指南推荐。近期,2项Ⅲ期随机对照试验证实前哨淋巴结活检可以代替常规的颈部淋巴结清扫,并且具有较少的术后并发症。患者术后病理或组织学检测提示有高危因素时,需行术后放疗或放化疗,术后放疗的剂量通常为60~66 Gy。对于少部分因为身体条件不允许接受手术的早期口腔癌患者,单纯放疗特别是近距离放疗是另一个选择,但需要在有经验的中心进行,并遵循行业协会的指南推荐。

对于局部晚期口腔癌患者,手术仍然是主要的根治手段,手术方式包括经口、下颌骨舌侧松解和下颌骨切开入路,同时对手术缺损采用必要的修复重建。颈部手术应采用选择性或根治性清扫淋巴结,如为N_{2c}期或原发灶位于或靠近中线,应考虑对侧颈部清扫。术后辅助放疗应在术后6周内进行,具有一般高危因素者($T_{3\sim4}$、$N_{2\sim3}$、淋巴结位于2V或V区、脉管侵犯、周围神经浸润)建议术后单纯放疗,切缘阳性/不足或淋巴结包膜外侵者建议同期放化疗。研究显示,有淋巴结包膜外侵和(或)镜下手术切缘距病灶<1 mm者接受了术后同期放化疗较单纯放疗者有明显的生存获益。对于不适宜手术的局部晚期口腔癌患者,放疗联合顺铂(100 mg/m², 每3周一次,连续3次)是常用的治疗模式。放疗

剂量通常为 66～70 Gy,对于不适宜使用顺铂或高龄患者(＞70 岁)可给予单纯放疗。对于肿瘤负荷过大无法切除的患者,也可以考虑行诱导化疗联合放疗的序贯治疗。常用的诱导化疗方案是 TPF(多西他赛 75 mg/m,第 1 天;顺铂 75 mg/m²,第 1 天;5－FU 750 mg/m²,第 1～5 天;每 3 周重复,连续 3 个周期)。针对这部分患者,与直接同期放化疗相比,诱导化疗只有在一项前瞻性随机研究中显示能够改善生存,而该研究由于采用 2×2 随机设计(部分患者接受放疗联合西妥昔单抗),结果难以准确解读。

(二)手术治疗

口腔癌的手术原则是要把肿瘤切干净,但不是照肿瘤大小切除刚刚好,而是要留安全距离,口腔内是 1.0～1.5 cm,口腔外皮肤是 2.0～2.5 cm,否则容易复发。而颈部淋巴结的清除,如果 MRI 检查显示有转移可能,则须施行颈部清除术。

口腔癌术后一定会影响容貌、开口、说话、咀嚼、吞咽等功能,因此要立即缝合、重建。唇癌如果是小癌瘤切除后可拉近黏膜缝合,大的时候则须转唇瓣或游离皮瓣重建。而颊癌切除后,小的缺损可用颊脂垫、自己皮肤、人工真皮等口腔内修复,大部分都需要用游离皮瓣显微手术重建。如颊癌侵及皮下或皮肤,则需把脸部受到侵犯的皮肤也切掉,这样会留下很多的洞穿缺损,则需要一个皮瓣修复口颊和面部的缺损,修复更为复杂。

舌癌切除后不会再长舌头,切除小部分舌头后可直接缝合,变成扭曲、小舌头,也可用人工真皮或植皮。但大的缺损必须用大腿上或手上的游离皮瓣覆盖、重建,恢复形状但无味觉。牙龈癌通常不能保留相关牙齿,视侵袭腭骨的程度而采下颌骨部分切除或整段切除,通常留下腭缘 1.2 cm,太薄会术后断裂。若整段切除后,先对准上腭咬合后,取一段髂骨或小腿的腓骨进行下颌骨的重建,予以钛金属板固定。

在上颌牙龈癌切除部分上颌骨会造成口鼻窦相通,术后用牙科义齿闭塞器或游离皮瓣重建否则说话不清、喝水从鼻孔出来。腭癌比照上颌牙龈癌处理,否则会造成口鼻窦相通的难题。口底癌通常会波及舌头与舌下腺,必要时也要切除,再用人工真皮或自己皮肤覆盖,大的缺损要用游离皮瓣修复。

原则上,术后 1 周左右拆线并看病理报告,因解剖重要器官部位无法切除干净、有癌细胞淋巴血管侵犯或神经侵犯,以及淋巴结转移时,须接受放射治疗或化学治疗甚至靶向治疗。术后 1 年内每个月回诊追踪复查,2 年后每 2 个月,3 年后每 3 个月,4 年每 4 个月,5 年以上每半年一次回门诊追踪,且 1 年 1 次全身检查,有不适情况及时复查。

(三)放射治疗

1. 放疗前的准备 患者一般情况的评估包括了解患者的性别、年龄、身高、体重、有无合并症及严重程度和药物控制情况,并进行行为评分、营养评价、是否有贫血状态等。了解患者的意愿以及心理状况。在此基础上准确评估患者的情况,为进一步决定患者的治疗方案提供证据。如果患者的合并症控制不佳,应及时调整使用药物,使其保持稳定状态;伴有贫血或近期体重下降明显的患者,应对患者的饮食结构进行指导及积极的营养支持(必要时可采用肠内营养剂支持治疗)。

2.全面检查及明确分期　体格检查、血液学检查、影像学检查、病理确诊及 MDT,明确病理学类型和分期。

3.口腔处理　口腔科医生需要在放疗前对患者的口腔尤其是牙齿进行全面细致的检查,并采用拔除或修补等方式对患牙进行处理,以保证放疗顺利实施,并减少放疗后下颌骨并发症的发生。据报道,放疗前做过口腔处理的患者放射性龋齿的发生率(17.2%~48.7%)明显低于未做口腔处理者(88%),由此可见放疗前口腔处理的重要性。口腔疾患的处理包括清除牙垢、修补龋齿、去除金属牙套、拔除残根或无法保留的患齿,同时治疗根尖炎、牙龈炎等。金属牙套除干扰 CT、MRI 的成像,从而影响对肿瘤范围的判断外,也可增加放射线的散射,从而影响放疗剂量的准确性和增加周围正常组织特别是颌骨的剂量,增加出现放射性骨髓炎和骨坏死的风险。

一般性的口腔处理完成后,间隔 2~3 d 即可开始放疗。但对于拔牙数虽多,创伤大,老年患者、糖尿病及高血压患者及口腔卫生差的患者,应根据具体情况,给予相应处理。而且拔牙后最好休息 1~3 周,甚至更长时间,以便创面有足够的时间完全修复,降低颌骨放射性骨髓炎、骨坏死的发生率。

此外,还应对患者进行放疗中和放疗后口腔护理的指导,指导患者加强口腔卫生,养成早晚刷牙和饮食后漱口的好习惯,以软毛牙刷进行刷牙,保持口腔清洁,并学会使用牙线进行牙齿的清洁等。嘱患者戒除烟酒,忌过热、油炸等刺激口腔黏膜的食物,鼓励患者多饮水,保持口腔黏膜湿润等。出现口腔黏膜反应后应根据放疗科医生的医嘱进行对症治疗。

4.营养科会诊　患者入院后常规请营养科会诊,放化疗会出现唾液腺的损伤、味觉改变,以及恶心、呕吐等胃肠道反应症状;照射部位的黏膜损伤(放射性口腔、口咽、喉黏膜炎等)引起的局部疼痛等;都会导致患者进水、进食困难,加上患者饮食结构不合理等,从而导致患者营养摄入不足,出现体质下降、贫血、低蛋白血症等。几乎所有的口腔癌患者治疗期间或多或少地都存在营养问题。有研究显示治疗中体重下降明显可能导致治疗疗效降低,IMRT 放疗技术的治疗精度下降,而使其技术优势大打折扣;贫血可使肿瘤乏氧而使其对放射线的敏感性下降从而影响疗效。合理的饮食能增强机体对放疗的耐受力和免疫力,足够的营养摄入是保证患者能顺利按计划高质量完成治疗的基本保证。对肿瘤患者的饮食结构建议为:高蛋白、高纤维素、高维生素及一定量的脂肪的饮食,必要时可加用肠内营养剂。对于病变范围较大,预计治疗中急性并发症可能比较严重的患者,比如咽后淋巴结较大,压迫口咽侧壁者,应预防性予以鼻饲管置入,以保证患者的营养摄入等。放疗期间患者应忌烟、忌酒。

5.定位准备

(1)体位固定:仰卧位,头部置于合适的枕头上,双手置于体侧,头颈肩热塑膜固定,以减少摆位固定,以减少摆位误差。

(2)CT/MRI 模拟定位。①CT 定位:建议薄层 CT 扫描(层厚≤3 mm),扫描范围从头顶到胸锁关节下 2 cm。建议 CT 增强扫描,如果有造影剂过敏或者肾功能不全患者,采用 MRI+CT 平扫融合,或者 CT 平扫定位。②MRI 定位:按照与 CT 相同的体位固定方式进行 MRI 定位扫描。勾画靶区采用 CT 与 MRI 融合技术。

6. 靶区勾画与处方剂量 口腔癌的靶区勾画需要仔细的查体,以了解肿瘤在黏膜面和深部的浸润范围,需要高质量的影像检查,包括 CT、MRI。CT 能较好观察骨质受侵情况,MRI 有出色的软组织分辨能力,非常有助于观察口腔肿瘤对周围软组织的侵犯范围,特别是舌体深部、口底、咽旁等部位,有利于准确勾画靶区。对于根治性放疗 GTV 包括查体、内镜和影像学和临床检查所示原发肿瘤和颈部阳性淋巴结,处方剂量通常为 66~70 Gy。CTV1 为高危预防区域包括 GTV 周围至少 1 cm 正常黏膜和软组织以及相同和相邻层面的高危淋巴引流区,处方剂量为 56~60 Gy。CTV2 为低危预防区,主要包括转移风险较低的淋巴结区域,如同侧下颈或对侧颈部,处方剂量通常为 50~54 Gy。对于术后 IMRT,瘤床、高危 CTV 和低后 CT 可分别给予 60~66 Gy、56~60 Gy 以及 50~54 Gy,不同原发灶位置的 CTV 范围也不同,参考表 8-3。

表 8-3　口腔癌 CTV 的靶区范围

原发灶	CTV 范围
舌、口底	包括瘤床和周围术区,同侧包括双侧 I ~ IV 区,淋巴结阳性者包括 V 区
颊黏膜	包括瘤床和周围术区以及患侧整个颊黏膜区,同侧 I ~ IV 区,淋巴结阳性包 V 区
齿龈、硬腭、磨牙后	包括瘤床和周围术区以及患侧整个颊黏膜区,同侧 I ~ IV 区,淋巴结阳性包 V 区

(1)具体策略

1)$cT_{1~2}N_0M_0$:不可手术→根治性放疗→T_2 大肿瘤考虑放化疗→残留病灶挽救性手术。手术→淋巴结阳性进行颈部放疗。↘不良预后因素行术后放/化疗。

2)$cT_{1~2}N_{1~3}M_0$ $cT_{3~4}N_{0~3}M_0$:不可手术→根治性放化疗→淋巴结残留进行颈部淋巴结清扫。↘局部残留或者复发行挽救性手术。可手术→不良预后因素→术后放疗/放化疗。不可手术 T_{4b} 和(或)M_1 期→临床试验/局部切除/放化疗/综合治疗。

不良预后因素:切缘阳性、手术安全界不够(<5 mm);局部晚期肿瘤(T_3/T_4);>N_1 病变者;淋巴结包膜外侵、脉管瘤栓、神经受累;肿瘤细胞分化程度差,包括分化差的癌和低分化鳞癌等;WPOI-5 最差浸润方式,即肿瘤卫星灶与其最近的肿瘤灶之间间隔的正常组织≥1 mm。

(2)靶区定义(靶区名称/定义和描述)。

GTVp/影像或者体格检查所见大体肿瘤。

GTVtb/术后瘤床靶区,根据术前、术后影像学检查,参考术后皮瓣或组织缺损确定的原发肿瘤范围及相应的手术区域。

GTVntb/有包膜外侵的淋巴结术前位置。

GTVn/最大短径:①咽后淋巴结>5 mm 或颈部淋巴结>10 mm(颈内静脉二腹肌下淋巴结>11 mm。②3 个及 3 个以上连续、融合的淋巴结,单个淋巴结短径至少大于 8 mm。

③任何大小中心坏死或边缘强化的淋巴结。④任何大小结外浸润的淋巴结,淋巴结周边脂肪间隙不清,淋巴结相互融合,淋巴结边缘不规则强化。

CTV1:高危临床靶区,通常原发肿瘤以及相应肿瘤外侵高危区、累及层面高危淋巴引流亚区+下一站淋巴引流亚区,通常情况下,至少应包括同侧Ⅰ~Ⅲ区。

CTV2:低危临床靶区通常只包括 CTV1 下一站淋巴引流区。对侧颈部预防照射指征:口腔肿瘤侵犯舌根、软腭或咽后壁、和/或肿瘤距离中线≤1 cm。

注释:各靶区根据各中心实际数据外扩 3~5 mm,形成 PTV,由于舌癌动度比较大,所以对应的 GTVp 可相应外放至少 5 mm。

1)口腔癌术后靶区勾画建议(靶区/定义和描述)。

GTVtb/GTVntb:参考术前和术后影像学检查及手术记录,术后病理报告确定 CTV1。

CTV1:建议包括术后瘤床、可能的侵犯范围,以及高危淋巴结引流区。CTV 距 GTVtb 至少 1.5 cm,同时根据解剖屏障修饰。

N_0:同侧颈部Ⅰ~Ⅳ区。

同侧 N+:同侧咽后淋巴结+同侧颈部Ⅰ~Ⅳ区。

对侧 N+:双侧咽后淋巴结+双侧颈部Ⅰ~Ⅳ区。

2)口底癌术后 CTV 勾画建议(靶区/定义和描述)。

GTVtb/GTVntb:参考术前和术后影像学检查及手术记录,术后病理报告确定 CTV1。

CTV1:包括原发肿瘤 GTVp/术后瘤床 GTVtb、转移的淋巴结 GTVn,以及可能的侵犯范围;并包括 GTVp/tb 外扩至少 1.5 cm,同时根据解剖屏障修饰。

N_0:双侧颈部Ⅰ~Ⅲ区。

N+:同侧咽后淋巴结+双侧颈部Ⅰ~Ⅲ区。

备注:根据淋巴结的位置,建议包括阳性淋巴结的下一区。

CTV2:N+,CTV1 以外的需要预防照射的颈部淋巴引流区。

3)磨牙后区癌术后 CTV 勾画建议(靶区/定义和描述)。

GTVtb/GTVntb:参考术前和术后影像学检查及手术记录,术后病理报告确定。

CTV1:包括原发肿瘤 GTVp/术后瘤床 GTVtb、转移的淋巴结 GTVn,以及可能的侵犯范围;至少包括 GTVp/tb 外扩 1.5 cm,同时根据解剖屏障修饰。

N_0:同侧颈部Ⅰb、Ⅱ区。

同侧 N+:同侧Ⅰb、Ⅱ~Ⅳ区。

对侧 N+:双侧Ⅰb、Ⅱ~Ⅳ区。

备注:根据淋巴结的位置,建议包括阳性淋巴结的下一区。

CTV2:$T_{1\sim2}N_0$,可不勾画;$T_{3\sim4}N_0$,同侧Ⅲ~Ⅳ区。

CTV1 以外的需要预防照射的颈部淋巴引流区,同侧 N+如淋巴结多个/包膜受侵:对侧Ⅰ~Ⅲ区。

4)齿龈癌术后 CTV 勾画建议(靶区/定义和描述)。

GTVtb/GTVntb:参考术前和术后影像学检查及手术记录,术后病理报告确定。

CTV1:包括原发肿瘤 GTVp/术后瘤床 GTVtb、转移的淋巴结 GTVn,以及可能的侵犯范围;至少包括 GTVp/tb 外扩 1.5 cm,同时根据解剖屏障修饰。

N_0:同侧颈部Ⅰb、Ⅱ区。

同侧 N+:同侧Ⅰb、Ⅱ~Ⅳ区(根据肿瘤部位,决定是否包Ⅰa)。

对侧 N+:双侧Ⅰb、Ⅱ~Ⅳ区(根据肿瘤部位,决定是否包Ⅰa)。

备注:根据淋巴结的位置,建议包括阳性淋巴结的下一区。

CTV2:$T_{1~2}N_0$,同侧Ⅲ区;$T_{3~4}N_0$,同侧Ⅲ~Ⅳ区。

CTV1 以外的需要预防照射的颈部淋巴引流区,同侧 N+如淋巴结多个/包膜受侵:对侧Ⅰ-Ⅲ区。

5)硬腭癌术后 CTV 勾画建议(靶区/定义和描述)。

GTVtb/GTVntb:参考术前和术后影像学检查及手术记录,术后病理报告确定。

CTV1:包括原发肿瘤 GTVp/术后瘤床 GTVtb、转移的淋巴结 GTVn,以及可能的侵犯范围;至少包括 GTVp/tb 外扩 1.5 cm,同时根据解剖屏障修饰。

6)硬腭癌中以腺样囊腺癌和腺癌多见,鳞癌少见,如果是腺样囊腺癌,有沿神经侵袭的特点,靶区勾画需要追踪相应的颅神经。

$T_{3~4}N_0$:建议同侧颈部Ⅰ、Ⅱ区。

同侧 N+:同侧Ⅰb、Ⅱ~Ⅳ区(根据肿瘤部位,决定是否包Ⅰa)。

对侧 N+:双侧Ⅰb、Ⅱ~Ⅳ区(根据肿瘤部位,决定是否包Ⅰa)。

备注:根据淋巴结的位置,建议包括阳性淋巴结的下一区。

CTV2:$T_{1~2}N0$,可不勾画;$T_{3~4}N_0$,同侧Ⅲ~Ⅳ区;同侧 N+,对侧可不勾画;同侧 N+如淋巴结多个/包膜受侵,对侧Ⅰ~Ⅲ区。

CTV1 以外的需要预防照射的颈部淋巴引流区。口腔癌靶区勾画实例见附图 7。

7. 危及器官限量　口腔 IMRT 计划设计时重要危及器官(OAR)限量参考见表 8-4。实际计划评估时也需要进行调整,对于早期病变 OAR 受量不仅要满足参考值,而且应该更严格,以尽可能降低正常组织不必要的照射剂量,而对于肿瘤巨大的局部区域进展期病变为了保证 GTV 的受量,有时 OAR 受量需要做出妥协。

表 8-4　头颈部危及器官限量

危及器官	参考限量	备注
脑干	$D_{max} \leqslant 54$ Gy	
脊髓	$D_{max} \leqslant 40$ Gy	
视神经和视交叉	$D_{max} \leqslant 54$ Gy	单次受量尽量<2 Gy
腮腺	$D_{mean} \leqslant 26$ Gy	$V_{30} \leqslant 45\%$
耳蜗	$D_{mean} \leqslant 45$ Gy	
咽缩肌	$D_{mean} \leqslant 60$ Gy	尽量降低 50 Gy 以上的照射体积

（四）全身治疗

1. 化疗　早期口腔癌术后无化疗指征。

局部晚期口腔癌以手术治疗为首选,术后行单纯放疗或同步放化疗。不能手术或手术将造成组织严重缺损及功能障碍的病例,可术前行诱导化疗或术前放疗,以提高手术切除率。可手术切除的局部晚期喉癌、口咽癌、下咽癌可以选择:手术+放疗;同步顺铂放化疗+挽救性手术;诱导化疗+放疗或同步放化疗+手术。不可手术切除的局部晚期病例可以选择:同步放化疗,或诱导化疗+放疗联合或不联合西妥昔单抗。

复发转移性口腔癌可选方案有两种。①一线治疗推荐方案:铂类及5-FU联合西妥昔单抗;铂类及紫杉醇联合西妥昔单抗;紫杉醇联合西妥昔单抗;铂类联合5-FU或紫杉醇;铂类、紫杉醇、甲氨蝶呤、西妥昔单抗单药。②二线治疗推荐方案:紫杉醇单药联合西妥昔单抗;西妥昔单抗单药。

2. 西妥昔单抗　EGFR属于人表皮生长因子受体(HER)家族,在多种人恶性肿瘤细胞中高表达,在口腔癌组织中EGFR表达率超过50%。靶向EGFR单克隆抗体是第一个应用于口腔癌的分子靶向治疗药物,美国食品药物监督管理局(the United States Food and Drug Administration,FDA)2006年宣布临床使用EGFR单克隆抗体——西妥昔单抗(Erbitux)联合放疗治疗口腔癌。

3. 尼妥珠单抗　尼妥珠单抗是人源化的单克隆抗体。初步的临床试验显示,尼妥珠单抗具有明显的抗增殖、促凋亡和抑制血管新生的作用。一项对无法手术的头颈部肿瘤患者应用尼妥珠单抗的临床试验表明,接受200 mg和400 mg剂量(每周1次,连用6周)的总生存期较低剂量组(50 mg和100 mg)明显延长($P=0.03$)。中位随访45.2个月,中位生存期为8.6个月和44.3个月。3年无病生存率分别为16.7%和66.7%,显示该药有较好耐受性并能提高放疗的疗效。

4. EMD7200　EMD7200是一种高选择性抗ECFR的IgGl抗体,该药物在头颈部肿瘤中应用的Ⅰ期临床研究显示该药的安全性好,其临床疗效还需进一步评价。其他诸如panitumab等单克隆抗体药物也在进行初步的临床试验。

5. 酪氨酸激酶抑制剂　多种对EGFR有抑制作用的酪氨酸激酶抑制剂已经开发应用。这些小分子化合物不可能极特异地阻断某一信号传导通路。吉非替尼和厄洛替尼等药物在头颈部肿瘤治疗中,不仅能够抑制EGFR,还能够抑制下游的效应因子。这也是该类药物在头颈部肿瘤中应用的理论依据。常用药物如吉非替尼、特罗凯等。

6. PD-1/PD-L1抗体药物　在过去10年里,HNSCC治疗领域最显著的进展是免疫治疗。"PD-L1"是人体免疫系统的重要组成部分——T细胞上的一个药物靶点,针对这一靶点设计的药物可以激活T细胞对肿瘤细胞的免疫作用,从而唤醒患者自身的抗肿瘤效应。Keytruda是由默沙东公司研发生产的抗肿瘤药物,是第一个获得FAD批准的PD-1抑制剂,也是中国第二个获得批准并上市的免疫治疗药物。迄今为止,Keytruda被FAD批准的适应证包括晚期皮肤癌(黑色素瘤)、肺癌、头颈癌、霍奇金淋巴瘤、宫颈癌、胃癌在内的多种癌症。另外,2014年百时美施贵宝的Opdivo(Nivolumab)在日本被批准用于不可切除的黑色素瘤患者,后在2016年11月被批准治疗头颈部鳞癌(SCCHN)患者。

2016年,FDA批准了首个PD-1抗体用于治疗铂类难治性复发/转移性HNSCC。Ⅰb期KEYNOTE-012和其扩展队列均显示出了帕博利珠单抗的持久应答,加速了帕博利珠单抗的获批。不久后,在CheckMate 141研究中,纳武利尤单抗改善了复发/转移性HNSCC患者的OS和QOL,纳武利尤单抗组和化疗组的1年OS率分别为36%和16.6%。基于此,纳武利尤单抗也获FDA批准。作为抗PD-1抗体疗法的代表研究,CheckMate 141是一个证明在R/M HNSCC人群中免疫治疗优于化疗的Ⅲ期研究,包括随后的KEYNOTE-040类似地对比了帕博利珠单抗(Pembrolizumab)与标准治疗,这些数据牢固地确立了纳武利尤单抗(Nivolumab)和帕博利珠单抗作为HNSCC人群二线免疫治疗的地位。一直以来,R/M HNSCC患者一线治疗方案都是EXTREME(西妥昔单抗加铂和5-氟尿嘧啶),直到KEYNOTE-048临床试验的出现。从根本上讲,KEYNOTE-048是一项对R/M HNSCC进行随机和开放标签的Ⅲ期多中心临床试验,旨在评估帕博利珠单抗单药或联合化疗是否较EXTREME方案更能改善R/M HNSCC患者的生存率。在PD-L1综合阳性评分即阳性联合分数(combined positive score,CPS)≥20分和CPS≥1分的患者中,单独使用帕博利珠单抗或帕博利珠单抗联合化疗比EXTREME方案更能显著改善患者总体生存率。鉴于KEYNOTE-048的结果,帕博利珠单抗单药治疗和联合铂化疗已成为R/M HNSCC的治疗新标准。

另有研究发现TPF(多西紫杉醇、铂和氟尿嘧啶)诱导化疗后可增加肿瘤细胞和肿瘤浸润性免疫细胞中PD-L1的表达,以及增加局部晚期HNSCC中CD8$^+$T淋巴细胞的密度。在此研究中,80%对诱导化疗有反应的患者中其肿瘤细胞在诱导化疗后PD-L1表达增加,结果与Parkes等报道的类似,这表明对诱导化疗敏感的肿瘤可能会激活促进PD-L1表达和缺乏T细胞介导的细胞毒性的免疫调节途径。肿瘤细胞和免疫细胞上PD-L1表达的增加也可能代表一种潜在的免疫介导的对诱导化疗的耐药机制,且患者体内高水平的PD-L1以及CD8$^+$T可与ICI更好地相互作用。这表明诱导化疗与抗PD-1/PD-L1免疫治疗的联合应用适合于HNSCC患者的治疗,因此越来越多的研究着重于此。阿法替尼(Afatinib)作为EGFR和人表皮生长因子受体2酪氨酸激酶的双重抑制剂,在一项Ⅱ期单臂临床试验(ALPHA,NCT03695510)中帕博利珠单抗与阿法替尼联合应用,发现阿法替尼可以改善HNSCC患者的肿瘤微环境,提高以帕博利珠单抗为基础的临床治疗有效率。与此同时,一项帕博利珠单抗联合可溶性EphB4-白蛋白(soluble EphB4-albumin,sEphB4-Alb)治疗复发/难治性人乳头瘤病毒(HPV)阴性HNSCC的Ⅱ期试验(NCT03049618)也在进行。我们已知EphB4其配体EphrinB2在HNSCC肿瘤细胞和血管上皮细胞中被高度诱导,特别是在HPV阴性肿瘤中。EphB4促进肿瘤细胞存活,EphrinB2抑制免疫细胞侵袭,而sEphB4-Alb可阻断双向信号传导,单独或与抗PD-1结合可增强免疫细胞募集。同样,sEphB4-Alb与帕博利珠单抗联合可增强免疫细胞反应,并且在复发/难治性HPV阴性HNSCC的治疗中,两者的联合使用似乎具有显著作用。

7. 抗CTLA-4抗体与PD-1/PD-L1抗体联合应用　CTLA-4和PD-1/PD-L1调节

不同的抑制途径,且作用机制不重叠,因此推测两者联合治疗可能获得比单独用药更好的结果,在小鼠模型的临床前期的研究中也确实证明了此推测。不同学者们对抗 CTLA-4 和抗 PD-1/PD-L1 抗体的联合疗法进行了研究,大量数据表明某些组合疗法可能会克服单药疗法的局限性。例如,抗 CTLA-4 抗体导致 T 细胞数量增加和 IFN-γ 增加。反过来,这可以诱导肿瘤微环境中 PD-L1 的表达,从而抑制 T 细胞的抗肿瘤反应,但此过程也增加了抗 PD-1 抗体和抗 PD-L1 抗体的治疗作用。因此,抗 CTLA-4 抗体与抗 PD-1 抗体或抗 PD-L1 抗体的联合治疗应能够创建具有免疫源性的肿瘤微环境,并为患者带来更好的治疗效果。针对抗 CTLA-4 抗体和抗 PD-1/PD-L1 抗体的联合疗法的研究,将度伐利尤单抗(Durvalumab)加替西木单抗(Tremelimumab)与 EXTREME 治疗方案进行比较,发现抗 CTLA-4 抗体和抗 PD-1/PD-L1 抗体的联合用药比单独用药可以使患者获得更高的缓解率。不过值得注意的是,抗 CTLA-4 抗体治疗的不良反应包括结肠炎、腹泻、垂体炎和肾上腺功能不全等在联合用药时可能有所增加。因此,如果这种组合将来要在实践中应用,针对此类免疫治疗的不良反应监测与改善至关重要。

8. EGFR 靶向药物与主要的 ICI 联合应用　HNSCC 患者中西妥昔单抗的单药治疗有效率不到 15%,这可能是由于西妥昔单抗对免疫细胞的多种作用,同时增强了效应 T 和 NK 细胞的细胞毒性功能并促进 CTLA-4+Treg 的扩增。因此,在西妥昔单抗的治疗方案中添加 CTLA-4 抑制剂可能会促进 Treg 的消耗,从而得到更好的治疗效果,而且最近的研究也表明西妥昔单抗可能会增加 CTLA-4 和 PD-1/PD-L1 的表达。我们已知西妥昔单抗既可以阻断 EGFR 信号传导,又可以通过激活 NK 细胞和细胞毒性 T 淋巴细胞(cytotoxic T lymphocyte,CTL)刺激 IFN-γ 分泌,IFN-γ 诱导肿瘤细胞 PD-L1 的表达。除了抑制 EGFR 以外,西妥昔单抗介导的 ADCC 以及募集和启动 CTL 对于肿瘤细胞的杀伤也具有强大的作用。然而,这种免疫刺激必然与负反馈回路(Treg 和免疫检查点分子的表达增加)相关。因此,这些免疫抑制过程中西妥昔单抗和 ICI 不同作用机制之间的潜在协同作用可有望改善 HNSCC 患者的预后。例如,CTLA-4 或 PD-1/PD-L1 阻断有可能减轻 Treg 介导的对 T 细胞和 NK 细胞的抑制,从而恢复细胞毒活性并充分调动适应性和先天免疫系统对抗肿瘤细胞,因为许多 ICIs 通过 PD-1、PD-L1 或 CTLA-4 影响 T 细胞和 NK 细胞的负调节。作为支持联合用药的进一步证据,西妥昔单抗向肿瘤微环境募集新的免疫细胞,并可用于启动免疫系统为 ICIs 治疗做准备,而 ICIs 则抑制已经存在的细胞,通过先天性和适应性免疫系统的互补激活以及多种类型免疫细胞的参与,提高真正的协同作用。

9. 其他 ICI 治疗　除了上述研究比较多的 ICI 之外,还对其他多种 ICI 进行了研究,如抗淋巴细胞活化基因 3(anti-lymphocyte-activation gene 3,anti-LAG-3)和抗杀伤细胞免疫球蛋白样受体(anti-killer cell immnoglobulin-like receptor,anti-KIR),前者靶向于 T 细胞表面的抑制性受体,激活 T 细胞功能,后者可解除 NK 细胞的抑制信号,恢复 NK 细胞对肿瘤的杀伤作用。anti-LAG-3 的单独用药与抗 PD-1 的联合用药试验正在进行中,看其是否适用于血液病以及晚期的实体恶性肿瘤(包括 HNSCC)的治疗。研究发现,Eftilagimod alpha(一种 LAG-3 融合蛋白)联合帕博利珠单抗应用治疗转移且 PD-1 无表达的 HNSCC 患者的 Ⅱ 期研究结果显示,两者的联合使用是安全的,并且在既往铂类治疗失败的 HNSCC 患者中显示出令人欣喜的抗肿瘤活性。

共刺激分子激动剂治疗:除了抑制 PD-1/PD-L1 途径外,诱导共刺激分子引起了学者的兴趣。例如抗 OX40 和抗 4-1BB 分别存在于 T 细胞和 NK 细胞表面。它们可以通过刺激 T 细胞和 APC 增殖并分泌细胞因子,提高机体的抗肿瘤免疫应答水平。Weinberg 等证明了一种类似 OX40 抗体的抗肿瘤药在许多小鼠模型中可增强 T 细胞功能并对肿瘤有治疗效果。在临床上,针对 OX40 的激动剂抗体 MEDI6469 在 Ⅰ 期试验中已证明了安全性,目前正在研究该抗体是否可作为新辅助治疗的单一药物。4-1BB 的活化对体液免疫系统和 CD4 T 细胞也有重要作用。目前有几项正在进行的 Ⅰ/Ⅱ 期临床试验,评估 4-1BB激动剂与西妥昔单抗、纳武利尤单抗或其他共刺激药物联合在 HNSCC 治疗中的作用。因为将可诱导共刺激分子激动剂与抗 PD-1 抗体相结合的方法有可能有助于克服机体对 PD-1/PD-L1 抑制剂的耐药性,而且发现共刺激分子激动剂抗体还可增强 ICI 的作用。

10. 过继 T 细胞疗法(adoptive T cell transfer therapy,ACT 疗法) 在没有外界干预的情况下,人体内可以识别肿瘤细胞的 T 细胞数目非常少,占比不足十万分之一。ACT 疗法即试图通过外界修饰,让普通 T 细胞成为能够识别肿瘤细胞的 T 细胞,从而引发对肿瘤细胞的免疫作用。在 ACT 领域,之前以嵌合抗原受体 T 细胞(chimeric antigen receptor T-Cell,CAR-T)疗法为主,后来出现的 TIL 细胞疗法,效果也让人十分有信心。ACT 疗法的最初研究源于 TILs 过继输注在转移性黑色素瘤患者的治疗中获得了满意的结果。在 93 例转移性黑色素瘤患者接受 ACT 治疗后,发现总缓解率可达到 56%,由此引起了 TILs 对其他恶性实体肿瘤的研究。另有研究发现,表达 HPV E6 和 E7 表位受体的基因修饰细胞毒性 T 淋巴细胞被证明可以杀死来自 HNSCC 细胞系的 HPV 阳性细胞。目前 ACT 疗法已用于 HNSCC,在一项研究报告中,7 例患者接受 ACT 治疗后有 43% 的显著缓解率。然而,ACT 疗法的难点为患者自体肿瘤中培养和扩增肿瘤特异性 T 细胞的能力,在 HNSCC 中,其回收率只有 60%。因此需要更多的研究来进一步完善此治疗方法。尽管 ACT 对临床操作及实验室技术要求高,但是对 HNSCC 在内的实体肿瘤的临床治疗将有很大的指导作用及应用前景。

除了上述研究比较多的免疫疗法之外,许多新的肿瘤免疫治疗方法也陆续被人们所发现,包括溶瘤病毒、肿瘤疫苗以及免疫应答的抑制剂等。目前,涉及 HNSCC 溶瘤疫苗的试验评估了其与帕博利珠单抗联合应用在 R/M HNSCC 患者中的治疗作用,最终的研究结果尚待确定,但初步结果表明部分患者在经过治疗后得到缓解。对于肿瘤疫苗,当前最有效的疫苗疗法是 HPV 疫苗的预防接种,对 HPV 相关的治疗性疫苗也进行了不同层次的研究。溶瘤病毒和疫苗治疗均旨在促进肿瘤特异性的适应性免疫应答,我们推测将其与其他免疫治疗策略(如 ICI 治疗)联合应用可能会得到更好的治疗效果。

七、预后与随访

(一)预后

肿瘤的局部控制率和生存期受多种因素的影响,如 TNM 分期、患者的全身情况的好坏、有无合并症,以及治疗等因素的影响。以下为影响预后的几种常见因素。

(1)颈部淋巴结转移是影响预后的独立因素。

(2)淋巴结包膜受侵或切缘阳性预示局部区域复发的风险明显增加,总生存明显变差。

(3)血管受侵、神经受侵。

(4)肿瘤发生部位愈靠后预后愈差。

(5)放疗总剂量显著影响局控率,放疗总时间延长显著增加局部复发风险。

口腔癌总的 5 年生存率为 40%~50%,但其特异性生存率较高,一般超过 70%。分析其原因与口腔癌放疗后发生的第二原发肿瘤、心血管及肺部疾病等因素有关,即部分患者并非死于口腔癌本身,而是死于以后发生的第二肿瘤、心肺疾病等,如荷兰一家机构新近报道的 106 例口腔鳞癌的治疗效果,总的 5 年生存率为 41%。而其特异性 5 年生存率高达 77% 即验证了这种观点,值得以后临床注意。

因为口腔癌目前主要以术后放疗为主,且放疗技术又以调强放疗技术为主。在调强放疗技术年代,其是否较常规放疗技术改善了疗效,尚无明确结论。根据目前国外的资料,口腔癌术后调强放疗技术同常规放疗技术相比疗效无明显区别,如加拿大新近报道的 18 例口腔鳞癌患者术后放疗采用调强放疗技术的结论为 2 年局部控制率 78%。同常规照射技术的局部区域控制率 50%~80% 相似,其中治疗失败的主要原因依然为局部区域复发,野内复发占 68%,野外复发者多见于患者进行单侧颈部照射而对侧颈部出现区域性复发,提示以后的临床应加以关注。

(二)随访

第 1~2 年每 2~4 个月复查一次,第 3~5 年每 3~6 个月复查一次,5 年以上每 12 个月复查。①Ⅰ级推荐:体格检查,直接或间接内镜检查,原发灶或颈部影像学检查,特别是针对无法通过直视检查部位的患者,甲状腺功能检查(每 6~12 个月一次,针对颈部接受放疗患者)。②Ⅱ级推荐:PET/CT(针对临床怀疑肿瘤复发患者),疼痛、语言、听力、吞咽、营养和功能康复评估。③Ⅲ级推荐:胸部 CT(每年 1 次,针对吸烟患者)。

头颈部肿瘤的治疗后随访非常重要,其目的在于评估治疗效果,早期发现复发病灶、早期发现第二原发肿瘤、监测和处理治疗相关并发症、促进功能康复等。对于无法直视检查的部位,建议行相应的影像学检查。如果临床怀疑肿瘤复发,可以考虑行 PET 检查。

对于接受根治性治疗的头颈部鳞癌患者,特别是接受放疗的患者,建议治疗后 3 个月进行肿瘤评估。对于其中的 $N_{2~3}$ 患者,建议 3 个月后进行 PET/CT 检查,以决定是否需要接受颈部淋巴结清扫。由于头颈部鳞癌患者大多有吸烟和酗酒的习惯,每年有 3%~

5%的概率发生第二原发肿瘤,因此治疗后随访需要检查整个上消化道,特别是针对下咽癌患者。对于既往有吸烟习惯的患者,推荐每年行胸部CT检查,以筛选早期肺癌。对于接受颈部放疗的患者,推荐定期检查甲状腺功能以防止甲状腺功能减退,同时定期进行牙齿功能的检查。对于头颈部肿瘤,无论是手术或放疗均有可能损害头颈部器官的重要生理功能,推荐有条件的患者定期接受疼痛、语言、听力、吞咽、营养等功能评估,并积极接受康复治疗。

八、护理

(一)护理要点

1. 饮食护理

(1)吞咽功能训练:由于口腔的正常功能被破坏,加之手术后手术视野涉及会厌和喉返神经,致使经口进食时食物易误入气管引起呛咳,进食受到影响。特别是对于刚拔除胃管改由口进食者,应指导其进行吞咽动作的训练,指导坐位或半坐卧位进食,进食速度不宜过快。

(2)饮食指导:鼓励少食多餐,宜进食高蛋白、高热量、高维生素(B族维生素)、易消化的清淡饮食,进食前后应用温开水漱口,以促进食欲。忌食煎炒、辛辣、刺激性、过硬、过热的食物,以保护口咽部黏膜。避免如热咖啡、冰激凌及柑橘类饮料等过热过冷或刺激口腔黏膜的食物。如疼痛影响食欲,可给予2%利多卡因于溃疡面喷雾,减轻疼癌后再进食。因口腔疼痛或吞咽困难不能进食者给予静脉营养支持,以促进组织的修复和神经功能恢复。

2. 口腔放疗并发症的预防及护理

(1)放疗前:做好口腔护理预防组织损伤,减少局部刺激非常重要。戒烟禁酒、饭前饭后及时漱口清洁口腔。放疗前找出龋齿,常规洁齿,积极治疗隐性感染灶。预防牙源性感染,避免并发放射性颌骨骨髓炎。

(2)治疗期间及放疗后处理:指导患者保持良好的口腔卫生习惯,每次进食后及时漱口,早晚刷牙;放疗除抑制异常细胞增生外,对正常口腔黏膜细胞也有杀伤作用,常因抵抗感染能力下降导致口腔黏膜病变。放疗期间使用含庆大霉素漱口水与2.5%的碳酸氢钠漱口水交替漱口。口腔局部溃疡及感染时,局部涂抹维生素E粉剂、喷洒表皮生长因子或涂擦碘甘油。如放疗后出现口腔内灼痛时,可于每次放疗结束后用含2%利多卡因的漱口水或冰水漱口,以减轻疼痛。

(3)口腔黏膜疼痛的护理:绝大多数的患者在放疗中甚至放疗后数月均口腔黏膜疼痛,饮食和睡眠受到影响。疼痛者给予低能氦-氖激光理疗,可降低口腔黏膜的疼痛程度,缩短疼痛持续时间;饭前给予含利多卡因的漱口液含漱,减轻进食疼痛,必要时给予镇痛药物,如芬太尼贴剂。

3. 口腔修复术后的护理

口腔癌手术往往需要切除一些重要的解剖结构,这不仅会造成较大的组织缺损,还会严重影响术后的功能。口腔癌修复不仅能关闭手术创面,还为患者功能恢复创造了一定的条件。术后修复包括软组织缺损修复、舌缺损和口底缺损修复、软腭缺损的修复、面颊部洞穿缺损的修复、骨组织复合缺损的修复等。护士需观察皮有无渗血及血供情况,指导患者保持口腔清洁。

(二)健康教育

1. 鼓励加强营养摄入,改掉不良饮食习惯,避免进食辛辣、坚硬的食物,宜高蛋白、高热量、高维生素饮食,禁烟酒。

2. 养成良好的口腔卫生习惯,保持口腔湿润;鼓励患者进食后立即用淡盐水或温开水漱口。

3. 大部分口腔癌术后存在不同程度外形改变、社交功能及语言功能障碍,应指导家属配合调整饮食,鼓励患者参与康复训练。

4. 康复期坚持进行功能锻炼,可进行张口训练、含话梅或咀嚼口香糖等练习舌的搅拌和吞咽功能。

5. 定期复查,治疗后应定期随诊,主要检查局部及颈淋巴结,了解有无复发。出院后1年内每3个月复查1次,2~3年内每6个月复查1次,4年后每年复查1次,不适随诊。

第二节 唇 癌

唇的解剖概念为正常闭合状态下外显的鲜红黏膜组织,又分为上唇、下唇和两侧的口角。唇癌在西方国家很常见,在我国少见。

一、临床特点

男性好发,下唇为常见发病部位,1/3~1/5的病例有癌前病变历史或存在癌前病变,其中包括白斑、乳头状瘤及盘状红斑狼疮。唇癌几乎100%为鳞癌,其中绝大多数分化良好;基底细胞癌主要发生在唇部皮肤,发生在黏膜者极罕见。

二、淋巴引流

上唇和下唇的淋巴引流有所不同,因此其淋巴结转移的特点也不同:上唇主要注入颌下及颈深上淋巴结;有时可引流至腮腺,特别是耳前淋巴结;下唇主要注入颏下、颌下淋巴结,亦至颈深上区淋巴结群。因此下唇癌具有双侧淋巴交叉引流的特点(图8-2)。

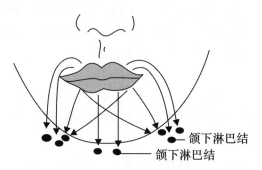

图 8-2 下唇淋巴交叉引流

三、治疗原则

早期建议手术或放疗,中、晚期病变主张手术和放疗的综合治疗,可术前或术后放疗。

1.放疗适应证

(1)表浅的、仅占1/3唇病变。

(2)口角病变,或同时累及上、下唇的病变。

(3)术后复发病变。

(4)局部晚期病变如T病变,主张"放疗+手术"的综合治疗:如先行放疗,而放疗不能控制或有残存,需考虑手术;如先行手术,而术后病理提示手术切缘不净或安全界不够或小于 1 cm 者,应术后放疗。

2.放射治疗技术

(1)能量:一般采用深部 X 射线或 6～10 MeV 电子线。如病变范围广泛或深部结构受侵可考虑高能 X 射线对穿照射并辅以电子线垂直照射。

(2)照射野:靶区设计应完全包括肿瘤及肿瘤边缘外 1～2 cm 的正常组织。原发灶周围的白斑改变应包括在照射野内。单前野局部照射时,应做口腔和下颌骨防护,也可切线照射。根据具体情况可采用外照射加高剂量率近距离敷贴或组织间插植治疗。

颈部照射的指征:①属 T_2 病变但口角受侵;②局部晚期病变如 $T_{3\sim4}$;③分化差的癌;④已有颈部淋巴结转移。颈部照射野可采用双侧水平野对穿照射、单前野切线照射或前后两野对穿照射等技术。

(3)剂量:一般采用常规分割照射技术,Dt 50 Gy 时缩小照射野继续照射至根治剂量,根治剂量的高低与分期、肿瘤的放射敏感性有关。

单纯放疗者:①TyN_0 病变,总剂量(60～66)Gy/(30～33)f;不做颈部的预防性照射。②T_3N_0 病变,总剂量(66～70)Gy/(33～35)f,主张Ⅰ、Ⅱ区的预防性照射。③T_4 或 N+病变,总剂量 70 Gy/35 f,并常规行Ⅰ～Ⅳ区照射,预防性剂量 50～60 Gy,治疗性剂量 70 Gy。

术后放疗者:手术区域和高危区域,总剂量(60~66)Gy/(30~33)f。

第三节　舌　癌

舌活动部癌的发病率仅次于唇癌,是最常见的口腔癌。80%以上的舌癌好发于舌活动部的侧缘特别是后侧缘,8%发生于舌背,2%发生在舌尖。舌活动部的肿瘤发生率约为舌根部的3倍。肿痛常沿着舌肌的走行呈局部浸润性生长,男性发病率较女性高,好发年龄为50~70岁。值得注意的是,临床上舌癌的发生有渐趋年轻化的趋势。

一、临床特点

(一)舌及其周围组织淋巴引流方向

舌及其周围组织淋巴引流方向见图8-3。

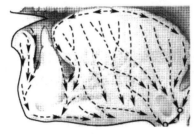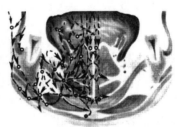

A.矢状面　　　　　　　　　　　B.冠状面

图8-3　舌及周围组织淋巴引流

(二)舌癌淋巴结转移的特点

(1)临床检查阴性,术后病理证实约30%已有颈部淋巴结转移。
(2)跳跃性转移多见。
(3)对侧淋巴结转移较多见,尤其是病变过中线或位于舌尖时。
(4)常见淋巴结转移部位:颈上深淋巴结(Ⅱ区)、颌下淋巴结(Ⅰb区)。

二、治疗

(一)治疗原则

舌癌的治疗应贯彻以手术为主的多学科综合治疗。根据病情,确定治疗方案。

(二)手术治疗

1.原发肿瘤　对于原发肿瘤需采用对肿瘤的扩大切除,一般需要在肿瘤边界外1~

1.5 cm 行对肿瘤的扩大切除,切除后标本中,癌瘤外有 5 mm 以上的正常组织可以认为有足够的安全边界。手术切除计划的制订应当以原发肿瘤的侵犯程度为基础,可以通过临床检查和影像学检查来确定。

2. 颈部淋巴结处理 原则上舌癌的手术治疗在切除原发灶的同时需要行同侧颈部的淋巴清扫术;对于对侧转移或者肿瘤侵犯越过中线的患者,还应行对侧的颈淋巴结清扫手术。对于根治性颈淋巴结清扫术,可根据实际情况决定是否保留副神经、胸锁乳突肌和颈内静脉。N_0 患者,采用肩胛舌骨上淋巴清扫术。对于 $cT_1N_0M_0$ 的患者,颈部淋巴结的处理存在争议,可以观察随访、选择性颈淋巴结清扫或者前哨淋巴结活检。N_1 患者,采用肩胛舌骨上淋巴清扫术或根治性颈淋巴结清扫术。N_2 及以上的患者,采用根治性颈淋巴结清扫术。

3. 整复手术 切除后舌缺损小于 1/3 时,可以直接拉拢缝合;缺损大于 1/3 时,可以采用邻位瓣、带蒂瓣或者血管化游离皮瓣来修复;对于侵犯下颌骨,切除后存在下颌骨缺损的情况可以采用血管化骨瓣修复。

(三)其他治疗方法

1. 放疗

(1)早期病例首先手术,如因各种原因无法接受手术,可行根治性放疗。

(2)对于手术后存在不良预后因素的,应行辅助放疗。例如:边缘阳性、颈部淋巴结转移(单个淋巴结转移是否需要放疗存在争议)、神经周围侵犯等。

(3)术前诱导放疗需谨慎采用。

2. 全身综合治疗 包括化疗、靶向治疗、免疫治疗和基因治疗等,对于晚期病例常作为辅助性治疗方法酌情使用。

3. 其他治疗 营养支持、镇痛、心理干预、中医中药等可用于提高患者生活质量、增强治疗信心。

第四节 口底癌

一、临床特点

(1)口底癌好发中线附近、口底的前部、颌下腺开口的周围,易侵及颌下神经管并沿此管生长,容易侵犯舌体及下颌骨;侵犯舌体时有时与原发舌腹面的舌癌较难鉴别。

(2)早期即易发生淋巴结转移,转移率仅次于舌癌。

(3)颏下(Ⅰa)、颌下(Ⅰb)和上颈深淋巴结(Ⅱa)是常见转移部位,但一般先有颌下淋巴结转移,然后颈深淋巴结转移。

(4)容易发生双侧淋巴结转移。

口底癌易出现上呼吸道、上消化道第二原发癌,文献报道最高可达 36%。病理类型以中高分化鳞癌为主。

二、治疗原则

早期病变手术和放疗的疗效相当,但因为口底毗邻下颌骨,容易侵犯下颌骨,根治性放疗容易导致颌骨骨坏死。因此目前临床上对早期口底癌多主张首选手术治疗。对晚期病变,以手术+放疗的综合治疗为原则。

放疗技术:采用双侧平行相对野,要求张口含物。上界:肿瘤上缘上 2 cm。下界:舌骨下缘水平或喉切迹水平。前界:包括下颌骨颏部前方骨皮质及颏下淋巴结。后界:横突后缘连线或以充分包括转移的颈深淋巴结为原则。T_4 或 N+的晚期病例,应行下颈和锁骨上淋巴结的预防照射。

调强放疗技术:参考口腔癌篇。

第五节　齿龈癌

齿龈癌是口腔癌的一种。在口腔癌中其发病率次于舌癌,病理类型多以鳞癌为主,齿龈鳞癌在口腔癌中的比例约为 24.3%。

口腔恶性肿瘤最常见的为鳞癌,也称为表皮样癌,占所有口腔恶性肿瘤的 90% 以上。根据分化程度将鳞癌又分为高分化鳞癌(角化成分>75%)、中分化鳞癌(角化成分 25%~75%)、低分化鳞癌(角化成分<25%)。

一、临床表现

大部分口腔癌都是原发于口腔黏膜表面。早期的黏膜病变仅感觉黏膜粗糙或表现为几乎无症状的表浅结节,或较软、较表浅的溃疡。晚期病变常常浸润深部结构如肌肉和骨,与周围器官黏连固定,甚至出现疼痛,影响患者讲话,可出现吞咽困难及痰中带血等。齿龈癌是肿瘤出现后破坏牙槽骨,使牙齿松动,因此齿龈癌一般是先有肿块,后有牙齿松动。发病部位下齿龈较上齿龈、后牙区较前牙区常见,颌骨容易受侵;下齿龈癌较上齿龈癌容易发生淋巴结转移;下齿龈癌容易发生颌下、颏下淋巴结转移,然后至上颈深淋巴结;上齿龈癌容易发生颌下和上颈深淋巴结转移。

二、实验室检查

(一)一般检查

一般检查包括血常规、肝肾功能、病毒血清学、电解质、血糖、凝血功能、尿常规、大便常规、HPV 等。

(二)其他检查

其他检查包括颊黏膜、口底、舌前部、牙槽嵴、磨牙后三角、硬腭检查。

（1）H&P[a] 包括完整的头部和颈部检查:根据临床指征进行内窥镜和光纤镜检查。

（2）活检[b]。

（3）根据临床指征:胸部 CT(使用或不使用造影剂)[c];原发灶和颈部增强 CT 和(或)增强 MRI;考虑 FDG PET/CT[c];麻醉状态下(EUA)内窥镜检查;麻醉前研究;牙科/口腔评价[d],包括 Panorex 或无造影剂的牙科 CT[c];营养、言语和吞咽评估/治疗[e];戒烟咨询[a];生育/生殖咨询[f]。

（4）根据指征进行多学科会诊。

注:a. H&P 应包括烟草使用史的记录和量化(吸烟包/年)。应建议所有当前吸烟者戒烟,并建议既往吸烟者保持戒烟。有关其他戒烟支持,请参阅 NCCN 戒烟指南中的患者/提供者戒烟资料。

b. 对于囊性颈部淋巴结,在最初的诊断阶段。采用图像引导(US 或 CT)下穿刺活检可能提供比单独通过触诊进行 FNA 更好的诊断率。

c. 见影像原则。

d. 见牙科评估和管理原则。

e. 见营养原则:管理和支持治疗。

f. 参见 NCCN 青少年和青年人(AYA)肿瘤学指南中的生育和生殖内分泌量。

三、诊断与鉴别诊断

齿龈癌诊断需通过询问病史、临床体检、影像学检查、病理活检等综合分析判断证实。

四、治疗

（一）$T_{1\sim2}N_0$

1. 手术(首选)　原发灶切除术(无颈清扫术):无阳性淋巴结和无不良特征,随访,疾病复发或残留;一个阳性淋巴结无不良特征,考虑 RTI,M,随访,疾病复发或残留;不良特征,包膜外受侵±切缘阳性,全身治疗/RT[a],随访,疾病复发或残留(参见 ADV-3);不良特征,切缘阳性,再次切除,如可行,或 RT,或考虑全身性治疗/RT,随访,疾病复发或残留;不良特征,其他风险特征,RT,或考虑全身性治疗/RT,随访,疾病复发或残留。

原发灶切除+同侧或双侧颈清扫术(根据肿瘤部位而定):无阳性淋巴结和无不良特征,随访,疾病复发或残留;一个阳性淋巴结无不良特征[b],考虑 RT[a,c],随访,疾病复发或残留;不良特征[b],包膜外受侵±切缘阳性,全身治疗/RT[a,c],随访,疾病复发或残留;不良特征,切缘阳性,再次切除,如可行,或 RT,或考虑全身性治疗/RT[a,c],随访,疾病复发或残留;不良特征,其他风险特征,RT,或考虑全身性治疗/RT[a,c],随访,疾病复发或残留。

原发灶切除+SLN 活检:SLN_pN_0,如果 SLN_pN+ 或 SLN 鉴别失败,行颈清扫术[d]。无阳性淋巴结和无不良特征,随访,疾病复发或残留;一个阳性淋巴结无不良特征[b],考虑

RT,随访,疾病复发或残留;不良特征[b],包膜外受侵±切缘阳性,全身治疗/RT[a,c],随访,疾病复发或残留;不良特征,切缘阳性,再次切除,如可行,或 RT[a],或考虑全身性治疗/RT[a],随访,疾病复发或残留;不良特征[b],其他风险特征,RT[a],或考虑全身性治疗/RT,随访,疾病复发或残留。

注:a.放射治疗原则。

b.不良特征:包膜外受侵、切缘阳性、切缘接近、原发性 pT_3 或 pT_4、pN_2 或 pN_3 淋巴结病、Ⅳ 或 Ⅴ 级淋巴结病、神经周围浸润、血管浸润、淋巴管浸润。

c.见非鼻咽癌全身治疗原则。

d.参见手术原则。

2.根治性放疗　参见全身治疗/RT 后或 RT 颈部评价,疾病复发或残留。

(二)T_3,N_0;$T_{1\sim3}$,$N_{1\sim3}$;T_{4a},$N_{0\sim3}$

1.手术　N_0,N_1,$N_{2a\sim b}$、N_3,原发灶、同侧或双侧颈部清扫切除术[a],无不良特征[b],考虑 RT[c],随访,疾病复发或残留;不良特征[b],包膜外受侵±切缘阳性,全身治疗/RT[c,d],随访,疾病复发或残留。

不良特征[b],切缘阳性,全身治疗/RT[c,d] 或如果可行,再次切除,且切缘阴性考虑 RT[c],随访,疾病复发或残留;不良特征[b],其他风险特征,RT[c] 或考虑全身治疗/RT[c,d],随访,疾病复发或残留。

2.临床试验　可参与临床试验。

注:a.参见手术原则。

b.不良特征:包膜外受侵、切缘阳性、切缘接近、原发性 pT_3 或 pT_4、pN_2 或 pN_3 淋巴结病、Ⅳ 或 Ⅴ 级淋巴结病、神经周围浸润、血管浸润、淋巴管浸润。

c.放射治疗原则。

d.见非鼻咽癌全身治疗原则。

(三)$T_{4b}N_{0\sim3}$ 或不可切除的淋巴结疾病或不适合手术

1.首选临床试验。

2.PS=0~1:同步全身治疗/RT[a,b,c] 或诱导全身治疗[a] 后进行 RT[b] 或全身治疗/RT[a,b],见系统治疗/RT 后或 RT 颈部评价,疾病复发或残留。

3.PS=2:RT[b] 或同步全身治疗/RT[a],见系统治疗/RT 后或 RT 颈部评价,疾病复发或残留。

4.PS=3:姑息性 RT[b] 或单药全身治疗[a] 或最佳支持治疗,疾病复发或残留。

注:PS=体能状态[美国东部肿瘤协作组(ECOG)]

a.见非鼻咽癌全身治疗原则。

b.见放射治疗原则。

c.当同时使用全身治疗/RT 时,首选药物是顺铂。见非鼻咽癌全身治疗原则。

（四）初次就诊时转移性（M1）疾病

1. 首选临床试验。

2. 根据原发部位考虑局部治疗。

（1）PS=0~1：联合全身治疗[a]或单药全身治疗[a]或手术[b]或RT[c]或全身治疗/RTa，（对于部分局限性转移的患者）或最佳支持治疗；持续性疾病或残留，全身治疗，首选临床试验或最佳支持治疗。

（2）PS=2：单药全身治疗[a]或最佳支持治疗±姑息性RT或姑息性手术；持续性疾病或残留，最佳支持治疗。

（3）PS=3：最佳支持治疗±姑息性RT或姑息性手术。

3. 远处转移

（1）PS=0~1：联合全身治疗[a]或单药全身治疗[a]或手术或RT[b]或全身治疗/RT[a,b]（对于部分局限性转移的患者）或最佳支持治疗；持续性疾病或残留，全身治疗，首选临床试验或最佳支持治疗。

（2）PS=2：单药全身治疗[a]或最佳支持治疗±姑息性RT或姑息性手术；持续性疾病或残留，最佳支持治疗。

（3）PS=3：最佳支持治疗±姑息性RT或姑息性手术。

注：a. 见非鼻咽癌全身治疗原则。

b. 见手术原则。

c. 见放射治疗原则。

（五）ADV3复发或残留病变

1. 局部复发，无RT病史，可切除　手术［无不良特征[a]，观察结果，随访；不良特征[a]，结外侵犯和（或）切缘阳性，全身治疗/RT[b,c]；其他风险特征，RTb或考虑全身治疗/RT[b,c]。］或同步全身治疗/RT[b,c,d]或全身性联合治疗[b]（2B类），随后RTb或全身性治疗/RT。根据指征治疗残留病变。

2. 局部复发，无RT病史，不可切除　见$T_{4b}N_{0~3}$或不可切除的淋巴结疾病或不适合手术的治疗。

3. 既往有RT史的局部复发或第二原发病灶，可切除　首选手术[e]±术后再照射[c,f]或全身治疗/RT[b,c]，临床试验。

4. 既往有RT史的局部复发或第二原发病灶，不可切除　再照射[c]±全身治疗，首选临床试验，或全身治疗[b]或最佳支持治疗。

注：a. 不良特征：结外侵犯、切缘阳性、靠近切缘、原发肿瘤pT_3或pT_4、pN_2或pN_3淋巴结病、神经周围浸润、血管浸润、淋巴管浸润。

b. 见非鼻咽癌全身治疗原则。

c. 见放射治疗原则。

d. 当同时使用全身治疗/RT时，首选药物是顺铂。见非鼻咽癌全身治疗原则。

e.见手术原则。

f.再照射应仅限于高度选择的患者亚组。

(六)ADV4 复发或残留伴远处转移

1.首选临床试验　如果局部治疗失败,根据疾病范围和症状考虑局部治疗。

PS=0~1:联合全身治疗[a] 或单药全身治疗[a] 手术[b] 或 RT[c] 或同步全身治疗/RT[a,c]用于部分局限性转移的患者或最佳支持治疗。残留病变或疾病进展,全身治疗,临床试验首选,或最佳支持治疗。

PS=2:单药全身治疗[a] 或最佳支持治疗±姑息性 RT 或姑息性手术。残留病变或疾病进展,最佳支持治疗。

PS=3:最佳支持治疗±姑息性 RT 或姑息性手术。

2.仅远处转移

PS=0~1:联合全身治疗[a] 或单药全身治疗[a] 手术或 RT 或同步全身治疗/RT 用于部分局限性转移的患者或最佳支持治疗。残留病变或疾病进展,全身治疗,临床试验首选,或最佳支持治疗。

PS=2:单药全身治疗或最佳支持治疗±姑息性 RT 或姑息性手术。残留病变或疾病进展,最佳支持治疗。

PS=3:最佳支持治疗±姑息性 RT 或姑息性手术。

注:a.参见非鼻咽癌的全身治疗原则或参见鼻咽癌的全身治疗。

b.见手术原则。

c.见放射治疗原则。

(七)OR-A 放射治疗原则

1.根治性放疗

(1)单纯 RT

1)高危区 PTV:原发肿瘤区域与受累淋巴结[包括原发灶与高危淋巴结中可能存在的亚临床病灶区域]。

分割方式:66 Gy(2.2 Gy/次)至 70 Gy(2.0 Gy/次);每日一次,周一至周五,6~7 周。同步推量加速 RT:72 Gy/6 周(1.8 Gy/次,大射野;1.5 Gy 加量作为最后 12 个治疗日的第二分次照射)。66~70 Gy(2.0 Gy/次;6 次/周加速)。超分割:81.6 Gy/7 周(1.2 Gy/次,每日 2 次)。

2)中低危区 PTV:疑似亚临床播散的部位。44~50 Gy(2.0 Gy/次)至 54~63 Gy(1.6~1.8 Gy/次)。

(2)近距离放射治疗可考虑用于选择性患者。如果联合 40~50 Gy EBRT,则考虑 LDR。推量 21 Gy,单纯 HDR 治疗时,则考虑 3~6 Gy/次的推荐量。

2.术后辅助放疗　RT 或同步放化疗 6~10。推荐手术切除与术后放疗间隔时间应 ≤6 周。

高风险 PTV:包括不良特征,如切缘阳性等。分次剂量:60 ~ 66 Gy(2.0 Gy/次);每日一次,周一至周五,6 ~ 6.5 周。低至中等风险 PTV:疑似亚临床播散的部位。44 ~ 50 Gy(2.0 Gy/次)至 54 ~ 63 Gy(1.6 ~ 1.8 Gy/次)。建议采用 IMRT 或三维适形放疗。

(八)ADV-A 极晚期头颈部癌放射治疗原则

1.同步全身治疗/RT₃(首选适合化疗的患者)

(1)高危 PTV:通常为 70 Gy(2.0 Gy/次)。

(2)低至中危 PTV:疑似亚临床扩散的部位。44 ~ 50 Gy(2.0 Gy/次)至 54 ~ 63 Gy(1.6 ~ 1.8 Gy/次)。

2.全身治疗/RT₃ 根据已发表的数据,同步全身治疗/RT 最常用常规分割,每次 2.0 Gy 至常规剂量 70 Gy,7 周内完成,同步单药顺铂,每 3 周给药一次,剂量 100 mg/m² ;2 ~ 3 个周期的化疗是否实施取决于放疗分割方案(RTOG 0129)。当使用卡铂和 5-FU 时,推荐的方案是标准分割加 3 个周期的化疗。其他分割剂量(例如,1.8 Gy、常规)、多药化疗、顺铂的其他给药方案或更改的分割方案联合化疗均有效,最佳方法尚未达成共识。数据表明,与传统分割相比,加速分割并不能提高疗效。一般而言,同步全身治疗/RT 毒性较高;分割方案改变或多药化疗可能进一步增加毒性负荷。对于任何全身治疗/RT 方法,应密切关注特定化疗药物、剂量和给药方案的已发表报道。应由经验丰富的团队进行全身治疗/RT,并应包括大量支持性治疗。

接受治疗的多样化但高度选择的患者组:用于管理急性和长期毒性。当治疗目标是治愈性且手术不是一种选择时,对于以下患者可考虑再照射策略:在初始放疗后≥6 个月发生局部区域失败或第二原发;可接受至少 60 Gy 的额外剂量放疗;可耐受同步化疗。应通过审查剂量-体积直方图仔细分析有毒性风险的器官,并应根据自初始放疗后的时间间隔、纳入的预期体积和患者预期寿命。对于再照射剂量,参见放射技术原则(RAD-A)。当基于光子的治疗不能满足正常组织约束时,可以考虑质子治疗。

(1)放射治疗适应证:齿龈癌以手术为主,单纯放射治疗仅选择性地用于 T 期、无骨受侵的外生型病变及不适合行颌骨手术的患者;术前放射治疗+手术适用于大部分患者,特别是用于肯定有骨受侵的患者;局部区域晚期病变,手术后应常规放射治疗;T 病变、无手术指征或有手术禁忌证,或拒绝手术的晚期病例,可采用姑息性放疗。

(2)放射治疗技术:标准照射野为同侧两野交角楔形野照射,照射原发灶和同侧上颈淋巴引流区(图 8-4);如病变毗邻中线或已侵犯至中线结构,甚或对侧,则原发灶和上颈部淋巴引流区以两野对穿照射技术为主;上齿龈癌常易侵及上颌骨及上颌窦,照射野在满足肿瘤情况的同时,应包括同侧上颌窦;颈部的处理原则同前。

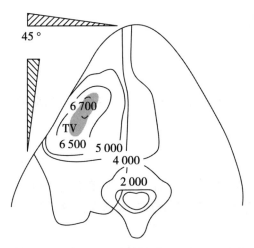

图 8-4　齿龈癌侧正交楔形野照射的 TPS 分布

五、预后

上颌齿龈癌由于位置表浅,早期易于发现,但后牙区的预后差于前牙区。发病部位下齿龈较上齿龈、后牙区较前牙区常见,颌骨容易受侵;下齿龈癌较上齿龈癌容易发生淋巴结转移;下齿龈癌容易发生颌下、颏下淋巴结转移,然后至上颈深淋巴结;上齿龈癌容易发生颌下和上颈深淋巴结转移。

第六节　颊黏膜癌和磨牙后区癌

颊黏膜癌是指原发于颊黏膜的恶性肿瘤。磨牙后区癌属颊黏膜癌的一种。在口腔癌中其发病率与齿龈癌相似次于舌癌。颊黏膜癌以鳞癌为主,占90%以上。其次为腺原性上皮癌,占5%~10%,其中以腺样囊性癌居多,黏液表皮样癌及恶性混合瘤发生在此区者较少。

一、临床表现

颊黏膜的鳞癌与腺原性上皮癌在临床表现上有明显的不同。颊黏膜鳞癌有溃疡形成,伴深部浸润,少部分表现为疣状或乳突状的外突型。腺源性颊黏膜癌少有出现溃疡者,主要表现为外突状或浸润硬结节性肿块。由白斑发展而来的颊黏膜癌,患区查见白斑。早期颊癌一般无明显疼痛,患者往往延误就医。肿瘤浸润肌肉等深层组织或合并感染,出现明显疼痛,累及咬肌时伴不同程度的张口受累,牙关紧闭。牙周组织受累,可出现牙痛或牙松动。与颊黏膜癌相比,磨牙后三角区癌较早出现开口困难。

二、实验室检查

(一)一般检查

一般检查包括血常规、肝肾功能、病毒血清学、电解质、血糖、凝血功能、尿常规、大便常规、HPV 等。

(二)其他检查

其他检查包括颊黏膜、口底、舌前部、牙槽嵴、磨牙后三角、硬腭检查。

(1)H&P[a] 包括完整的头部和颈部检查:根据临床指征进行内现镜和光纤镜检查。

(2)活检[b]。

(3)根据临床指征:胸部 CT(使用或不使用造影剂)[c];原发灶和颈部增强 CT 和(或)增强 MRI;考虑 FDG PET/CT[c];麻醉状态下(EUA)内窥镜检查;麻醉前研究;牙科/口腔评价[d],包括 Panorex 或无造影剂的牙科 CT[c];营养、言语和吞咽评估/治疗[e];戒烟咨询[a];生育/生殖咨询[f]。

(4)根据指征进行多学科会诊。

注:a. H&P 应包括烟草使用史的记录和量化(吸烟包/年)。应建议所有当前吸烟者戒烟,并建议既往吸烟者保持戒烟。有关其他戒烟支持,请参阅 NCCN 戒烟指南中的患者/提供者戒烟资源。

b. 对于囊性颈部淋巴结,在最初的诊断阶段。采用图像引导(US 或 CT)下穿刺活检可能提供比单独通过触诊进行 FNA 更好的诊断率。

c. 见影像原则(IMG-A)。

d. 见牙科评估和管理原则(DENT-A)。

e. 见营养原则:管理和支持治疗(NUTR-A)。

f. 参见 NCCN 青少年和青年人(AYA)肿瘤学指南中的生育和生殖内分泌量。

三、诊断

诊断需通过询问病史、临床体检、影像学检查、病理活检等综合分析判断证实。

四、治疗

(一)手术治疗

同齿龈癌。

（二）放射治疗

1. 适应证

（1）小的、表浅的、与周围正常组织边界清楚的病变首选手术切除。

（2）由于手术切除范围和美容效果的限制，L病变建议首选放射治疗，可采用单纯外照射（外照射加低能X射线体腔管照射）或外照射加高剂量率组织间近距离后再治疗，残存灶可行手术挽救。

（3）累及深部肌肉、龈颊沟或相邻颌骨的T_1、T_2病变，应以"手术+放射治疗"的综合治疗方案为主。

（4）不能手术的晚期病变可考虑姑息性放疗。

2. 治疗技术

（1）外照射可采用同侧两楔形野（前野加患侧野）交角照射技术。

前野：上界，眶下缘水平；下界，舌骨下缘水平；内侧界，体中线，但机架需转5°～10°以避开脊髓；外侧界，开放。

侧野：上界，沿颅底走行；下界，舌骨下缘水平；前界，上颌窦前缘、口角、颏尖连线；后界，棘突后缘连线或以充分包括转移的淋巴结为原则。

（2）颈部淋巴结的处理

1）无论病期早晚，上颈部淋巴引流区必须在照射野内（包括Ⅰa/h、n）。

2）T_2N_0患者且肿瘤细胞分化较好者，一般不考虑下颈锁骨上预防性照射。

3）局部晚期病变以及分化差的癌，无论上颈部是否有淋巴结转移，主张下颈部锁骨上预防照射。

4）无论T分期早晚，只要上颈部N+，同侧下颈锁骨上必须预防性照射。

5）因对侧淋巴结转移较少，颈部照射一般仅照同侧。

（3）磨牙后区癌的放射治疗适应证：T，.L早期病变行单纯放疗或单纯手术。局部晚期病变以综合治疗为主：术前放疗+手术，或手术+术后放疗。

（4）磨牙后区癌的放射治疗技术。

（三）放射治疗技术

单野高能X射线+电子线混合束照射。一前一侧两野交角照射技术并加用合适角度的楔形板。两侧平行相对野照射。

其中，第一、二种照射技术主要用于病变完全局限在一侧，且肿瘤细胞分化较好的情况下。如果局部病变范围广泛，并侵犯软腭等淋巴丰富的结构，或肿瘤细胞分化较差时，则主张用第三种照射技术。侧野的体表标记见图8-5。

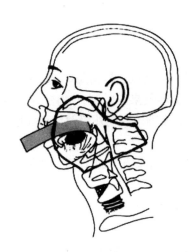

图 8-5 磨牙后区鳞癌的照射野侧野

上界:沿颅底走行。

下界:舌骨下缘或喉切迹水平。

前界:肿瘤前缘前 2 cm,一般置于下颌骨体前、中 1/3 交界处。

后界:棘突后缘连线。

单纯放疗剂量:Dt(66~76)Gy/(7~8)周:如果伴有骨受侵则放疗至 Dt 50 Gy/5 周,休息 2 周后行手术治疗。

五、预后

颊黏膜癌有多点癌变的趋势,相对复发率较高。颊黏膜癌患,特别是多点癌变的患者即使复发,再次手术彻底切除而获得成功的机会很大。对于颊黏膜癌患者特别是黏膜白斑病史的患者,要加强治疗后的随访工作,尽量做到早发现、早治疗,提升患者治愈率。

第七节　硬腭癌

硬腭癌是头颈-口腔颌面肿瘤中的一种。地域环境因素造成的饮食习惯、摄入物质不同,以及遗传因素都是可能的致病因素。性别因素在硬腭癌的发生中尚无肯定的资料,多数文献中所述男女比例不尽相同。

一、病理

硬腭是腭骨的水平板,是口腔的顶和鼻腔的底壁,软腭的肌肉附着其后缘,并且硬腭的黏膜是非常紧密地附着于骨膜表面黏膜下,有较多的小涎腺。因此硬腭来源于小涎腺的恶性肿瘤(腺癌、腺样囊性癌)多见,而鳞癌少见硬腭淋巴组织稀少,转移率较低,可发生双侧转移,淋巴引流主要至咽后、颌下、颈上深淋巴结。

二、临床表现

疾病早期,一般无明显症状。当硬腭部出现不适及疼痛后,才发现局部肿块,可表现为肿块型、外生菜花型和溃疡型。一般先发生于腭部一侧,然后以较快的速度向四周蔓延。外生菜花型可见边缘隆起,触之易出血,有特有的肿瘤恶臭味,溃疡型患者的病变边缘多数可见白斑、红斑和扁平苔藓等癌前病变。由于腭部组织与颚骨结合紧密,肿瘤一般早中期即可出现骨质的侵犯和破坏。

三、实验室检查

(一)一般检查

一般检查包括血常规、肝肾功能、病毒血清学、电解质、血糖、凝血功能、尿常规、大便常规、HPV 等。

(二)其他检查

其他检查见颊黏膜、口底、舌前部、牙槽嵴、磨牙后三角、硬腭检查。

(1)H&P 包括完整的头部和颈部检查:根据临床指征进行内现镜和光纤镜检查。

(2)活检[a]。

(3)根据临床指征:胸部 CT(使用或不使用造影剂)[b];原发灶和颈部增强 CT 和/或增强 MRI;考虑 FDG PET/CT[b];麻醉状态下(EUA)内窥镜检查;麻醉前研究;牙科/口腔评价[c],包括 Panorex 或无造影剂的牙科 CT[b];营养、言语和吞咽评估/治疗[d];戒烟咨询[e];生育/生殖咨询[f]。

(4)根据指征进行多学科会诊

注:a.对于囊性颈部淋巴结,在最初的诊断阶段。采用图像引导(US 或 CT)下穿刺活检可能提供比单独通过触诊进行 FNA 更好的诊断率。

b.见影像原则(IMG-A)。

c.见牙科评估和管理原则(DENT-A)。

d.见营养原则:管理和支持治疗(NUTR-A)。

e.H&P 应包括烟草使用史的记录和量化(吸烟包/年)。应建议所有当前吸烟者戒烟,并建议既往吸烟者保持戒烟。有关其他戒烟支持,请参阅 NCCN 戒烟指南中的患者/提供者戒烟资源。

f.参见 NCCN 青少年和青年人(AYA)肿瘤学指南中的生育和生殖内分泌量。

四、诊断

硬腭癌诊断需通过询问病史、临床体检、影像学检查、病理活检等综合分析判断证实。

五、治疗

(一)手术治疗

同齿龈癌。

(二)放射治疗

1. 适应证

(1)小涎腺来源的肿瘤应以手术治疗为首选,或行放疗+手术的综合治疗。

(2)无骨受侵的早期鳞癌行单纯手术或单纯放疗,如单纯放疗后有残存可行手术挽救。

(3)局部晚期伴有深溃疡和骨受侵的鳞癌,首选放疗+手术综合治疗。

2. 治疗技术

(1)靶区设计:早期病变照射野应包括上颌窦下半部或全部、全部硬腭和部分软腭(附图8)小涎腺来源的腺样囊性癌,因其有沿神经鞘播散的可能,照射野要适当加大,可采用平行相对野、平行相对野加前野或前野加侧野两楔形野照射(具体见囊腺癌相关内容)。

硬腭癌的淋巴结转移率较低,为10%~20%。临床一般不常规行颈部预防照射,但病变晚期或侵及其他解剖部位如口咽时应常规颈部预防性照射。术后行放射治疗的病例,在治疗前应以水囊填充术腔,以减少空腔效应,尽可能使靶区的剂量分布均匀。

(2)剂量:单纯放射治疗剂量为(70~76)Gy/(7~8)周,较局限的病变,在外照射至50~60 Gy 后可用8~9 MeV电子束体腔管补充照射20 Gy/8 f/2周;表浅且局限的病变,在外照射至50~60 Gy 后可用近距离多管敷贴治疗(注意参考距离及单次剂量不宜过大,以免造成硬腭穿孔),以减少周围正常组织的受量。

小涎腺来源的腺样囊性癌的术前剂量60 Gy/6周,术后剂量局部可至(66~70)Gy/(6~7)周鳞癌的术前放射治疗剂量为Dt (50~60)Gy/(5~6)周。

六、预后

鳞癌较其他类型有更强的局部侵袭性和更高的淋巴结转移率和复发率。局部复发、远处转移者预后不良。肿瘤本身恶性程度不高,但生物学行为较差者,为预后不良的高危信号。

参考文献

[1]AMIN M,EDGE S,GREENE F,et al. AJCC Cancer Staging Manual[M]. 8th ed. New York:Springer,2017.

[2]SOLLAMO E M,ILMONEN S K,VIROLAINEN M S,et al. Sentinel lymph node biopsy in cN0 squamous cell carcinoma of the lip:a retrospective study[J]. Head Neck,2016,38 (Suppl 1):1375-1380.

[3]HOSNI A,CHIU K,HUANG S H,et al. Non-operative management for oral cavity carcinoma:definitive radiation therapy as a potential alternative treatment approach[J]. Radiother Oncol,2020(154):70-75.

[4]LAURSEN M,SPECHT L,KRISTENSEN C A,et al. An extended hypofractionated palliative radiotherapy regimen for head and neck carcinomas[J]. Front Oncol,2018 (8):206.

[5]PATEL S,KOSTARAS X,PARLIAMENT M,et al. Recommendations for the referral of patients for proton-beam therapy,an Alberta Health Services report:a model for Canada? [J]. Curr Oncol,2014,21(5):251-262.

[6]PATEL S H,WANG Z,WONG W W,et al. Charged particle therapy versus photon therapy for paranasal sinus and nasal cavity malignant diseases:a systematic review and meta-analysis[J]. Lancet Oncol,2014,15(9):1027-1038.

[7]ROMESSER P B,CAHLON O,SCHER E,et al. Proton beam radiation therapy results in significantly reduced toxicity compared with intensity-modulated radiation therapy for head and neck tumors that require ipsilateral radiation[J]. Radiother Oncol,2016,118(2): 286-292.

[8]RUSSO A L,ADAMS J A,WEYMAN E A,et al. Long-term outcomes after proton beam therapy for sinonasal squamous cell carcinoma[J]. Int J Radiat Oncol Biol Phys,2016, 95(1):368-376.

[9]DAGAN R,BRYANT C,LI Z,et al. Outcomes of sinonasal cancer treated with proton therapy[J]. Int J Radiat Oncol Biol Phys,2016,95(1):377-385.

[10]BLANCHARD P,GARDEN A S,GUNN G B,et al. Intensity-modulated proton beam therapy (IMPT) versus intensity-modulated photon therapy (IMRT) for patients with oropharynx cancer—a case matched analysis[J]. Radiother Oncol,2016,120(1): 48-55.

[11]GHI M G,PACCAGNELLA A,FERRARI D,et al. Induction TPF followed by concomitant treatment versus concomitant treatment alone in locally advanced head and neck cancer. A phase II-III trial[J]. Ann Oncol,2017,28(9):2206-2212.

[12]MARUR S,LI S,CMELAK A J,et al. E1308:phase II trial of induction chemotherapy

followed by reduced – dose radiation and weekly cetuximab in patients with HPV – associated resectable squamous cell carcinoma of the oropharynx–ECOG–ACRIN Cancer Research Group[J]. J Clin Oncol,2017,35(5):490–497.

[13]CHEN A M,FELIX C,WANG P C,et al. Reduced–dose radiotherapy for human papillo-mavirus–associated squamous–cell carcinoma of the oropharynx:a singlearm,phase 2 study[J]. Lancet Oncol,2017,18(6):803–811.

[14]CHERA B S,AMDUR R J,TEPPER J E,et al. Mature results of a prospective study of deintensified chemoradiotherapy for low – risk human papillomavirusassociated oropharyngeal squamous cell carcinoma[J]. Cancer,2018,124(11):2347–2354.

[15]CHERA B S,AMDUR R J,GREEN R,et al. Phase II trial of de – intensified chemoradiotherapy for human papillomavirus – associated oropharyngeal squamous cell carcinoma[J]. J Clin Oncol,2019,37(29):2661–2669.

[16]MA D J,PRICE K A,MOORE E J,et al. Phase II evaluation of aggressive dose de – escalation for adjuvant chemoradiotherapy in human papillomavirusassociated oropharynx squamous cell carcinoma[J]. J Clin Oncol,2019,37(22):1909–1918.

[17]HEGDE J V,SHAVERDIAN N,DALY M E,et al. Patient – reported quality – of – life outcomes after de–escalated chemoradiation for human papillomavirus–positive oropharyn-geal carcinoma:findings from a phase 2 trial[J]. Cancer,2018,124(3):521–529.

[18]SWISHER – MCCLURE S,LUKENS J N,AGGARWAL C,et al. A phase 2 trial of alternative volumes of oropharyngeal irradiation for de–intensification(AVOID):omission of the resected primary tumor bed after transoral robotic surgery for human papilloma virus–related squamous cell carcinoma of the oropharynx[J]. Int J Radiat Oncol Biol Phys,2020,106(4):725–732.

[19]KERAWALA C,ROQUES T,JEANNON J P,et al. Oral cavity and lip cancer:United Kingdom National Multidisciplinary Guidelines[J]. J Laryngol Otol,2016,130(S2):S83–S89.

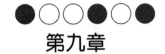

第九章

下 咽 癌

一、流行病学

下咽癌是发生于下咽区的恶性肿瘤,以鳞癌为主,预后较差。由于咽部黏膜下组织缺乏天然的生物学屏障,易发生局部播散以及淋巴结转移。本病可有喉咽部异物感、吞咽梗塞感、进行性吞咽困难、流涎及痰中带血等症状,常采用手术治疗、放疗、化疗等方法,以延长患者生存时间。

下咽癌占头颈部恶性肿瘤的3%~5%,以男性为多见,男女之比为(2~3):1。发生于梨状窝者最常见,占60%~70%;其次为咽后壁区,占25%~30%;而发生在环后区者少见,仅占5%左右,尤以女性多见。平均发病年龄在60~65岁。下咽癌的致病因素与烟酒的消耗量呈显著正相关。酗酒和每年吸烟超过4 060支的人群下咽癌的发病率是无此嗜好人群的35倍。83%~89%的梨状窝癌和杓会厌皱部肿瘤与嗜烟酒有关。下咽癌患者发生上消化/呼吸道第二原发癌的概率在1/4~1/3。提示烟酒中所含的致癌物可导致上消化道和呼吸道上皮多中心癌变,对梨状窝癌患者而言,45%的第二原发癌与烟酒过量有关。另外,营养因素也与本病的发生有一定的相关性,如胡萝卜素的缺乏及缺铁性贫血等。缺铁性贫血与女性环后区癌的发生有关。

二、病理

下咽癌约95%以上为鳞癌,且其分化程度较低。少见的病理类型有小涎腺来源的腺癌,以及黑色素瘤、淋巴瘤和软组织肉瘤等,偶可见到转移性肿瘤。

三、解剖

下咽是口咽的延续部分,位于喉的后方及两侧,始于咽会厌皱襞,终于环状软骨下缘,并与颈段食管入口相连。下咽的位置相当于第3~6颈椎位置水平。下咽在临床上分为3个亚区:梨状窝、环后区和咽后壁(图9-1~图9-3)。其发病部位以梨状窝癌最常见,其次为咽后壁癌,环后区癌少见。

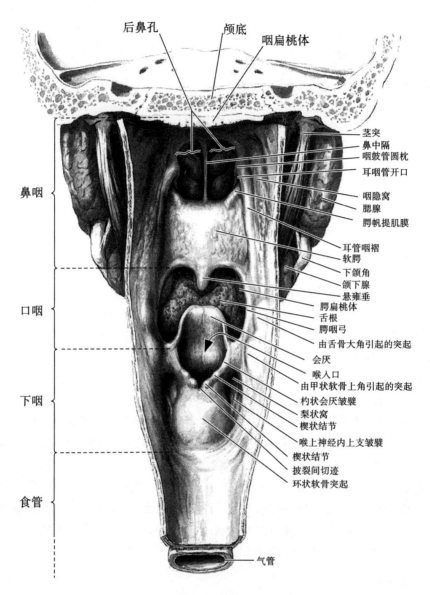

图 9-1　咽部

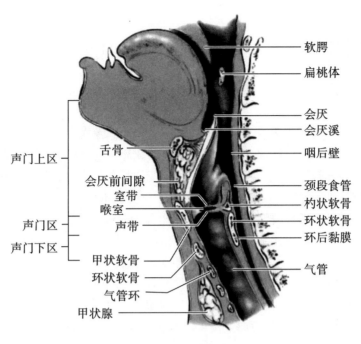

图9-2　下咽的矢状面

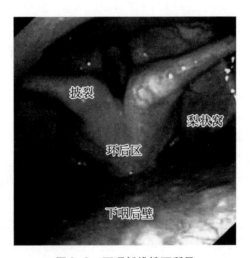

图9-3　下咽纤维镜下所见

（一）梨状窝

梨状窝分为前壁、内侧壁和外侧壁。内侧壁由杓会厌皱襞和喉侧壁组成。前壁和外侧壁由甲状软骨翼构成。后方开放与下咽相通。

（二）环后区

为环状软骨后缘的区域,位于喉后方区域,其上至杓会厌皱襞,下至环状软骨下缘,外邻梨状窝。

（三）咽后壁区

会厌溪的底部(相当于舌骨上缘水平)至环状软骨下缘之间的咽后壁。下咽血供主要来自颈内动脉的分支,包括咽升动脉甲状腺上动脉和舌动脉的分支下咽静脉丛血液回流到颈内静脉。不同亚区的下咽癌局部侵犯特点不同,梨状窝癌是下咽癌中最常见的类型,梨状窝具有早期黏膜下弥漫性浸润的特点,一组手术标本连续性病理切片研究证实,梨状窝癌黏膜下弥漫性浸润的距离平均超出原发灶 1 cm 左右。肿瘤向内可侵犯杓会厌皱襞,杓状软骨,以及喉旁间隙和会厌前间隙。向外可侵犯甲状软骨,并可侵犯颈部软组织、甲状腺等,向下累及食管,向后可侵及咽后壁及以椎前软组织等。

环后区癌通常沿环状软骨生长,向前内侵犯环状软骨或侵犯喉内结构,环杓关节或者喉返神经等导致声带固定,也可侵犯杓会厌皱襞。向下常侵犯食管入口或颈段食管、气管等结构。咽后壁癌沿黏膜面向上侵犯口咽后壁,向下侵犯食管、椎前筋膜、咽后间隙甚至椎体。

（四）下咽淋巴引流

下咽尽管分 3 个亚区,但范围相对局限,晚期肿瘤由于侵犯范围广,通常不容易区分是哪个亚区起源的,结合内镜检查或通过治疗中肿瘤退缩的情况可以帮助确定肿瘤的起源。下咽有着丰富的淋巴网,其淋巴引流主要通过甲状舌骨膜至颈内静脉淋巴链,少数可到颈后淋巴结,甚至锁骨上区。同侧颈静脉二腹肌淋巴结是最常见的转移部位（Ⅱ区）,其次为Ⅲ区、Ⅴa 区和咽后淋巴结（lymphonodi retropharynici, RPN）,对侧Ⅱa 区是最常见的对侧转移区域。梨状窝癌在确诊时,70% 的患者已有颈部淋巴结转移,其中10%～20% 为双侧转移。

咽后壁区淋巴引流的一个显著特点是其与咽后间隙的 Rouviere 淋巴结及咽侧间隙的淋巴结相互贯通,应特别注意有无 Rouviere 淋巴结转移。

下咽癌颈淋巴结转移率与 T 分期相关性不明显,超过 3/4 的患者在疾病的发展过程中发生区域性淋巴结转移,接近 2/3 的患者在临床上表现为明显的淋巴结转移。对临床上的患者行颈淋巴结清扫术,30%～40% 已有微小转移,病理检查阴性的淋巴结在以后发生颈部复发的危险也有 25% 左右。下咽癌发生远地转移的概率相当高,超过半数以上的患者将死于远地转移,肺、骨是最常见的转移部位。

四、临床表现

由于下咽是相对不敏感部位,早期肿瘤不易发现。初次就诊时,大约 40% 的患者的疾病局限于原发灶部位,40% 多为原发灶伴区域淋巴结转移。还有 10%～20% 的患者合并远地转移确诊时的原发灶为 T, T$_1$、T$_2$ 的仅占 20% 左右,而颈部淋巴结肿大者占 50%~70% 。

约有 50% 的患者是以颈部肿物为首发症状而就医的。吞咽困难是环后区和颈段食管痛的常见症状;咽喉痛、异物感、吞咽痛和吞咽困难是咽后壁癌的常见症状;梨状窝癌早期症状隐匿。晚期时因病变范围广泛,可出现声嘶、喉鸣、痰中带血的症状。

下咽痛由于起病部位隐匿,常常合并感染。当有溃疡形成,就诊时患者呼出气体伴有异味。严重时有恶臭味,此时表明肿瘤有坏死合并感染。应警惕肿瘤大出血可能,需控制感染,提前预防。

五、体格检查及辅助检查

在下咽癌的治疗中,及时的诊断和准确的分期是至关重要的。需做详细的体格检查,包括间接喉镜、电子喉镜,以观察肿瘤部位、生长情况、患者的呼吸情况、肿瘤占据气道的程度。是否合并坏死和感染,声带活动情况:颈部淋巴结触诊,记录淋巴结的部位、大小、质地、活动度。是否有压病合并疼痛,侵犯皮肤等。直接喉镜检查,可完成评估、肿瘤定位及病理诊断与活检。头颈部肿瘤的第二原发癌非常常见。尤其是下咽癌,发生第二原发肿瘤的概率超过 30%,对于下咽癌患者,常规要求行食管镜和胃镜检查以除外第二原发肿瘤。

下咽颈部 CT 和(或)MRI,用于评估原发部位和颈部淋巴结。多数推荐 MRI 用于下咽部的检查,但可能高估肿瘤的大小。超声检查可用于评估颈淋巴结,但不适用于评估原发部位。考虑到相对较高的远处转移发生率,PET/CT 可作为首选方法。也可行胸部 X 射线片或胸部 CT,腹部超声除外其他脏器转移,常规的血液学检查包括血常规、血生化、LDH 等。

影像学特点如下。①钡剂造影:梨状窝充盈缺损,钡剂通过食管入口受限并滞留于会厌谷或梨状窝、钡剂溢入喉部或气管等(图9-4)。②CT:下咽部软组织肿物,内部常见坏死区。梨状窝癌表现为梨状窝不规则增厚或软组织肿物,向前可侵入声门旁间隙以及会厌前间隙;向上可侵犯杓状软骨,环杓关节以及声门下或下咽的环后区,导致甲状软骨与杓状软骨的间距增宽;向下可侵犯环甲关节、喉外组织、上段气管食管沟及食管入口。环后区癌又称"食管入口癌",表现为环状软骨板后软组织增厚或肿物,导致环状软骨与椎体前缘的间隙增宽;常侵犯颈段食管以及环、杓软骨。咽后壁癌发现时常较大,在黏膜下沿纵轴上下蔓延,可同时累及口咽部和喉咽部。③MRI:T$_1$WI 呈略低或等信号,T$_2$WI 呈高信号(图9-5)。④增强扫描:中度强化,内部囊变坏死组织不强化(图9-6)。⑤颈部转移淋巴结多为双侧,以Ⅱ区和Ⅲ区多见,部分淋巴结可见中央坏死区。

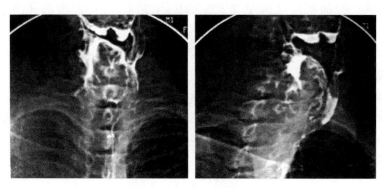

图9-4　咽部钡剂造影

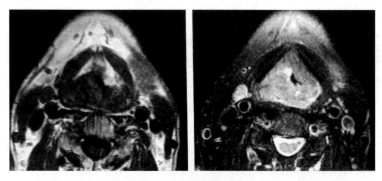

图9-5　咽部MRI影像

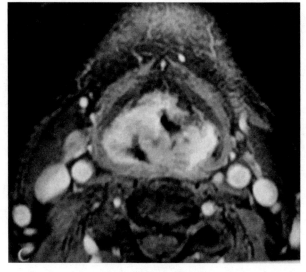

图9-6　咽部增强MRI

六、鉴别诊断

下咽癌主要与喉癌相鉴别,两者发生部位接近且均可侵犯喉旁间隙和喉软骨。下咽癌位于喉的两侧及后方,常见于梨状窝,侵犯喉旁间隙,压迫喉部向对侧移位或旋转,常伴有甲状软骨与杓状软骨的间距或环状软骨与椎体前缘的间隙增宽;而喉癌发生于喉腔黏膜,表现为声带、室带增厚或占位,声门腔不对称,一般没有喉部移位或旋转,甲状软骨与杓状软骨的间距或环状软骨与椎体前缘的间隙一般无明显增宽。

七、分期

目前国际上采用 2017 年第 8 版 AJCC 分期(表 9-1、表 9-2)。

表 9-1　2017 年第 8 版 AJCC 分期

T 分期(肿瘤大小为最大径)	
T_x	原发肿瘤不能评估
Tis	原位癌
T_1	肿瘤局限转下咽一个亚区,和(或)最大径≤2 cm
T_2	肿瘤侵犯一个以上亚区或各个邻近部位,2 cm<肿瘤最大径≤4 cm,无半喉固定
T_3	>4 cm,或伴有半喉固定或侵犯食管
T_4	局部晚期
T_{4a}	肿瘤侵犯甲状/环状软骨、舌骨、甲状腺、食管肌层或中央软组织
T_{4b}	肿瘤侵犯椎前筋膜,包绕颈动脉或累及纵隔结构
N 分期(淋巴结大小为最大径)	
N_x	区域淋巴结不能评估
N_0	无区域淋巴结转移
N_1	同侧单个淋巴结转移,≤3 cm,ENE(−)
N_2	同侧单个或多个、对侧或双侧淋巴结转移,≤6 cm,ENE(−)
N_{2a}	同侧单个淋巴结转移,>3 cm 但≤6 cm,ENE(−)
N_{2b}	同侧多个淋巴结转移,≤6 cm,ENE(−)
N_{2c}	对侧或双侧淋巴结转移,≤6 cm,ENE(−)
N_3	转移淋巴结中有一个>6 cm,ENE(−);或转移淋巴结明显结外侵犯[ENE(+)]
N_{3a}	转移淋巴结中有一个>6 cm,ENE(−)
N_{3b}	转移淋巴结中临床包膜侵犯,ENE(+)

续表 9-1

pN 分期	
N_x	区域淋巴结不能评估
pN_0	无区域淋巴结转移
pN_1	同侧单个淋巴结转移,≤3 cm,ENE(-)
pN_2	同侧单个或多个、对侧或双侧淋巴结转移,≤6 cm,ENE(-);同侧单个淋巴结转移,≤3 cm,ENE(+)
pN_{2a}	同侧单个淋巴结转移,>3 cm 但≤6 cm,ENE(-)或同侧单个淋巴结转移,≤3 cm,ENE(+)
pN_{2b}	同侧多个淋巴结转移,≤6 cm,ENE(-)
pN_{2c}	对侧或双侧淋巴结转移,≤6 cm,ENE(-)
pN_3	转移淋巴结>6 cm,ENE(-);同侧单个>3 cm,同侧、对侧、双侧多个转移淋巴结,ENE(+)
pN_{3a}	转移淋巴结中有一个>6 cm,ENE(-)
pN_{3b}	同侧单个淋巴结转移,>3 cm,ENE(+)或同侧、对侧、双侧多个淋巴结转移,任一淋巴结 ENE(+)或对侧单个任意大小淋巴结转移,ENE(+)
M 分期	
cM_0	无远处转移
cM_1	远处转移
pM_1	远处转移,镜下确认

表 9-2　下咽癌预后分期

c/pTNM:下咽癌预后分期					
	N_0	N_1	N_2	N_3	M_1
T_1	I	III	IVA	IVB	IVC
T_2	II	III	IVA	IVB	IVC
T_3	III	III	IVA	IVB	IVC
T_{4a}	IVA	IVA	IVA	IVB	IVC
T_{4b}	IVB	IVB	IVB	IVB	IVC

八、治疗原则

下咽癌治疗决策应遵循:最大可能地提高肿瘤的局部区域控制率,尽量降低治疗手段对器官功能损害的程度的原则。NCCN2021 指南据肿瘤的 T 分期和淋巴结分期推荐下咽痛治疗原则。

(一)大多数 T_1N_0,选择性 T_2N_0(适合喉功能保留手术)

1. 根治性放疗　根据放疗疗效决定下一步治疗,原发灶完全缓解者,随诊;原发灶残存,手术切除,必要时加颈清扫。

2. 部分喉咽切除术　开放或内窥镜下+同侧或双侧颈清扫术+半甲状腺切除术,以及气管前和同侧气管旁淋巴结清扫手术。手术后无预后不良因素,随诊;有淋巴结包膜外受侵±切缘阳性,给予术后同期放化疗;切缘阳性可以选择再次手术或者放疗或可以选择同期放化疗(仅 T_2);有其他预后不良特征(包括包膜受侵、切缘阳性、切缘接近、原发性 pT_3 或 pT_4、pN_2 或 pN_3 淋巴结疾病、神经周围浸润、血管浸润、淋巴结浸润),术后放疗或考虑同期放化疗。

3. 临床试验　可参与临床试验。

(二)$T_{2\sim3}N_{0\sim3}$(如果需要或者适合咽切除术伴部分或全喉切除术)

1. 诱导化疗　根据诱导化疗疗效评估决定下一步治疗。原发灶完全缓解(CR),颈部病灶稳定或者改善:根治性放射治疗或同期放化疗,根治性放疗或同期放化疗后进行疗效评价(后述),淋巴结有残存者行颈清扫;颈部淋巴结临床完全缓解者,4～8 周后治疗后再评价,淋巴结阴性,随诊;淋巴结阳性颈清扫。

原发灶部分缓解(PR),颈部病灶稳定或者改善:可选择同期放化疗,疗效达完全缓解者,观察;肿瘤残存者如行手术切除:选择手术治疗,术后处理同原发灶未达到部分缓解者。

原发灶未达到部分缓解者(<PR):手术治疗术后无不良特征,随访观察。有切缘阳性和(或)伴有淋巴结包膜外受侵,给予术后同期放化疗;有其他预后不良特征,术后放疗或考虑同期放化疗。

2. 全喉全下咽切除+含Ⅳ区的颈清扫术后无不良预后因素,随访观察　有切缘阳性和(或)伴有淋巴结包膜外受侵,给予术后同期放化疗;有其他预后不良因素者,术后放疗或考虑同期放化疗。

3. 同期放化疗　同期放化疗后,原发灶完全缓解,颈部淋巴结残存,颈清扫;颈部淋巴结完全缓解,4～8 周疗效评价,淋巴结阴性,观察淋巴结阳性,颈清扫。

4. 临床试验　可参与临床试验。

(三)$T_{4a}N_{0\sim3}$ 患者治疗选择

1. 同侧或双侧气管旁淋巴结清扫　后行喉咽全切+颈清扫+甲状腺半切或全切切缘

阳性和(或)伴有淋巴结包膜外受侵,给予术后放疗或全身治疗;有其他预后不良特征,术后放疗或考虑同期放化疗。

2. 诱导化疗 根据诱导化疗疗效决定下一步治疗方案原发灶完全缓解(CR)或部分缓解(PR),颈部淋巴结稳定或改善:CR 行放疗,PR 同期放化疗。放疗或同期放化疗后,原发灶临床完全缓解,颈部肿瘤残存,颈清扫;原发灶临床完全缓解,颈部临床完全缓解,4~8 周后,增强 CT/MRI 进行治疗后评价,如果颈部阴性,观察,阳性,颈清扫。

原发灶未达到部分缓解或颈部淋巴结进展:手术+颈清扫(适应证),术后无不良特征,术后放疗;术后有不良特征,切缘阳性和(或)伴有淋巴结包膜外受侵,给予术后放疗;有其他预后不良特征,术后观察或考虑同期放化疗。

3. 同期放化疗 原发灶临床完全缓解,颈部残存,行颈清扫。原发灶和颈部均临床完全缓解,4~8 周后,增强 CT/MRI 进行治疗后评价,阴性,观察;阳性,颈清扫。

4. 临床试验 可参与临床试验。

(四)同期放化疗或根治性放疗后颈部疗效评价方法及后续处理

接受同期放化疗或根治性放疗后 4~8 周进行疗效评价。

(1)如果颈部肿瘤残存或进展,增强 CT/MRI 或者 FDG-PET/CT 检查评估疾病程度和有无远地转移,确认残存或进展,行颈清扫。

(2)如果颈部淋巴结有效,2 周后 FDG-PET/CT 检查评估疾病程度和远地转移情况。淋巴结阴性或<1 cm,FDG-PET/CT 阴性,观察;淋巴结<1 cm FDG-PET/CT 阳性或者如果淋巴结>1 cm,FDG-PET/CT 阴性,可选择观察/或颈清扫/或 B 超引导下细针穿刺、由外科医生和患者共同决定是否颈清扫;淋巴结>1 cm FDG-PET/CT 阳性,行颈清扫。

(3)或者 8~12 周后行增强 CT/MRI,淋巴结阴性,随访;淋巴结阳性,颈清扫手术或者第 12 周后行 FDG-PET/CT 检查,根据上述淋巴结大小和 FDG-PET/CT 表现决定后续处理。

(五)新诊断的 $T_{4b}N_{0~3}$ 和淋巴结不能切除者以及不适宜手术患者的治疗选择

(1)首选加入临床研究。

(2)根据一般状况评分给予治疗推荐 一般状况评分 0~1 分患者,给予同期放化疗或者诱导化疗+放疗/同期放化疗;一般状况评分 2 分患者,给予根治性放疗,加或不加同期化疗;一般状况 3 分患者,给予姑息性放疗或者单药全身化疗或者最好的支持治疗。

(六)初始诊断 M1 患者

(1)首选进行临床研究。

(2)根据原发灶部位考虑局部区域治疗。

(3)根据一般状况评分给予治疗推荐全身治疗。一般状况评分 0~1 分患者,给予顺铂+5-氟尿嘧啶+西妥昔单抗;或者联合化疗;或者单药全身治疗;较少转移灶患者可以手术/放疗/放化疗；一般状况评分 2 分患者，单药全身治疗或者最好的支持治疗；一般状况 3 分患者，给予最好的支持治疗。

（七）复发或残存肿瘤

（1）既往未放疗过的局部区域复发患者可手术切除者，可选择手术切除，无不良特征，观察；有不良特征，参考初次手术患者术后有不良特征处理原则或者选择同期放化疗，如有可能对残存肿瘤给予治疗。不能手术切除者，参考新诊断不能手术切除患者的原则。

（2）既往接受过放疗的局部区域复发或第二原发癌患者可手术切除者，手术切除术后±再放疗或者化疗或同期放化疗，优先考虑临床研究。不能手术切除者，再次放疗±全身化疗，或者全身化疗或最好支持治疗。

（3）伴有远地转移的复发或者残存患者只有远地转移者，参考新诊断的远地转移患者治疗原则或者加入临床研究。

（4）远地转移伴有局部区域失败患者优先参加临床研究；也可参考新诊断的远处转移患者的治疗原则；或者根据原发病灶的范围和症状的严重程度先行局部区域治疗，根据疗效和区域治疗结果再考虑全身治疗。

九、手术治疗

长期以来，手术加术后放射治疗下咽癌可取得最理想的肿瘤学疗效。虽然近年来非手术的保喉治疗，采用铂类药物为基础的化疗加放射治疗下咽癌有增多的趋势，在早期下咽癌手术治疗仍然是重要的治疗手段。即使是晚期下咽癌，如果患者的喉和咽的功能已经明显受累，手术切除加修复重建，结合术后放疗，仍然能获得最理想的肿瘤学疗效和功能保留。

（一）保留喉功能的下咽癌手术

保留喉功能的下咽癌手术包括部分下咽切除术、部分喉部分下咽切除术及经口微创手术。保留喉功能的手术主要适应于部分经过选择的下咽癌病例，尤其是早期病例。对于肿瘤较小，病变部位较好并且容易暴露的病灶可以采用经口激光手术（transoral laser microsurgery，TLM）治疗。对于咽后壁和下咽外侧壁肿瘤可通过咽侧壁切开或经舌骨下咽切开行部分下咽切除术。对位于梨状窝内侧壁上部和杓会厌皱襞的肿瘤，可行部分喉部分下咽切除术。侵犯梨状窝尖部或者环后区的肿瘤，并且有声带麻痹者应视为禁忌证。

1980 年 Ogura 等报道了 175 例梨状窝癌的治疗效果，其中 85 例接受了部分喉部分下咽切除术，57 例接受了全喉全下咽切除术，33 例接受了姑息性放疗。3 年生存率：接受部分喉部分下咽切除术的患者为 59%，接受全喉全下咽切除术患者为 36%，接受姑息性放疗患者为 11%。首次提出了经过选择部分下咽癌患者行保留喉功能的手术是可行的。

Laccourreye 等报道了应用环状软骨上部分喉咽切除术治疗 147 例下咽癌的疗效，其

5 年局部控制率为 90%,总体保喉率为 91%,表明对于早期下咽癌,这种术式是安全的,并且能够获得较好的功能和肿瘤学疗效。Plouin-Gaudon 等报道应用部分喉部分下咽切除术加术后放射治疗梨状窝癌的疗效,5 年总生存率为 50%,疾病特异性生存率为 65%,局控率和保喉率均为 80%。

为了减少开放手术或放/化疗可能带来的并发症和毒副作用,提高患者治疗后的生活质量,TLM 已经在下咽癌的治疗方面有了不少探索。Steiner 等回顾性分析了 TLM 治疗 129 例梨状窝鳞癌的疗效,其中 24 例 pT_1,74 例 pT_2,17 例 pT_3,14 例 pT_4,42% 患者接受了 TLM 和颈清扫术,52% 患者接受了 TLM 和颈清扫术加术后放疗,Ⅰ期和Ⅱ期患者的 5 年总生存率为 71%,Ⅲ期和Ⅳ期患者为 47%,Ⅰ/Ⅱ期患者的无瘤生存率为 95%,Ⅲ/Ⅳ期为 69%。Rudert 等报道应用 TLM 治疗 29 例 T_1、T_2 下咽癌的疗效,5 年总生存率为 48%,疾病特异性生存率为 58%,100% 保留了喉和咽的功能,认为 TLM 尤其适合于下咽后壁癌的治疗。

随着近年来科技的进步,机器人辅助手术技术也已经应用到耳鼻咽喉科领域,已经有将经口机器人手术(TORS)应用于治疗上呼吸消化道肿瘤的报道。在提供较好的手术视野以及肿瘤切除的操作方面,TORS 具有明显优势。机械臂的 360° 旋转保证了肿瘤的完全切除和缝合,这是通过常规的内镜或者激光手术无法实现的。同时,由于没有颈部的切口,更多的正常组织能够得以保留,使患者术后能够更快地恢复,并且获得更好的功能保全。TORS 对位于杓会厌皱襞和下咽后壁的早期下咽癌的疗效已经初步得到肯定。但是,对于其他部位下咽癌的应用情况,需要更多的研究来证实。

(二)不保留喉功能的下咽癌手术

不保留喉功能的下咽癌手术包括全喉部分下咽癌切除、全喉全下咽切除术及全喉全下咽食管切除术。对于大部分 T_3、T_4 期梨状窝癌,手术切除肿瘤时无法保留喉。如果肿瘤切除后对侧梨状窝保留的黏膜宽度大于 4 cm,可行全喉部分下咽切除术,保留的咽壁黏膜可直接关闭缝合。而对于位置较低且接近食管入口的梨状窝癌,保留的咽壁宽度通常不足以满足直接关闭缝合,此时需要用其他组织来修复咽部的缺损,常采用胸大肌肌皮瓣或游离前臂皮瓣等。对于侵犯咽后壁或者环后区的范围较大肿瘤,切除肿瘤并获得足够切缘之后将会导致咽的全周缺损,需行全喉全下咽切除术,口咽与食管之间的连续性被破坏。对于侵犯颈段食管的下咽癌,需要进行全喉全下咽食管切除。切除下咽的肿瘤之后,需要行修复手术来重建患者的吞咽功能。修复方案的选择主要依据肿瘤切除时造成缺损的范围,当然还需要考虑患者的全身状况、手术医生的专业能力等因素。

大量临床研究证明胸大肌肌皮瓣应用于下咽癌(包括小范围侵犯食管入口的肿瘤)切除后缺损的修复是可行和可靠的。运用带蒂肌皮瓣或游离皮瓣可一期完成下咽肿瘤切除后修复和重建。带蒂肌皮瓣特别适合于需要做根治性颈淋巴结清扫的患者。因为如果发生吻合口瘘,肌肉组织能够保护暴露的颈动脉。

全喉全下咽切除后造成的全周缺损的修复重建手术的难度较大。修复重建手术的目标是获得较低的术后死亡率和复发率、较低的吻合口瘘和狭窄发生率、快速的吞咽和语言康复及较好的术后恢复情况以使患者能够尽早开始术后辅助放/化疗。如采用胸大肌肌皮瓣修复,应该仔细测量缺损部位的大小,还要加上估计的皮肤收缩10%的长度。因此皮岛的长度应该比缺损的长度多2 cm,皮岛的宽度应该至少是6 cm,这样才能重建一个直径为2 cm的管腔。皮岛通常被塑造成管腔状,向上与口咽部相吻合,向下与颈段食管相吻合。Seidenberg等首次报道了游离空肠瓣应用于下咽颈段食管癌切除后缺损的修复。有研究比较了应用不同的皮瓣修复全下咽切除术后缺损的功能恢复情况。与胸大肌肌皮瓣和游离股前外侧皮瓣等相比,游离空肠瓣能够获得最低的咽瘘(4.6%)和晚期吻合口狭窄(2.3%)的发生率。同时,供区的并发症和损伤也很低。因此,对于合适的患者,选择游离空肠瓣对全下咽切除术后的缺损进行修复是一个较好的选择。也有文献报道游离前臂皮瓣和游离股前外侧瓣修复全下咽切除的功能恢复要优于游离空肠瓣。

对于需要行全喉全下咽食管切除术的患者,需应用胃上提(胃咽吻合术)的方法来修复重建,将胃经过后纵隔上提与口咽部吻合。胃咽吻合术最早是在1960年由Oug等报道,它能够使大面积的组织缺损达到一期完成修复重建。这一术式的优势为只有一个在颈部的吻合口,从而减小了纵隔炎、动脉破裂以及吻合口瘘的发生率。早期这种手术的死亡率很高,但是随着手术技术的提高和患者全身支持治疗的改善,近年来其疗效已经有了很大提高。

(三)颈部的处理

颈部淋巴结转移是影响下咽癌患者预后的一个重要因素。因此,颈部淋巴结转移的治疗具有非常重要的作用。对于下咽癌N+的患者,应行根治性颈淋巴结清扫术或者改良根治性颈淋巴结清扫术。由于下咽癌隐性淋巴结转移的发生率高于20%,而且对于淋巴结微小转移灶,临床上尚缺乏敏感性和特异性高的检查手段,如采取观察策略,患者的局部控制率较差,远处转移率也较高,因此对 N_0 患者行选择性颈清扫是下咽癌治疗的一个重要的组成部分。然而,对于颈清扫的适应证以及范围仍然存在争议。目前的多数学者建议行Ⅱ~Ⅳ区的择区性颈清扫。病理学研究结果显示临床 N_0 的下咽癌很少发生Ⅰ区和ⅡB区转移,因此主张在这些患者无须行Ⅰ区和ⅡB区清扫,这样能够提高术后的功能保留,特别是副神经的功能和肩部的功能。对于高危的患者(包括肿瘤累及梨状窝内侧壁、环后区或者后壁,以及同侧可触及的颈部淋巴结转移和Ⅳ期肿瘤患者),应该考虑行对侧颈部淋巴结清扫术。

十、放射治疗

(一)治疗目的

根据下咽癌患者一般情况、病期早晚和患者的意愿,参考治疗指南的治疗原则,选择合适的治疗方案。放疗在下咽治疗中的方式主要有术前放疗、术后放疗、根治性放疗等几种情况。放疗技术有常规放射治疗和三维适形/调强放疗等。

(二)适应证及禁忌证

1.适应证

(1)$T_{1\sim2}N_0$病变,尤其是肿物呈外生性生长者。

(2)可以手术的$T_{3\sim4}N_{0\sim1}$的患者做计划性的术前放疗。

(3)对>3 cm的淋巴结,且质地硬而固定,或侵皮者,单纯放疗的局部控制作用较差,应以术前放疗+手术治疗为主。

(4)手术切缘不净、残存、>N_1者、淋巴结包膜外受侵、周围神经受侵者,均应行术后放疗。

(5)不能手术的患者可做姑息性放疗,少数患者放疗后肿瘤缩小明显,有可能手术切除。

(6)手术后复发的患者行姑息性放疗。

(7)病理类型为低分化癌或未分化癌者,不论病期早晚,均应首选放疗。如放疗后有残存,可行手术挽救。

2.相对禁忌证

(1)局部肿瘤严重水肿、坏死和感染。

(2)邻近气管、软组织或软骨广泛受侵。

(3)颈部淋巴结大而固定,且有破溃者。

(4)有明显的喉喘鸣、憋气、呼吸困难等呼吸道梗阻症状者。

(三)放疗前准备

患者一般情况的评估:了解患者的性别、年龄、身高、体重、有无合并症及严重程度和药物控制情况,并进行行为评分、营养评价,是否有贫血状态等。了解患者的意愿以及心理状况。在此基础上准确评估患者的情况,为进一步决定患者的治疗方案提供证据。如果患者的合并症控制不佳,应及时调整使用药物,使其保持稳定状态;伴有贫血或近期体重下降明显的患者,应对患者的饮食结构进行指导及积极的营养支持(必要时可采用肠内营养剂支持治疗。

1.全面检查及明确分期 体格检查、血液学检查、影像学检查、病理确诊及 MDT,明确病理学类型和分期。

2.口腔处理 口腔科医生需要在放疗前对患者的口腔尤其是牙齿进行全面细致的检查,并采用拔除或修补等方式对患牙进行处理,以保证放疗顺利实施,并减少放疗后下颌骨并发症的发生。据报道,放疗前做过口腔处理的患者放射性龋齿的发生率(17.2%~48.7%)明显低于未做口腔处理者(88%)。由此可见放疗前口腔处理的重要性。口腔疾患的处理,其中包括清除牙垢、修补龋齿、去除金属牙套、拔除残根或无法保留的患齿,同时治疗根尖炎、牙龈炎等。金属牙套除干扰 CT、MRI 的成像,从而影响对肿瘤范围的判断外,也可增加放射线的散射,从而影响放疗剂量的准确性和增加周围正常组织特别是颌骨的剂量,增加出现放射性骨髓炎和骨坏死的风险。

一般性的口腔处理完成后,间隔 2~3 d 即可开始放疗。但对于拔牙数虽多,创伤大,老年患者、糖尿病及高血压患者及口腔卫生差的患者,应根据具体情况,给予相应处理。而且拔牙后最好休息 1~3 周,甚至更长时间,以便创面有足够的时间完全修复,降低颌骨放射性骨髓炎、骨坏死的发生率。

此外,还应对患者进行放疗中和放疗后口腔护理的指导,指导患者加强口腔卫生,养成早晚刷牙和饮食后漱口的好习惯,以软毛牙刷进行刷牙,保持口腔清洁,并学会使用牙线进行牙齿的清洁等。嘱患者戒除烟酒,忌过热、油炸等刺激口腔黏膜的食物,鼓励患者多饮水,保持口腔黏膜的湿润等。出现口腔黏膜反应后,应根据放疗科医生的医嘱进行对症治疗。

3. 营养科会诊　患者入院后常规请营养科会诊,放化疗会出现唾液腺的损伤、味觉改变,以及恶心、呕吐等胃肠道反应症状;照射部位的黏膜损伤(放射性口腔、口咽、喉黏膜炎等)引起的局部疼痛等;都会导致患者进水、进食困难,加上患者饮食结构不合理等,从而导致患者营养摄入不足,出现体质下降、贫血、低蛋白血症等。几乎所有的下咽癌患者治疗期间或多或少的都存在营养问题。有研究显示治疗中体重下降明显可能导致治疗疗效的降低,IMRT 技术的治疗精度下降,而使其技术优势大打折扣;贫血可使肿瘤乏氧而使其对放射线的敏感性下降从而影响疗效。合理的饮食能增强机体对放疗的耐受力和免疫力,足够的营养摄入是保证患者能顺利按计划高质量完成治疗的基本保证。对肿痛患者的饮食结构建议为:高蛋白、高纤维素、高维生素及一定量的脂肪的饮食,必要时可加用肠内营养剂。对于病变范围较大,预计治疗中急性并发症可能比较严重的患者,比如咽后淋巴结较大,压迫口咽侧壁者,应预防性予以鼻饲管置入,以保证患者的营养摄入等。放疗期间患者应忌烟、忌酒。

4. 定位准备

(1)体位固定:仰卧位,头部置于合适的枕头上,双手置于体侧,头颈肩热塑膜固定,减少摆位固定,以减少摆位误差。

(2)CT/MRI 模拟定位:①CT 定位,建议薄层 CT 扫描(层厚≤3 mm),扫描范围从头顶到胸锁关节下 2 cm。建议 CT 增强扫描,如果有造影剂过敏或者肾功能不全患者,采用 MRI+CT 平时融合,或者 CT 平扫定位。②MRI 定位,按照与 CT 相同的体位固定方式进行 MRI 定位扫描。勾画靶区采用 CT 与 MRI 融合技术。

(四)既往二维放疗技术

随着放疗设备的更新和技术的进步,临床上常规二维放疗技术的应用已经逐渐减少,简要介绍如下:放射源的选择以 6~8 MeV 高能 X 射线为首选,通过缩野技术和联合电子线的应用达到保护脊髓和满足肿瘤治疗剂量的要求。

照射时体位要舒适,摆位简单且重复性好,最常采用的体位是仰卧位,头垫平放,选用合适型号的头枕使颈椎拉直,面罩固定,采用水平对穿照射野,在模拟机下摄定位片,并按照射野的形状及大小制作整体铅挡。

照射野设计主要采用两侧面颈野对穿照射+下颈锁骨上野垂直照射技术。下咽癌照射野需要上至颅底,下至胸廓入口,包括整个咽侧间隙、口咽、下咽部、喉部、颈段食管入口及颈部和咽后淋巴引流区。照射野的设计通常有两种方案。第一种,两侧而颈野对穿照射+下颈锁骨上野垂直照射,此种方案适合患者颈部较长,病变相对较小,颈部淋巴结不在分野部位,病变无食管受侵。第二种,两侧对穿照射大野,参考术后放疗野设计。这种方案适用于患者颈部短粗,原发肿瘤较大,侵犯食管入口或者颈段食管,或者颈部有较大转移淋巴结。此类患者如果采用面颈联合野+下颈切线野的方案,会造成面颈联合野下界与原发肿瘤安全界不够或者在原发肿瘤上分野,原发肿瘤剂量不够或者不确定。

面颈联合野下界设置在环状软骨下缘时,距肿瘤下界能够满足在 2 cm 安全距离的要求。肿瘤剂量在 Dt 36 Gy 后,避开骨髓,后颈电子线补量,脊髓以前范围继续用 X 射线照射至 Dt 60 Gy 时缩野至肿瘤区,推量到 70 Gy。由于下咽部有肿瘤,为了避免面颈联合野与下颈切线野衔接时造成的骨髓剂量重叠,在面颈联合野脊髓部位设置脊髓挡块。

放疗剂量根据治疗目的决定,原发肿瘤/阳性淋巴结根治性放疗通常给予 70 Gy,原发肿瘤邻近区域、阳性淋巴结区域及邻近区域给予 60 Gy,颈部预防区给予 50 Gy (图 9-7)。术前放疗需要给予原发肿瘤 50 Gy。

术后常规放疗照射野设计:对术后具有高危复发因素,需要放疗的患者,照射范围应该包括所有手术区域,并根据手术切除程度和安全距离的大小,决定对残存肿瘤或瘤床是否缩野加量。由于下咽癌需要术后放疗的患者通常是晚期,颈部淋巴结转移 N_2 以上,多数已行改良颈清扫,因此希望能够将整个颈部及原发肿瘤区域放在同一个照射范围之内。通常采用两侧对穿大野照射(图 9-8)。左侧野:机架 90°;床角 10°;右侧野:机架 270°;床角 350°。两野水平对穿照射,Dt 36 Gy 后,避开脊髓,后颈电子线补量,脊髓以前范围继续 X 射线照射至 Dt 50 Gy 时缩野至高危区,如无明显肿瘤残存,推量至 60 Gy,如有肿瘤残存,则 Dt 60 Gy 后,再次缩野至肿瘤区,推量到 66 ~ 70 Gy。

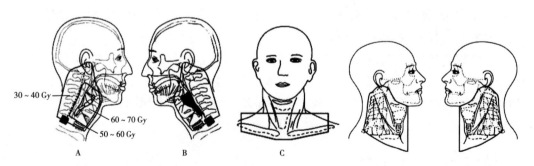

30 ~ 40 Gy
60 ~ 70 Gy
50 ~ 60 Gy

A. 右侧绵颈野及缩野;B. 左侧面颈野;C. 下颈锁骨上照射野。

图 9-7　下咽癌面颈野+上颈部切线照射野

图 9-8　两侧水平大野对穿照射

(五)调强适形放射治疗技术

随着治疗设备的换代升级及计划系统的完善,国内越来越多的单位可以开展适形调强放射治疗技术,利用调强放射治疗物理剂技分布的优势,提高肿瘤局部控制和减少正常组织损伤。

1.体位固定　放射治疗对体位重复性要求很好的固定方式,选用合适的头枕或者个体化头枕,采用热塑膜头颈肩固定方法。

2.扫描范围　从头顶到胸廓入口下至少 3 cm,通常扫描到隆突水平,层厚 3 mm,静脉注射对比剂。

3.靶区定义及勾画　如果患若接受了诱导化疗,靶区应该按照化疗前的侵犯范围,参照诱导化疗后的肿瘤缩退情况。以肿瘤和周围组织的相对关系来确定,并充分利用皮肤、骨骼、肌筋膜和气腔等天然屏障。

大体肿瘤区(GTVp):临床检查和 CT/MRI 等影像学检查以及内镜,间接镜检查获得原发肿瘤信息。推荐 CT 和 MRI(3 周内)融合勾画 GTVPp(附图 9~附图 11)。特别指出内镜检查和间接喉境检查对发现黏膜病变非常重要。早期时由于病变表浅,CT/MRI 可能无阳性发现。内镜检查和间接镜检查对确定 GTV 的位置非常有帮助,有些以原发不明颈转移癌诊断的患者经过内镜和间接镜检查最终发现确诊为下咽癌,尤其是内镜下的窄带光成像对发现隐匿病灶有帮助。

阳性淋巴结(GTVnd):阳性淋巴结的定义为 CT/MRI 检出的最大短径>1 cm 的淋巴结,或者大小虽≤1 cm,但淋巴结有明显坏死、环形强化等影像学表现,临床判断为阳性淋巴结,或彩超引导下穿刺细胞证实。对于梨状窝外侧壁和咽后壁肿瘤而言,需要特别关注是否有咽后淋巴结转移。

高危区(CTV1):包括大体肿瘤邻近的亚临床区域和转移淋巴结区域以及相邻淋巴结区域。原发灶的高危区域,通常要求 CTV1 在 GTV 的范围外放≥2 cm,并充分利用椎体、气腔、肌筋膜等自然屏障。下咽癌的淋巴引流区包括Ⅱ~Ⅴ区。咽后淋巴结区,根据原发灶的期别和颈转移淋巴结的期别决定淋巴引流区的危险性。不管淋巴结状态如何,同侧 CTV 应该包括咽后淋巴结引流区。对侧 N_0 时,CTV 对侧Ⅱ区上界可以到第 1 颈椎横突水平。

低危区(CTV2):指可能出现淋巴结转移的区域。CTV1 和 CTV2 的范围应根据淋巴结的多少和转移淋巴结部位、大小适当调整(表 9-3)。

表 9-3　CTV1 及 CTV2 勾画范围

临床分期	GTV	CTV1	CTV2
$T_{1\sim2}N_0$	原发肿瘤	CTV 外放 2 cm + Ⅳ、Ⅱ、Ⅲ同侧 RPN	IN Ⅳ,CN Ⅱ~Ⅳ
$T_{3\sim4}N_0$	原发肿瘤	GTV 外放 2 cm + Ⅳ、Ⅱ~Ⅳ RPN,CN Ⅱ、Ⅲ RPN	CN Ⅳ
$T_{1\sim2}N_1$	原发肿瘤+阳性淋巴结	GTV 外放 2 cm+Ⅳ Ⅱ~Ⅴ,RPN; CN Ⅱ~Ⅲ	CN Ⅳ~Ⅴ
$T_{1\sim2}N_{2a\sim b}$	原发肿瘤+阳性淋巴结	GTV 外放 2 cm+Ⅳ Ⅱ~Ⅴ,RPN+ CN Ⅱ,Ⅲ,RPN	CN Ⅳ~Ⅴ

续表9-3

临床分期	GTV	CTV1	CTV2
$T_{1~2}N_{2c}$	原发肿瘤+阳性淋巴结	GTV 外放 2 cm+BN Ⅱ~Ⅴ,RPN KPN	
$T_{3~4}N_1$	原发肿瘤+阳性淋巴结	GTV 外放 2 cm + IN Ⅱ~Ⅴ, RPN,CNII,Ⅲ,RPN	CN Ⅳ,Ⅴ
$T_{3~4}N_{2a~b}$	原发肿瘤+阳性淋巴结	GTV 外放 2 cm+IN Ⅱ~Ⅴ,RPN+ CN RPN,Ⅱ~Ⅲ	CN Ⅳ~Ⅴ
$T_{3~4}N_{2c}$	原发肿瘤+阳性淋巴结	GTV 外放 2 cm+BN Ⅱ~Ⅴ,RPN	
剂量范围	70 Gy	60 Gy	50~56 Gy

注:IN 同侧,CN 对侧,RPN 咽喉淋巴结,BN 双侧,CN 对侧,RP 咽后淋巴结 B、靶区勾画:靶区定义和腔镜/间接喉镜/CT/MRI 获得的 GTV 和 GTVnd 信息,在定位 CT 上勾画靶区和危及器官,勾画界面要求同时显示横断面,冠状位和矢状位选择合适的窗宽、窗位,需要在不同的标准窗宽和窗位间变换,清楚显示肿瘤和脂肪间隙,便于勾画 GTVp/GTVnd 和 CTV。

PTV 确定:由于下咽和喉是活动器官,发生吞咽动作时,喉向前上移动,距离可以达 2~3 cm。因此,在设定 PTV 时,需要考虑到喉和下咽的活动,通常在前上方向外放 1 cm,前后左右下方向外放 0.5 cm。同等调强放射治疗技术时告知患者在治疗时尽量避免吞咽动作,治疗时尽可能使用治疗时间短技术,如 VMAT 和 Rapid ARC 等调强放射治疗技术。

处方剂量:①根治性放疗,单纯放疗 RT。高危区:原发肿瘤区域与受累淋巴结包括原发灶与高危淋巴结中可能存在的亚临床病灶区域。分割方式:66 Gy(2.2 Gy/f)至 70 Gy(2.0 Gy/f);周一至周五,每日一次,共 6~7 周;69.96 Gy(2.12 Gy/f),周一至周五,每日一次,共 6~7 周。同步加量加速放疗:72 Gy/6 周(1.8 Gy/f,大野;最后 12 次治疗采用 1.5 Gy 推量照射作为每日的第二次放疗);66~70 Gy(2.0 Gy/f;每周 6 次,加速放疗)。超分割放疗:81.6 Gy/7 周(1.2 Gy/f,每日两次)。中低危区:疑似亚临床病灶播散区域。44~50 Gy(2.0 Gy/f)至 54~63 Gy(1.6~1.8 Gy/f)。②同步放化疗。高危区:通常为 70 Gy(2.0 Gy/f)。中低危区:44~50 Gy(2.0 Gy/f)至 54~63 Gy(1.6~1.8 Gy/f)。③术后放疗:放疗或同步放化疗推荐手术与术后放疗间隔时间<6 周。高危区:如切缘阳性等不良因素。60~66 Gy(2.0 Gy/次;周一至周五,每日一次)共 6~6.5 周。中低危区:疑似亚临床病灶播散的区域;44~50 Gy(2.0 Gy/次)至 54~63 Gy(1.6~1.8 Gy/次)。

剂量限制:脊髓最大剂量 PRV≤40 Gy;脑最大剂量 PRV≤40 Gy;单侧腮腺 50% 体积接受剂量≤30 Gy;早期病变腮腺 50% 体积接受的剂量<20 Gy,对于两侧淋巴结转移不同的情况,双侧腮腺限制剂量可以不同,下颌骨最大剂量≤60 Gy。臂丛神经<60 Gy;气管造瘘口≤50 Gy;有下列情况者:明显的声门下侵起、急诊造瘘、Ⅵ区淋巴结外侵犯、切除边缘接近或阳性,应加量至 60~66 Gy。危及器官的勾画见附图 12。

放射治疗计划的执行和验证:放射治疗计划执行前需要进行剂量验证,符合要求后方能执行。在现代放射治疗条件下,至少要求每周一次进行等中心验证,对采用图像引导的调强放射治疗技术的,一般采用前 5 次治疗每次锥形束 CT 扫描,配准,获得系统误差和随机误差,以后每周 1 次锥形束 CT 扫描,误差>3 mm 者需要调整。

放射治疗第二计划的情形:对于局部晚期或者颈部淋巴结巨大者及治疗过程中体重下降明显者,原发肿瘤和(或)颈部淋巴结缩小明显,肿瘤的相对位置发生改变,使得原有靶区不能很好地涵盖肿瘤,或者正常组织/危及器官受到超量照射,需要行第二次治疗计划,通常在肿瘤 40 ~ 50 Gy 时重新进行 CT 模拟定位扫描,将图像与第一次计划的 CT 图像融合,观察和评价肿瘤/外轮廓变化,根据治疗前肿瘤与正常组织的关系适当调整靶区,尽可能使得肿瘤获得所需要的治疗剂量,正常组织和危及器官获得最佳保护。

放疗并发症及处理:下咽癌的治疗多为手术和放射治疗的综合治疗。即便是早期单纯放疗的病变,由于放疗采用较大的照射野,因此本病的治疗过程中不可避免地出现相应的并发症。常见的放疗并发症包括急性反应和晚期损伤。

急性放疗反应主要发生于照射过程中,常见急性反应包括以下几种。①急性黏膜反应:照射野内的正常黏膜受到一定剂量的照射后,可表现为程度不等的充血、水肿、糜烂或伪膜形成,患者表现为口腔、咽喉肿痛、吞咽困难、声音嘶哑等。②口腔干燥、味觉障碍:由于唾液腺、味蕾在照射过程中受到一定程度的损伤而导致口腔干燥、味觉障碍的发生。以后,随着放疗的结束及一段时间的恢复,口腔干燥、味觉障碍可有一定程度的恢复,味觉在放疗后 6 ~ 18 个月内可恢复基本正常,但口干一般不能恢复到正常水平。③喉水肿:一般在放疗后 6 个月消退。超过 6 个月仍持续存在的喉水肿,应警惕有肿瘤残存或复发的危险,应紧密随访,必要时活检证实,但应注意活检有可能导致周围喉软骨坏死的危险。

放射性皮肤反应,现代放疗技术条件下,放射性皮肤反应通常在 2 级以下。晚期损伤下咽癌放射治疗的晚期损伤主要发生在接受高剂量照射的病例,常见的晚期损伤包括以下几种。①喉软骨坏死、软组织坏死:出现的概率为 2%~4% ;②严重喉水肿需要紧急气管切开者,占 1%~6% ;③颈部皮肤纤维化出现的概率为 11% ;④单纯放射治疗后因吞咽困难而需要胃造瘘者为 2%~7% ,术后放射治疗患者出现的概率为 16% ;⑤与放射治疗有关的死亡率,单纯放疗为 1%~3% ,主要与放射治疗后咽、食管狭窄导致的恶病质、吸入性肺炎、喉水肿窒息等因素有关。对单纯放射治疗出现的晚期损伤如进行手术挽救,则死亡率上升至 5%~6% ,主要死因为手术切口坏死、咽瘘、颈动脉破裂出血等。

十一、全身治疗原则

应根据患者特征(例如,PS 评分、治疗目标等)个体化选择全身治疗。适合局部晚期疾病患者的首选放化疗方案仍然是同步顺铂和放疗。可以使用基于顺铂方案的诱导化疗,然后是以放疗为基础的局部治疗(即序贯化疗放疗)。然而,在随机研究中与直接进行最先进的同步放化疗(顺铂首选,1 类)相比,结合诱导化疗尚未确定可改善总生存期。以顺铂为基础的诱导化疗后进行大剂量、每 3 周一次的顺铂同步放化疗需考虑毒性问题。诱导化疗后,基于放疗的治疗部分可使用多种选择,包括单纯放疗,尤其是诱导化疗后完全缓解的患者(表9-4~表9-7)。

表9-4 主要全身治疗+同步放疗方案

主要全身治疗+同步放疗
首选方案
·高剂量顺铂(1类)
·卡铂/输注用5-FU(1类)
其他推荐方案
·卡铂/紫杉醇(2B类)
·每周顺铂40 mg/m²(2B类)
在某些情况下有用
·5-FU/羟基脲(2B类)
·西妥昔单抗(2B类)
·顺铂/输注用5-FU(2B类)
·顺铂/紫杉醇(2B类)
筛窦/上颌窦癌(小细胞癌、SNEC、高级别嗅神经母细胞瘤、具有神经内分泌特征的SNUC):
·卡铂/依托泊苷±同步放疗
·顺铂/依托泊苷±同步放疗
·环磷酰胺/多柔比星/长春新碱(随后以放疗为基础的治疗)(2B类)

表9-5 诱导治疗/序贯全身治疗

诱导治疗/序贯全身治疗
首选方案
·多西他赛/顺铂/5-FU(如果选择诱导,则归类为1类)
其他推荐方案
·紫杉醇/顺铂/输注5-FU

表9-6 诱导治疗后的全身治疗/放疗,或复发性/持续性疾病的联合化疗

诱导治疗后的全身治疗/放疗,或复发性/持续性疾病的联合化疗
首选方案
·每周一次卡铂+同步放疗
·每周一次顺铂(2B类)+同步放疗
在某些情况下有用
·西妥昔单抗每周一次+同步放疗

表9-7 术后全身治疗/放疗

术后全身治疗/放疗
首选方案
·顺铂(高危非口咽癌[a]1类推荐)
其他推荐方案
·无
在某些情况下有用
·多西他赛/西妥昔单抗(2B类)
(如果顺铂不适用且切缘阳性和/或包膜外受侵)

a. 不良特征,包膜外受侵和(或)切缘阳性或切缘接近

复发性、不可切除或转移(无手术或放疗选择)		
首选方案 一线[b] ·帕博利珠单抗/铂类药物(顺铂或卡铂)/5-FU(1类) ·帕博利珠单抗(用于表达PD-L1的肿瘤CPS≥1)(如果CPS≥20,则为1类) 二线(如果之前未使用) ·纳武利尤单抗(如果在铂类药物治疗期间或治疗后发生疾病进展)(1类) ·帕博利珠单抗(如果在铂类药物治疗期间或治疗后发生疾病进展)(1类)	其他推荐方案(一线和二线治疗) 联合治疗方案 ·西妥昔单抗/铂类(顺铂或卡铂)/5-FU(1类) ·顺铂/西妥昔单抗 ·顺铂或卡铂/多西他赛或紫杉醇 ·顺铂/5-FU ·顺铂或卡铂/多西他赛/西妥昔单抗 ·顺铂或卡铂/紫杉醇/西妥昔单抗 ·帕博利珠单抗/铂类药物(顺铂或卡铂)/紫杉醇(2B类) ·帕博利珠单抗/铂类药物(顺铂或卡铂)/多西他赛(2B类) 单一药物 ·顺铂 ·卡铂 ·紫杉醇 ·多西他赛 ·5-FU ·甲氨蝶呤 ·西妥昔单抗 ·卡培他滨 ·阿法替尼(仅在铂类药物治疗期间或治疗后发生疾病进展时接受二线治疗)(2B类)	在某些情况下有用(一线和二线治疗) ·对于选定的筛窦/上颌窦癌(小细胞癌、SNEC、高级别嗅神经母细胞瘤、具有神经内分泌特征的SNUC): 4顺铂/依托泊苷或卡铂/依托泊苷 4环磷酰胺/多柔比星/长春新碱(2B类) ·帕博利珠单抗(用于MSI-H肿瘤)

b. 如果既往未使用,可考虑在二线治疗中使用这些方案,作为其他推荐方案

十二、预后及随访

早期诊断和干预是改善下咽癌预后的关键。对原发部位和颈部的密切监测,在早期治疗中是必不可少的,特别是当患者接受器官保留的治疗作为外科手术抢救时,往往是最后的治疗选择。第一年治疗后每1~3个月进行一次头颈纤维喉镜检查或镜检,因为大多数治疗失败发生在这段时间。

目前,下咽癌仍有发展趋势。在积极治疗期间,临床上远处转移较为明显。大多数患者在确诊后2年内的因局部复发而死亡,经治疗的患者大多数在2年后因远处转移而死亡。疾病特异性和总体生存率较低,通常治疗3~5年后低于50%。生存的阴性预测因子包括高龄、男性、高临床分期、共病和不良行为评分。

十三、护理

1. 心理护理　下咽癌的患者手术切除可能会影响患者的语言表达功能,给患者造成一定程度上的心理压力,应多关心患者,耐心细致地向患者讲解手术的重要性并教会患者失语后怎样简单表述自己的要求,以减轻患者的紧张和恐惧。

2. 饮食护理　下咽癌本身疾病消耗大,因吞咽困难,接受放射治疗后引起的反应如口咽疼痛、味觉改变、口干、食欲差等容易使患者营养摄入不足,造成患者体质下降,被迫中断治疗。应每周测量体重,评估患者营养状况,制定符合下咽癌患者放射治疗的饮食方案,以保证营养摄入足够。给予高热量、高蛋白、高维生素饮食,食物清淡、易消化、无刺激性,温度合适,避免坚硬的食物;多食新鲜蔬菜、水果,避免酸、辣、甜等食物的刺激。进食有呛咳的患者,指导其坐位进食,头前倾,用手按压颈前区,缓慢咽下,食物制成糊状,饮水使用吸管。吞咽疼痛明显,餐前使用镇痛药,饮少量水做吞咽动作,以流质或半流质为主。经口进食障碍者,可使用静脉补充营养、经胃造瘘管注食或鼻饲饮食。养成随时饮水的习惯,饮水量2 000~3 000 mL/d,以排出体内因放射治疗癌细胞破裂死亡释放的毒素,口干可食各种生津降火食品(如冬瓜绿豆汤、雪梨、金银花、菊花等)。

3. 气道护理　部分下咽癌患者术后会佩戴气管套管,失去了鼻对气体过滤、清洁、加温、加湿,加上患者接受口干燥、黏膜充血或分泌物增多,痰液黏稠不易咳出,如护理不及时,不到位,很容易引起感染、气道阻塞等严重并发症。

(1)定时清洁和消毒气管内套管,防止呼吸道堵塞、预防下呼吸道感染。硅胶管清洁消毒方法是:管取出后用清水或生理盐水浸泡,清除痰痂后用75%乙醇浸泡消毒15 min后再用冷开水或生理盐水等洗干净,晾干,吸净气道内分泌物,然后装上内套管。金属的气管套管清洁消毒方法是:套管取出后用清水或生理盐水浸泡,清除痰痂后用开水煮沸15 min,晾干。

(2)根据痰液的黏稠度,加强气道湿化,吸净气道内分泌物,可遵医嘱给予雾化吸入,并指导患者深吸、有效咳嗽,配合拍背,促进痰液排出。注意观察病情,如患者发生胸闷、憋气或呼吸困难,吸痰后症状不能改善,其他原因又无法解释时,应考虑气管套管内深部血痰结痂阻塞气道,立即取出内套管,清洗消毒后重新装上或更换气管套管。

(3)患者外出或沐浴时使用纱布块遮挡套管口,以防异物进入。

(4)套管保持完整,固定牢固,防止脱落。指导患者咳嗽、用力时用手托住套管,固定带系好,松紧以一横指为宜,外套管与内套管紧密咬合。加强检查套管,如有变形、破损,应及时更换。

(5)注意观察气管套管内有无出血。气道护理注意轻柔、仔细,避免损伤,严格遵守操作规程,使患者感到舒适、安全。

4. 放射治疗并发症的预防及护理

(1)皮肤护理:外照射是射线通过穿透皮肤组织到达深部肿瘤组织,所以放疗过程照射野不可避免会发生皮肤反应。指导并教会患者做好皮肤的防护。放疗期间穿宽领开衫棉质衣服,使照射野皮肤得以充分暴露,避免摩擦;避免冷热刺激,局部勿用香皂、沐浴露等,使用温水温和清洗,柔软毛巾将水吸干,局部保持干燥;不用油性药膏;局部不可受到日光照晒及吹风淋雨,外出给予遮挡;于放射治疗疗程开始直至结束,敷用三乙醇胺乳膏,可以减轻和延迟放射性皮炎的发生。

(2)口腔护理:当放射治疗5~10次后,患者开始出现口腔反应,表现为口干、味觉改变,唾液分泌减少变黏稠,黏膜红斑,继续加强口腔护理,保持口腔清洁,随时饮水,缓慢吞咽,进柔软食物,避免冷热及酸辣刺激。患者放射治疗20次后,部分患者可能会口腔出现溃疡创面,可给予自配的漱口液(生理盐水500 mL+维生素B_{12} 1 mg)和2.5%碳酸氢钠溶液交替漱口,当患者疼痛明显时,可向漱口液内加2%利多卡因注射液,以缓解疼痛并给予心理安慰,必要时使用镇痛药,尽可能减少患者的痛苦。

参考文献

[1]MOUSAVI S M,HEMMINKI K. Cancer incidence,trends,and survival among immigrants to Sweden:a population-based study[J]. Eur J Cancer Prev,2015(24 Suppl 1):S1-S63.

[2]BRAAKHUIS B J,LEEMANS C R,VISSER O. Incidence and survival trends of head and neck squamous cell carcinoma in the Netherlands between 1989 and 2011[J]. Oral Oncol,2014,50(7):670-675.

[3]KUMAR R,DRINNAN M,ROBINSON M,et al. Thyroid gland invasion in total laryngectomy and total laryngopharyngectomy:a systematic review and meta-analysis of the English literature[J]. Clin Otolaryngol,2013,38(5):372-378.

[4]OKADA K,TSUCHIDA T,ISHIYAMA A,et al. Endoscopic mucosal resection and endoscopic submucosal dissection for en blocresection of superficial pharyngeal carcinomas[J]. Endoscopy,2012,44(6):556-564.

[5]AMIN M B,EDGE S B,GREENE F L,et al.,eds. AJCC Cancer Staging Manual[J]. 8th ed. New York:Springer,2017.

[6]ESTELLER E,LEON X,DE JUAN M,et al. Delayed carotid blow-out syndrome:a

new complication of chemoradiotherapy treat-ment in pharyngolaryngeal carcinoma[J]. J Laryngol Otol,2012,126(11):1189-1191.

[7]PATEL S N,SAUVAGEAU E,PADHYA T A. Rare treatment of radiation induced carotid pseudoaneurysm and ensuing carotid blow-out syndrome with placement of multiple contiguous endovascular stents:a case report[J]. Am J Otolaryngol, 2013, 34(3): 219-222.

[8]LEE D S,KIM Y S,CHEON J S,et al. Long-term outcome and toxicity of hypofractionated stereotactic body radiotherapy as a boost treatment for head and neck cancer:the importance of boost volume assessment[J]. Radiat Oncol,2012(7):85.

[9]MACHTAY M,MOUGHAN J,FARACH A,et al. Hypopharyngeal dose is associated with severe late toxicity in locally advanced head-and-neck cancer:an RTOG analysis[J]. Int J Radiat Oncol Biol Phys,2012,84(4):983-989.

[10]MACHTAY M,MOUGHAN J,TROTTI A,et al. Factors associated with severe late toxicity after concurrent chemoradiation for locally advanced head and neck cancer:an RTOG analysis[J]. J Clin Oncol,2008,26(21):3582-3289.

[11]MODESTO A,LAPRIE A,VIEILLEVIGNE L,et al. Intensity-modulated radiotherapy for laryngeal and hypopharyngeal cancer:minimization of late dysphagia without jeopardizing tumor control[J]. Strahlenther Onkol,2015,191(3):225-233.

[12]NGUYEN-TAN P F,ZHANG Q,ANG K K,et al. Randomized phase II trial to test accelerated versus standard fractionation in combination with concurrent cisplatin for head and neck carcinomas in the Radiation Therapy Oncology Group 0129 trial:long-term report of efficacy and toxicity[J]. J Clin Oncol,2014,32(34):3858-3866.

[13]HADDAD R,O'NEILL A,RABINOWITS G,et al. Induction chemotherapy followed by concurrent chemoradiotherapy (sequential chemoradiotherapy) versus concurrent chemoradiotherapy alonein locally advanced head and neck cancer (PARADIGM):a randomised phase 3 trial[J]. Lancet Oncol,2013,14(3):257-264.

[14]HARARI P M,HARRIS J,KIES M S,et al. Postoperative chemoradiotherapy and cetuximab for high-risk squamous cell carcinoma of the head and neck:Radiation Therapy Oncology Group RTOG-0234[J]. J Clin Oncol,2014,32(23):2486-2495.

[15]BURTNESS B,HARRINGTON K J,GREIL R,et al. Pembrolizumab alone or with chemotherapy versus 1 cetuximab with chemotherapy for recurrent or metastatic squamous cell carcinoma of the headand neck (KEYNOTE-048):a randomised,open-label,phase 3 study[J]. Lancet,2019,394(10212):1915-1928.

[16]FERRIS R L,BLUMENSCHEIN G,FAYETTE J,et al. Nivolumab for recurrent squamous-cell carcinoma of the head and neck[J]. N Engl J Med,2016,375(19): 1856-1867.

[17]CHOW L Q,HADDAD R,GUPTA S,et al. Antitumor activity of pembrolizumab in biomarker

unselected patients with recurrent and/or metastatic head and neck squamous cell carcinoma: results from the phase Ib KEYNOTE-012 expansion cohort[J]. J Clin Oncol,2016(34): 3838-3845.

[18] COHEN E E W,SOULIERES D,LE T C,et al. Pembrolizumab versus methotrexate, docetaxel,or cetuximab for recurrent or metastatic head - and - neck squamous cell carcinoma(KEYNOTE - 040): a randomised, open - label, phase 3 study[J]. Lancet, 2019,393(10167):156-167.

[19] SEIWERT TY, BURTNESS B, MEHRA R, et al. Safety and clinical activity of pembrolizumab for treatment of recurrent or metastatic squamous cell carcinoma of the head and neck (KEYNOTE-012):an open-label,multicentre,phase 1b trial[J]. Lancet Oncol,2016,17(7):956-965.

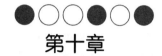

第十章

喉　癌

一、流行病学

喉癌是头颈部常见的恶性肿瘤之一,男性发病率大于女性,分原发性和继发性两种。原发性喉癌指原发部位在喉部的肿瘤,以鳞癌最常见。继发性喉癌指来自其他部位的恶性肿瘤转移至喉部,较少见。近年来喉癌的发病率有增多的趋势,发病年龄多集中在50～70岁,而小于30岁者发生喉癌的概率不超过1%。男性多见,男女之比为4∶1,其中女性声门上型喉癌多于男性,而男性声门型喉癌多于女性。据统计,国内喉癌占耳鼻咽喉部位恶性肿瘤的7.9%～35%,排头颈部恶性肿瘤的第三位。

二、病因

病因尚不明确,目前考虑与下列因素有关。

1. 吸烟　烟草燃烧后产生的苯丙芘可使呼吸道黏膜充血、水肿,引起增生和鳞状上皮化生,纤毛运动停止或迟缓,有致癌性。

2. 饮酒　酒精长期刺激黏膜可使其变性而致癌。

3. 病毒感染　一般认为病毒可使细胞改变性质,发生异常分裂;病毒可附于基因上,传至下代细胞,发生癌变。成人型喉人乳头瘤病毒(HPV)引起的病毒源性肿瘤,目前认为是喉癌的癌前病变。尤其是高危型(HPV-16/18)与喉癌的发生关系比较密切。

4. 环境因素　如石棉和芥子可致癌。

5. 放射线　长期接触镭、铀、氡等放射性同位素可引起恶性肿瘤。

6. 性激素　研究表明喉癌患者体内雄激素水平相对较高,而雌激素则降低。

7. 微量元素缺乏　体内某些微量元素如 Zn、Se 等缺乏可引起一些结构和功能改变,影响细胞的分裂和增殖,导致基因突变。

三、病理

组织学上喉癌以鳞癌最常见,占95%～98%,腺癌少见,占2%,未分化癌、淋巴肉瘤、纤维肉瘤少见。喉鳞癌依其发展程度可分为原位癌、早期浸润癌和浸润癌 3 种类型。原位癌较少见,经过一段时间可发展成浸润癌;早期浸润癌一般是由原位癌突破上皮基底膜向下浸润,并在固有层内形成癌巢;喉浸润癌绝大多数为高分化鳞癌,癌细胞可见不同程度的角化现象和细胞间桥,在癌巢中心可见角化珠,低分化鳞癌少见。有时肿瘤以梭形细胞为主,称为梭形细胞癌,癌细胞排列紊乱,不形成癌巢,颇似肉瘤。疣状癌属于喉浸润型鳞癌的一个亚型,较少见,占喉癌的 1% ~ 2% 肿瘤向喉腔呈疣状生长,形成菜花样肿块。镜下多呈乳头状结构,为高分化鳞癌,可见不同程度的局部浸润,生长缓慢,转移少见。

原发性喉恶性肿瘤中鳞癌约占 98%。喉鳞癌早期病变仅局限于上皮层,基底膜完整。癌突破上皮基底膜可在固有层内形成浸润癌巢。喉部恶性肿瘤少见的病理分型包括小涎腺来源的肿瘤、软组织肉瘤、淋巴瘤、小细胞内分泌癌、浆细胞瘤,临床上均较少遇见。

喉癌的大体形态可分为 4 种。①溃疡浸润型:癌组织稍向黏膜面突起,表面可见向深层浸润的凹陷溃疡,边界多不整齐,界限不清;②菜花型:肿瘤主要外突生长,呈菜花状,边界清楚,一般不形成溃疡;③结节型或包块型:肿瘤表面为不规则隆起或球形隆起,多有较完整的被膜,边界较清楚,很少形成溃疡;④混合型:兼有溃疡和菜花型的外观,表面凹凸不平,常有较深的溃疡。

四、解剖

喉位于颈前中央,成人相当于第 4 ~ 6 颈椎水平,其上方与口咽相延续,下方与器官相通,两侧及后方与下咽相连。喉结构主要由骨骼、黏膜、肌肉组成,解剖学上将喉分为声门上区、声门区、声门下区 3 个区域。30% ~ 35% 发生于声门上区,60% ~ 65% 发生于声门区,仅 5% 发生于声门下区(图 10-1)。

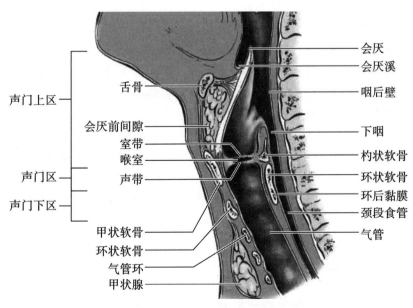

图 10-1　喉的解剖

1. 声门上区　舌骨上会厌（包括会厌尖、舌面、喉面）；杓会厌襞，喉面；杓状软骨；舌骨下部会厌；室带。

2. 声门区　声带、前联合、后联合。

3. 声门下区　声门区以下至环状软骨下缘水平。

4. 淋巴引流　喉的淋巴引流在声门上区、下区以声带为界分别引流至不同的方向和部位。发生颈淋巴结转移的早晚与肿瘤的原发部位、肿瘤的分化程度以及患者对肿瘤的免疫力有关系密切。一般来讲，肿瘤分化越差，患者免疫力越低，则颈淋巴结转移越早。肿瘤所在部位淋巴管越丰富，颈淋巴结转移率越高。声门上型喉癌多数分化程度较低，声门上区淋巴管丰富，因而易早期发生颈淋巴结转移。声门型喉癌因分化程度多数较高，声门区淋巴管稀少而早期很少发生转移。转移的部位多见于颈深淋巴结上群，然后再沿颈内静脉转移至颈深淋巴结下群。声门下型喉癌多转移至喉前及气管旁淋巴结。

真声带基本没有毛细淋巴管，故早期声带癌很少发生淋巴结转移：T_1 病变淋巴结转移率为 0，T_2 病变淋巴结转移率最高不超过 5%。一旦至 $T_{3\sim4}$，淋巴结转移率相应增加，可达 15%~30%。

五、临床表现

喉癌患者常常以咽部不适、疼痛及吞咽困难、声嘶等症状就诊，声嘶往往发生在声门癌的早期，而声门上区、声门下区癌出现声嘶常常提示病变偏晚。部分喉癌患者常常因病变牵扯周围组织而出现疼痛不适，提示病变可能侵犯舌根、口咽侧壁结构，该症状往往为晚期临床表现。少有患者是因颈部肿物性质待查就诊的，肿物的位置多位于Ⅱ、Ⅲ区；如果患者有烟酒史，体格检查时需多注意喉、下咽等部位是否有病变。具体表现如下。

1. 声门上癌（包括边缘区）　大多原发于会厌喉面根部。早期，甚至肿瘤已发展到相当程度，常仅有轻微的或非特异性的症状，如痒感、异物感、吞咽不适感等而不引起患者的注意。声门上癌分化差、发展快，故肿瘤常在出现颈淋巴结转移时才引起警觉。咽喉痛常于肿瘤向深层浸润或出现较深溃疡时才出现。声嘶为肿瘤侵犯杓状软骨、声门旁间隙或累及喉返神经所致。呼吸困难、咽下困难、咳嗽、痰中带血或咳血等常为声门上癌的晚期症状。原发于会厌喉面或喉室的肿瘤，由于位置隐蔽，间接喉镜检查常不易发现，纤维喉镜仔细检查可早期发现病变。

2. 声门癌　早期症状为声音改变，初起为发音易倦或声嘶，无其他不适，常未受重视，多误以为"感冒""喉炎"，特别是以往常有慢性喉炎者。因此，凡 40 岁以上，声嘶超过 2 周，经发声休息和一般治疗不改善者，必须仔细做喉镜检查。随着肿瘤增大，声嘶逐渐加重，可出现发声粗哑，甚至失声。呼吸困难是声门癌的另一常见症状，常为声带运动受限或固定，加上肿瘤组织堵塞声门所致。肿瘤组织表面糜烂可出现痰中带血。晚期，肿瘤向声门上区或声门下区发展，除严重声嘶或失声外，尚可出现放射性耳痛、呼吸困难、咽下困难、频繁咳嗽、咳痰困难及口臭等症状。最后，可因大出血、吸入性肺炎或恶病质而死亡。

3. 声门下癌　即位于声带平面以下，环状软骨下缘以上部位的癌肿。声门下型喉癌少见,因位置隐蔽,早期症状不明显,不易在常规喉镜检查中发现。当肿瘤发展到相当程度时,可出现刺激性咳嗽、声嘶、咯血和呼吸困难等。

4. 跨声门癌　是指原发于喉室的癌肿,跨越两个解剖区域即声门上区及声门区,癌组织在黏膜下浸润扩展,以广泛浸润声门旁间隙为特征。该型癌肿尚有争议,UICC 组织亦尚未确认。由于肿瘤深在而隐蔽,早期症状不明显,当出现声嘶时,常已先有声带固定,而喉镜检查仍未能窥见肿瘤。其后随癌肿向声门旁间隙扩展,浸润和破坏甲状软骨时,可引起咽喉痛,并可于患侧摸到甲状软骨隆起。

六、辅助检查

(一)实验室检查

实验室检查包括血常规、生化、病毒指标、凝血功能等。

(二)影像学检查

1. CT　喉癌的影像学检查首选喉部 CT,CT 检查能较好地明确喉深层结构的侵犯范围,了解喉周围软骨结构、颈部软组织及喉旁有无受侵,进而了解病变范围、确定分期、评估预后。因肿瘤的特殊性,在进行喉部 CT 扫描过程中,胸部 CT 的检测、头颅 MR 的检查往往也作为常规检查项目,主要是为了除外有无远处转移或有无第二原发肺癌的可能。

2. MRI　MRI 检查因其检查时间较长,而喉部器官因其易随呼吸、吞咽动作运动,故喉部 MRI 常常不作为首选检查手段。但 MRI 仍相比 CT 而言,在鉴别喉旁间隙、软组织及软骨结构早期是否有受侵等,仍有优势。因此,临床上常常在完善 CT 检查之后,会补充 MR 检查进一步明确病情。

3. 超声检查　超声检查对于喉部病变位置无明显优势,但其可以对颈部、锁骨上、下颌部淋巴结的情况进行逐步检查,能尽早发现局部有无淋巴结转移,这对肿瘤的分期有重要的提示作用。

4. PET-CT　PET-CT 对于确诊后患者的临床分期有重要作用,但因其价格昂贵、尚未纳入医保等原因,临床上需个体化决定是否行 PET-CT 检查。

值得注意的是,在喉部肿物活检后,常常会出现局部的出血、水肿,这些出血、水肿易与肿瘤在影像学上发生混淆,所以临床上常常先完善 CT 及 MRI 检查,随后再行活检,指导治疗。

(三)内镜检查

1. 纤维喉镜检查　所有可疑罹患喉癌患者均应行纤维喉镜检查,镜下可以观察病变范围、肿瘤形态、声带活动度,对制订放疗计划、评估放疗疗效都有帮助,同时对下咽结构、颈段食管入口也应仔细观察,除外黏膜下浸润以及双原发癌的可能。

应用间接喉镜、硬管喉镜、直接喉镜或纤维喉镜等仔细检查喉的各个部分。特别应注意会厌喉面、前连合、喉室及声门下区等比较隐蔽的部位。可见喉部有菜花样、结节样或溃疡性新生物。应注意观察声带运动是否受限或固定。还要仔细触摸会厌前间隙是否饱满,颈部有无肿大的淋巴结,喉体是否增大,颈前软组织和甲状腺有无肿块。

2. 胃镜检查 喉癌的发生和吸烟直接相关,因此喉癌发生第二原发肺癌的概率较高。国外有学者强调喉癌患者应常规纤维支气管镜检查以发现早期肺癌,但对中国人而言,食管癌是我国高发肿瘤,因此喉癌患者建议常规胃镜检查并结合碘染色除外早期食管癌以及癌前病变的可能;对肺癌的排除,前已述及喉癌 CT 扫描的同时建议包括胸部。

七、诊断及鉴别诊断

凡年龄超过 40 岁,有声嘶或咽喉部不适、异物感者均应用喉镜仔细检查以免漏诊。对可疑病变,应在间接喉镜、直接喉镜或纤维喉镜下进行活检,确定诊断。喉部 X 射线侧位片、断层摄片、喉部 CT 及 MRI 等检查有助于了解肿瘤的浸润范围。

多层螺旋 CT 增强扫描及重组图像能够很好地显示喉癌的部位、大小、形态、单个或成簇区淋巴结以及肿瘤与邻近血管关系,有助于提高判断喉部结构受侵的准确性,可以较准确地对喉癌进行术前分型、分期,对临床确定手术范围及预后评估具有重要意义。喉癌应与下列疾病相鉴别。

1. 喉结核 主要症状为喉痛和声嘶。喉镜检查见喉黏膜苍白水肿,伴多个浅表溃疡,病变多位于喉的后部。也可表现为会厌、杓会厌襞广泛性水肿和浅表溃疡。胸部 X 射线检查,部分有进行性肺结核。痰的结核分枝杆菌检查有助于鉴别诊断。但近年临床上发现不少喉结核者肺部检查为阴性。因此确诊仍依赖于活检。

2. 喉乳头状瘤 主要表现为声嘶,肿瘤可单发或多发,乳头状,淡红色或灰白色,肉眼较难与喉癌鉴别,须依靠活检确诊。

3. 喉淀粉样变 系慢性炎症、血液和淋巴循环障碍、新陈代谢紊乱引起的喉组织的淀粉样变,主要表现为声嘶。检查可见声带、喉室或声门下区有暗红色肿块,表面光滑。病理检查易于鉴别。

4. 喉梅毒 有声嘶,喉痛轻。喉镜检查病变多见于喉前部,黏膜红肿,常有隆起之梅毒结节和深溃疡,愈合后瘢痕收缩粘连,致喉畸形。血清学检查及喉部活检可确诊。

八、临床分期

最新分期为 2017 年第 8 版 UICC/AJCC 标准,同第七版比较,变化在于将 T_3 甲状软骨微小受侵定义为内侧骨皮质受侵,T_{4a} 甲状软骨受侵细化侵犯至外侧骨皮质,将 T_{4b} 椎前筋膜改为椎前间隙,余完全同第七版(表 10-1、表 10-2)。

表 10-1　第 8 版 UICC/AJCC 分期

T 分期(肿瘤大小为最大径)			
	声门上区癌	声门癌	声门下区癌
T_x	原发肿瘤不能评估	原发肿瘤不能评估	原发肿瘤不能评估
T_0	无原发肿瘤证据	无原发肿瘤证据	无原发肿瘤证据
T_{is}	原位癌	原位癌	原位癌
T_1	肿瘤局限在声门上的 1 个亚区,声带活动正常	肿瘤局限于声带(可侵犯前联合或后联合),声带活动正常: T_{1a}肿瘤局限在一侧声带 T_{1b}肿瘤侵犯双侧声带	肿瘤局限在声门下区
T_2	肿瘤侵犯声门上 1 个以上相邻亚区,侵犯声门区或声门上区以外(如舌根、会厌谷、梨状窝内侧壁的黏膜),无喉固定	肿瘤侵犯至声门上和(或)声门下区,和(或)声带活动受限	肿瘤侵犯至声带,声带活动正常或活动受限
T_3	肿瘤局限在喉内,有声带固定和(或)侵犯任何下述部位:环后区、会厌前间隙、声门旁间隙和(或)甲状软骨内板	肿瘤局限在喉内,伴有声带固定和(或)侵犯声门旁间隙,和(或)甲状软骨内板	肿瘤局限在喉内,伴有声带固定
T_4	局部晚期		
T_{4a}	肿瘤侵犯穿过甲状软骨和(或)侵犯喉外组织(如气管,包括深部舌外肌在内的颈部软组织、带状肌、甲状腺或食管)		
T_{4b}	肿瘤侵犯椎前筋膜,包绕颈动脉或侵犯纵隔结构		
N 分期(淋巴结大小为最大径)			
N_x	区域淋巴结不能评估		
N_0	无区域淋巴结转移		
N_1	同侧单个淋巴结转移,最大径≤3 cm		
N_2	同侧单个淋巴结转移,最大径 >3 cm 但≤6 cm;或同侧多个淋巴结转移,最大径≤6 cm;或双侧或对侧淋巴结转移,最大径≤6 cm		
N_{2a}	同侧单个淋巴结转移,最大径>3 cm 但≤6 cm		
N_{2b}	同侧多个淋巴结转移,最大径≤6 cm		
N_{2c}	双侧或对侧淋巴结转移,最大径≤6 cm		
N_3	转移淋巴结最大径>6 cm		

续表 10-1

M 分期（远处转移）	
M_0	无远处转移
M_1	远处转移

表 10-2　喉癌的 TNM 预后分期

分期	T 分期	N 分期	M 分期
0 期	Tis	N_0	M_0
I 期	T_1	N_0	M_0
II 期	T_2	N_0	M_0
III 期	T_3	N_0	M_0
	T_1	N_1	M_0
	T_2	N_1	M_0
	T_3	N_1	M_0
IV A 期	T_{4a}	N_0	M_0
	T_{4a}	N_1	M_0
	T_1	N_2	M_0
	T_2	N_2	M_0
	T_3	N_2	M_0
	T_{4a}	N_2	M_0
IVB 期	T_{4b}	任何 N	M_0
	任何 T	N_3	M_0
IVC 期	任何 T	任何 N	M_1

九、治疗

喉癌的治疗以手术和放疗为主。早期喉癌无论是采用手术还是放射治疗，其总生存率相似。采用放射治疗，不仅能起到和根治性手术一样的效果，而且能有效地保留患者的发音和吞咽功能的完整性。即使是放射治疗后残存或放射治疗后复发，再采用挽救性手术仍有着较高的治愈率，因此放射治疗在喉癌的治疗中占有重要的地位。在喉癌治疗方案的选择上，必须综合考虑两方面的因素，最大可能地提高喉癌的局部控制率，在保证局部控制率的基础上，尽最大可能保留患者的喉功能。因此临床上早期喉癌可首选放射治疗,中晚期病变也可给予根治性放射治疗,如疗后残存、复发进而行手术挽救。

在喉功能保留的前提下,手术也可作为首选的治疗手段。但如果首选手术需要全喉切除术,而患者又无明显喘鸣,周围软骨结构无明显破坏,肿瘤无明显坏死且表现为外凸生长的患者,可采用术前放疗+手术的综合治疗策略,如 50 Gy 复查瘤体消除满意,可改为根治性放疗,手术留待复发挽救时用,也可采用诱导化疗 2~3 周期来筛选放疗敏感患者。如患者有以上不良因素,则建议直接手术切除,术后根据术中所见、术后病理检查、术后分期等因素决定是否术后放疗。

(一)手术治疗

1. 喉部分切除术　其为功能保全性手术,重点在于保留喉的发声功能和正常的吞咽功能,且无须永久性气管造瘘。相比较喉癌喉全切除术,喉功能保全性手术其生存率并不低于同期采用喉全切除治疗病例,只要合理地掌握手术适应证,喉部分切除术与喉全切除术治疗喉癌的术后复发率差异无统计学意义。功能保全性手术已经成为喉癌手术治疗的主导式,故现如今不到万不得已均采用喉部分切除术。那么,喉部分切除术基本术式包括垂直喉部分切除术、声门上喉部分切除术、环状软骨上喉部分切除术、经口激光手术、经口机器人手术、等离子消融术 6 种。

(1)垂直喉部分切除术:此类手术治疗方案,又可衍生出扩大垂直喉部分切除术和声门上水平垂直喉部分切除术两大类。

1)扩大垂直喉部分切除术适应证和手术范围如下。

适应证:对侵及杓状软骨声带突声带活动受限的声门型喉癌、一侧声带癌向前接近累及前联合而声带活动正常者或向上侵及喉室,室带或向下累及声门下区,声带活动正常或受限者。

手术范围:患侧甲状软骨板前 1/3 或 2/3,对侧甲状软骨 0.5 cm,患侧声带喉室,室带、声门下区前联合或其对侧声带前 0.5 cm。由于甲状软骨切除较多,咽前后径缩短,喉内修复后容易狭窄。

2)声门上水平垂直喉部分切除术适应证和手术范围如下。

适应证:肿瘤侵及一侧室带,喉室声带向前未达前联合或声门上区,癌侵及一侧梨状窝内侧壁、杓会厌皱襞及会厌舌面。

手术范围:术中所见,肿瘤所在的位置为声门上癌,在声带上方进行切除,切除以后保留的部分喉,将创面进行封闭以后将喉与舌根进行连接缝合。

(2)声门上喉部分切除术:此类手术治疗方案,又可衍生出声门上水平喉部分切除术和声门上水平垂直喉部分切除术。

1)门上水平喉部分切除术

适应证:声门上型喉癌如果是病变声门或喉室未受侵或肿瘤侵犯会厌前间隙者常规采用,会厌,室带、杓会厌壁的声门上癌未累及前联合、喉室或杓状软骨者。

手术范围:包括会厌室带、喉室,杓会厌壁,会厌前间隙或部分舌根部,或部分舌根部及甲状软骨上半部。

2）声门上水平垂直喉部分切除术适应证和手术范围如下。

适应证：肿瘤侵及一侧室带，喉室声带向前未达前联合或声门上区，癌侵及一侧梨状窝内侧壁、杓会厌皱襞及会厌舌面。

手术范围：术中所见，肿瘤所在的位置为声门上癌，在声带上方进行切除，切除以后保留的部分喉，将创面进行封闭以后将喉与舌根进行连接缝合。

（3）环状软骨上喉部分切除术：此类手术治疗方案又可以衍生出单纯性环状软骨上喉部分切除术、喉近全切除术、Tucker 近全切除术及 Pearson 喉近全切除术。

1）单纯性环状软骨上喉部分切除术（环状软骨舌骨固定术）适应证和手术范围如下。

适应证：肿瘤累及舌骨水平以下会厌、室带和一侧杓状软骨，导致一侧声带活动受限累及前联合，一侧或两侧声带但至少有一侧声带后黏膜正常且活动良好者。喉癌 T_2 及 T_3 病变，喉功能恢复 80%～90%，5 年生存率 80%，环状软骨上喉部分切除术分为环状软骨舌骨固定术和环状软骨舌骨会厌固定术，这种手术必须保留至少一侧活动的环杓结构及杓状软骨，环杓关节，环杓侧肌和环杓后肌，喉上神经和喉下神经，同时还要保存完整的环状软骨以保留正常的发音和吞咽功能，避免永久性气管切开。

手术范围：切除双侧的室带、喉室、声带及甲状软骨板，会厌，会厌前间隙和环甲膜。

2）喉近全切除术适应证和手术范围如下。

适应证：用于 T_3、T_4 喉癌，以不适合做上述各种喉部切除术而有一侧杓状软骨及残留的声带、室带、喉室、杓会厌壁和杓间区黏膜正常者。

手术范围：包括手术切除喉的大部分后利用保留的杓状软骨与一条与气管相连的喉软膜瓣缝合成管状来保留患者的发音功能，喉功能恢复呼吸功能消失，不能拔管，但可以堵管说话，5 年生存率为 60%～70%。

3）Tucker 近全切除术（会厌重建声门术）适应证和手术范围如下。

适应证：喉声门型癌 $T_{2-3}N_0M_0$ 的病变即肿瘤已侵犯双侧声带，一侧声带固定或声带癌侵犯喉室及声门下同侧声带固定，但对侧声带活动正常，杓状软骨未受侵犯，室带以上无肿瘤，会厌及其根部光滑者。

手术范围：包括切除 3/4～4/5 的喉组织，保留较健侧的杓状软骨及甲状软骨后翼约 3 cm，然后将会厌下移重建声门。

4）Pearson 喉近全切除术适应证和手术范围如下。

适应证：适用于声带癌或梨状窝癌伴同侧声带固定，声带癌侵犯声门下区或对侧声带前端，但对侧声带运动正常，杓状软骨未受侵犯者，通常情况下应保留环状软骨，若肿瘤已侵犯声门下区，环状软骨受侵犯时应改为喉全切除术。

手术范围：包括患侧颈部带状肌、甲状腺，患侧整个半喉，上自舌骨，下自环状软骨，包括声门旁间隙及甲状软骨板和对侧 3/4 甲状软骨板及喉组织，必要时可同时切除环状软骨，只要有一侧声带运动正常，杓状软骨活动正常及杓间、环后黏膜无肿瘤侵犯者仍可手术。

（4）经口激光手术：对于声门型喉癌若属于早期，激光切除与开放性手术放疗具有相似的生存率。现如今此类手术治疗方案以其创伤小、疗效甚好已在早期喉癌的治疗中得到广泛推广和应用。

适应证:部分双侧声带膜部病变前联合未受侵和声门型喉癌,近年来应用范围逐步扩展到分期更晚的声门型喉癌和声门上型喉癌,但是激光手术对一些深部侵犯广泛累及前联合特别是肿瘤范围大者较难把握,对于累及前联合的声门型喉癌是否需要激光治疗,目前还存在争议。

手术范围:术野范围内可见的病变范围,均需行激光治疗。

(5)经口机器人手术:可凭借三维内镜全方位观察术野。图像被传至外科医生所在的操作台上,然后外科医生通过电子控制的机器人手臂进行手术操作,因此,就可以进行远程手术治疗。其他优点包括:视野清晰,震颤过滤;因为机器手臂的灵活关节被置于体腔深部而使手术器械活动角度增大。

(6)等离子消融术:较之于CO_2激光手术而言,对局部组织损伤极少,更有利于前联合处肿瘤的暴露及切除。更易于操作时角度的调节,同时具有切割、止血、消融冲洗及吸引的功能,特别是对于室带遮挡的部位及前连合的位置等较隐蔽部位的组织能更好地消融切除。对于切割的深度也能有效地控制。术中出血量不多,视野清晰,无碳化;手术后无迟发性出血、呼吸困难、吞咽困难等并发症。手术后很快正常饮食及发音,恢复正常生活快,生活质量良好。

适应证:声门型喉癌,具体有待思考。

手术方法:全身麻醉下经口气管插管,肩下垫枕,经口导入可调式支撑喉镜暴露声门,调整显微镜,对好焦距,直至能够看清术野。在高倍手术显微镜直视下完全看清肿瘤后,采用美国 Arthro Care 公司生产的 CoblatorII 等离子体手术系统,确定控制器初始能量水平为 7 档(消融),电凝为 3 档,用脚踏板控制 EIC7070 刀头,双手操作,刀头长25 mm,可变换多角度,术中可控制刀头同步吸引、止血及消融,刀头同时具备生理盐水灌注、吸引功能,可将术野内消融组织的残余物、分泌物和血液等同步清除,时刻保持术野清晰,看清肿瘤边界,安全界大约2 mm。术中肿瘤均一次性完整切除,避免分次切除,外切缘术中送冷冻病理切片检查,结果为阴性手术结束。如冷冻病理切片检查结果为阳性,须继续扩大切除至切缘阴性。

2. 全喉切除术 喉全切除术往往是超过整个喉范围的手术,造成喉功能的消失,5 年生存率为50%~60%。此类手术方式意在切除全部肿瘤,但创伤性较大,生存质量较差,故一般情况下不到万不得已很少采用此种术式。

适应证:喉声门癌累及双侧声带,侵犯声门上区或声门下区伴一侧或双侧声带固定的患者,喉声门上型癌侵犯会厌谷、舌根或向下侵犯声带及前联合,伴一侧声带固定或侵犯甲状软骨、环状软骨的患者。喉声门下型癌侵犯声带且伴有一侧声带活动受限或者固定的患者。喉癌侵犯会厌前间隙或穿破甲状软骨板及环甲膜,累及喉外软组织的患者,喉裂开或喉部分切除术复发的肿瘤,放疗后复发或对放疗不敏感,肿瘤继续发展的患者,由于肿瘤的范围或者老年体弱不适宜行喉部分切除的。

手术范围:除将喉全部切除外,一般同时切除舌骨及会厌前间隙组织,有时也包括甲状腺一叶或两叶及下颌下腺部分带状肌。

操作方法及程序:①气管切开,全身麻醉。②切开平环甲膜或人工,平环甲膜或切口平环甲膜或沿皮纹进行横形或弧形切口。③于颈阔肌深面游离皮瓣,正中切开带状肌,暴露舌骨、喉头及颈段气管切断甲状腺峡部,舌骨下切断带状肌向两侧暴露甲状软骨后缘,切断甲状软骨上角及咽缩肌,分离梨状窝在环状软骨下缘横断气管,向上切通喉咽腔,将喉体完全取下。④插入鼻胃管,缝合咽腔。⑤气管断端与颈部皮肤缝合完成气管造瘘,形成颈部皮瓣 U 形切口,这时切断舌骨体,整个的肿瘤部位已经从上端将喉切除,然后进行下部的环状软骨的离断。

(二)放射治疗

早期喉癌(Ⅰ/Ⅱ期)可首选根治性放射治疗;晚期病变可做计划性术前放疗;低分化癌或未分化癌可首选放疗;晚期病例可姑息性减症放疗。

1. 单纯放射治疗指征

(1)有手术禁忌证,或拒绝手术的早期喉癌(Ⅰ期)。

(2)低分化癌或未分化癌可首选放疗。

(3)可手术中晚期患者经计划性术前放疗肿瘤消失,可改为单纯根治性放疗。

(4)病变可手术但需要全喉切除者,且患者无憋气,肿瘤无坏死、感染,软骨无明显破坏等情况下,可以首选术前放疗+手术的综合治疗方案。放疗中 50 Gy 时复查疗效,如治疗有效,可以追加剂量至根治剂量,如若无效,休息 1 个月手术切除;但如果患者有放疗相对禁忌证,可直接手术,然后根据具体情况进行术后放疗。

2. 术后放射治疗指征

(1)手术后切缘不净、残存或安全界不够。

(2)局部晚期病变如 T_{3-4}(但对声门型喉癌的 T_3N_0 病变,目前在手术切除彻底的前提下已不再建议术后放疗)。

(3)多发淋巴结转移或淋巴结包膜受侵。

(4)病理为低分化或分化差的癌,则不论分期及手术切除情况,建议术后放疗。

3. 气管造瘘口需包括在照射野内进行照射的指征

(1)病变侵及声门下区。

(2)术前行紧急气管切开术者。

(3)颈部软组织受侵(包括淋巴结包膜外受侵)。

(4)气管切缘阳性或安全界不够。

(5)手术切痕通过造瘘口。

4. 放射治疗相对禁忌证

(1)肿瘤或肿瘤周围组织明显水肿者。

(2)肿瘤或肿瘤周围组织有广泛的坏死或严重感染者。

(3)周围软骨结构明显被肿瘤破坏者。

(4)肿瘤严重阻塞气道,有明显呼吸困难者。

5. 常规放射治疗技术

(1)放疗前的准备:患者一般情况的评估,了解患者的性别、年龄、身高、体重、有无合并症及严重程度和药物控制情况,并进行行为评分、营养评价,是否有贫血状态等。了解患者的意愿以及心理状况。在此基础上准确评估患者的情况,为进一步决定患者的治疗方案提供证据。如果患者的合并症控制不佳,应及时调整使用药物,使其保持稳定状态;伴有贫血或近期体重下降明显的患者,应对患者的饮食结构进行指导及积极的营养支持(必要时可采用肠内营养剂支持治疗)。

(2)全面检查及明确分期:体格检查、血液学检查、影像学检查、病理确诊及 MDT,明确病理学类型和分期。

(3)口腔处理:口腔科医生需要在放疗前对患者的口腔尤其是牙齿进行全面细致的检查,并采用拔除或修补等方式对患牙进行处理,以保证放疗顺利实施,并减少放疗后下颌骨并发症的发生。据报道,放疗前做过口腔处理的患者放射性龋齿的发生率(17.2%~48.7%)明显低于未做口腔处理者(88%)。由此可见放疗前口腔处理的重要性。口腔疾患的处理,包括清除牙垢、修补龋齿、去除金属牙套、拔除残根或无法保留的患齿,同时治疗根尖炎、牙龈炎等。金属牙套除干扰 CT、MRI 的成像,从而影响对肿瘤范围的判断外,也可增加放射线的散射,从而影响放疗剂量的准确性和增加周围正常组织特别是颌骨的剂量,增加出现放射性骨髓炎和骨坏死的风险。

一般性的口腔处理完成后,间隔 2~3 d 即可开始放疗。但对于拔牙数虽多,创伤大,老年患者、糖尿病、高血压患者及口腔卫生差的患者,应根据具体情况,给予相应处理。而且拔牙后最好休息 1~3 周,甚至更长时间,以便创面有足够的时间完全修复,降低颌骨放射性骨髓炎、骨坏死的发生率。

此外,还应对患者进行放疗中和放疗后口腔护理的指导,指导患者加强口腔卫生,养成早晚刷牙和饮食后漱口的好习惯,以软毛牙刷进行刷牙,保持口腔清洁,并学会使用牙线进行牙齿的清洁等。嘱患者戒除烟酒,忌过热、油炸等刺激口腔黏膜的食物,鼓励患者多饮水,保持口腔黏膜的湿润等。出现口腔黏膜反应后应根据放疗科医生的医嘱进行对症治疗。

(4)营养科会诊:患者入院后常规请营养科会诊,放化疗会出现唾液腺的损伤、味觉改变,以及恶心、呕吐等胃肠道反应症状;照射部位的黏膜损伤(放射性口腔、口咽、喉黏膜炎等)引起的局部疼痛等;都会导致患者进水、进食困难,加上患者饮食结构不合理等,从而导致患者营养摄入不足,出现体力下降、贫血、低蛋白血症等。几乎所有的喉癌患者治疗期间或多或少的都存在营养问题。有研究显示治疗中体重下降明显可能导致治疗疗效的降低,IMRT 技术的治疗精度下降,而使其技术优势大打折扣;贫血可使肿瘤乏氧而使其对放射线的敏感性下降,从而影响疗效。合理的饮食能增强机体对放疗的耐受力和免疫力,足够的营养摄入是保证患者能顺利按计划高质量完成治疗的基本保证。对肿瘤患者的饮食结构建议为:高蛋白、高纤维素、高维生素及一定量的脂肪的饮食,必要时可加用肠内营养剂。对于病变范围较大,预计治疗中急性并发症可能比较严重的患者,比如咽后淋巴结较大,压迫口咽侧壁者,应预防性予以鼻饲管置入,以保证患者的营养摄入等。放疗期间患者应忌烟、忌酒。

(5)定位准备

1)体位固定:仰卧位,头部置于合适的枕头上,双手置于体侧,头颈肩热塑膜固定,减少摆位固定,减少摆位误差。

2)CT/MRI 模拟定位:①CT 定位,建议薄层 CT 扫描(层厚≤3 mm),扫描范围从头顶到胸锁关节下 2 cm。建议 CT 增强扫描,如果有造影剂过敏或者肾功能不全患者,采用 MRI+CT 平时融合,或者 CT 平扫定位。②MRI 定位,按照与 CT 相同的体位固定方式进行 MRI 定位扫描。

勾画靶区采用 CT 与 MRI 融合技术。CT 模拟定位具体要求:在治疗体位下 CT 模拟机上进行薄层扫描(一般层厚 3 mm),重建 DRR,在 DRR 像上直接勾画照射范围,不规则野可采用整体挡铅或 MLC 技术。T_1、T_2 声门型喉癌的照射野的设计:以声带为中心,照射野应包括全部声带,前、后联合区,颈前缘。一般上界位于舌骨或其下缘水平,下界为环状软骨下缘,后界为颈椎椎体的前缘或颈椎椎体的前、中 1/3 交界处,前界开放至颈前缘前 1 cm 左右,双侧水平野对穿照射。照射野面积多选用 5 cm×5 cm、5 cm×6 cm 或 5 cm×7 cm。T_3、T_4 声门型喉癌的照射野设计:术前放射治疗宜用大野,设计方法基本同声门上区癌的原则。Dt 40~50 Gy 时如肿瘤消退满意,估计放射治疗可取得较好局部控制效果的,则可改为根治性放射治疗或做较保守的手术;如 DT 50 Gy 时肿瘤消退不满意,则行全喉切除术,术后根据病理检查是否有残留而决定是否需要术后加量放疗。声门上型喉癌具有颈部淋巴结转移率高及转移发生早的特点,故照射野的设计以充分包括原发病灶及颈部区域性引流淋巴结为原,N_0 的病例也必须行上、中颈淋巴引流区的预防性照射,而下颈通常可以不做预防性照射。若上、中颈淋巴结阳性,则双侧下颈、锁骨上区均要做预防性照射。下颈锁上野的上界与双侧水平野的下界共线,但在共线与体中线相交处的下方应挡铅(2 cm×2 cm)~(3 cm×3 cm)(最好在侧野挡铅),以避免颈髓处两野剂量重叠而造成过量,或挡楔形挡块;下界沿锁骨下缘走行,外界位于肩关节内侧。

(三)适形调强放疗技术

目前随着放疗技术的发展,适形放疗(包括 IMRT)越来越多地应用于肿瘤的放疗。遵从有关规定,勾画靶区范围应参考常规放疗照射范围及肿瘤的临床生物学规律。一般分为原发肿瘤的 CTV 和颈部淋巴引流区的 CTV。原发肿瘤的 CTV 是在影像学所见显示瘤体勾画的 GTV 基础上外放 1 cm 而来,将 CTV 再外放了 3~5 mm,即为 PTV。近期有研究报道对于下咽喉癌患者,采用 CT、MRI 和 PET/CT 综合多模态影像手段勾画 GTV 和 CTV,并与手术标本大切片进行对比,传统认为的 GTV 外放 1 mm 为 CTV,经多模态影像可以将 GTV 外放范围减少 50% 左右,PET/CT 的 CTV 范围最小,但这有待进一步的研究证实。淋巴引流区的 CTV:$T_{3\sim4}$ 声门型喉癌包括同侧 Ⅱ~Ⅳ区淋巴结,对侧Ⅲ区,并根据淋巴结部位和多少预防 1~2 站。颈部Ⅰ区淋巴结阳性,Ⅰ区上界需要到颅底,Ⅳ区淋巴结或Ⅴb 区淋巴结阳性时,CTV 需要包括锁骨上下区域。原发肿瘤和颈部淋巴引流区分别以不同 PTV 参考 NCCN 指南给以不同的分次剂量。

声门上型喉癌淋巴引流区的 CTV 应包括双侧颈部 Ⅱ~Ⅳ区淋巴引流区,颈部 Ⅱ区淋巴结阳性,Ⅱ区上界需要到颅底,Ⅳ区淋巴结或者 Ⅴb 区淋巴结阳性时,CTV 需要包括锁骨上下区域。NCCN 指南推荐的放射治疗剂量要求和分割方式的推荐为:对于声门型喉癌,$T_{is}N_0$ 60.75 Gy,2.25 Gy/次或 66 Gy,2 Gy/次;T_1N_0 63 Gy,2.25 Gy/次或 66 Gy,2 Gy/次;T_2N_0 65.25 Gy,2.25 Gy/次或 70 Gy,2 Gy/次;对于 T_2N_1 以上声门型喉癌以及各期声门上型喉癌,66 Gy,2.2 Gy/次或 70 Gy,2 Gy/次,周一到周五每天 1 次;或者 66~70 Gy,2 Gy/次,每周 6 次;或者后程加速,前 18 次,常规分割,后 12 次,每天第 1 次大野 1.8 Gy/次,第 2 次小野 1.5 Gy/次;或者超分割,1.2 Gy/次,每天 2 次,总量 79.2~81.6 Gy/7 周。对于早期的声门型喉癌,单次剂量低于 2 Gy 或者每周总剂量低于 10 Gy,局部失败率会明显增加。EORTC 22791 和 22851 比较超分割(80.5 Gy,1.15 Gy Bid/7 周)和加速分割(72 Gy,1.6 Gy 每日 3 次,5 周)对于常规分割(70 Gy,1.8~2.0 Gy/7 周)的疗效,改变分割能提高局部区域控制,然而毒性也明显增加。最经典的改变分割方案研究是 RTOG 9003,比较超分割、2 种加速分割和常规分割方案,长期结果显示超分割较常规分割改善局部区域控制和总生存率。进一步的 Meta 分析也提示改变分割照射 5 年总生存率较常规分割照射提高 3.4%,超分割的获益最大,总生存率提高 8%。然而 GORTEC 9902 的研究结果提示改变分割并无获益。因此,NCCN 指南对改变分割的推荐没有达成共识。尤其在同步放化疗为主流的治疗手段下,RTOG0129 研究结果提示:研究显示在同期化疗上,改变分割与常规分割相比,没有明显获益。

（四）靶区定义

定位 CT 前 3~4 周内的诊断增强 CT 和（或）MRI 的结果是必要的（手术患者则需要详尽术前影像资料及手术记录,诱导化疗后患者需提供化疗前影像资料及内镜检查报告）。咽、喉部位病变可采用 CT 影像。

1. 大体肿瘤区（GTV）

（1）GTVp:影像学所见原发肿瘤。

（2）GTV:转移淋巴结。转移淋巴结的定义为影像学上有下列表现的淋巴结:淋巴结最大短径>10 mm;中央坏死或环行强化;成簇分布的淋巴结（≥3 个）;淋巴结包膜外侵;外侧组咽后淋巴结最大短径>5 mL;任意大小的内侧组咽后淋巴结;在 PET/CT 上表现为高代谢的淋巴结。

2. 临床靶区（CTV）　根据其为高危或中低危分为 CTV1（高危区）和 CTV2（中低危区）。CTV 包括 CTVp1（原发灶高后区）及 CTVn1（转移淋巴结高危区）。

CTVp1:由 GTVp 基础上三维外扩 5~10 mm,再根据解剖屏障进行调整形成。对于 T_1 期的声门型喉癌,通常不定义 CTV2。CTVp1 在横断面上,应包括声门旁间隙。起源于前声带的肿瘤,应包括前联合;病灶侵犯前联合的肿瘤,靶区应延伸至对侧声带的前部;对于侵犯到声带后部的肿瘤,靶区应包括构状软骨,但不包括甲状软骨和气腔。在头脚方向,靶区应包括声带上下各外扩 5~10 mm 的范围。

CTV1:在 GTVn 基础上三维外扩 5~10 mm（无包膜外侵外扩 5 mm,有包膜外侵外扩

10 mm),再根据解剖屏障进行调整形成。

CTV2(中低危区):包括 CTV1 和 CTV1 以外肿瘤可能侵犯的区域,分为原发灶 CTV2 和淋巴结 CTV2 两部分。原发灶 CTV2 在 CTVp1 基础上三维外扩 5 mm 形成,并根据解剖屏障进行调整;淋巴结 CTV2 需要包括 GTV 所在淋巴引流区和需要预防照射的淋巴引流区。

（1）原发灶 CTV2

1）声门型喉癌:包括 T_1、T_2 期。

T_1 期:对于 I 期的声门型喉癌,通常不定义 CTV2。

T_2 期:在横断面上,靶区包括声门旁间隙及前联合。起源于前声带的肿瘤,应包括前联合;对于病灶侵犯前联合的,靶区应延伸至对侧的前部:对于侵犯到声带后部的肿瘤,靶区应包括杓状软骨,但不包括甲状软骨和气腔;在头脚方向,包括声带的上下外扩 5~10 mm 范围。根据肿瘤是否侵犯甲状软骨来考虑是否将其包括在靶区范围内,但不包括环状软骨和气腔 T_3 期:靶区包括肿瘤侵犯的部分甲状软骨,向下大多数情况下包括部分环状软骨,会厌前间隙;靶区的后外侧应包括梨状窝内侧壁。除非肿瘤侵犯甲状软骨,否则不包括甲状软骨外侧;除非侵犯喉以外的口咽,否则不包括口咽:靶区不应包括咽后壁。T_4 期:根据原发肿瘤侵犯情况,靶区包括部分甲状软骨,向下包括部分环状软骨,向前包括会厌前间隙,大部分情况包括甲状软骨,但不超过带状肌肉(胸骨-甲状肌或甲状舌骨肌),除非肌肉受侵为肉眼可见。这种情况下,靶区可能与亚区或 Va 区淋巴引流区重叠,大部分包括部分甲状腺。骨性结构,如椎体和舌骨,除非受侵犯,否则不包含在靶区内。侵犯椎前间隙(如 T_{4b} 期)的肿瘤,靶区可包括部分椎体。

2）声门上型喉癌:包括 T_1、T_2、T_3、T_4 期。

T_1 期:靶区包括会厌前间隙和喉旁间隙,但不包括甲状软骨和声带、下咽或口咽的器官。喉室的肿瘤,靶区可外扩至声门区。杓会厌皱襞和舌根上会厌的肿瘤,靶区可扩展至会厌谷。局限于杓状软骨黏膜的肿瘤,靶区不包括咽后壁。

T_2 期:包括会厌前间隙、喉旁间隙和甲状软骨,但不包括带状肌肉和喉、下咽和口咽的气腔;喉室的肿瘤,应包括声门区;杓会厌皱襞和舌骨上会厌的肿瘤,应包括会厌谷;局限于杓状软骨黏膜的肿瘤,不包括咽后壁。

T_3 期:包括肿瘤侵犯的部分甲状软骨和会厌前间隙。除非侵犯到甲状软骨,否则不包括甲状软骨外侧;也可能扩展至口咽,如会厌和会厌谷;也可包括环状软骨后区域,但不应包括咽后壁。

T_4 期:应包括原发灶肿瘤侵犯的部分甲状软骨、会厌前间隙,大部分会包括甲状软骨以外区域,但不超过带状肌肉(胸骨-甲状肌或甲状舌骨肌),除非肌肉受侵为肉眼可见。这种情况下,靶区可能与 III 区或 Va 淋巴引流区重叠,大部分包括部分甲状腺。侵犯椎前间隙(如 T_{4b})的肿瘤,靶区可包括部分椎体。

（2）淋巴结 CTV2

1）声门型喉癌:$T_{1~2}N_0$ 声门型喉癌,可不包括颈部淋巴引流区 I。$T_{3~4}N_0$ 声门型喉癌,包括同侧 I~IV 区、对侧 I~III 区。预防照射,侵犯前联合及声门下需要照射 V 区。

可选择包括气管食管沟淋巴结区。$T_{1 \sim 4}N+$声门型喉癌,双侧上颈淋巴结转移者,靶区包括双侧Ⅰ~Ⅳ区,如侵犯前联合及声门下需要照射Ⅴ区。建议包括气管食管沟淋巴结区。

2)声门上型喉癌:$T_{1 \sim 4}N_0$声门上型喉癌需照射同侧Ⅰ~Ⅳ区,对侧Ⅰ~Ⅲ区预防照射,如侵犯前联合及声门下需要照射Ⅴ区。$T_{1 \sim 4}N+$声门上型喉癌,靶区包括双侧Ⅰ~Ⅳ区,如侵犯前联合及声门下需要照射Ⅴ区。建议包括气管食管沟淋巴结区。声门型和声门上型喉癌,对于颈部淋巴结阳性的一侧,Ⅰ区应包至颅底;若Ⅰ区受累,应包括咽后淋巴引流区;Ⅰa区出现颈部淋巴结转移,若淋巴结较大($\geqslant 3$ Gm)或有包膜外侵,可预防性照射同侧Ⅰb区。

3. 术后放疗 需要结合术前的影像和手术记录谨慎进行靶区勾画。CTV应包括瘤床,并结合术后病理、参考根治性放疗部分勾画相应淋巴引流区。放疗剂量如下。

(1)声门型喉癌

1)根治性放疗(每日1次,周一至周五,共6~7周)。$TisN_0M_0$及$T_{1 \sim 2}N_0M_0$患者:GTVp,66~70 Gy;CTVp1,63~66 Gy;CTV2,50~60 Gy。$\geqslant T_2N_1$患者:GTVp/GTVn(肿瘤原发灶及转移淋巴结),66~70 Gy;CTVp1/CTVn1,63~66 Gy;CTV2,60 Gy。

2)术后放疗(推荐手术与术后放疗的间隔时间≤6周):CTV1(镜下切缘阳性区域、淋巴结包膜外侵区域、肿瘤原发灶及转移淋巴结术后瘤床):63~66 Gy;CTV2:60 Gy。如有大体残留病变,则可将其作为GTV推量至66~70 Gy。

(2)声门上型喉癌

1)根治性放疗:GTVp/GTVn(肿瘤原发灶及转移淋巴结),66~70 Gy;CTVp1/CTVn1,63~66 Gy;CTV2,60 Gy。

2)术后放疗(推荐手术与术后放疗的间隔时间≤6):CTV1(镜下切缘阳性区域、淋巴结包膜外侵区域、肿瘤原发灶及转移淋巴结术后瘤床)为63~66 Gy。

典型靶区勾画见附图13和附图14。

(五)化疗

早期(Ⅰ、Ⅱ期)喉癌患者不推荐化疗,局部晚期喉癌患者推荐行同期放化疗或术后同期放化疗,化疗标准用药为单药顺铂100 mg/m²,每3周1次,为1周期(参考RTOG 0129和RTOG 9111)。联合化疗或者改变分割照射均进一步增加毒性。RTOG 9111研究对比了3种不同非手术治疗手段在Ⅲ~Ⅳ期喉癌(不包括局部很晚的T_4,广泛侵犯舌根或软骨)的作用:诱导化疗组,5-FU联合顺铂序贯单纯放疗;同期放化疗组,单药顺铂100 mg/m²,每3周1次,为1周期。单纯放疗组,放疗分割方式为70 Gy/2 Gy/7周,常规分割照射。3组的2年保喉率分别是74%、88%和69%,生存率接近。根据RTOG 9111的结果,建议对于局部晚期喉癌首选同期放化疗,推荐对于除$T_{1 \sim 2}N_0$声门型喉癌外可专门诱导化疗。对于诱导化疗的方案,尽管有3个随机研究提示5-FU+顺铂的基础上联合紫杉类药物可以改善反应率、无疾病生存率,甚至总生存率。然而,在同期放化疗的基础上(DeCIDE和PARADIGM研究),诱导化疗均未显示出生存获益。

（六）靶向及免疫治疗

肿瘤靶向治疗是将药效或作用尽量限定在特定的靶细胞、组织或器官内，从而增加药物敏感性、提高疗效和减少毒副作用，为保喉治疗提供了新的思路和方向。当前，针对喉癌靶点已有多种单克隆抗体和酪氨酸激酶抑制剂（TKI）问世，如 EGFR 阻断剂西妥昔单抗（cetuximab）、吉非替尼（gefitinib），血管内皮生长因子（VEGF）阻断剂贝伐单抗（bevacizumab）、舒尼替尼（sunitinib），新型小分子多靶点 TKI 安罗替尼（anlotinib）等。靶向药还能升高肿瘤对放疗的敏感性，Bonner 等（2010）报道西妥昔单抗联合放疗可显著提高头颈部鳞癌 5 年生存率及中位局部控制时间。物理化学性靶向治疗则是利用温度、pH、磁场等外力将微粒导向特定部位发挥药效，如立体定向放射（γ 刀、X 刀）、放射性粒子植入等。喉癌靶向治疗的最佳模式尚未明确，怎样应对靶向药物耐药、如何多靶点联合用药以及与手术、放化疗结合等问题亟待解决。

免疫检查点抑制剂可为 PD-L1 阳性的复发/转移性头颈部鳞癌（R/M SCCHN）患者带来显著的生存获益，因此把该类药物引入局部晚期阶段进行探索。在以治愈为目标的治疗中，也有一定的临床前研究依据，放疗联合 PD-1 或 PD-L1 抑制剂被证实有效，放疗也可产生积极的免疫效果，因此免疫治疗正逐步被引入 LA SCCHN 的前线治疗中。

免疫治疗的几项重要研究（JAVELIN H&N 100、PembroRad 和 REACH）也带来一些思考。JAVELIN H&N 100 研究的失败，提示我们也许不能简单地将 PD-1 或 PD-L1 抑制剂加入标准治疗。PembroRad 研究也再次验证，该研究把帕博利珠单抗加入标准治疗中，同样没有获得阳性结果。而近期发表的 REACH 研究结果，两个队列分别为顺铂耐受患者和顺铂不耐受患者，治疗方式均为西妥昔单抗联合放疗基础上联合 avelumab（PD-L1 抑制剂），顺铂耐受患者的对照组为顺铂同步放化疗，顺铂不耐受患者的对照组为西妥昔单抗联合放疗。

REACH 研究中，顺铂不耐受队列的结果已成熟，研究组和对照组并无统计学差异。而在铂类可耐受患者中，观察到了与 JAVELIN H&N 100 研究中相似的结果，即 avelumab 联合西妥昔单抗联合放疗并不优于顺铂同步放化疗。

综上所述，现有的结果均未能证实免疫检查点抑制剂可为 LA SCCHN 患者带来额外获益，我们仍在等待 IMvoke、KEYNOTE-412 等研究的结果，但也值得思考在现有治疗的基础上直接添加免疫治疗是否真的有价值。免疫治疗是否还有其他可能的应用模式？此外，免疫治疗应用人群的选择、药物的选择（PD-1 还是 PD-L1 抑制剂）等因素值得进一步探索；同时，虽然临床前研究表明放疗可产生积极的免疫效果，但此结果并不是针对局部晚期人群的，而针对此类人群的临床前模型，还需要探索合适的放疗剂量和模式。

十、预后及常见放疗后反应

声门原位癌的放射治疗效果 5 年实际局部控制率为 95% 以上，复发者经手术成功挽救，且无严重急性及慢性并发症发生。声门型喉癌单纯放射治疗的 5 年生存率在 T_1N_0 为 80%~95%，T_2N_0 为 65%~85%。若放射治疗失败经手术挽救的最终 5 年生存率 T_1 可高达 90% ~ 100% ，T_2 可达 80% ~ 90% 。国内资料如中国医学科学院肿瘤医院 1958—1994 年单纯放射治疗的 238 例 T_1N_0 声门癌患者的 5 年生存率为 84.0% 。声门上区癌的放射治疗效果较声门癌差。近年来文献报道放射治疗的疗效较前有了明显提高，如 2002 年 Florida 大学报道，274 例声门上区喉癌采用放射治疗的 5 年实际局部控制率 T_1、T_2 均为 100% ，T_3、T_4 均为 62% 。5 年无瘤生存率 I 期 100% ，II 期 93% ，III 期 81% ，IV A 期 50% ，IV B 期 13% 。2016 年 Cancer 上发表了两篇针对局部晚期喉癌和 T_4 喉癌手术和放化疗的疗效对比数据，数据来自美国 SEER 和 NCDB，结果显示对于局部晚期喉癌，手术和同期放化疗效果接近，然而对于 T_4 喉癌患者，手术疗效优于同期放化疗，但与诱导化疗联合放疗的疗效接近。近些年来，随着多模态影像技术的广泛应用，灌注 CT、功能 MRI 以及 PET/CT 越来越多地应用到诱导化疗后疗效提前预测、放疗的靶区勾画、同期放化疗后疗效预测、局部失败和远处转移预测等方面。喉癌患者放疗后急性并发症主要表现为声嘶、咽下疼痛、咽下不利，以及照射野内皮肤色素沉着等。声带癌由于照射野较小，急性放疗反应不严重；声门上区癌由于照射野较大，颌下腺及部分腮腺也在照射野内，因此放疗中除有声嘶、咽痛的症状外，还会出现口干、味觉改变、吞咽困难、体重减轻等反应，而且这种反应随着照射面积的增加而加重。对既有声嘶的患者，在开始放疗的 2 ~ 3 周内，由于肿瘤的退缩，声嘶会有一定程度的改善，但以后由于放疗急性反应的出现，可再度出现声嘶或声嘶加重，放疗后 1 个月左右，由于急性放射治疗反应的消退，声嘶开始恢复，通常需 2 ~ 3 个月达到相对稳定的发音状态。放疗中用声过度或继续吸烟者，急性放射治疗反应将明显加重。治疗中如注意这些情况，并考虑定期雾化吸入，则可相应地减轻急性反应的程度。喉癌放射治疗晚期最常见的并发症是喉头水肿、喉软骨炎和喉软骨坏死，占全部患者的 5% ~ 10% 。其发生与肿瘤范围、照射野的大小、剂量的高低有关，肿瘤范围大、照射野大、分次剂量大、总剂量偏高者易发生。另外，喉软骨坏死的发生与放疗前喉软骨受侵关系密切。喉软骨受侵者采用放射治疗，不仅软骨坏死的发生率高，而且放射治疗的局部控制作用也很差。因此，这类患者一般首选手术，根据情况决定是否术后放射治疗。另外晚期并发症的发生也与吸烟有直接相关性，如荷兰国立肿瘤医院采用分次剂量大于 2 Gy 的放疗技术治疗 383 例 T_1 声门癌病例，结果发现放疗后继续吸烟者发生晚期并发症（包括水肿、坏死等）的概率为 28% ，而在放疗前或放疗中戒烟的患者其并发症的发生仅为 13% ，组间有显著差别，因此强调戒烟在喉癌患者中的重要性。喉水肿出现后可给予超声雾化，必要时可加用抗炎、消肿和激素药物。一般而言，喉水肿多于放疗后 3 个月内消退，对超过半年仍不消退或逐渐加重者应注意有局部残存、复发或早期喉软骨坏死的危险，因此对放射治疗后长期存在的喉水肿，应紧密观察，仔细查体。如果在随访过程中发现喉水肿进行性加重、以前活动的声带出现活动受限或固定，而且患者声嘶加重、疼痛加剧，多提示肿瘤局部复发；但如果水肿无进展，而患者无疼痛症状，可定期复查。因喉水肿情况下肿瘤复发多在黏膜下生长，而表面黏膜完整，因此临床上检测复发比较困难，但 CT、MRI 等影像学检查对诊断复发有帮助，如在水肿区有坏死，则表明复发 PET 检查也很有帮助。对怀疑复发者应行深层活检，但应注意活检可加重放疗并发症的发生。Bahadury 等人将放射治疗后喉水肿分为以下 4 种情况，并提出相应的处理意见:①放疗后 3 个月水肿仍持续存在或加重,喉部肿胀或伴有声带固定,提示存在肿瘤,需行喉切除术;②放疗后 6 周水肿减轻,喉部检查及声带活动均正常,无须特殊检查或治疗,只需每月检查一次喉部即可;③放疗 3 个月后再次出现的喉水肿,如用抗生素治疗后消失,提示水肿可能为非肿瘤因素所致,可暂排除肿瘤残存或复发;④放疗 3 个月后再次出现的喉水肿,经用抗生素治疗后不消失,提示有肿瘤存在,需要手术,术前最好经病理证实。喉软骨坏死一旦出现,只有手术切除,目前尚无其他有效的保守治疗方法。其他并发症如出血和吸入性肺炎均少见,多为老龄患者及术后放射治疗者,可根据当时的病情做相应的处理。

十一、随访

1. 随访时间　治疗后 1、3、6、9、12 个月各复查一次,以后每半年复查一次,3 年后一年复查一次。

2. 随访内容

(1)原发灶及颈淋巴结控制情况:常规体检及间接喉镜检查,必要时行 X 射线喉正侧位片、CT 或纤维喉镜检查。

(2)远处转移情况:胸片、腹部 B 超、ECT(必要时)等。

(3)急、慢性放射反应评价:按 RTOG/EORTC 急、慢性放射反应分级标准进行评价。

(4)发音功能评价,标准如下。

Ⅰ级:讲话清,音量大,音质好,相距 5 m 能对话。

Ⅱ级:讲话清,音量略小,音质满意,相距 3 m 能对话。

Ⅲ级:声音嘶哑,音量小,相距 0.5 m 能对话。

Ⅳ级:不能发音。

十二、护理

1. 心理支持　喉部手术后患者不能进行正常的语言交流,患者有心理和形象的双重刺激。护士应做好解释工作和让家属多陪伴,给予情感支持。治疗期间注意加强沟通工作,和患者使用纸笔进行交流,及时了解患者的需要,给予帮助,并告知其成功病例,树立战胜疾病的信心

2. 饮食护理　禁烟酒,多喝水,鼓励患者取坐位或半坐位进食,进食后休息 15 ～ 30 min 再活动。放疗期间患者感觉精神倦怠、喉干口燥,宜进清热解毒、生津润肺食物。出现吞咽疼痛及胸骨后疼痛进食温凉,容易吞咽的流质或半流质,汤水宜以清热利咽、润肺生津为原则。放疗期间避免食用热性食物,如羊肉、狗肉、兔肉、橘子、荔枝、龙眼等。口腔黏膜反应及喉头水肿导致进食困难时,可给予肠内营养。

3. 口腔护理　当患者有经口气管插管和胃管时,口腔咀嚼、吞咽功能受限,口腔自净作用和局部黏膜抵抗力减弱,口腔内易繁殖大量细菌。护士需为患者做好口腔护理,每日 3 ～ 4 次,保持口腔清洁,同时注意观察有无溃疡等并发症,观察胃管是否在口腔内弯

曲、打折等,发现问题及时处理。

4.放疗的护理

(1)喉癌患者术后如身体恢复良好,2周内可行放射治疗。放疗前必须将金属气管套管更换为塑料套管,佩戴金属气管套管不能进行放疗,防止金属套管影响疗效及可能发生次波射线而对局部造成损伤。

(2)气管套管护理:根据患者咳痰量每日清洗内套管1~3次。定期更换固定的纱带,及时更换气管套纱块,保持气管造口周围皮肤清洁、干燥。气管造口最好用大纱块遮挡,污染时及时更换。放疗期间注意观察套管内的痰量、颜色、性质,痰中带血时应多饮水并加强气道湿化护理。

(3)放疗处皮肤的护理:气管造口处皮肤受射线损伤且易被痰液污染,可每日给予生理盐水清洗造口周围皮肤,避免使用乙醇及活力碘。

(4)放疗并发症的防护:主要表现为声嘶、咽下疼痛、吞咽困难、口干、味觉改变、体重减轻等症状。喉癌晚期放射治疗最常见的并发症是喉水肿、喉软骨炎和喉软骨坏死。应指导患者多饮水,禁烟酒,进食温凉饮食。避免用声,尽量减少与患者的语言交流,改用纸交流,并注意观察呼吸情况,指导患者有效咳痰,保持呼吸道通畅,床边备好吸痰装置。放疗期间咽部疼痛充血、喉头水肿或痰液黏稠时,可用生理盐水3~5 mL加庆大霉素1支、α-糜蛋白酶或沐舒坦1支雾化吸入,每天1次,严重时可2~3次。喉水肿多于放疗后3个月内消退,对超过半年仍不消退或逐渐加重者应注意有无局部残存、复发或早期喉软骨坏死的发生。

(5)语言康复护理:喉全切除术后,患者失去发音能力,无论从功能上和心理上对患者的影响都是巨大的。对全喉切除术后的患者应及时进行鼓励、诱导,使他们树立信心和勇气,将心理治疗和语言康复相结合,使患者积极配合治疗和训练,可指导患者去专业机构加强语言康复功能训练。目前的发音重建方式主要有以下几种。

1)食管语言训练:其基本原理是经过训练后,患者将吞咽进入食管的空气从食管冲出,产生声音,再经咽腔和口腔动作调节,构成语言。训练食管音是全喉切除术后患者最方便、最自然、最好的语言康复方法,但并不是每个患者都能训练成功。

2)安装人工喉和电子喉:人工喉是一种人造的发音装置。根据声音传送形式分为经口传声和颈部传声两种,电子喉可获得3 m以上距离清晰的发音效果。其缺点是佩戴和携带不便,发出的声音欠自然。

3)气管间气管造瘘术:在气管后壁和食管前壁间造瘘,插入发音或以肌膜瓣缝合成管道。近年来国内外进行了多种气管食管造瘘发声重建术和气管食管造瘘口安装单向阀门发音管。

5.健康教育

(1)指导患者注意保护喉部,避免说话过多产生疲劳。

(2)指导患者或家属学会清洗、消毒和更换气管内套管的方法。保持造瘘口清洁、干燥,及时清理分泌物。外出或淋浴时注意保护造瘘口,防止异物吸入。室内保持一定的湿度。

（3）长期戴有气管套管者，喉反射功能降低，指导患者将痰液及脱落坏死组织及时吐出，以防止吸入性肺炎发生。

（4）湿化气道，预防痂皮。根据情况定时向气道内滴入抗生素湿化液，嘱多饮水，以稀释痰液，防止痰液干燥结痂。

（5）帮助患者适应自己的形象改变；鼓励其面对现实，照镜子观察自己的造口；教患者一些遮盖缺陷的技巧，如自制围巾、饰品，保持自我形象整洁等。为了保持呼吸道通畅，勿穿高领毛衫。

（6）加强锻炼，增强抵抗力，注意保暖，避免到公共场所，防止上呼吸道感染，禁止游泳，淋浴时防止污物进入气管造口，引起吸入性肺炎。

（7）发现出血、呼吸困难、造瘘口有新生物或颈部扪及肿块，应及时到医院就诊。

（8）定期随诊，治疗结束后第 1～2 年每 3 个月复查一次（图 10-2）。

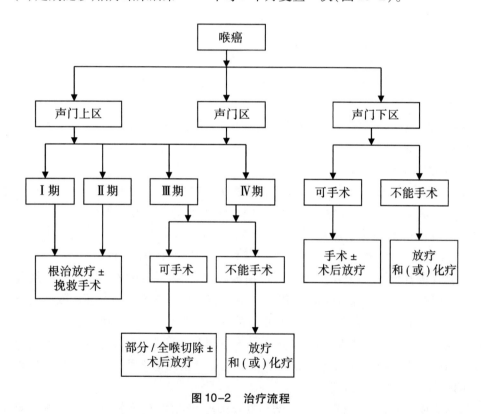

图 10-2　治疗流程

参考文献

[1] ZOUHAIR A, AZRIA D, COUCKE P, et al. Decreased local control following radiation therapy alone in early-stage glottic carcinoma with anterior commissure extension[J]. Strahlenther Onkol, 2004, 180(2):84-90.

［2］WARNER L,LEE K,HOMER J J. Transoral laser microsurgery versus radiotherapy for T2 glottic squamous cell carcinoma:a systematic review of local control outcomes［J］. Clin Otolaryngol,2017,42(3):629-636.

［3］MO H L,LI J,YANG X,et al. Transoral laser microsurgery versus radiotherapy for T1 glottic carcinoma:a systematic review and metaanalysis［J］. Lasers Med Sci,2017,32(2):461-467.

［4］YOO J,LACCHETTI C,HAMMOND J A,et al. Role of endolaryngeal surgery (with or without laser) versus radiotherapy in the management of early (T1) glottic cancer:a systematic review［J］. Head Neck,2014,36(12):1807-1819.

［5］SEMRAU S,SCHMIDT D,LELL M,et al. Results of chemoselection with short induction chemotherapy followed by chemoradiation or surgery in the treatment of functionally inoperable carcinomas of the pharynx and larynx［J］. Oral Oncol,2013,49(5):454-460.

［6］STOKES W A,JONES B L,BHATIA S,et al. A comparison of overall survival for patients with T4 larynx cancer treated with surgical versus organ - preservation approaches:a National Cancer Data Base analysis［J］. Cancer,2017,123(4):600-608.

［7］KHAN L,TJONG M,RAZIEE H,et al. Role of stereotactic body radiotherapy for symptom control in head and neck cancer patients［J］. Support Care Cancer,2015,23(4):1099-1103.

［8］LING DC,VARGO J A,HERON D E. Stereotactic body radiation therapy for recurrent head and neck cancer［J］. Cancer J,2016,22(4):302-306.

［9］ZHU X,ZHANG F,ZHANG W,et al. Prognostic role of epidermal growth factor receptor in head and neck cancer:a meta-analysis［J］. J Surg Oncol,2013,108(6):387-397.

［10］BONNER JA, HARARI PM, GIRALT J, et al. Radiotherapy plus cetuximab for locoregionally advanced head and neck cancer:5-year survival data from a phase 3 randomised trial,and relation between cetuximab-induced rash and survival［J］. Lancet Oncol,2010,11(1):21-28.

［11］ANG K K,ZHANG Q,ROSENTHAL D I,et al. Randomized phase III trial of concurrentaccelerated radiation plus cisplatin with or without cetuximab for stage III to IV head and neck carcinoma:RTOG 0522［J］. J Clin Oncol,2014,32(27):2940-2950.

［12］GILLISON M L,TROTTI A M,HARRIS J,et al. Radiotherapy plus cetuximab or cisplatin in human papillomavirus-positive oropharyngeal cancer (NRG Oncology RTOG 1016):a randomised,multicentre,non-inferiority trial［J］. Lancet,2019,393(10):40-50.

［13］MEHANNA H, ROBINSON M, HARTLEY A, et al. Radiotherapy plus cisplatin or cetuximab in low - risk human papillomavirus - positive oropharyngeal cancer (De - ESCALaTE HPV):an open - label randomised controlled phase 3 trial［J］. Lancet,2019,393(10166):51-60.

［14］JONES T M,DE M,FORAN B,et al. Laryngeal cancer:United Kingdom National Multidisciplinary guidelines[J]. J Laryngol Otol,2016,130 (S2):S75-S82.

[15] FORASTIERE A A, GOEPFERT H, MAOR M, et al. Concurrent chemotherapy and radiotherapy for organ preservation in advanced laryngeal cancer[J]. N Engl J Med, 2003,349 (22):2091-2098.

[16] JANORAY G,POINTREAU Y,GARAUD P,et al. Long-term results of a multicenter randomized phase Ⅲ trial of induction chemotherapy with cisplatin,5 - fluorouracil, ± docetaxel for larynx preservation[J]. J Natl Cancer Inst,2015,108 (4):1-7.

[17] BONNER J A, HARARI P M, GIRALT J, et al. Radiotherapy plus cetuximab for locoregionally advanced head and neck cancer:5-year survival data from a phase 3 randomised trial,and relation between cetuximab-induced rash and survival[J]. Lancet Oncol,2010,11 (1):21-28.

[18] LEFEBVRE J L,POINTREAU Y,ROLLAND F,et al. Induction chemotherapy followed by either chemoradiotherapy or bioradiotherapy for larynx preservation:the TREMPLIN randomized phase Ⅱ study[J]. J Clin Oncol,2013,31 (7):853-859.

[19] BLANCHARD P,BAUJAT B,HOLOSTENCO V,et al. Meta-analysis of chemotherapy in head and neck cancer (MACH-NC):a comprehensive analysis by tumour site[J]. Radiother Oncol,2011,100 (1):33-40.

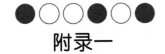

附录一

MDT 会诊实例分享

案例一　脑胶质瘤多学科综合治疗会诊

一、MDT 会诊申请

(1)由会诊科室人员提出 MDT 会诊申请。

(2)请院 MDT 会诊中心协调各受邀专家并发出 MDT 会诊通知。

MDT 会诊通知实例如下。

各位老师好！今天下午1例多学科会诊(MDT)病例,具体信息如下。

时间:××××年××月××日××时

地点:××××　××××

患者:管某　女　68岁

住院号:××××××

科室:放疗科

初步诊断:胶质母细胞瘤

会诊目的:指导进一步治疗。

会诊专家:病理科专家、神经外科专家、肿瘤放疗科专家、肿瘤内科专家、CT 诊断专家、MRI 诊断专家。

二、病例介绍

患者:管某,女,68岁,以"胶质母细胞瘤术后1个月"为主诉入院。

入院情况:患者因头痛伴视物模糊就诊于上海交通大学医学院附属仁济医院,后于2022-9-30予以全麻下左侧顶枕叶病损切除术+脑脊液漏修补术+颅骨骨瓣修补术,术后病理:(左枕占位)胶质母细胞瘤。肿瘤细胞呈 CK(−),GFAP(+),SY(+),Olig2(+),Ki67(60%+),IDH−1(−),P53(−),MGMT(+/−)。为求进一步治疗,于我院就诊,门诊以"胶质母细胞瘤术后"收入我科。患病以来,神志清,精神尚可,饮食尚可,睡眠可,大便正常,小便正常,体重未见明显减轻。平素体健,无肝炎、结核类传染病史,有手术史。2020年因乳腺癌行切除手术,2022-9-30行左侧顶枕叶病损切除术+脑脊液漏修补术+颅骨骨瓣修补术,无外伤史,无输血史,无献血史,无食物过敏史,无药物过敏史。预防接种随社会进行。入院查体:头部可见长约20 cm手术瘢痕,全身浅表淋巴结未及肿大,双肺听诊呼吸音清,未及干、湿啰音,心脏听诊未及明显杂音,腹部软,无压痛及反跳痛,双下肢无水肿。营养风险筛查1分。

三、辅助检查

(一)实验室检查

血常规(2022-10-31):白细胞3.23×10^9/L;单核细胞百分比10.80%;中性粒细胞计数1.61×10^9/L;红细胞3.60×10^{12}/L;血红蛋白111g/L;红细胞比容34.60%;血小板计数119×10^9/L。

肿瘤异常蛋白(TAP)(2022-11-03):肿瘤特异蛋白142.501 pg/mL。

肝肾功、电解质、血糖、凝血未见明显异常。

(二)影像学检查

常规心电图检查(十八导联)(我院2022-11-01):①窦性心动过缓(HR 59次/min);②提示P波增宽,建议做动态血压检查;③肢体导联QRS波群低电压;④前壁T波改变,建议做动态心电图检查。

彩超(我院2022-11-01):左心房增大;左心室舒张功能减低;右肾囊肿。

胸部CT平扫(我院2022-11-01):双肺慢性炎症;右肺中叶小结节,建议复查;主动脉及冠状动脉钙化斑;左乳术后;右侧第4、5前肋及12后肋骨折;左侧甲状腺低密度结节,请结合相关检查。

头颅CT平扫(我院2022-11-02):胶质母细胞瘤术后,左侧顶枕叶异常灶,请结合MR检查结果;双侧基底节区腔隙性脑梗死;脑白质脱髓鞘。

头颅平扫+增强(我院2022-11-01):①颅脑肿瘤术后,左侧顶枕叶及左侧侧脑室后角区异常信号,请结合临床及老片;②双侧基底节区腔隙性脑梗死;③轻度脑白质脱髓鞘;④双侧筛窦炎。

(三)病理检查

术后病理(上海交通大学医学院附属仁济医院2022-10):(左枕占位)胶质母细胞瘤。肿瘤细胞呈CK(-),GFAP(+),SY(+),Olig2(+),Ki67(60%+),IDH-1(-),P53(-),MGMT(+/-)。

四、讨论内容

本次多学科会诊的目的是讨论患者下一步的治疗方案。各个科主任的观点及发言记录如下。

1. 病理科专家　结合患者外院病理组化结果,明确患者为胶质母细胞瘤。

2. CT 诊断专家　患者顶枕部呈术后改变,颅板下见梭形稍高密度影,左侧顶枕叶见片状低密度影,边界欠清,右侧侧脑室后角受压,双侧基底节区可见斑点状低密度影,边界欠清楚,双侧侧脑室周围可见晕状低密度影,余部脑沟及脑池未见增深增宽,中线结构居中。考虑诊断:胶质母细胞瘤术后,左侧顶枕叶异常灶。因患者仅行头部平扫,建议结合 MRI 检查结果。

3. MRI 诊断专家　颅脑平扫+增强示:左侧顶枕部颅板呈术后改变,左侧顶枕叶及左侧侧脑室后角区可见片状长 T_1 长 T_2 信号影,增强扫描可见斑片状强化影,局部脑膜增厚、强化,左侧侧脑室后角呈受压改变,临近脑组织稍肿胀;双侧基底节区可见点状稍长 T_1 稍长 T_2 信号影,T_2-FLAIR 序列部分病灶呈稍高信号;双侧侧脑室旁可见点片状、晕状稍长 T_1 稍长 T_2 信号影,边缘模糊,T_2-FLAIR 序列呈稍高信号;脑室系统稍明显扩大,脑裂、脑沟未见明显增宽加深,中线结构居中;垂体、视交叉及双侧听神经干未见异常;双侧筛窦黏膜增厚、强化。考虑颅脑肿瘤术后,左侧顶枕叶及左侧侧脑室后角区异常信号,不排除术后改变。

4. 神经外科专家　胶质母细胞瘤预后很差,患者年龄、肿瘤组织学特点和 KPS 评分示预后因素,但手术切除范围、神经症状持续时间以及疗后影像学反应也提示预后。手术治疗是胶质母细胞瘤的首选治疗手段。手术目的有解除颅内占位效应和机械性梗阻所致颅高压;明确病理诊断和分子病理诊断。患者已明确为胶质母细胞瘤,且已行手术治疗。建议患者可行术后同步放化疗。

5. 肿瘤内科专家　胶质母细胞瘤占所有分级胶质瘤的75%左右,患者胶质母细胞瘤预后很差,中位生存14个月左右。该患者行胶质母细胞瘤术,术后建议患者行术后辅助放疗,放疗同步联合辅助替莫唑胺(temozolomide,TMZ)化疗。

6. 肿瘤放疗科专家　术后放射治疗是胶质母细胞瘤的标准治疗手段,多个随机研究已证实术后放疗有生存获益。合并使用替莫唑胺在国外为ⅠA类循证医学证据,国内推荐使用。推荐放疗照射总剂量为54~60 Gy,1.8~2.0 Gy/次,分割30~33次,每日1次。肿瘤体积较大和(或)位于重要功能区,可适当降低照射总剂量。

五、新型辅助治疗策略

1. 肿瘤电场治疗　肿瘤治疗电场(TTFields)是一种通过抑制肿瘤细胞有丝分裂发挥抗瘤作用的治疗方法,用于脑胶质瘤的电场治疗系统是一种便携式设备,通过贴敷于头皮的转换片产生中频低场强肿瘤治疗磁场。目前研究显示肿瘤电场治疗安全有效,不良反应小,且对患者生存质量无明显影响,推荐用于新诊断胶质母细胞瘤(glioblastoma,

GBM)和复发高级别脑胶质瘤的辅助治疗。

2.分子靶向治疗　随着肿瘤分子遗传学的不断发展,医学肿瘤学的研究也取得了巨大进步。既往研究报道 FGFR3-TACC3 阳性的胶质瘤接受 FGFR 抑制剂治疗具有一定疗效。*MET* 融合基因存在于约 10% 的儿童 GBM 和约 15% 的成人继发性 GBM 患者(PTPRZ1-MET)中,研究发现 MET 抑制剂可抑制异种移植瘤模型中伴有 *MET* 融合基因的肿瘤生长。尽管目前关于恶性胶质瘤的靶向治疗尚未显示出明显的生存获益,但采取标准治疗方案与新型治疗方法相整合的多模式治疗,可能会改善胶质瘤患者的预后和生存质量。

3.免疫治疗　目前针对 GBM 的免疫治疗方法包括肿瘤疫苗接种、溶瘤病毒、免疫检查点抑制剂和 CAR-T 细胞治疗等。当前针对胶质瘤的免疫治疗手段仍然处于临床前期或临床试验阶段之中,尚未筛选出效果确切的治疗手段。

六、最终确定的治疗方案

头部同步放化疗,计划 PTV-Dt 60 Gy/30 f,放疗期间同步 TMZ。

七、疗效评价时间

放疗结束后 1 个月复查以观察病情变化。

案例二　鼻咽癌多学科综合治疗会诊

一、MDT 会诊申请

(1)由会诊科室人员提出 MDT 申请。

(2)请院 MDT 会诊中心协调各受邀专家并发出 MDT 会诊通知。MDT 会诊通知如下。

各位老师好,今天下午 3 时 30 分 1 例晚期鼻咽癌多学科会诊,具体信息如下。

时间:2022 年××月××日

地点:门诊多学科会诊办公室

患者:李××　男　57 岁

住院号:××××××

科室:耳鼻喉科

初步诊断:晚期鼻咽癌

会诊目的:指导下一步治疗方案。

会诊专家:MRI 室主任、CT 室主任、病理科主任、耳鼻喉科主任、放疗科主任、肿瘤科主任。

二、病例介绍

患者:李××,男,57岁,农民。以"头痛2周,涕中带血,左眼视物模糊1周"为主诉入院。患者家属诉患者2周前出现头痛症状,呈枕部,前额间断性钝痛,无头晕症状,鼻塞、流涕、涕中带血症状。1周前开始出现流涕,涕中带血,左眼出现视物模糊,眼睑下垂,无头晕、鼻塞、呛咳、声嘶、伸舌偏曲等不适。到"××县第一人民医院"就诊,鼻咽部MRI检查提示"鼻咽部肿物",取活检后病理结果提示"鼻咽部炎性肉芽组织"。现为求进一步治疗,于我院就诊,门诊以"鼻咽肿物"收入我科。患病以来,神志清,精神尚可,饮食尚可,睡眠可,大便正常,小便正常,体重未见明显减轻。患者双耳先天性聋,左耳佩戴助听器,仍无法言语沟通,无肝炎、结核类传染病史,有手术史,20年前于"××县第一人民医院"因"阑尾炎"在全身麻醉下行"阑尾切除术",无外伤史,无输血史,无献血史,无食物过敏史,无药物过敏史。生于河南省开封市兰考县,无长期外地居住史。无特殊生活习惯,无吸烟史。无饮酒嗜好,无药物嗜好,无工业毒物、粉尘、放射性物质接触史,无有毒性物质接触史,无疫区接触史。家族无类似患者疾病、传染性疾病、遗传性疾病。

(一)专科检查

耳:双侧耳郭无畸形,双侧外耳道少量耵聍,双侧鼓膜完整,珠白色,标志清,双侧乳突区无红肿、压痛。

鼻:外鼻无畸形,鼻前庭无疖肿,双侧鼻腔慢性充血,可见黄色脓性分泌物,鼻中隔无明显偏曲,鼻腔内少量黏性分泌物,总鼻道未见异常新生物,嗅觉尚可,各副鼻窦区无压痛。

咽:咽黏膜慢性充血,腭咽弓、腭舌弓黏膜慢性充血、无肥厚,无赘生物,悬雍垂居中,无水肿,双侧扁桃体Ⅰ度肿大,无充血,隐窝口无分泌物残留,咽后壁淋巴滤泡无增生肥厚,双侧咽侧索无肥厚。

喉:喉体居中,无膨大,骨摩擦音存在。

(二)辅助检查

鼻咽部MRI(当地医院):双侧蝶窦窦腔内及双侧咽旁间隙、咽后间隙肿块,并斜坡及蝶骨骨质破坏,左侧下鼻甲、左侧眶尖受侵,双侧颈内动脉受包绕,考虑鼻咽癌;双侧中耳乳突炎;双侧颈动脉鞘旁淋巴结显示。

鼻咽部新生物(当地医院):双侧鼻咽部炎性肉芽组织,被覆鳞状上皮,局部呈中度非典型增生,另见深染、挤压的小细胞。

三、入院检查

入院后完善相关检查,血常规、肝肾功能、凝血功能、肿瘤标志物未见明显异常,鼻咽部平扫+增强MRI(2022-04-26):①鼻咽及口咽异常信号,炎性病变? 肿瘤性病变? 请结合临床及其他检查;②双侧筛窦及上颌窦炎,双侧乳突炎;颈部小淋巴结可见。鼻咽部平扫加双期增强 CT(2022-04-26):鼻咽及口咽壁不均匀增厚并强化并颅底骨质破坏,性质待定,请结合临床;副鼻窦炎症;双侧中耳乳突积液;左肺下舌段纤维化灶;左侧胸膜增厚粘连;甲状腺右叶结节,请结合超声检查。

全身骨扫描(2022-04-27):鼻咽部、左侧眶部、左侧颧骨骨代谢异常活跃,建议结合临床或其他检查;上颌骨、右侧下颌骨代谢异常活跃,齿槽炎?其他待排;骶骨骨代谢较活跃,建议动态观察。

鼻咽镜病理活检(2022-04-26):见异型细胞浸润性生长,结合免疫组化,符合非角化型鳞癌。

免疫组化结果:CK5/6(+),P40(+),P63(+),P53(过表达),Ki-67(30%+),P16(斑驳+),CD56(-),CD3(T 细胞+),CD20(B 细胞+),EBER(+)。全面评估病情后请各位专家讨论下一步治疗方案。

四、鉴别诊断

病理诊断明确,无须鉴别。

五、讨论内容

1. CT 室主任　患者咽及口咽壁不均匀增厚并强化并颅底骨质破坏,结合 ECT 骨转移诊断明确,副鼻窦炎症;双侧中耳乳突积液;左肺下舌段纤维化灶;左侧胸膜增厚粘连;甲状腺右叶结节,双侧上颈部可见多发小淋巴结,最大径 1 cm,颈部淋巴结转移诊断明确,同时胸部腹部 CT 排除远处转移,根据最新 AJCC 第 8 版分期考虑Ⅳa 期,属于局部晚期。

2. MRI 室主任　基本同意 CT 室主任意见,患者 MRI 发现鼻咽及口咽异常信号,鼻咽镜穿刺活检已明确局部为鼻咽癌侵犯,患者鼻咽部病灶向下侵犯口咽,向上侵犯斜坡及颅底骨质,MRI 对于骨质破坏分辨率不及 CT,结合 CT 及 ECT,侵犯至颅内诊断明确,同时双侧颈部小淋巴结可见,同意分期 $T_4N_2M_0$ Ⅳa 期。

3. 病理科主任　患者鼻咽镜病理活检发现大量异型性细胞,呈浸润性生长,细胞类型符合非角化鳞癌,免疫组化 CK5/6(+),P40(+),P63(+),P53(过表达),进一步支持鳞癌诊断,符合鼻咽癌的大多数病理类型,病理诊断明确,建议进一步完善 PD-L1 表达,为后续免疫治疗提供参考。

4. 耳鼻喉科主任　患者经门诊收入我科,完善检查后明确诊断,鼻咽癌Ⅳa 期,鼻咽癌手术适应证多为早期鼻咽癌或者复发鼻咽癌。该患者局部晚期鼻咽癌,暂无手术机会,建议行根治性放化疗。一旦放疗后局部进展,可考虑复发后的局部切除。同时患者颅底骨质破坏较重,头痛明显,建议加强止痛治疗。

5. 放疗科主任　患者诊断明确,局部晚期鼻咽癌,体力状况良好,根据 2021 年 CSCO指南,Ⅲ-Ⅳa 期鼻咽癌一级推荐是诱导化疗+同步放化疗,或者诱导化疗+同步放化疗+

节拍化疗。与同步放化疗+辅助化疗的模式相比较,诱导化疗具有许多潜在优势,如及早缓解患者症状,消除微小转移灶及更好的适应性。近年来,广州的3项大型RCT研究陆续在国际发表,这些研究均证实了诱导化疗联合同期放化疗在OS、PFS、无远处转移生存方面的优势,所以我们建议行诱导化疗,2周期后再开始行同步放化疗。

6. 肿瘤科主任　我赞同放疗科主任的观点,患者局部晚期,诱导化疗+同步放化疗的治疗模式可以提高患者远处转移控制率,进一步提高生存,近期的更新临床试验均证实了这个观点。至于诱导化疗药物的选择,2009年发表的一项Ⅱ期随机试验首次报道了同期化疗前家用2周期的多西他赛+顺铂诱导化疗可将鼻咽癌患者的3年OS从68%提高到94%。另一项使用GP方案诱导化疗的试验中,患者3年OS、PFS和无远处转移生存均得到提高,而且患者对GP方案的耐受性较好,3~4级不良反应发生率偏低。对于TP还是GP作为诱导方案的选择,现在尚无明确的临床试验对比,所以两种方案均可选择。

六、内容扩展

1. 化疗具体方案

(1) TPF方案:顺铂60 mg/m^2,d1;多西紫杉醇60 mg/m^2,d1;5-氟尿嘧啶(5-fluorouracil,5-FU)600 mg/m^2,d1~d5;1次/3周[1A类证据(EBV相关);2A类证据(非EBV相关)]。

(2) GP方案:顺铂80 mg/m^2,d1;吉西他滨1 000 mg/m^2,d1,d8;1次/3周(1A类证据)。

(3) PF方案:顺铂80~100 mg/m^2,d1;5-FU 800~1 000 mg/m^2,d1~d5;3周1次(2B类证据)。

(4) 其他:推荐包括TP方案(顺铂75 mg/m^2,d1;多西紫杉醇75 mg/m^2,d1;3周1次;2B类证据)。

2. 辅助化疗方案　顺铂+5-FU(顺铂80 mg/m^2,d1;5-FU 800 mg/m^2,d1~d5;3周1次);卡培他滨节拍化疗(1A类证据);卡铂+5-FU(2B类证据)。

《柳叶刀》在线刊载的马骏教授团队入选2021年ASCO大会口头报告的一项Ⅲ期临床研究,探讨了局部晚期鼻咽癌患者接受根治性同步放化疗后继续接受卡培他滨节拍辅助化疗的疗效与安全性。

该研究共入组406例局部晚期鼻咽癌患者,经过中位随访38个月,结果显示达到主要终点无失败生存率(FFS),卡培他滨节拍化疗组和标准治疗组的3年FFS率分别为85.3%和75.7%(95% CI为69.9%~81.9%);卡培他滨节拍化疗组的疾病复发或死亡风险下降50%(HR=0.50,95% CI 为 0.32~0.79,P=0.002)。次要终点方面,卡培他滨节拍化疗组和标准治疗组的3年OS率分别为93.3%和88.6%,卡培他滨节拍化疗组的死亡风险降低56%(HR=0.44,95% CI为0.22~0.88)。此外,卡培他滨节拍化疗组的3年无远处转移生存率与LRFS均高于标准治疗组。安全性方面,卡培他滨节拍化疗组的多数不良事件为1级或2级,两组均未报告严重不良事件。

该研究表明,将卡培他滨节拍化疗作为局部晚期鼻咽癌患者同步放化疗后的辅助治疗,可显著改善患者生存获益,且安全性良好,不影响患者生活质量。

七、最终确定的治疗方案

为患者选择了 TP 方案诱导化疗 2 周期,后行根治性同步放化疗。

八、疗效评价时间

放疗结束后 1 个月复查以观察病情变化。

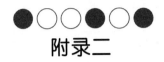

附录二

缩略词英汉对照表

英文缩写	英文全称	中文全称
^{11}C–MET	^{11}C–methionine	碳–11 蛋氨酸
^{18}F–FDG	^{18}F–fluorodeoxyglucose	^{18}F–氟代脱氧葡萄糖
3D–CRT	3 dimensional conformal radiotherapy	三维适形放射治疗
5–FU	5–fluorouracil	5–氟尿嘧啶
ACTH	Adrenocorticotropic hormone	促肾上腺皮质激素
ACT 疗法	Adoptive T cell transfer therapy	过继 T 细胞疗法
ADH	Antidiuretic hormone	抗利尿激素
AJCC	American Joint Committee on Cancer	美国癌症联合委员会
anti–KIR	Anti–killer cell immnoglobulin–like receptor	抗杀伤细胞免疫球蛋白样受体
anti–LAG–3	Anti–lymphocyte–activation gene 3	抗淋巴细胞活化基因 3
BRAF	V–raf murine sarcoma viral oncogene homolog	苏氨酸蛋白激酶
CAR–T	Chimeric antigen receptor T cell	嵌合抗原受体 T 细胞
CCRT	Concurrent chemoradiothrapy	同步放化疗
CPS	Combined positive score	阳性联合分数
CR	Complete response	完全缓解
CT	Computed tomography	电子计算机断层扫描
CTL	Cytotoxic T lymphocyte	细胞毒性 T 淋巴细胞相关抗原
CTV	Clinical target volume	临床靶区
DDP	Cisplatin	顺铂
DTI	Diffusiontensor imaging	弥散张量成像
DWI	Iffusionweighted imaging	弥散加权成像
EBV DNA	Epstein–Barr rirus DNA	EB 病毒 DNA 定量检测

续表

英文缩写	英文全称	中文全称
EGFR	Epidermal growth factor receptor	表皮生长因子受体
EORTC	European Organization for Research on Treatment of Cancer	欧洲癌症治疗研究组织
FDA	The United States Food and Drug Administration	美国食品药品监督管理局
FFS	Failure-free survival	无进展生存期
FLAIR	Fluid attenuated inversion recovery	液体抑制反转恢复
fMRI	Functional magnetic resonance imaging	功能磁共振成像
GBM	glomerular basement membrane	抗肾小球基膜病
GTV	Gross tumor volume	肿瘤区
HPV	Human papilloma virus	人类乳头瘤病毒
IARC	International Agency for Research on Cancer	国际癌症研究机构
IDH	Isocitrate dehydrogenase	异柠檬酸脱氢酶
IMRT	Intensity modulated radio therapy	适形调强放射治疗
ITT	Intention to treat	意向治疗人群
MDT	Multi disciplinary treatment	多学科综合治疗协作组
MGMT	Methyltransferase	甲基转移酶
MRI	magnetic resonance imaging	磁共振成像
MRS	Magnetic resonance spectroscopy	磁共振波谱成像
NIH	National Institutes of Health	美国国立卫生研究院
NPC	Nasopharyngeal carcinoma	鼻咽癌
OS	Overall survival	总生存期
PCR	Polymerase chain reaction	聚合酶链反应
PD	Progressive disease	疾病进展
PET-CT	positron emission tomography – computed tomography	正电子发射断层与计算机断层成像
PFS	Progression-free-survival	无进展生存期
PR	Partial response	部分缓解
PS	Performance status	功能状态
PTV	Planning target volume	计划靶区
PWI	Perfusión weighted imaging	灌注加权成像
RPN	Lymphonodi retropharynici	咽后淋巴结

续表

英文缩写	英文全称	中文全称
RTOG	Radiation Therapy Oncology Group	放射治疗协作组
SD	Stable disease	疾病稳定
sEphB4-Alb	Soluble ephb4-albumin	可溶性 EphB4-白蛋白
TERT	Telomerase reverse transcriptase	端粒酶逆转录酶
TKI	Tyrosine kinase inhibitor	酪氨酸激酶抑制剂
TLM	Transoral lasermicrosurgery	经口激光手术
TTP	Time to progression	疾病进展时间
UICC	International Union Against Cancer	国际抗癌联盟
VEGF	Vascular endothlial growth factor	血管内皮细胞生长因子
VMAT	Volumetric intensity modulated arc therapy	容积弧形调强放射治疗
WHO	World Health Organization	世界卫生组织

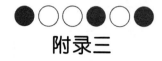

附录三

分级标准

附表1　RTOG 急性放射损伤分级标准及 RTOG/EORTC 晚期放射损伤分级标准

器官组织	0	1级	2级	3级	4级
皮肤	无变化	滤泡样暗红色斑/脱发/干性脱皮/出汗减少	触痛性或鲜色红斑,片状湿性脱皮/中度水肿	皮肤皱折以外部位融合的湿性脱皮,凹陷性水肿	溃疡,出血坏死
黏膜	无变化	充血/可有轻度疼痛,无须镇痛药	片状黏膜炎,或有炎性血清血液分泌物,或有中度疼痛,需镇痛药	融合的纤维性黏膜炎/可伴重度疼痛,需麻醉药	溃疡,出血坏死
眼	无变化	轻度黏膜炎,有或无巩膜出血/泪液增多	轻度黏膜炎或不伴角膜炎,需激素和(或)抗生素治疗/干眼,需用人工泪液/虹膜炎,畏光	严重角膜炎伴角膜溃疡/视敏度或视野有客观性的减退/急性青光眼/全眼球炎	失明(同侧或对侧的)
耳	无变化	轻度外耳炎伴红斑、瘙痒、继发干性脱皮,不需要药疗,听力与疗前比无变化	中度外耳炎(需外用药物治疗)/浆液性中耳炎/仅测试时出现听觉减退	严重外耳炎,伴溢液或湿性脱皮/有症状的听觉减退,与药物无关	耳聋
唾液腺	无变化	轻度口干/唾液稍稠/可有味觉的轻度变化如金属味/这些变化不会引起进食行为的改变,如进食时需要量的增加	轻度到完全口干/唾液变黏变稠/味觉发生明显改变		急性唾液腺坏死

续附表1

器官组织	0	1级	2级	3级	4级
咽和食管	无变化	轻度吞咽困难或吞咽疼痛/需麻醉性镇痛药/需进流食	持续的声嘶但能发声/牵涉性耳痛、咽喉痛、片装纤维性渗出或轻度喉水肿,无须麻醉剂/咳嗽,需镇咳药	讲话声音低微/牵涉性耳痛、咽喉痛,需麻醉剂/融合的纤维性渗出,明显的喉水肿	明显的呼吸困难、喘鸣、咯血/气管切开或需要插管
上消化道	无变化	厌食伴体质量比治疗前下降≤5%/恶心,无须止吐药/腹部不适,无须抗副交感神经药或镇痛药	厌食伴体质量比治疗前下降≤5%/恶心和(或)呕吐,需要止吐药/腹部不适,需镇痛药	厌食伴体质量比疗前下降≥5%/需鼻胃管或肠胃外支持。恶心和(或)呕吐,需插管或肠胃外支持/腹痛,用药后仍较重/呕血或黑粪/腹部膨胀,平片示肠管扩张	肠梗阻,亚急性或急性梗阻,胃肠道出血需输血/腹痛需置管减压或肠扭转
下消化道包括盆腔	无变化	大便次数增多或大便习惯改变,无须用药/直肠不适,无须镇痛治疗	腹泻,需要抗副交感神经药(如止吐宁)/黏液分泌增多,无须卫生垫/直肠或腹部疼痛,需镇痛药	腹泻,需肠胃外支持/重度黏液或血性分泌物增多,需卫生垫/腹部膨胀,平片示肠管扩张	急性或亚急性肠梗阻,瘘或穿孔;胃肠道出血需输血;腹痛或里急后重,需置管减压,或肠扭转
肺	无变化	轻度干咳或劳累时呼吸困难	持续咳嗽,需麻醉性止咳药/稍活动即呼吸困难,但休息时无呼吸困难	重度咳嗽,对麻醉性止咳药无效,或休息时呼吸困难/临床或影像有急性放射性肺炎的证据/间断吸氧或有可能需要类固醇治疗	严重呼吸功能不全/持续吸氧或辅助通气治疗

续附表1

器官组织	0	1级	2级	3级	4级
生殖泌尿道	无变化	排尿频率或夜尿为疗前的2倍/排尿困难、尿急,无须用药	排尿困难或夜尿少于每小时1次,排尿困难、尿急、膀胱痉挛,需局部用麻醉剂(如非那吡啶)	尿频伴尿急和夜尿,每小时1次或更频/排尿困难,盆腔痛或膀胱痉挛,需定时、频繁地给予麻醉剂/肉眼血尿伴或不伴血块	血尿,需输血/急性膀胱梗阻,非继发于血块、溃疡或坏死
心脏	无变化	无症状但有客观的心电图变化证据;或心包异常,无其他心脏病证据	有症状,伴心电图改变和影像学上充血性心力衰竭的表现,或心包疾病/无须特殊治疗	充血性心力衰竭,心绞痛,心包疾病,可能需抗癫痫药物	充血性心力衰竭,心绞痛,心包疾病,心律失常,对非手术治疗无效
中枢神经系统	无变化	功能完全正常(如能工作),有轻微的神经体征,无须用药	出现神经体征,需家庭照顾/可能需护士帮助/包括类固醇的用药/可能需抗癫痫药物	有神经体征,需住院治疗	严重的神经损害,包括瘫痪、昏迷或癫痫发作,即使用药仍每周>3次/需住院治疗
白细胞(×1 000)	≥4.0	3.0～<4.0	2.0～<3.0	1.0～<2.0	<1.0
血小板(×1 000)	>100	75～<100	50～<75	25～<50	<25或自发性出血
中性粒细胞(×1 000)	≥1.9	1.5～<1.9	1.0～<1.5	0.5～<1.0	<0.5或败血症
血红蛋白(g/L)	>11	110～95	<95～75	<75～50	
红细胞沉降率(%)	≥32	28～<32	<28	需输浓红细胞	

附表 2 RTOG/EORTC 晚期放射损伤分级标准

等级	0	1	2	3	4	5
皮肤	无	轻微的萎缩,色素沉着/些许脱发	片状萎缩/中度毛细血管扩张/全部头发脱落	显著的萎缩/显著毛细管扩张	溃疡	直接死于晚期癌症
皮下组织	无	轻微的硬化(纤维化)和皮下脂肪减少	中度纤维化,但无症状/轻度野挛缩;<10% 线性减少	重度硬化和皮下脂肪减少/野挛缩>10% 线性单位	坏死	
黏膜	无	轻度萎缩和干燥	中度萎缩或毛细管扩张/无黏液	重度萎缩伴随完全干燥/重度毛细管扩张	溃疡	
唾液腺	无	轻度口干/对刺激有反应	中度口干/对刺激反应差	完全口干/对刺激无反应	纤维化	
脊髓	无	轻度 L'Hermite 综合征	重度 L'Hermite 综合征	在或低于治疗脊髓水平有客观的神经体征	同侧,对侧象限性瘫痪	
大脑	无	轻度头痛/轻度嗜眠	中度头痛/中度嗜眠	重度头痛;严重中枢神经失调(行动能力部分丧失或运动障碍)	癫痫发作或瘫痪/昏迷	
眼	无	无症状的白内障/轻微的角膜溃疡或角膜炎	有症状的白内障/中度角膜溃疡/轻微的视网膜病或青光眼	严重的角膜炎/严重的视网膜病或视网膜剥落	全眼球炎/失明	
喉	无	声音嘶哑/轻度喉水肿	中度喉水肿/软骨炎	重度水肿/重度软骨炎	坏死	
肺	无	无症状或轻微症状(干咳);轻微影像学表现	中度有症状的纤维化或肺炎(重度咳嗽),低热,影像学片样改变	重度有症状的纤维化或肺炎;影像学致密性改变	严重呼吸功能不全/持续吸氧;辅助吸氧	
心脏	无	无症状或轻微症状一过性 T 波倒置和 ST 改变;窦性心动过速,心率>110 次/min(静息时)	轻微劳动时心绞痛;轻度心包炎;心脏大小正常;持续不正常 T 波和 ST 改变;QRS 低	严重心绞痛;心包积液;缩窄性心包炎;中度心力衰竭;心脏扩大;心电图正常	心包压塞/严重心力衰竭/重度缩窄性心包炎	

续附表2

等级	0	1	2	3	4	5
食管	无	轻度纤维化/轻度吞咽固体食物困难;无吞咽疼痛	不能正常进固体食物/可进半固体食物/可能有扩张指征	重度纤维化/仅能进流食/可有吞咽疼痛/需扩张	坏死/穿孔/瘘	
小肠/大肠	无	轻度腹泻,轻度痉挛,轻度直肠分泌物增多或出血	中度腹泻和肠绞痛,大便>5次/d,多量直肠黏液或间断出血	梗阻或出血,需手术	坏死/穿孔/瘘	
肝	无	轻度无力;恶心,消化不良;轻度肝功能不正常	中度症状;肝功能检测有些不正常;血清白蛋白正常	肝功能不全;肝功能检测不正常;低白蛋白,水肿或腹泻	坏死/肝性脑病	
肾	无	一过性白蛋白尿;无高血压;轻度肾功能损害,尿素25~35 mg/dL,肌酐1.5~2.0 mg/dL,肌酐清除率>75%	持续中度蛋白尿(++);中度高血压无相关贫血;中度肾功能损害,尿素>36~60 mg/dL,肌酐清除率50%~74%	重度蛋白尿;重度;高血压;持续贫血(<10 g/dL)重度肾功能损害,尿素>60 mg/dL,肌酐>4.0 mg/dL,肌酐清除率<50%	恶性高血压;尿毒症昏迷,尿素>100 mL	
膀胱	无变化	轻度上皮萎缩;轻度毛细血管扩张(镜下血尿)	中度尿频;广泛毛细血管扩张,间断性肉眼血尿	重度尿频和排尿困难,重度毛细血管扩张(常伴瘀斑),频繁血尿,膀胱容量减少(<150 mL)	坏死/膀胱挛缩(容量<100 mL),重度出血性膀胱炎	
骨	无症状	无症状,无生长停滞;骨密度降低	中度疼痛或触痛;生长停滞;不规则骨硬化	重度疼痛或触痛;骨生长完全停滞;致密骨硬化	坏死自发性骨折	
关节	无症状	轻度关节强直,轻度运动受限	中度关节强直,间断性或中度关节疼痛,中度运动受限	重度关节强直,疼痛伴严重运动受限	坏死/完全固定	

附表3 Karnofsky 功能状态评分标准

体力状况	评分
正常,无症状和体征	100
能进行正常活动,有轻微症状和体征	90
勉强可进行正常活动,有一些症状或体征	80
生活可自理,但不能维持正常生活工作	70
生活能大部分自理,但偶尔需要别人帮助	60
常需人照料	50
生活不能自理,需要特别照顾和帮助	40
生活严重不能自理	30
病重,需要住院和积极的支持治疗	20
重危,临近死亡	10
死亡	0

附表4 ECOG 评分标准

评分	描述
0	活动自如,能进行疾病前所有活动且不受限制
1	较重的体力活动受限,但能自由走动及从事轻体力或坐着的工作,包括一般家务或办公室工作
2	能自由走动及生活自理,但已丧失工作能力。日间不少于一半时间可以起床活动
3	生活仅能部分自理,日间一半以上时间卧床或坐轮椅
4	完全残疾,生活不能自理,卧床不起或坐轮椅
5	死亡

注:ECOG 东部肿瘤协作组体能状态(Eastern Cooperative Oncology Group)。

附表5 Recist 1.1 疗效评价标准

可测量病灶的反应评价	完全缓解(complete response,CR):所有靶病灶消失。任何病理性淋巴结(无论是否为靶病灶)短轴必须缩小至<10 mm
	部分缓解(partial response,PR):靶病灶最长径之和与基线状态比较,至少减少30%
	病变进展(progressive disease,PD):靶病灶最长径之和与治疗开始之后所记录到的最小的靶病灶最长径之和比较,增加20%,或者出现1个或多个新病灶
	病变稳定(stable disease,SD):介于部分缓解与疾病进展之间
不可测量病变的反应评价	完全缓解(complete response,CR):所有非靶病灶消失和肿瘤标志物恢复正常
	未完全缓解/稳定(incomplete response /stable disease,IR/SD):存在1个或多个非靶病灶和(或)肿瘤标志物持续高于正常值
	病变进展(progressive disease,PD):出现1个或多个新病灶和(或)已有的非靶病灶明确进展

靶区实例分享

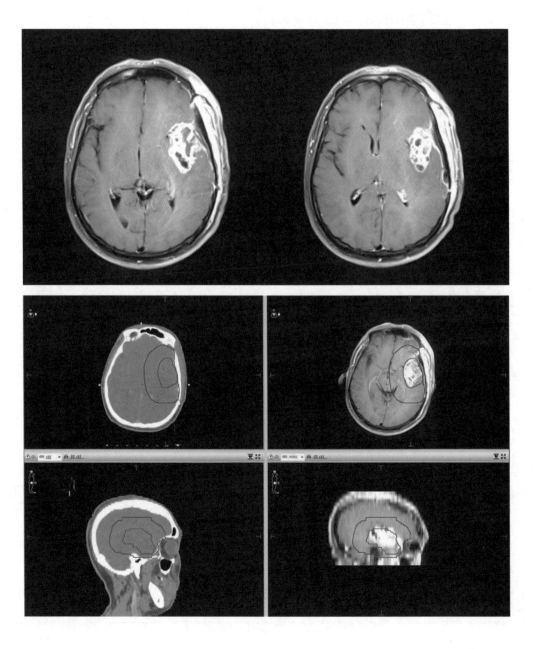

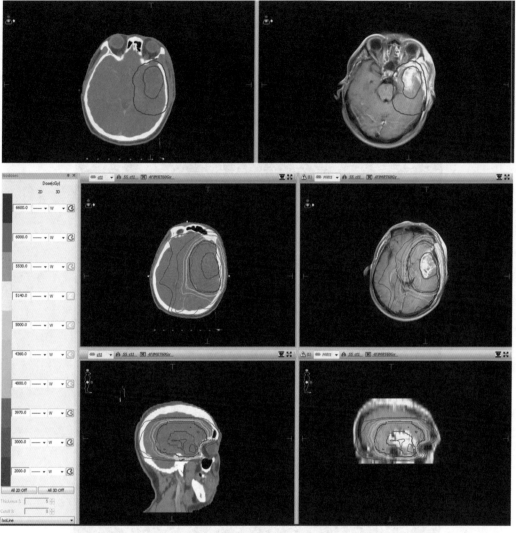

参考 EORTC 的标准:GTV(红线)直接外放 2 cm,形成 CTV,CTV 外放 0.3 cm,形成 PTV(蓝线),按解剖修回颅外部分,处方剂量:PTV 60 Gy/30 f。

附图 1 左侧颞叶胶质母细胞瘤靶区勾画

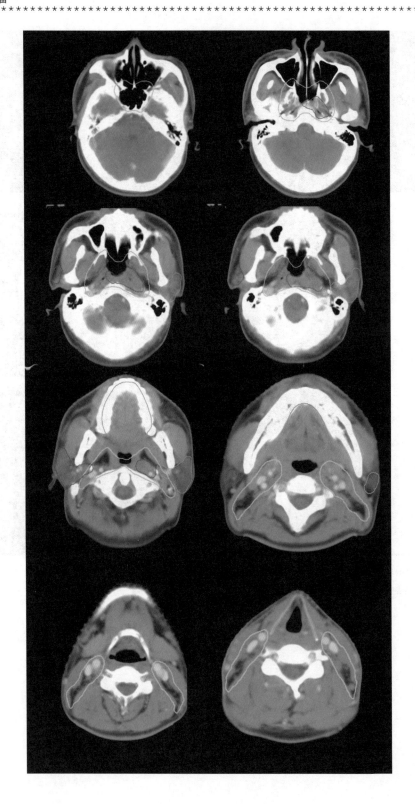

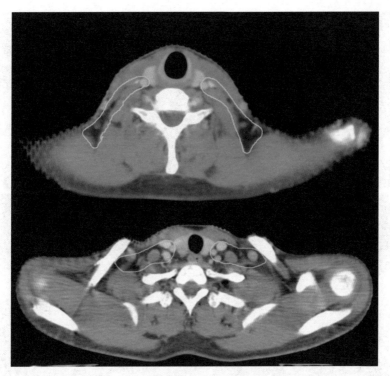

附图2　鼻咽癌 $T_2N_0M_0$ GTVp CTV1 CTV2

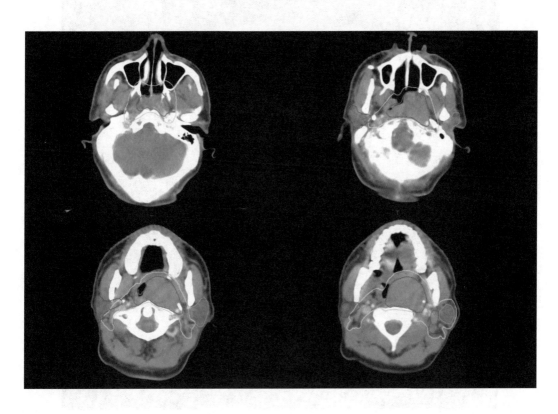

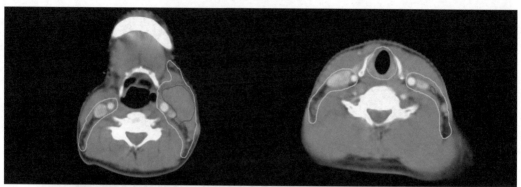
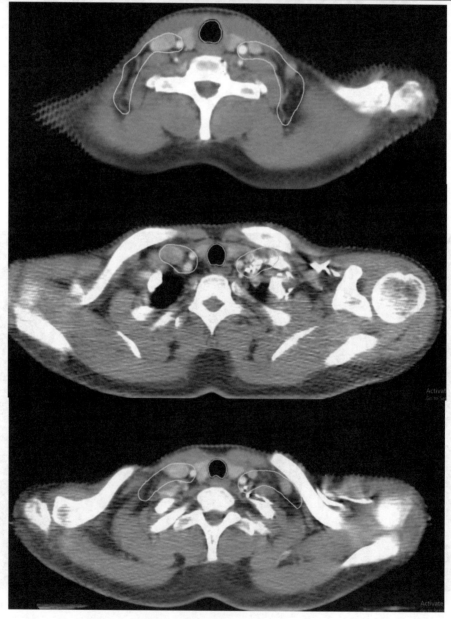

附图3　鼻咽癌 $T_4N_3M_0$ Ⅲ期　CTV1　CTV2　GTVp　GTVnd

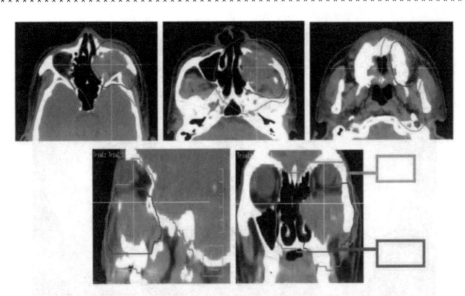

附图4 上颌窦癌靶区勾画示例

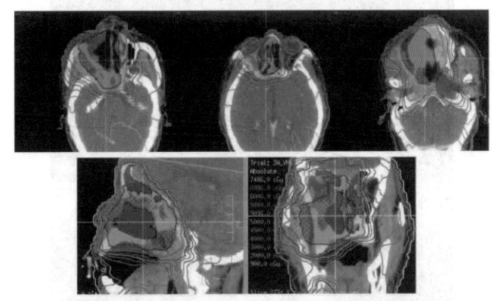

附图5 $T_3N_0M_0$ 的上颌窦癌的 IMRT 剂量分布

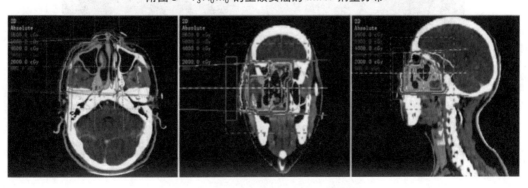

附图6 上颌窦癌常规治疗的剂量分布

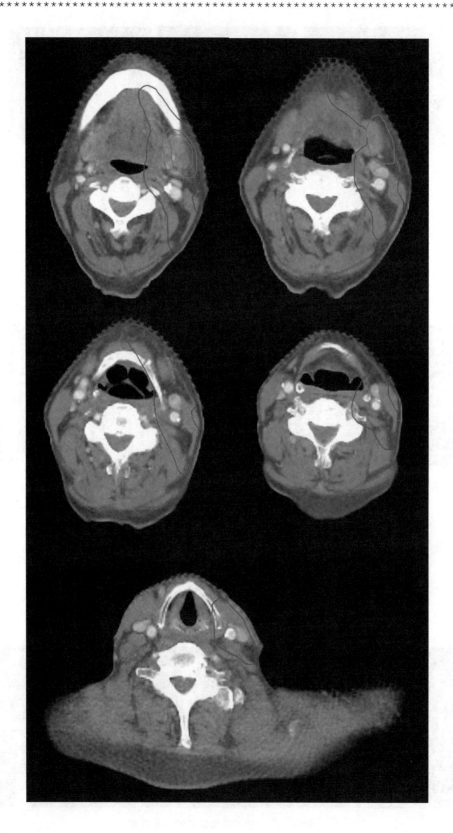

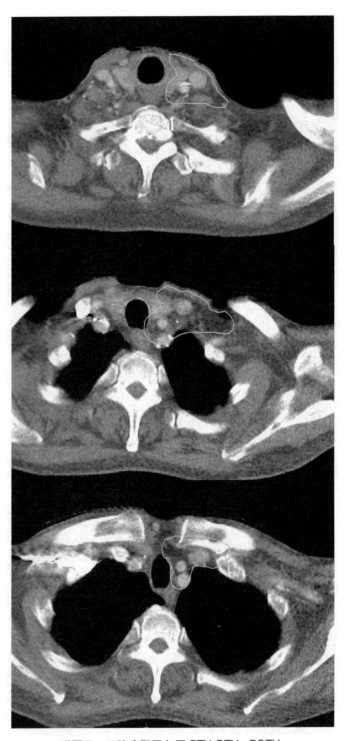

附图 7　口腔癌靶区勾画 PTV GTVp PGTVp

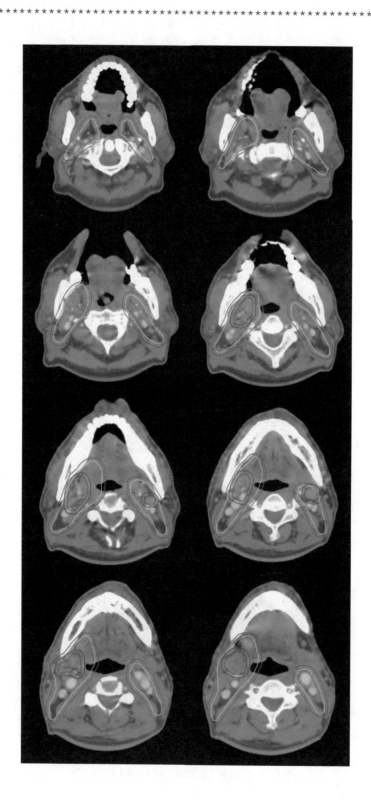

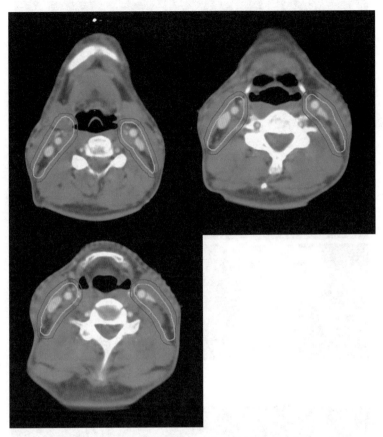

附图8 硬腭癌靶区勾画

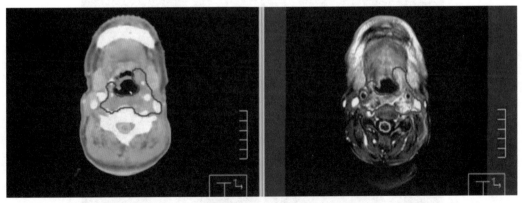

附图9 下咽癌 GTVp 在 CT 与 MRI 融合下勾画

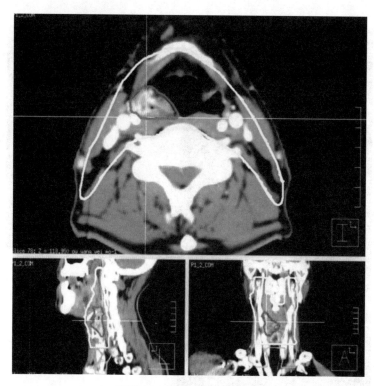

附图 10　靶区三维层面呈现

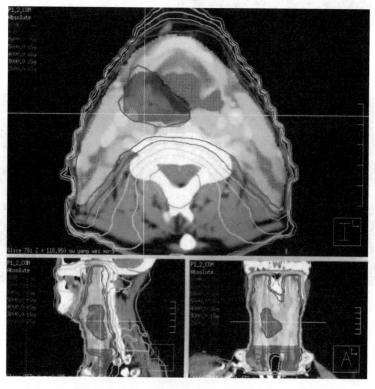

附图 11　三维层面显示的靶区勾画及剂量分布

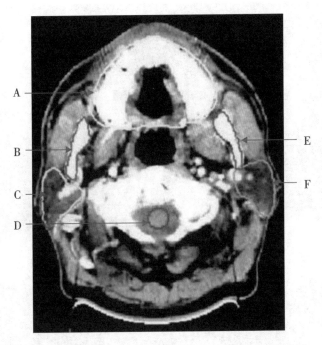

A.口腔;B.右侧下颌骨;C.右侧腮腺;D.脊髓;E.左侧下颌骨;F.左侧腮腺。

附图12　危及器官勾画

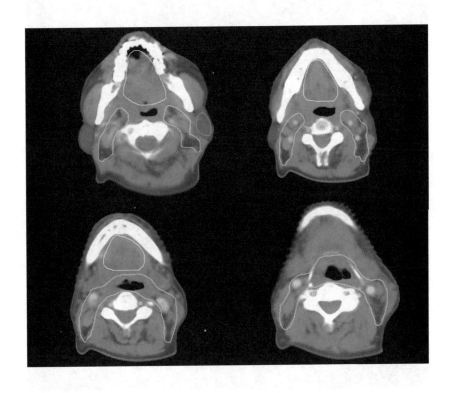

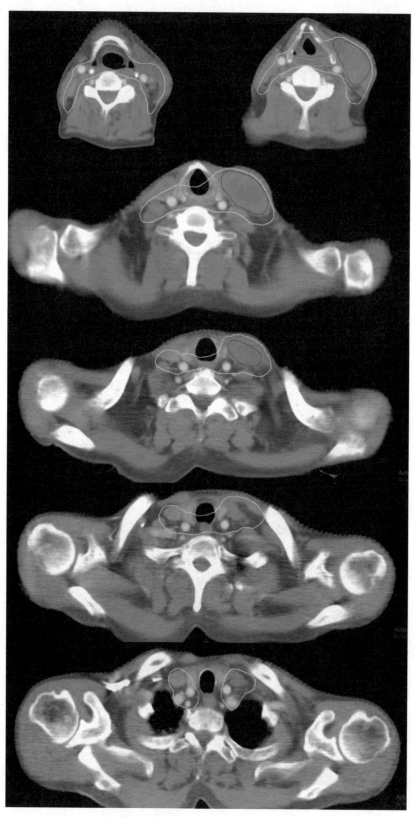

附图 13　喉癌根治性放疗 GTVn CTV(口腔 腮腺-R 腮腺-L)

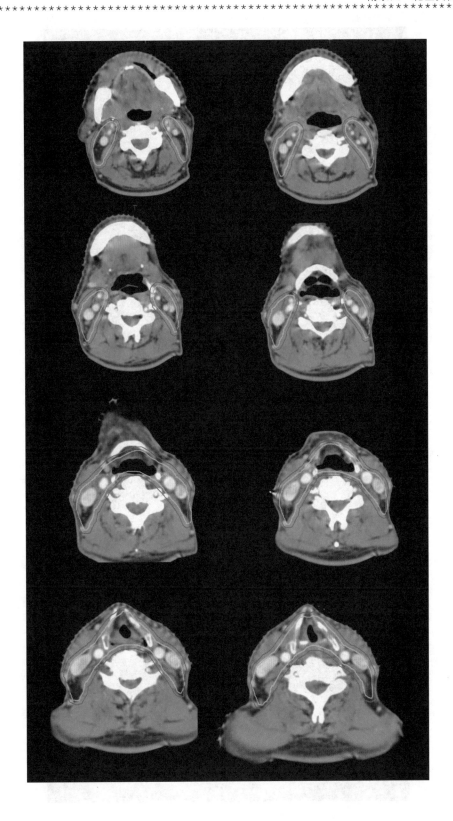

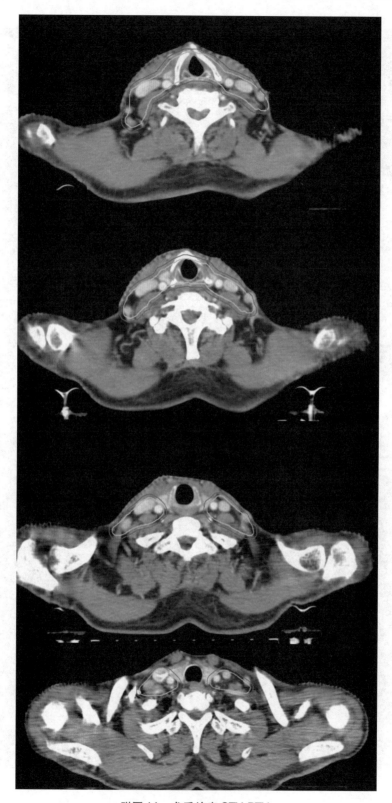

附图 14　术后放疗 CTV PTV